全国高等职业教育护理专业“十三五”规划教材

外科护理学

WAIKE HULIXUE

主　编　刘丹阳　潘　燕　吕金星
副主编　晏龙强　靳　婕　陈明慧
　　　　张　惠　罗贤通　彭　静
编　者（以姓氏笔画为序）
吕金星　铜仁职业技术学院
刘丹阳　安顺职业技术学院
严　迪　贵州工商职业学院
杜　江　六盘水职业技术学院
李　婷　萍乡卫生职业学院
李惠子　铜仁职业技术学院
张　彬　铜陵市人民医院
张　惠　铜陵职业技术学院
张乐清　铜仁职业技术学院
陈明慧　六盘水职业技术学院
幸贵焘　毕节医学高等专科学校
罗贤通　铜仁职业技术学院
袁　渊　铜仁职业技术学院
晏龙强　铜仁职业技术学院
彭　静　萍乡卫生职业学院
靳　婕　乐山职业技术学院
潘　燕　四川卫生康复职业学院

華中科技大學出版社
http://www.hustp.com
中国·武汉

内容简介

本书为全国高等职业教育护理专业“十三五”规划教材。

全书共分为十九章，内容包括绪论，水、电解质及酸碱平衡失调患者的护理，外科营养支持患者的护理，外科休克患者的护理，麻醉患者的护理，手术室管理和工作，手术前后患者的护理，外科感染患者的护理，损伤患者的护理，肿瘤患者的护理，颅脑疾病患者的护理，颈部疾病患者的护理，胸部外科疾病患者的护理，腹部疾病患者的护理，泌尿外科疾病患者的护理，周围血管疾病患者的护理，骨外科疾病患者的护理，皮肤病患者的护理，性传播疾病患者的护理等。

本书可供高职高专护理、助产等专业学生使用。

图书在版编目(CIP)数据

外科护理学/刘丹阳，潘燕，吕金星主编. —武汉：华中科技大学出版社，2018.8(2021.7重印)
全国高等职业教育护理专业“十三五”规划教材
ISBN 978-7-5680-4387-8

Ⅰ.①外… Ⅱ.①刘… ②潘… ③吕… Ⅲ.①外科学-护理学-高等职业教育-教材 Ⅳ.①R473.6

中国版本图书馆CIP数据核字(2018)第189462号

外科护理学　　　　刘丹阳　潘　燕　吕金星　主编
Waike Hulixue

策划编辑：余　雯
责任编辑：谢贤燕
封面设计：原色设计
责任校对：张会军
责任监印：周治超
出版发行：华中科技大学出版社(中国·武汉)　　电话：(027)81321913
　　　　　武汉市东湖新技术开发区华工科技园　　邮编：430223
录　　排：华中科技大学惠友文印中心
印　　刷：武汉市籍缘印刷厂
开　　本：787mm×1092mm　1/16
印　　张：27.25
字　　数：712千字
版　　次：2021年7月第1版第3次印刷
定　　价：76.00元

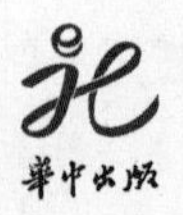

前言

Preface

本书注重结合我国护理学教育实践的现状，强调以人的健康为中心、以整体护理为方向，在外科护理学基本知识、基本理论和基本技能的基础上，注重评判性思维能力和综合能力的培养。

本书在结构、内容和形式上都做了相应修订和调整。结构上，本书在每章或每节前设定了案例导入，主要是使学生在学习过程中，带着问题去学，这样往往可以达到事半功倍的效果；在每章中插入图片，使学生更直观地学习相关的知识。在护理部分内容的编排上，为节约篇幅，避免同章节护理内容重复，有些疾病没有按护理评估、护理诊断、护理目标、护理措施及护理评价进行书写。此外，在每章后还增加了课后练习，以标准化试题的方式来帮助读者梳理和总结重要知识点，以期达到温故知新的目的。在章节内容的编排上，按照人体解剖结构的顺序，以更符合读者的思维习惯，便于顺畅地学习。

在编写内容的选择上，力求做到既突出外科护理学的专业特点，又避免与其他学科教材的交叉与重复。某些以内科治疗为主的疾病，如反流性食管炎患者的护理、小儿常见外科疾病患者的护理本书未纳入。此外，本书为适应目前外科临床的发展，新增了一些内容，在护理常见护理诊断/问题的编排上力求更加科学和实用。

为帮助读者进一步学习和掌握外科护理学的知识和技能，在本书基础上，编者还遵循教学大纲要求与护士执业资格考试相关知识点，依据本书的主要内容在每章节后运用标准化试题让学生了解考试的方式。力求让学生更加深刻地理解和把握外科护理学的实践要求，更好地将理论与实践相结合。

本书的编者来自不同的院校或医院，他们中既有外科护理学教育专家，也有外科护理临床专家。为保证本书内容的“新、精、准”，使本书具有更强的代表性，编者们尽最大的努力，对内容反复斟酌和修改，但由于时间和编者水平有限，书中不足之处在所难免，在此恳请广大师生们予以批评和指正。

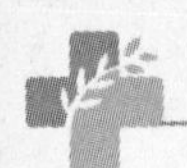

在本书编写过程中，得到了各个编者所在院校的各级领导的关心和大力支持，同时还得到了外科医、护教师的无私帮助；书中部分医疗、护理内容及插图参考了国内各种版本的《外科学》《外科护理学》等教材，谨在此一并表示诚挚的谢意！

编 者

目录

Contents

第九章 损伤患者的护理

第十章 肿瘤患者的护理

第十一章 颅脑疾病患者的护理

第十二章 颈部疾病患者的护理

第十三章 胸部外科疾病患者的护理

第一章 绪 论

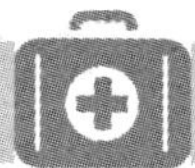

案例导入

附近高速公路刚刚发生重大交通事故，需要大量医护人员参与抢救，大批伤员正陆续送到医院诊治。许多患者病情危急，需立即治疗。

请问：1. 作为一名外科护士应具备什么素质？

2. 怎么区别出到诊患者病情的轻重？（后续章节学习后可继续深入讨论）

第一节 外科护理学的概念与发展

一、外科护理学的概念与任务

外科护理学是阐述和研究如何对外科患者进行整体护理的一门临床护理学科，是护理学的一大分支。它包含了医学基础理论、外科学基础理论、护理学基础理论及技术、人文科学、社会学等诸多学科知识。

现代护理观念的不断进步，各医学学科间的交叉融合，极大地丰富了外科护理学的内涵，对外科护理从业者的要求不断提高。要求外科护士在现代医学模式和现代护理观的指导下，以人的健康为中心，对外科患者（感染、损伤、肿瘤、畸形、内分泌功能失调、寄生虫病、器官梗阻、血液循环障碍、结石病等患者）进行系统性的评估，提供身、心整体的护理和针对性的健康教育，以达到去除疾病、预防残障、促进康复的目的。

二、外科护理学的发展

古代外科学的起源并不十分清楚，早在旧石器时代我们的祖先就已开始用人工制造的石器治疗伤病，此为古代外科的萌芽时期。至商周时代，我国已有对人体解剖知识的描述，此后更有扁鹊、华佗用酒或麻沸散做麻醉进行外科手术的记载。自张仲景描述肠痈（阑尾炎）、阴吹

(阴道直肠瘘)起，至清末高文晋著《外科图说》一书，显示我国古代对外科伤病的认识和治疗在不断提高，但期间的发展过程漫长而曲折。古代外科学仅以诊治伤病为主，多为浅表疮、疡和外伤，古代医学专著中几乎未提到“护理”一词。

19世纪40年代，英国、法国、土耳其和俄国进行了克里米亚战争，英国的战士死亡率高达42%。现代护理学创始人佛罗伦斯·南丁格尔在前线医院看护伤病员过程中应用清洁、消毒、换药、包扎伤口、改善修养环境等护理手段，注重伤病员的心理调节、营养补充，使伤病员病死率从42%降至2.2%，以不争的事实说明了护理工作在外科疾病患者治疗过程中的独立地位和重要性，由此建立了护理学，随着现代医学及现代护理学的发展，外科护理学也应运而生。

我国外科护理学在外科学发展的推动下，不断取得突破。1958年首例大面积烧伤患者的成功抢救，20世纪60年代初器官移植的实施，1963年世界首例断指再植在上海获得的成功等，既体现了外科学的发展，也是外科护理学发展的结果。

现代外科学在原有基础上不断拓展新的领域，如微创技术、心血管外科、显微外科、低温麻醉、基因治疗等技术的应用，使得现代外科学的广度和深度得到快速发展的同时，现代护理观也随之蓬勃发展。科学技术的日新月异，新的医学模式和现代护理观的确立，使外科护理学得到更细致、更专业、更深入的发展。

第二节　学习外科护理学的方法与要求

一、明确学习目标

在学习外科护理学的过程中，努力掌握知识、熟悉技能，是为了更好地为外科患者服务、为人类健康服务。学习过程中不仅仅需要掌握所学知识，还需有效地体现所学知识的价值并加以运用。学习中要自觉树立起为人类健康服务的职业理想，这样才能在学习中找到激发点，提高学习兴趣。只有掌握了扎实的知识和技能，才能在今后的护理工作中为外科患者提供全方位的服务。

二、以现代护理观为指导

美国学者恩格尔提出的生物-心理-社会医学模式则为护理学的发展注入了新的生机，为护理专业指明了新的发展方向。1980年美国护士协会提出“护理是诊断和处理人类现有的或潜在的健康问题的反应”，充分体现出护理工作不仅要帮助和护理患者，还需要为患者提供健康指导和教育。因此，护士不仅是护理的提供者、决策者、管理者和沟通者，也是教育者。护理是护士与患者之间的互动过程，护理的目的是增强患者的应对和适应能力，满足患者的各种需要，使之达到最佳的健康状态。

现代护理学认为：人是由生理、心理、社会等综合因素组成的整体的人，人有基本需要，并且在不同的发展阶段需要各有不同。围手术期护理在外科护理工作中十分重要：如患者手术前，面对手术总会存在种种担心和顾虑，外科护士可以运用扎实的护理知识与之交流，消除患者的紧张情绪，使其能积极配合护士完成手术前护理；手术中、手术后应严格遵循各项操作规范和无菌原则，减少并发症的发生；对即将出院的患者，应积极对其进行个体化的健康教育和指导。总而言之，外科护士在护理实践中，应始终以人为本，以现代护理观为指导，为服务对象解决健康问题。

三、理论与实践相结合

外科护理学是一门实践性很强的临床护理学科，学习过程中除了要掌握基本的理论知识，还需要加强对外科护理学操作技能的训练。在外科护理学的学习过程中，应多想、多做、多问、多看；把所学的基础医学知识、护理基础知识、护理心理学知识等和外科护理学知识融会贯通、有机结合。并将所掌握的理论知识在实践中充分运用和印证，对有疑问、不能解决的问题应重新翻阅书本，找到正确答案。如此反复，才能真正意义上摆脱无意义的文字填鸭式学习。通过不断地总结、提高，才能真正在外科护理工作中针对不同的外科疾病，做出正确的处理和反应，帮助患者解决身体和心理问题。

第三节　外科护士应具备的素质

外科护理工作的特点是急诊多、抢救多和工作强度大；外科手术与麻醉都有潜在风险；外科疾病发病急、病情重、预后差等的特点常使患者和家属心理承受巨大的痛苦和压力，必须予以紧急处理。因此，对外科护士应具备的素质提出了更高的要求。

一、对护理工作高度的责任心

护士在工作中必须明确治病救人、维护生命和促进健康的职责。在工作中应保持着一丝不苟的态度，做事要勤勤恳恳、认认真真。不能把个人情绪带到工作中来，不能掉以轻心、疏忽大意，更不能因个人原因导致患者丧失最佳抢救时机，给患者和家属增加痛苦。要时时刻刻牢记人的生命是宝贵的，是不可复制。所以，每个护士都应树立对自身职业的认同感和使命感，具备高度的责任心，全心全意为患者服务。

二、良好的业务素质

护士需要扎实的专业知识和技能，这是做好护理工作的前提。一名合格的护士，必须掌握基础理论、基本知识和基本技能，具有独立对疾病进行观察、思考和判断的能力。因此，在学习过程中，要认真掌握护理理论知识，并融会贯通，在临床实践中，使理论知识得以提升。通过对患者的正确评估，能发现患者现有或潜在的生理、病理、心理问题，并协助医师进行有效的处理。护士应不断提升自我核心能力：对新知识的灌入，新技能的熟练掌握，新仪器的使用等抱有足够的学习热情，不断更新知识，以满足外科护理学飞速发展下的需求。

三、健康的身心状态

外科护理工作的特点是强度大、节奏快、突击性强。护理人员要随时保持良好的状态参加大型抢救，如发生工伤、重大交通事故时，短时间内会有大批伤员送往医院并需要立即进行治疗和护理，这时就需要强健的体魄来完成高负荷的工作。在长期高强度的工作状态下，护理工作人员还应有健康的心理状态，要善于自我调节，保持积极乐观的心态来面对工作，用实际行动去鼓舞患者，增加护患间的情感交流。

四、较高的人文素质

护士应具有较高的人文素质，尊重生命，热爱生命，注重人文关怀，且必须具有人性的自觉，注重心灵的陶冶，向往和塑造健全完美的人格，热爱和追求真理，培养严谨、求实的科学精神。外科护士在学习基础理论、基础技能的同时也要训练如何与患者及家属进行有效、高效的沟通，能够运用良好的语言和非语言沟通技巧服务于患者，促进其早日康复。

（陈明慧）

第二章　水、电解质及酸碱平衡失调患者的护理

机体内环境(细胞外液)的稳定是维持细胞和各器官生理功能的基本保证,内环境的稳定主要由体液、电解质和渗透压所决定。体液平衡若因创伤、手术和感染等因素而遭到破坏,将导致机体水和电解质紊乱,表现为容量、浓度和成分的失调。若代谢失衡的程度超过人体的代偿能力,可使机体内环境平衡遭到破坏,严重时可危及患者生命。因此,掌握水、电解质及酸碱平衡的基本理论及失衡时的临床表现及救护原则,对治疗和护理该类患者十分重要。

第一节　正常人体体液平衡概述

一、体液的组成与分布

人体内液体总量因年龄、性别和胖瘦的不同而有所差异。成年男性体液约占体重的60%;女性因脂肪组织较多,体液约占体重的55%;婴幼儿可高达70%～80%。随着年龄的增长体液量逐渐下降,14岁以后的体液量占体重的比例和成年人基本相等。

体液由细胞内液和细胞外液两部分组成。成年男性细胞内液可达体重的40%,而女性细胞内液约占体重的35%。男、女性细胞外液均占体重的20%。细胞外液主要由血浆和组织间液两部分组成,其中血浆量约占体重的5%,组织间液量约占体重的15%。大部分组织间液通过与血管内液体或细胞内液的物质交换取得平衡,达到维持机体水和电解质平衡的重要作用,该部分属功能性细胞外液。另一小部分组织间液,如关节液、心包液、房水、脑脊液等,仅占体重的1%～2%,有各自功能,但对体液平衡和调节作用极小且慢,属非功能性细胞外液(表2-1)。

体液主要由水和电解质两部分组成。细胞外液中的主要阳离子为Na^+,主要阴离子为Cl^-、HCO_3^-和蛋白质。细胞内液中的主要阳离子为K^+和Mg^{2+},主要阴离子为HPO_4^{2-}和蛋白质。细胞内、外液渗透压相等,正常为290～310 mmol/L。溶液渗透压是指溶液中溶质微粒对水的吸引力。溶质微粒越多,即溶液浓度越高,对水的吸引力越大,溶液渗透压越高;反之,溶质微粒越少,溶液渗透压越低。

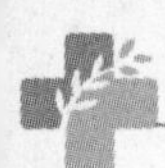

表 2-1 体液的组成与分布

		男性/(%)	女性/(%)
细胞内液		40	35
细胞外液（内环境）	组织间液	15	15
	血浆	5	5
总量		60	55

二、体液平衡及调节

(一) 水平衡

人体内水分的恒定对内环境的稳定十分重要，人体每日摄入一定量的水，同时也排出相应量的水，达到每日出入液量的相对恒定(表 2-2)。

表 2-2 正常人体每日水分的出入量

每日摄入水量/mL		每日排出水量/mL	
饮水	1000～1500	尿液	1000～1500
食物含水	700	皮肤蒸发	500
内生水	300	呼吸蒸发	350
		粪便	150
总摄入量	2000～2500	总排出量	2000～2500

(二) 电解质平衡

正常情况下，电解质随饮食摄入，经消化道吸收并参与体内代谢，维持体液电解质平衡的主要电解质为 Na^{+} 和 K^{+}。

1. 钠的平衡 Na^{+} 是细胞外液主要的阳离子，占细胞外液阳离子总数的 90%以上，细胞外液的渗透压主要由 Na^{+} 维持。Na^{+} 减少可引起细胞外液渗透压降低、缺水或血容量不足；Na^{+} 增多则造成细胞外液渗透压升高、水肿或血容量增加。人体钠盐主要从食物中获取，正常成人对钠的日需要量为 6～9 g，钠主要经尿液排出体外，肾对钠的调节能力强，多吃多排，少吃少排，不吃不排，即若体内钠不足，尿钠量将明显减少。正常血清钠浓度为 135～145 mmol/L。

2. 钾的平衡 K^{+} 是细胞内液主要的阳离子，全身钾总量的 98%分布于细胞内，细胞外液中钾含量仅占总量的 2%。钾主要随食物摄入，正常人对钾的日需要量为 3～4 g。85%的钾由肾脏排出，肾对钾的调节能力较差，多吃多排，少吃少排，不吃也排，故禁食期间不补钾易发生低钾血症。正常血清钾浓度为 3.5～5.5 mmol/L。

(三) 体液平衡的调节

体液的平衡和稳定是由神经-内分泌系统和肾来调节的(图 2-1、图 2-2)。体液失衡时，一般先通过下丘脑-垂体后叶-抗利尿激素系统恢复和维持体液的正常渗透压，然后通过肾素-血管紧张素-醛固酮系统来恢复和维持血容量。但血容量与渗透压相比，前者对机体更为重要，因此，在血容量锐减时，机体将优先保持和恢复血容量，以保证重要器官的灌注。

三、酸碱平衡及调节

正常人的体液保持着一定 H^{+} 浓度，使血液 pH 维持在 7.35～7.45。但人体在代谢过程

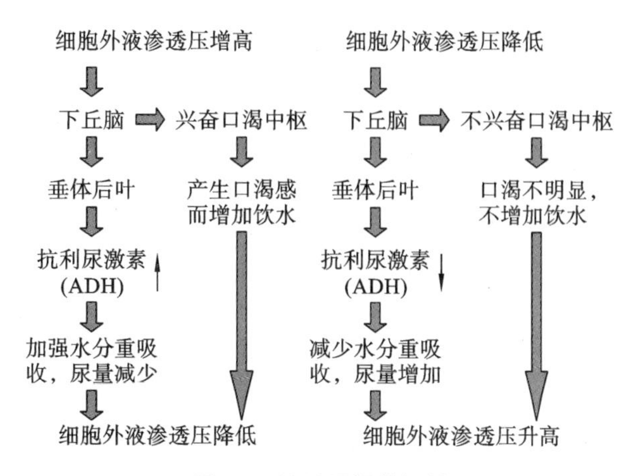

图 2-1　渗透压调节机制

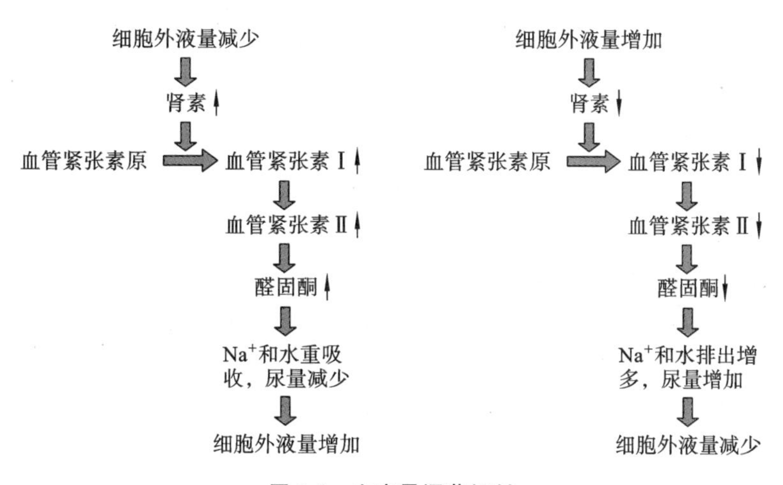

图 2-2　血容量调节机制

中不断产生酸性物质和碱性物质，使体液中的 H^+ 浓度发生变化，为维持体液中 H^+ 浓度在正常范围内，机体主要通过血液中的缓冲系统、肺和肾三条途径来维持体液的酸碱平衡。

1. 血液中的缓冲系统　血液中的缓冲系统有 HCO_3^-/H_2CO_3、$HPO_4^{2-}/H_2PO_4^-$、P_r^-/HP_r，其中最主要的缓冲对是 HCO_3^-/H_2CO_3，其比值决定血浆的 pH，两者的比值为 20∶1，这个比值保持稳定，血浆 pH 就能维持于 7.40。缓冲系统是调节酸碱平衡最迅速的途径，但总量有限，最终还要依靠肺和肾来调节。

2. 肺　肺主要通过呼吸排出 CO_2，从而降低动脉血二氧化碳分压（$PaCO_2$），调节血浆中 H_2CO_3 的浓度。肺的调节作用发生快，调节量很大，但只针对挥发性酸（碳酸、酮体）起作用，对固定酸不起作用。

3. 肾　肾是调节酸碱平衡的重要器官，一切非挥发性酸和过剩的碳酸氢盐都从肾排泄。肾通过调节排出固定酸及保留碱性物质的量来维持血浆的 HCO_3^- 浓度，使血浆 pH 保持稳定。

第二节 水、钠代谢失调患者的护理

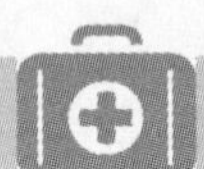

案例导入

患者，男，32岁。因高热导致2天未能进食，患者口渴感明显，尿量减少，色黄。查体：唇舌干燥、眼窝内陷、皮肤弹性减退。实验室检查：尿比重升高，血清钠浓度152 mmol/L。

请问：1. 该患者存在哪种代谢失调？应输入何种液体？

2. 该患者当前主要的护理诊断/问题有哪些？

一、水、钠代谢失调

水和钠在体液平衡中的关系非常密切，故失水和失钠常同时存在。由于造成缺水的原因不同，水、钠代谢失调可分为按比例丢失、失水多于失钠或失钠多于失水。故临床因病因不同，所引起的水、钠代谢失调的类型、病理生理变化、临床表现、处理原则、护理措施也不相同。临床将缺水分为等渗性缺水、低渗性缺水和高渗性缺水。

（一）等渗性缺水

等渗性缺水又称急性缺水或混合性缺水，是外科最常见的缺水类型。因水、钠同时按比例丢失，故血清 Na^+ 浓度和细胞外液渗透压仍保持在正常范围。

【病因】

(1) 消化液急性丢失：如大量呕吐、肠瘘等。

(2) 体液大量丧失：如急性肠梗阻、腹腔内感染、大面积烧伤渗液早期等。

【病理生理】 等渗性缺水造成细胞外液锐减，引起肾素-血管紧张素-醛固酮系统兴奋，醛固酮分泌增加，促使远曲小管对水和钠的重吸收，使细胞外液量得以恢复。由于水和钠按比例丢失，故细胞内、外液的渗透压无明显变化，细胞内液无需向细胞外转移代偿细胞外液的丢失。此类缺水持续时间较久，细胞内液也会逐渐外移，导致细胞内缺水。如若不及时补充液体，因无形失水，可由等渗性缺水转化为高渗性缺水；如果大量补充无盐液体，又可转化为低渗性缺水。

【临床表现】 等渗性缺水患者既有缺水表现，又有缺钠表现。患者出现恶心、呕吐、厌食、乏力、少尿、唇舌干燥、皮肤弹性降低和眼窝下陷等表现，但不口渴。若短期内体液丧失量达到体重的5%时，患者则会出现心率加快、脉搏减弱、血压不稳或降低、肢端湿冷等血容量不足的表现；当体液继续丧失达到体重的6%～7%时，则有明显的休克表现，常伴代谢性酸中毒；因大量胃液丧失所致的等渗性缺水，可并发代谢性碱中毒。

【辅助检查】

(1) 实验室检查可见红细胞计数、血红蛋白和血细胞比容均明显增高的血液浓缩现象。

(2) 尿量减少，尿比重增高。

(3) 血清钠浓度(135～145 mmol/L)和渗透压(290～310 mmol/L)在正常范围。

【治疗要点】　消除原发病因，防止或减少体液的继续丢失。积极补液，用平衡盐溶液或等渗盐水尽快补充血容量。首选平衡盐溶液，因大量补充等渗盐水时其 Cl^- 高于血清含量，有导致高氯酸中毒的危险。而平衡盐溶液内电解质含量与血浆相似，用于治疗等渗性缺水比较理想。目前常用的平衡盐溶液有乳酸钠和复方氯化钠溶液(1.86%乳酸钠溶液和复方氯化钠溶液之比为1：2)与碳酸氢钠溶液和等渗盐水溶液(1.25%碳酸氢钠溶液和等渗盐水之比为1：2)两种。

(二) 低渗性缺水

低渗性缺水又称慢性或继发性缺水。水和钠同时丢失，但失钠大于失水，故细胞外液呈低渗状态。血清钠浓度<135 mmol/L、细胞外液渗透压<290 mmol/L。

【病因】

(1) 消化液呈持续性丢失：如反复呕吐、长期胃肠减压、慢性肠梗阻或慢性肠瘘。

(2) 大面积创面的慢性渗液。

(3) 排钠过多，如使用排钠利尿剂依他尼酸(利尿酸)、氯噻酮等，使钠和水共同随尿排出。

(4) 钠补充不足，如治疗等渗性缺水时过多补充水分而忽略钠的补充。

【病理生理】　低渗性缺水由于失钠多于失水，细胞外液呈低渗状态，首先引起抗利尿激素(ADH)的分泌减少，使水的重吸收减少，尿量增加，以提高细胞外液渗透压。这使得细胞外液进一步减少，造成血容量明显不足，机体将不再顾及渗透压，而优先保持和恢复血容量。严重缺钠时，细胞外液可向渗透压相对较高的细胞内液转移，造成细胞肿胀和细胞内低渗状态并影响酶系统的活性，脑组织对此改变较为敏感，可出现进行性加重的意识障碍。

【临床表现】　以较早出现周围循环衰竭为特点，病人无口渴。根据缺钠程度将低渗性缺水分为轻、中、重三度(表 2-3)。

表 2-3　低渗性缺水的分类及临床表现

分　类	临床表现	血清钠值/(mmol/L)	缺钠/(g/kg 体重)
轻度缺水	软弱无力、疲乏、头晕、手足麻木；口渴不明显；尿量正常或增多、尿比重低、尿中钠及氯含量下降(低渗尿)	130～135	0.5
中度缺水	除上述表现外，还伴恶心、呕吐、脉搏细速，血压不稳定或下降，脉压差变小，表浅静脉塌陷，视力模糊，站立性晕倒；皮肤弹性减退，眼球凹陷；尿量减少，尿比重仍低，尿中几乎不含钠和氯(无渗尿)	120～130	0.5～0.75
重度缺水	常发生休克。患者神志不清，出现意识模糊、惊厥或昏迷；四肢发凉，四肢痉挛性抽搐，腱反射减弱或消失	<120	0.75～1.25

【辅助检查】

(1) 尿比重<1.010,尿中钠和氯含量明显减少。

(2) 血清钠浓度<135 mmol/L、渗透压<290 mmol/L 。

(3) 实验室检查可见红细胞计数、血红蛋白含量和血细胞比容均有增高。

【治疗要点】 积极治疗原发病,静脉输注含盐溶液或高渗盐水。轻、中度缺钠患者,一般补充5%葡萄糖氯化钠溶液;重度缺钠患者,先输注晶体溶液,如等渗盐水、复方氯化钠溶液,后输胶体溶液,如右旋糖酐和血浆等以补足血容量,再静脉滴注高渗性氯化钠溶液,以进一步恢复细胞外液的渗透压。

(三) 高渗性缺水

高渗性缺水又称原发性缺水。水和钠同时丢失,但失水多于失钠,故细胞外液呈高渗状态,血清钠浓度>145 mmol/L、细胞外液渗透压>310 mmol/L。

【病因】

(1) 水分摄入不足:如长期禁食,食管癌吞咽困难、危重患者补水不足、鼻饲高浓度的肠内营养液或静脉输注大量高渗液体等。

(2) 水分丢失过多:如大面积烧伤暴露疗法、高热大量出汗、糖尿病患者因血糖未得到控制致高渗性利尿等。

【病理生理】 高渗性缺水由于失水多于失钠,细胞外液呈高渗状态,细胞内液渗透压相对较低,细胞内水分向细胞外转移,导致以细胞内脱水为主的体液改变,严重时,脑细胞可因缺水而发生功能障碍。细胞外液的高渗状态刺激视丘下部的口渴中枢,患者出现口渴感而主动饮水以增加体内水分、降低细胞外液渗透压;刺激抗利尿激素(ADH)分泌增加,肾小管对水的重吸收增加,尿量减少,使细胞外液渗透压降低并恢复其容量。

【临床表现】 依缺水程度将高渗性缺水分为轻、中、重三度(表 2-4)。

表 2-4 低渗性缺水的分类及临床表现

分类	临床表现	缺水量
轻度缺水	除口渴外,无其他症状	占体重的2%~4%
中度缺水	除极度口渴外,出现缺水体征:唇舌干燥、皮肤弹性差、眼窝凹陷,伴有乏力、尿少和尿比重增高,常有烦躁现象	占体重的4%~6%
重度缺水	除缺水症状和体征外,出现脑功能障碍的症状,如躁狂、幻觉、谵妄,甚至昏迷	占体重的6%以上

【辅助检查】

(1) 尿量减少,尿比重增高。

(2) 血清钠浓度>145 mmol/L,渗透压>310 mmol/L。

(3) 实验室检查可见红细胞计数、血红蛋白和血细胞比容均升高。

【治疗要点】 尽早去除病因,防止体液继续丢失。鼓励患者饮水及静脉滴注5%葡萄糖溶液或0.45%的低渗盐水。注意:高渗性缺水实际上钠和水都有丢失,只因缺水更多,使血清钠浓度升高。故输液过程中,应观察血清钠含量的动态变化,必要时适量补钠。

二、水、钠代谢失调患者的护理

【护理评估】 **1. 健康史**　包括一般资料、生活习惯、有无手术史和既往类似发作史。

(1) 年龄:老年人常伴有各类慢性疾病和各类药物服用史;对疾病所致内环境失衡的代偿能力相对较弱;易诱发水、电解质紊乱及酸碱平衡失调。

(2) 体重:评估患者体重变化,若在短期内迅速增加或减轻,往往提示有水、钠潴留或缺失。

(3) 生活习惯:包括近期饮食和液体摄入及运动等情况,以助评估液体失衡的原因。

(4) 既往史:有无导致体液失衡的相关因素,如腹泻、糖尿病、肝肾疾病、消化道梗阻、严重感染等或易诱发体液失衡的治疗,如快速输注高渗液体、长期胃肠减压、应用利尿剂或强效泻剂等。

2. 身体状况

(1) 评估局部皮肤和黏膜:有无皮肤弹性改变、眼窝是否下陷、口唇是否干裂。

(2) 评估患者生命体征:严密观察体温、脉搏、呼吸、血压等生命体征的变化。

(3) 神经症状:患者的清醒程度及有无乏力和阳性病理体征。

(4) 出入液量:入液量包括胃肠道和非胃肠道摄入的液体量;出液量包括尿液、粪便、呕吐物、汗液及各类创面引流和蒸发的液体量等。尿量是反映微循环灌注的重要指标,体液缺乏常伴有尿量减少。尿比重的变化对临床判断肾功能衰竭或体液缺乏所致的少尿有重要参考价值。

3. 辅助检查

(1) 实验室检查:了解血清钠浓度和渗透压;血红细胞计数、血红蛋白量和血细胞比容等检查结果有助于判断病情并及时处理。

(2) 中心静脉压(CVP):正常值为 5～12 cmH_2O,低于 5 cmH_2O 表示存在血容量不足。

4. 心理-社会支持状况　主要评估患者及家属对疾病及其伴随症状的认知程度、心理反应和承受能力,以便采取针对性护理措施。

【常见护理诊断/问题】

1. 体液不足　与高热、呕吐、腹泻、胃肠减压、肠梗阻、大面积烧伤等导致的大量体液丢失有关。

2. 有皮肤完整性受损的危险　与水肿和微循环灌注不足有关。

3. 有受伤的危险　与意识障碍和低血压等有关。

4. 潜在并发症　休克。

【护理措施】

1. 维持充足的体液量

1) 去除病因　采取有效措施或遵医嘱积极处理原发疾病,减少体液的继续丢失。

2) 实施液体疗法　对已发生水、钠代谢失调的患者,必须遵医嘱及时补充液体。补液时严格遵循定量、定性、定时的原则。

(1) 定量(补多少):包括生理需要量、累计损失量、继续损失量三部分。

①生理需要量:正常成人需要量(2000～2500 mL/d)。每日生理需要量的简易计算方法:体重的第一个 10 kg×100 mL/(kg·d)+体重的第二个 10 kg×50 mL/(kg·d)+其余体重×20 mL/(kg·d)。

②累计损失量:指从发病到制订补液计划前已经累计损失的体液量。轻度缺水需补充的液体量为体重的2%～4%,中度为4%～6%,重度为6%以上。如体重50 kg的患者,中度缺水,累计损失量约为50 kg×5% =2.5 kg(2500 mL)。临床上为了避免1次补液过量,第一天只补给累计损失量的1/2,其余的1/2第二天酌情补给。

③继续损失量:又称额外损失量,指在治疗过程中又继续丢失的体液量,如呕吐、肠瘘、胃肠减压、胃肠道积液等。此外,体温每升高1 ℃,将自皮肤蒸发低渗液3～5 mL/kg,成人体温达40 ℃时需多补充600～1000 mL液体;出汗湿透一套衣裤约丢失低渗液体1000 mL;气管切开患者每日经呼吸道蒸发水分800～1200 mL。

纠正体液紊乱的关键在于第一天的处理,临床上补液一般遵循以下原则计算:

第一天补液量=生理需要量+1/2累计损失量;

第二天补液量=生理需要量+1/2累计损失量+前一天继续损失量;

第三天补液量=生理需要量+前一天继续损失量。

(2)定性(补什么):补液的种类取决于缺水的类型。遵循“缺什么、补什么”的原则。①生理需要量:成人每日需要氯化钠5～9 g,氯化钾3～4 g,葡萄糖100～150 g。故每日可补给生理盐水500～1000 mL,10%氯化钾30～40 mL,其余补给5%～10%葡萄糖溶液。②累计损失量:根据缺水类型选择补充液体种类。高渗性缺水以5%葡萄糖溶液为主,待缺水情况基本改善后,再补充适量等渗盐水,糖水量与等渗盐水量比例可粗略按2∶1估计;等渗性缺水一般补给平衡盐溶液或等渗盐水;低渗性缺水以5%葡萄糖氯化钠溶液为主,中、重度缺钠者可给适量高渗盐水。血容量不足或已发生休克者,应以平衡盐溶液为主进行扩容,同时要补给适量胶体溶液。③继续损失量:按实际丢失成分补给。如发热、气管切开患者主要补充5%葡萄糖溶液;消化液丢失一般可用复方氯化钠溶液或平衡盐溶液补给。

(3)定时(怎么补):每日及单位时间内补液的量和速度取决于体液丧失的量、速度及各器官的功能状态。若各器官功能状态良好,应遵循先快后慢的原则进行分配,即第一个8 h补充总量的1/2,剩余的1/2在后16 h内均匀输入。补液原则是先盐后糖,先晶后胶,先快后慢,液种交替,尿畅补钾。

2. 观察疗效　补液过程中,必须严密观察补液效果,注意不良反应。

(1)生命体征:应严密观察生命体征变化,如血压、脉搏、呼吸和体温的变化情况。

(2)精神状态:如乏力、烦躁、精神萎靡、嗜睡、昏迷等症状的改善情况。

(3)缺水征象:如口渴感、皮肤弹性下降、黏膜干燥、眼窝下陷等表现的恢复程度。

(4)准确记录24 h出入液量。

(5)辅助检查:如尿量、尿比重等尿常规检查;监测CVP及实验室检查结果;血常规、血清电解质等进行动态检查,以评价治疗效果。

3. 改善营养状况　水、钠代谢失调患者的原发疾病有长期禁食、呕吐、腹泻等,治疗期间原发疾病的持续存在可影响营养的摄入。故在治疗的同时,应注意营养的补充。鼓励患者进食富含蛋白质、维生素、碳水化合物和膳食纤维的食物,必要时给予肠外营养。

4. 防止意外损伤

(1)监测血压:血压低或不稳者,应定时监测血压,告知其改变体位时动作要慢,以免因直立性低血压或眩晕而跌倒受伤。

(2)缺水患者因水、电解质代谢失调可致骨骼肌收缩乏力、活动无耐力而发生受伤的危险。应制订活动的时间、量和形式,患者除在床上主动活动外,应有他人协助在床上做被动活动，避免长期卧床导致费用性肌萎缩。

(3) 加强安全防护：意识障碍者应建立安全保护措施，如加床栏、适当约束及加强监护，防止意外发生。移去周围环境中的危险物品，减少意外受伤的危险。

5. 健康指导

(1) 有进食困难、大量呕吐、严重腹泻、大面积烧伤等易致体液失衡者，因及早就诊治疗。

(2) 高温环境作业者和进行高强度体育运动者出汗较多，应及时补充水分，宜选择含盐饮品。

【护理评价】

(1) 患者体液量、电解质是否恢复平衡，尿比重是否维持在正常范围，缺水症状和体征有无改善。

(2) 患者营养状况是否改善。

(3) 患者皮肤是否完成，有无皮肤破损或压疮发生。

(4) 患者有无发生意外损伤，能否复述和掌握预防受伤的有效措施。

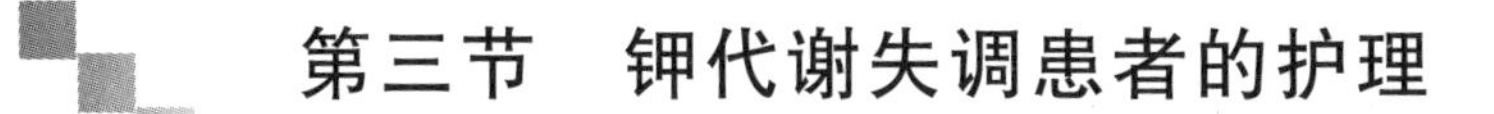

第三节　钾代谢失调患者的护理

案例导入

患儿，男，11个月。因腹泻3日入院，患病期间进食少，呕吐频繁，入院后经输液治疗病情已好转，恢复排尿。查体：皮肤干燥、弹性差、四肢无力、腹胀、肠鸣音弱、心音低钝。

请问：1. 该患儿出现了什么情况？

2. 需补充什么药物？简述注意事项。

体内钾总含量的98%存在于细胞内，是细胞内最主要的阳离子。细胞外液的钾含量仅为总量的2%。钾具有诸多生理功能，如参与维持细胞的正常代谢；维持细胞内液渗透压和酸碱平衡；维持神经肌肉的兴奋性；维持心肌的生理特性。当出现钾代谢改变时，上述生理功能将受到影响。钾代谢失调包括低钾血症和高钾血症两类。由于肾对钾的调节能力较弱，在禁食或血钾很低的情况下，每日仍有一定量的钾盐随尿液排出，所以，临床上以低钾血症较为常见。

一、低钾血症患者的护理

低钾血症是指血清钾浓度低于3.5 mmol/L。

【病因和病理生理】 低钾血症常见的病因有以下三点。

1. 钾摄入不足　如长期禁食、少食或静脉补钾不足。

2. 钾排出过多 如呕吐、腹泻、持续胃肠减压、长期应用肾上腺皮质激素、急性肾功能衰竭多尿期、应用促使排钾的利尿剂等。

3. 钾在体内分布异常 如合成代谢增加(大量注射葡萄糖或氨基酸、进行高营养支持)及代谢性碱中毒等,使 K^+ 向细胞内转移。

【临床表现】

1. 肌无力 肌无力为最早的临床表现,先是出现四肢肌软弱无力;后延及躯干肌和呼吸肌,可出现吞咽困难,甚至呛咳;还可出现呼吸困难,甚至窒息;严重者可有软瘫、腱反射减弱或消失等。

2. 消化道功能障碍 因胃肠平滑肌兴奋性降低,胃肠道蠕动缓慢,可出现恶心、呕吐、腹胀、肠麻痹等表现。

3. 心功能异常 主要为传导阻滞和节律异常,心悸及心动过速、心律不齐、血压下降,严重时可发生心室颤动或收缩期停搏。

4. 代谢性碱中毒 低钾血症时,血清钾过低,所以 K^+ 由细胞内代偿性移出细胞外,与 Na^+ 和 H^+ 交换增加(每移出 3 个 K^+,即有 2 个 Na^+ 和 1 个 H^+ 移入细胞内),使细胞外液的 H^+ 浓度下降,故常合并碱中毒。但肾为了保存 K^+,肾远曲小管 K^+-Na^+ 交换减少,H^+-Na^+ 交换增多,排 H^+ 增多,尿液呈酸性,故称反常性酸尿。

【辅助检查】

1. 实验室检查 血清钾浓度<3.5 mmol/L。

2. 心电图检查 典型的心电图改变为早期出现 T 波降低、变平或倒置,随后出现 S-T 段降低、Q-T 间期延长、出现 U 波(图 2-3)。

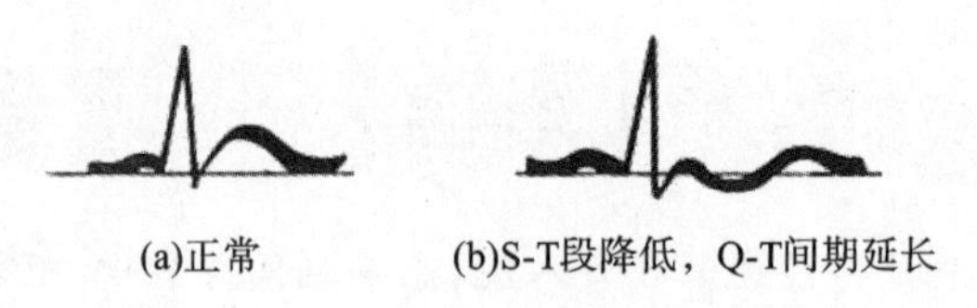

图 2-3 低钾血症心电图变化

【治疗要点】

1. 病因治疗 寻找和去除引起低钾血症的原因,减少或终止钾继续丢失。

2. 根据缺钾程度制订补钾计划 最安全、最可靠的途径是口服补钾。对不能进食的患者,采取静脉补钾。

【护理评估】

1. 健康史 了解患者的年龄、性别、体重等;了解有无导致低钾的各类诱因,如长期禁食、呕吐、腹泻、肠瘘、胃肠道引流、肾功能衰竭、酸碱代谢紊乱等;有无使用过利尿剂、糖皮质激素等;有无手术、创伤史;有无周期性钾代谢紊乱的发作史、既往史和家族史。

2. 身体状况

(1) 有无神经肌肉兴奋性改变;有无肌力的改变,如肌无力或四肢软瘫等。

(2) 有无消化道功能障碍,如腹胀、便秘、肠麻痹等;有无心功能异常,如传导阻滞和节律异常。

(3) 辅助检查:血清钾和心电图检查有无异常发现。

3. 心理-社会支持状况 主要评估患者和家属对疾病及其伴随症状的认知程度、心理反应和承受能力。

【常见护理诊断/问题】

1. 活动无耐力　与低钾血症致肌无力有关。

2. 有受伤的危险　与软弱无力、意识障碍有关。

3. 潜在并发症　心律失常。

【护理措施】

1. 恢复血清钾浓度水平

1）从病因出发，控制病因　如止吐、止泻等，减少钾继续丢失。

2）制订补钾计划　有以下三种补钾方法。

（1）口服补钾：口服是最安全的补钾途径，常选用10%氯化钾或枸橼酸钾溶液口服。

（2）静脉补钾：对不能口服者采用静脉补钾，如果静脉补钾速度过快，血清钾浓度在短时间内增高，可引起严重的后果。因此，静脉补钾务必遵循以下原则：①禁止直接静脉推注或快速中心静脉滴入，以免血钾突然升高，导致心搏骤停；②见尿补钾：一般以尿量超过 40 mL/h 或 500 mL/d 时方可补钾；③限制补钾总量：一般每日补氯化钾 60～80 mmol（以每克氯化钾等于 13.4 mmol 钾计算，即每日补钾 3～6 g）；④控制补钾浓度：静脉补液中氯化钾浓度不超过 40 mmol/L（氯化钾 3 g/L，0.3%）；⑤速度勿快：成人静脉补钾速度不宜超过 20 mmol/h（一般不超过 60～80 滴/分）。

（3）鼓励患者进食富含钾的食物：如多进食肉类、鱼类、豆类、牛奶、香蕉、橘子、菠菜、绿菜花等含钾丰富的食物。

2. 预防并发症　加强对患者的生命体征及意识状况观察的同时，严密监测心电图，若患者出现心律失常应及时报告医师，积极配合治疗。

3. 加强安全防护　应建立安全保护措施，如加床栏、加强监护，防止意外发生。移去周围环境中的危险物品，减少意外受伤的危险。

4. 健康指导

（1）向患者介绍钾的作用及补钾的有关知识，鼓励患者在病情允许的情况下，尽早恢复正常饮食。

（2）向患者介绍引起低钾的诱因，如在禁食、呕吐、腹泻等情况下应注意补钾，以防发生低钾血症。

（3）向周期性低钾发作史者介绍口服补钾方法、剂量，若出现四肢无力应及时就诊。

【护理评价】

（1）患者血清钾是否恢复正常水平，能否耐受正常活动。

（2）患者有无意外受伤，是否掌握预防受伤的有效措施。

（3）患者有无出现心律失常、心搏骤停等并发症。

二、高钾血症患者的护理

高钾血症是指血清钾浓度高于 5.5 mmol/L。

【病因和病理生理】　高钾血症常见的病因有以下三点。

1. 钾排出减少　肾功能减退如急性肾功能衰竭，间质性肾炎和使用抑制排钾的利尿剂（如螺内酯、氨苯蝶啶等）等。

2. 钾摄入过多　静脉补钾过浓、过量、过快或输入过多保存较久的库存血，治疗过程中需加强警惕。

3. 钾在体内分布异常 如严重挤压伤、大面积烧伤、酸中毒等导致大量细胞内的 K^+ 转移至细胞外。

【临床表现】 无特异性临床表现。因神经、肌肉应激性改变，高钾血症患者很快由兴奋转入抑制状态，表现为恶心、呕吐、腹胀、腹泻、表情淡漠或神志恍惚、感觉异常、肢体软弱无力和腱反射消失等；严重者因刺激作用使微循环血管收缩，皮肤苍白湿冷、全身麻木及低血压等；亦可出现心动过缓、室性期前收缩、心室颤动，最危险的后果是可致心脏在舒张期停搏。

【辅助检查】

1. 实验室检查 血清钾浓度>5.5 mmol/L。

2. 心电图检查 典型的心电图改变为 T 波高而尖，Q-T 间期延长，QRS 波群增宽，P-R 间期延长（图 2-4）。

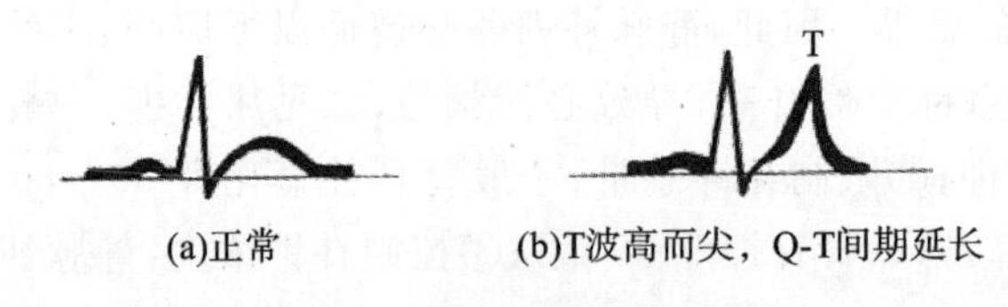

图 2-4 高钾血症心电图变化

【治疗要点】 高钾血症有导致心搏骤停的危险。因此，一经确诊，应立即采取治疗措施。

1. 从病因出发 积极治疗原发疾病和改善肾功能。

2. 禁钾 减少钾的摄入，如停用一切含钾药物；避免进食含钾多的食物；禁输保存过久的库存血。

3. 转钾 促使 K^+ 转移进入细胞内。如：①静脉滴注 5%碳酸氢钠溶液 100～200 mL，以纠正酸中毒，促使 K^+ 转入细胞内和增加肾小管排 K^+；②输入 10%葡萄糖溶液 500 mL 或 25%葡萄糖溶液 200 mL（每 5 g 葡萄糖加胰岛素 1 U）静脉滴注，通过糖原的合成，促使 K^+ 部分转入细胞内以暂时降低血清钾浓度。

4. 排钾 促使 K^+ 的排泄。①呋塞米 40 mg 静脉注射，加速钾经肾排出；②阳离子交换树脂口服或保留灌肠，加速钾经肠道排出；③血液透析或腹膜透析。

5. 抗钾 对抗心律失常，因 Ca^{2+} 能拮抗 K^+，能缓解 K^+ 对心肌的毒性作用，故可用 10%葡萄糖酸钙溶液加入等量 25%葡萄糖溶液内缓慢静脉推注，但其作用持续时间短（持续时间<1 h），必要时可重复推注。

综上所述，纠正高钾血症的主要原则为禁钾、转钾、排钾和抗钾。

【护理评估】

1. 健康史 了解患者的年龄、性别、体重等；了解有无引起高钾的原因，如急性肾功能衰竭、使用保钾利尿剂、严重挤压伤等。

2. 身体状况 评估高钾血症患者严重程度，有无消化道功能障碍，如恶心、呕吐、腹胀、腹泻等；有无心功能异常，如心脏出现传导阻滞、心动过缓、室性期前收缩、心室颤动。严密监测心功能，避免出现心搏骤停。

3. 心理-社会支持状况 评估患者和家属对疾病及其伴随症状的认知程度，认真对患者和家属解释病情的发展，避免因肢体软弱无力、呼吸困难和心律失常，使患者及家属产生焦虑感。

【常见护理诊断/问题】

1. 活动无耐力　与高钾血症导致的肌无力、软瘫有关。

2. 有受伤的危险　与软弱无力、意识障碍、感觉异常有关。

3. 潜在并发症　心律失常、心搏骤停。

【护理措施】

1. 恢复血清钾浓度正常水平

(1) 指导患者停用含钾药物，避免进食富含钾的食物。

(2) 遵医嘱用药以促进 K^+ 向细胞内转移和排泄。

(3) 做好透析患者的护理。

2. 并发症的预防及急救　遵医嘱应用抗心律失常药物；定时监测血钾浓度；加强对患者生命体征观察的同时，严密监测心电图；一旦患者出现心律失常应立即通知医生并积极配合治疗；若出现心搏骤停，立即行心肺复苏的急救和复苏后的护理。

3. 减少受伤的危险　应建立安全保护措施，如加床栏、加强监护，防止意外发生。移去周围环境中的危险物品，减少意外受伤的危险。

4. 健康指导　嘱咐肾功能减退及长期使用抑制排钾利尿剂的患者，应限制对含钾高的食物的摄入，不用含钾药物，监测血钾浓度，以防发生高钾血症。

【护理评价】

(1) 患者血清钾是否恢复正常水平，能否耐受正常活动。

(2) 患者有无意外受伤，是否掌握预防受伤的有效措施。

(3) 患者有无出现心律失常、心搏骤停等并发症。

第四节　酸碱平衡失调患者的护理

一、酸碱平衡失调

体液适宜的酸碱度是维持组织、细胞正常功能的重要保证。pH、HCO_3^- 浓度及 $PaCO_2$(二氧化碳分压)是反映机体酸碱平衡的三个基本因素。其中，pH(正常值为 7.35～7.45)反映的是机体的总酸碱度，其变化受代谢性、呼吸性因素的影响；HCO_3^- 反映代谢性因素，HCO_3^- 的原发性减少或增加，可引起代谢性酸中毒或代谢性碱中毒；$PaCO_2$ 反映呼吸性因素，$PaCO_2$ 原发性增加或减少，可引起呼吸性酸中毒或呼吸性碱中毒。

(一) 代谢性酸中毒

代谢性酸中毒是临床最常见的一种酸碱平衡失调，因体内酸性物质积聚或产生过多，或 HCO_3^- 丢失过多所致。

【病因】

1. 酸性物质产生或摄入过多　如心搏骤停、抽搐、各种类型的休克等引起的缺氧，致乳酸增加，发生乳酸性酸中毒；糖尿病、长期不能进食等情况下，体内脂肪分解过多，形成大量酮体，引起酮症酸中毒;进食过多酸性食物或输入大量酸性药物。

2. H^+ 排出减少 如严重肾功能不全的患者,体内固定酸不能由尿排出;远曲肾小管性酸中毒是集合管泌 H^+ 功能降低,H^+ 在体内蓄积,引起血中 HCO_3^- 浓度进行性下降,导致代谢性酸中毒。

3. 碱性物质丢失过多 如严重腹泻、肠瘘或肠道引流、胆瘘、胰瘘等使大量碱性消化液大量丢失。

4. 高钾血症 细胞外 K^+ 与细胞内 H^+ 交换,引起细胞外 H^+ 增加。

【病理生理】 代谢性酸中毒时体内 HCO_3^- 减少,H_2CO_3 相对增加,人体通过肺和肾的调节,使之重新达到平衡。体内 H^+ 浓度升高刺激呼吸中枢产生代偿反应,表现为呼吸加深加快,以加速 CO_2 排出、降低动脉血 $PaCO_2$ 使 HCO_3^-/H_2CO_3 的比值接近或维持于 20∶1,从而维持血液 pH 于正常范围。同时,肾小管上皮细胞中的碳酸酐酶和谷氨酰酶活性增加,促进 H^+ 和 NH_3 的生成,二者形成 NH_4^+ 后致 H^+ 排出增多。此外,$NaHCO_3$ 重吸收亦增加,但该代偿能力有限。

【临床表现】

1. 症状 轻度患者可无症状,易被原发病症状所掩盖。重症患者由于 H^+ 增高使脑细胞代谢障碍,致患者头痛、头晕、疲乏、嗜睡,甚至昏迷等中枢神经系统症状。

2. 体征

(1) 呼吸加深加快:最为突出的表现,呼吸频率可高达 50 次/分,呼出气体有酮味。

(2) 循环系统表现:由于代谢性酸中毒致血钾升高,可使心肌收缩力降低和周围血管对儿茶酚胺的敏感性降低,导致患者出现室性心律失常、血压偏低,甚至休克。

(3) 颜面潮红:因 H^+ 增高,刺激毛细血管扩张,可致患者面部潮红。

【辅助检查】

1. 血气分析 血液 $pH<7.35$、血浆 HCO_3^- 明显降低、$PaCO_2$ 正常。

2. 其他 可伴有血清钾升高、尿液检查呈酸性。

【治疗要点】

(1) 由于机体具有代偿机制,轻度的酸中毒患者常可自行纠正,只需消除病因和辅以补液纠正脱水。

(2) 病情严重者需立即输液和用碱剂治疗:常用碱性溶液为 5%碳酸氢钠溶液,一般将应输给量的一半在 2~4 h 内输入,以后再决定是否继续输给剩余量的全部或一部分。

(3) 在使用碱性药物纠正酸中毒后,血中钙离子浓度降低,可出现手足抽搐,应经静脉给予 10%葡萄糖酸钙溶液治疗;纠正酸中毒的同时因大量 K^+ 转移到细胞内,可引起低钾血症,故应注意补充钾。

(二) 代谢性碱中毒

代谢性碱中毒是由于代谢原因使血浆中HCO_3^- 原发性增多导致的 pH 升高。

【病因】

1. H^+ 丢失过多 如剧烈呕吐、长期胃肠减压、幽门梗阻等,使胃酸大量丢失,引起碱中毒;应用呋塞米和依他尼酸等利尿剂,可导致 H^+ 和 Cl^- 经肾大量丢失,而 HCO_3^- 再吸收增多,发生低氯性碱中毒。

2. 碱性物质摄入过多 长期服用碱性药物,大量输入库存血,后者所含抗凝剂可转化为 HCO_3^-。

3. 低钾血症 细胞内 K^+ 与细胞外 H^+ 交换,引起细胞外 H^+ 减少。

【病理生理】 血浆 H^+ 浓度下降致呼吸中枢受抑制，呼吸变浅变慢，使 CO_2 排出减少、$PaCO_2$ 升高，使 HCO_3^-/H_2CO_3 的比值接近 20：1，从而维持血液 pH 于正常范围。同时，肾小管上皮细胞中的碳酸酐酶和谷氨酰酶活性降低，一方面使 H^+ 排泌和 NH_3 的生成减少，另一方面 HCO_3^- 的重吸收亦减少，从而使血浆 HCO_3^- 减少。代谢性碱中毒时，由于氧合血红蛋白解离曲线左移，而致组织缺氧。

【临床表现】

(1) 轻者常无明显表现，碱中毒呼吸中枢受抑制，患者呼吸变浅变慢。

(2) 中枢神经系统异常，表现为烦躁不安、精神错乱、谵妄，严重时可因脑和其他器官的代谢障碍导致昏迷。

(3) 代谢性碱中毒引起低钾血症及钙离子游离度降低导致肌张力增强、腱反射亢进、手足抽搐等。

【辅助检查】

1. 血气分析 血液 pH>7.45、血浆 HCO_3^- 明显增高、$PaCO_2$ 正常。

2. 其他 可伴有血清钾和氯的降低。

【治疗要点】 轻、中度者一般不需要特殊处理，以治疗原发疾病为主，恢复血容量，纠正 Ca^{2+}、K^+ 不足。严重代谢性碱中毒(pH 为 7.65，血浆 HCO_3^- 浓度为 45～50 mmol/L)可应用稀释的盐酸，以尽快排除过多的 HCO_3^-。

(三) 呼吸性酸中毒

呼吸性酸中毒是由于肺泡通气及换气功能减弱，不能充分排出体内的 CO_2，使血浆中 H_2CO_3 原发性增高导致的 pH 降低。

【病因】 凡能引起肺泡通气不足的疾病均可引起体内 CO_2 蓄积，使血浆 H_2CO_3 升高导致呼吸性酸中毒。

(1) 全身麻醉过深、呼吸机使用不当、镇静剂过量、高位脊髓损伤、喉头痉挛和水肿、溺水、气管异物、支气管痉挛、胸部创伤等。

(2) 肺部疾病：如肺不张及肺炎、肺水肿、急性呼吸窘迫综合征等。

【病理生理】 呼吸性酸中毒时，人体主要通过血液中的缓冲系统进行调节，即血液中 H_2CO_3 与 Na_2HPO_4 结合，形成 $NaHCO_3$ 和 NaH_2PO_4，后者从尿中排出，使 H_2CO_3 减少、HCO_3^- 增多；其次，肾脏也发挥有效的代偿作用。该两种代偿机制使血液 HCO_3^-/H_2CO_3 的比值接近20：1，保持血液 pH 于正常范围。

【临床表现】 临床患者最突出的表现为胸闷、呼吸困难和气促等，因缺氧患者可出现发绀和头痛。CO_2 潴留可使脑血管扩张，患者躁动不安，持续性头痛；随着酸中毒的加重，可伴有血压下降、谵妄、昏迷等。

【辅助检查】 血液 pH 降低、$PaCO_2$ 增高、血浆 HCO_3^- 正常。

【治疗要点】 应积极治疗原发疾病和改善通气功能，必要时行气管插管或气管切开术，使用呼吸机，高浓度吸氧(由于高浓度氧的吸入可减弱呼吸中枢对缺氧的敏感性，使呼吸更受抑制，因此，一般将吸入的氧浓度调节在 0.6～0.7 之间，既可供给足够的氧气，且较长时间吸入不会发生氧中毒)。

(四) 呼吸性碱中毒

呼吸性碱中毒是由于肺泡通气过度、体内 CO_2 排出过多，使血浆中 H_2CO_3 原发性下降导致的 pH 升高。

【病因】 凡能引起过度通气的因素均可导致呼吸性碱中毒，如低氧血症、癔症、创伤、高热、感染、甲状腺功能亢进症等；呼吸机使用不当：通气量过大。因呼吸过快过深，肺通气过度，使 CO_2 排出过多，致 $PaCO_2$ 明显降低，引起低碳酸血症。

【病理生理】 $PaCO_2$ 降低可抑制呼吸中枢，使呼吸变浅变慢、CO_2 排出减少，致使血中 H_2CO_3 代偿性增高。但该代偿过程需较长时间，可致机体缺氧。肾的代偿作用表现为肾小管上皮细胞排泌 H^+ 和 $NaHCO_3$ 重吸收均减少。随着血 HCO_3^- 的代偿性降低，HCO_3^-/H_2CO_3 的比值接近 20∶1，保持血液 pH 于正常范围。

【临床表现】 多数患者主要表现为换气过度和呼吸急促。较重者以神经-肌肉兴奋性增强为其特征，表现为眩晕、手足麻木、针刺感、肌肉震颤、手足抽搐、心率加快。

【辅助检查】 血液 pH 增高、$PaCO_2$ 和血浆 HCO_3^- 下降。

【治疗要点】 积极治疗原发病，降低患者的通气过度；为了减少 CO_2 呼出和丧失，用纸袋罩住口鼻，以增加呼吸道无效腔，提高血液 $PaCO_2$，达到对症治疗的作用；手足抽搐者，缓慢静脉注射 10%葡萄糖酸钙溶液 10 mL，纠正 Ca^{2+} 不足。若是呼吸机使用不当造成的通气过度，应调整呼吸频率及潮气量。

二、酸碱平衡失调患者的护理

【护理评估】

1. 健康史 评估患者有无导致酸碱失调的基础疾病，如严重呕吐、腹泻、肠瘘、高热、严重感染、长期胃肠减压、急性肺水肿及过度通气等；有无过量应用利尿剂和酸性或碱性药物等；有无手术史或既往发作史；有无钾代谢紊乱。

2. 身体状况 评估患者有无呼吸节律和频率异常，呼气是否带有烂苹果味；有无心率和心律异常，有无皮肤、黏膜发绀；有无头痛、头昏、嗜睡、神志不清或昏迷等；有无手足抽搐、麻木、疼痛和腱反射亢进等；有无同时伴有缺水所致体液不足的各项全身症状和代偿表现等。

3. 辅助检查 评估动脉血气分析、血液 pH、血清钾浓度、$PaCO_2$ 和血浆 HCO_3^- 检查结果有助于病情的判断。

4. 心理-社会支持状况 酸碱代谢失调患者往往因起病急，同时伴随严重的基础疾病，感到焦虑与恐惧。因此，护士应对患者及家属对疾病的认知程度、心理反应和承受能力进行准确评估，以便采取针对性的护理措施。

【常见护理诊断/问题】

1. 低效性呼吸型态 与呼吸不规则或呼吸困难，高热、颅脑疾病、呼吸道梗阻有关。

2. 意识障碍 与缺氧、酸中毒、碱中毒抑制脑组织的代谢活动有关。

3. 潜在并发症 休克、高钾血症和低钾血症。

【护理措施】

1. 维持正常的气体交换型态

(1) 消除或控制导致酸碱代谢失调的危险因素。

(2) 持续监测患者的呼吸频率、节律、深度、气味及评估呼吸困难的程度，以便及早发现并及时处理。

(3) 协助患者取适当体位，如取半坐卧位，有利于呼吸。

(4) 鼓励患者深呼吸、有效咳嗽排痰，改善换气；遵医嘱应用抗生素，防治感染；对于气道分泌物多者，给予雾化吸入，稀释痰液以利于排痰，必要时给予吸痰。

（5）必要时可给予气管插管或气管切开术，并使用呼吸机进行机械通气支持治疗，注意护理配合，做好呼吸机治疗患者的呼吸道管理，预防呼吸机相关性肺炎的发生。

2. 改善和促进患者神志的恢复　注意观察病情的动态变化，同时检测患者血气分析结果及血清电解质水平改变的同时，还应定期评估患者的认知力和定向力，若出现异常及时通知医师，并遵医嘱完成各项治疗。

3. 加强观察并及时预防并发症　在纠正酸碱失衡时，应加强对患者生命体征、血电解质和血气分析指标动态变化趋势的监测。及时发现相应的并发症：①应用碳酸氢钠纠正酸中毒时，若过量可致代谢性碱中毒，表现为呼吸浅、慢，脉搏不规则及手足抽搐。②长期提供患者吸入高浓度氧纠正呼吸性酸中毒时，可出现呼吸性碱中毒，表现为呼吸深、快，肌肉抽搐、头晕、意识改变及腱反射亢进等神经、肌应激性增强。③慢性阻塞性肺疾病伴长期 CO_2 滞留患者可伴发 CO_2 麻痹，表现为呼吸困难、头痛、头晕，甚至昏迷。④代谢性酸中毒未及时纠正会导致高钾血症的发生，表现为神志淡漠、感觉异常、乏力、四肢软瘫等，严重者可出现心搏骤停。一旦发现上述并发症时，应及时通知医师，并配合对症治疗和护理。

4. 配合医疗方案，积极治疗原发病　在纠正酸碱失衡的时候，还应遵医嘱积极消除或控制原发疾病，如高热、呕吐和腹泻等，以免并发脱水，甚至休克的发生。

5. 心理护理　应加强对患者和家属的心理支持和疏导，最大限度地减轻其思想负担，减少患者不适感，以加强患者对治疗和护理的信心。

6. 健康指导

（1）向患者和家属宣传与酸碱失调有关的因素和原发疾病的知识。

（2）定期监测患者治疗期间的血电解质浓度和血气分析结果。

（3）与患者及其家属交流出院后健康恢复的有关知识。

【护理评价】

（1）患者呼吸道是否恢复通畅，是否恢复正常的气体交换型态。

（2）患者神志、定向力和认知力是否恢复正常。

（3）患者有无严重并发症的发生或发生并发症后能否得到及时的治疗和护理。

【健康教育】

（1）高度重视易导致酸碱代谢平衡失调的原发疾病和诱因的治疗。

（2）发生呕吐、腹泻、高热者应及时就诊。

（陈明慧）

课后练习

A1 型题

1. 维持细胞外液渗透压的主要离子是（　　）。

A. 钾离子　　B. 镁离子　　C. 钙离子　　D. 钠离子　　E. 铁离子

2. 成年男性体液总量占体重的百分比为（　　）。

A. 60%　　B. 40%　　C. 30%　　D. 55%　　E. 50%

3. 高渗性脱水早期的主要表现为（　　）。

A. 烦躁　B. 皮肤弹性减退　C. 口渴严重
D. 体温升高　E. 血压下降

4. 机体调节酸碱平衡最迅速的途径是(　　)。
A. 神经-内分泌系统　B. 肺调节　C. 肾脏调节
D. 血液缓冲系统　E. 细胞内、外离子交换

5. 对脱水患者进行液体疗法时,需首先明确的是(　　)。
A. 补液速度　B. 补液种类　C. 补液类型　D. 补液途径　E. 补液量

6. 低钾血症患者最早出现的临床表现是(　　)。
A. 心动过缓　B. 尿量增多　C. 麻痹性肠梗阻
D. 四肢肌无力　E. 烦躁不安

7. 等渗性缺水伴酸中毒患者,在纠正酸中毒后可能发生(　　)。
A. 低钾　B. 低钠　C. 低氯　D. 低镁　E. 低碳酸氢根

8. 高钾血症患者合并心律失常,应首先给予(　　)。
A. 葡萄糖溶液加胰岛素　B. 10%葡萄糖酸钙溶液
C. 5%碳酸氢钠溶液　D. 5%葡萄糖盐水
E. 5%葡萄糖溶液

9. 关于低钾血症的治疗,下列哪项是错误的?(　　)
A. 尿量 40 mL/h 以上方可静脉补钾
B. 术后禁食 2 日以上的患者应补钾
C. 静脉补钾速度不超过 20 mmol/h
D. 严重低血钾应用10%氯化钾溶液 20 mL 静脉注射
E. 静脉补钾浓度不超过0.3%

10. 代谢性酸中毒最突出的表现是(　　)。
A. 意识改变　B. 软弱无力,眩晕　C. 心率加快、血压降低
D. 呼吸浅慢,呼气时有烂苹果味　E. 呼吸深快,呼气时有酮味

11. 代谢性碱中毒的原因是(　　)。
A. 小肠梗阻　B. 幽门梗阻　C. 食道梗阻　D. 结肠梗阻　E. 直肠梗阻

12. 高钾血症的常见病因中,下列不正确的是(　　)。
A. 输入保存过久的库存血　B. 钾盐输入过多
C. 肾功能衰竭,少尿或无尿　D. 组织细胞被破坏,K^+外移
E. 代谢性碱中毒

13. 纠正体液平衡紊乱患者第二天的补液量为(　　)。
A. 生理需要量+1/2 累计损失量
B. 生理需要量+1/2 累计损失量+前一天继续损失量
C. 生理需要量+累计损失量+前一天继续损失量
D. 生理需要量+累计损失量
E. 生理需要量+前一天继续损失量

A2 型题

14. 患者,女,36 岁,体重 50 kg。肠梗阻患者,反复呕吐。查体:测得血清钠浓度 123 mmol/L、血清钾浓度 2.9 mmol/L。该患者可能为(　　)。

A. 低钾血症+轻度缺钠　　B. 低钾血症+重度缺钠
C. 高钾血症+重度缺钠　　D. 低钾血症+中度缺钠
E. 低钾血症+高渗性脱水

15. 患者,男,50 岁。诊断为高血压危症。遵医嘱呋塞米 20 mg,静脉注射。执行医嘱后患者出现乏力、腹胀、肠鸣音减弱的症状。该患者可能发生了(　　)。

A. 低钾血症　B. 高钾血症　C. 低渗性脱水　D. 高氯血症　E. 低钠血症

16. 患者,女,35 岁。因急性肠梗阻致频繁呕吐,出现尿量减少、脱水征、血压偏低。进行补液治疗,应首先静脉滴注(　　)。

A. 右旋糖酐　B. 5%葡萄糖溶液　C. 复方氯化钠
D. 5%葡萄糖盐溶液　E. 0.3%氯化钾

17. 患者,女,45 岁。因腹痛、呕吐 3 日入院,主诉乏力。查体:脱水征,脉搏快,血压在正常范围内,尿量减少。该患者最主要的护理诊断是(　　)。

A. 体液不足　B. 排尿异常　C. 活动无耐力
D. 心排血下降　E. 营养失调:低于机体需要量

18. 患儿,女,5 岁。呕吐、腹泻 3 日,给予补液治疗 2 h 后已经排尿,此时输液瓶中尚有不含钾的液体 300 mL,护士拟向此液体中加入 10%氯化钾溶液,该护士可加入的量为(　　)。

A. 3 mL　B. 4 mL　C. 5 mL　D. 9 mL　E. 12 mL

A3 型题

(19～20 题共用题干)

患者,女,32 岁。因严重腹泻、频繁呕吐入院,不能进食,表情淡漠。查体:四肢肌无力,腹胀,膝腱反射减弱,心音低钝。

19. 患者心电图检查,最有诊断性意义的心电图变化是(　　)。

A. T 波高尖　B. T 波倒置　C. Q-T 间期延长
D. S-T 段下降　E. 出现 U 波

20. 该患者不会出现的心电图改变是(　　)。

A. T 波倒置　B. T 波高尖　C. Q-T 间期延长
D. S-T 段下降　E. 出现 U 波

(21～22 题共用题干)

患者,女,48 岁,体重 50 kg。因食管癌导致不能正常进食近 1 个月,主诉乏力、口渴、尿少。查体:BP 90/60 mmHg,T 36.5 ℃,眼窝凹陷、皮肤弹性差、口唇干燥、血清钠浓度 140 mmol/L,血清钾浓度 3.0 mmol/L。

21. 该患者的体液失衡类型为(　　)。

A. 轻度高渗性脱水+低钾血症　B. 轻度等渗性脱水+低钾血症
C. 中度等渗性脱水+低钾血症　D. 重度等渗性脱水+低钾血症
E. 中度等渗性脱水+高钾血症

22. 该患者补液治疗时首选(　　)。

A. 低分子右旋糖酐　B. 5%碳酸氢钠溶液　C. 5%葡萄糖溶液
D. 平衡盐溶液　E. 5%葡萄糖等渗盐水

第三章　外科营养支持患者的护理

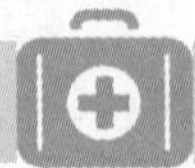

案例导入

李先生，65岁。因"胃占位性病变"行胃大部切除术。术后第2日，经鼻肠管滴注肠内营养液750 mL后，患者主诉腹胀明显，要求停用该营养制剂，并询问能否拔除营养管。

请问：1. 引起该患者腹胀的可能原因有哪些？

2. 如何处理该患者目前的情况？

第一节　概　　述

机体良好的营养状态及正常代谢是维持生命活动的基础和保证。任何营养不良或代谢紊乱都会影响组织及器官功能，甚至导致器官功能衰竭。患者由于疾病或因手术引起的机体代谢改变，导致患者抵抗力下降而出现感染、创伤愈合延迟等并发症，从而影响患者的康复。从20世纪60年代开始，营养支持的基础理论、营养制剂及应用技术不断发展，并已经广泛应用于临床，挽救了许多危重患者的生命。目前营养支持已成为外科应激患者有效的治疗手段之一。临床营养支持是指经口、肠道或肠外途径为患者提供较全面的营养素，包括肠内营养(EN)和肠外营养(PN)。

一、外科患者的代谢变化

手术、创伤、感染后，机体通过神经、内分泌系统发生一系列应激反应，表现为交感神经系统兴奋，胰岛素分泌减少，肾上腺素、去甲肾上腺素、胰高血糖素、促肾上腺皮质激素、肾上腺皮质激素及抗利尿激素分泌均增加。这些神经内分泌改变使体内营养素处于分解代谢增强而合成代谢降低的状态。外科患者机体代谢变化的特征是：①高血糖伴胰岛素抵抗；②蛋白质分解加速，尿氮排出增加，出现负氮平衡；③脂肪分解明显增加；④水、电解质及酸碱平衡失调；⑤微量元素、维生素代谢紊乱。在此种状态下，适当的营养支持是创伤、感染时合成代谢的必备条件。

二、营养状态评定

营养状态评定是由专业人员对患者的营养代谢、机体功能等进行全面检查和评估。目的是判断患者有无营养不良及营养不良的类型与程度，同时也是评估营养支持治疗效果的重要指标。

（一）健康史

包括有无慢性消耗性疾病、手术创伤、感染等应激状态，注意摄食量变化，体重变化以及是否有呕吐、腹泻等消化道症状。

（二）人体测量指标

1. 体重　综合反映蛋白质、能量的摄入、利用和储备情况。我国成年人标准体重(kg)＝身高(cm)－105。短期内出现的体重变化可受体液失衡因素的影响，故应根据病前3～6个月的体重变化加以判断。当实际体重仅为标准体重90%以下时，即可视为体重显著下降。

2. 体质指数(BMI)　BMI＝体重/身高^2(体重单位为kg，身高单位为m)。“中国肥胖问题工作组”提出中国成人BMI正常参考值为18.5 kg/m^2≤BMI＜24 kg/m^2，BMI＜18.5 kg/m^{2}为消瘦，BMI≥24 kg/m^{2}为超重。

3. 其他　三头肌皮褶厚度是测定体脂贮备的指标，上臂肌围用于判断骨骼肌或体内瘦体组织群的量。因缺乏中国人群正常参考值，加之测量误差较大且与临床结果无确定关系，故临床应用价值不高。

（三）实验室检测

1. 血浆蛋白　血浆蛋白水平可反映机体蛋白质营养状况。临床用作营养评价的主要是血浆清蛋白(又称白蛋白)、转铁蛋白及前清蛋白等。持续低蛋白血症是判定营养不良的可靠指标。

2. 氮平衡　能动态反映体内蛋白质的平衡情况。氮的摄入量大于排出量为正氮平衡，反之为负氮平衡。在正常口服饮食情况下，氮平衡(g/d)＝氮摄入量[静脉输入氮量或口服蛋白质(g)/6.25]－氮排出量(尿中尿素氮＋4 g)。食物中每6.25 g蛋白质含1g氮。在没有消化道及其他额外体液丢失的情况下，机体蛋白质分解后基本以尿素氮形式排出；公式里的4 g氮包括尿中其他含氮物质和经粪便、皮肤排出的氮。

3. 免疫测定　营养不良时常伴有免疫功能降低。如总淋巴细胞计数＜1.5×10^9/L常提示营养不良，但其影响因素较多，特异性较差。

4. 肌酐-身高指数　衡量机体蛋白质水平的灵敏指标。肌酐-身高指数＝被试者24 h尿中肌酐排出量(mg)/相同身高健康人24 h尿中肌酐排出量(mg)。评定标准：患者的肌酐-身高指数与健康成人对比，90%～110%为营养状况正常，80%～90%为轻度营养不良，60%～80%为中度营养不良，低于60%为重度营养不良。

将上述各项指标的检测结果与标准值比较，以判断患者的营养状态(表3-1)。

表 3-1 营养状态的评定

评定指标	正常值	营养不良程度		
		轻/(%)	中/(%)	重/(%)
体重/kg	>理想体重的 90%	81～90	60～80	<60
三头肌皮褶厚度/mm	>正常值的 90%	81～90	60～80	<60
上臂肌围(cm)	>正常值的 90%	81～90	60～80	<60
肌酐-身高指数	>正常值的 90%	81～90	60～80	<60
清蛋白/(g/L)	≥35	31～34	26～30	<25
转铁蛋白/(g/L)	2.0～2.5	1.5～20	1.0～1.5	<1.0
前清蛋白/(g/L)	≥180	160～180	120～160	<120
总淋巴细胞计数	≥1500	1200～1500	800～1200	<800
迟发型皮肤超敏试验	≥++	+～++	-～+	-
氮平衡/g	±1	-10～-5	-15～-10	<-15

三、营养不良的分类

营养不良是因能量、蛋白质及其他营养素缺乏或过度，导致营养不足或肥胖，影响机体功能乃至临床结果。根据蛋白质或能量缺乏的程度，将营养不良分为三种类型。

1. 消瘦型营养不良 由于蛋白质和能量摄入不足，肌肉组织和皮下脂肪被消耗。表现为体重下降，人体测量值较低，但内脏蛋白指标基本正常。

2. 低蛋白型营养不良 因疾病应激状态下分解代谢增加、营养摄入不足所致。表现为血清清蛋白、转铁蛋白测定值降低，总淋巴细胞计数及皮肤超敏试验结果异常。由于人体测量数值基本正常而易被忽视。

3. 混合型营养不良 混合型营养不良是长期慢性营养不良发展的结果，兼有上述两种类型的表现，可致器官功能损害、感染等并发症。

四、营养物质需要量

营养物质需要量估算的方法很多，如基础能量消耗(BEE)、实际能量消耗(AEE)、静息能量消耗(REE)及简易估算等。其中简易估算较实用，是根据患者性别、体重、应激情况进行估算(表 3-2)。

表 3-2 按患者体重及应激情况估算每日基本能量需要

机体状态	非应激状态	应激状态
男性	25～30 kcal/kg	30～35 kcal/kg
女性	20～25 kcal/kg	25～30 kcal/kg

营养素中的能源物质是蛋白质、脂肪和碳水化合物，其供能各占总能量的一定比例(表 3-3)。正常状态下，脂肪与碳水化合物提供非蛋白质热量，蛋白质作为人体合成代谢原料，热氮比为(125～150) kcal∶1 g。严重应激状态下，营养素供给中应增加氮量、减少热量，降低热氮比，即给予代谢支持，以防止过多热量引起的并发症。

表 3-3　正常和分解状态下三大物质供能比例

机体状态	正常状态	分解状态
蛋白质	15%	25%
脂肪	25%	30%
碳水化合物	60%	45%

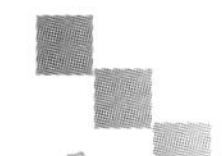

第二节　肠内营养

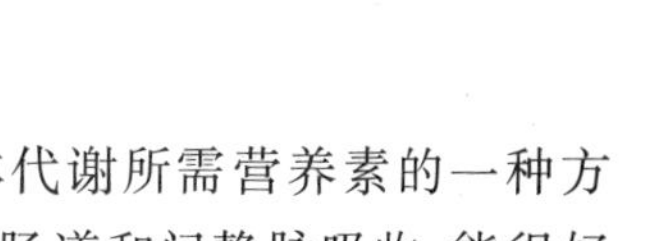

肠内营养(EN)指经消化道(包括经口或喂养管)提供维持人体代谢所需营养素的一种方法。临床上多指经管饲提供肠内营养素。其优点是:①营养物质经肠道和门静脉吸收,能很好地被机体利用,符合生理状态;②可以维持肠黏膜细胞的正常结构,保护肠道屏障功能;③无严重代谢并发症,安全、经济。因此,凡胃肠道有功能,应首选肠内营养。

【适应证与禁忌证】

1. 适应证　凡有营养支持指征,胃肠道有功能并可利用的患者都有指征接受肠内营养支持。包括:①不能正常经口进食者:如意识障碍及口腔、咽喉、食管疾病。②处于高分解状态者:如严重感染、大面积烧伤、复杂大手术后、危重患者(非胃肠道疾病)。③消化道疾病稳定期:如消化道瘘、短肠综合征、急性坏死性胰腺炎等。④慢性消耗状态者:如患结核病、肿瘤等。⑤肝、肾、肺功能不全及糖不耐受者。

2. 禁忌证　肠梗阻;消化道活动性出血;腹腔或肠道感染;严重腹泻或吸收不良;休克。

【肠内营养的实施】

1. 肠内营养制剂　肠内营养制剂不同于通常意义的食品,前者经加工预消化,故在进入肠道后更易被消化、吸收或无须吸收。肠内营养制剂按营养素预消化的程度可分为大分子聚合物和要素膳两大类。

(1) 大分子聚合物:该类制剂包括自制匀浆膳和大分子聚合物制剂。前者可用牛奶、鱼、肉、水果、蔬菜等食物配制,具有自然食物的良好口感,不足之处在于家庭制备时受食物种类限制而不能保证完整的营养成分,且营养素含量难以精确计算。后者所含的蛋白质是从酪蛋白、乳清蛋白或大豆蛋白等水解、分离而来;糖类通常是淀粉及其水解物形式的葡萄糖多聚体;脂肪来源于植物油;此外,尚含有多种维生素和矿物质,通常不含乳糖,有些配方含有膳食纤维。大分子聚合物制剂可经口摄入或经喂养管注入,适合于胃肠功能完整或基本正常者。

(2) 要素膳:特点是化学成分明确,无须消化,无渣,可直接被胃肠道吸收利用。要素膳较适合于消化功能弱的人。由于该类配方的高渗透压可吸引游离水进入肠腔而易产生腹泻,应用时需加强护理。

2. 肠内营养给予途径　多数患者因经口摄入受限或不足而采用管饲,有经鼻插管或造口途径。

(1) 经鼻胃管或胃造口:适用于胃肠功能良好的患者。鼻胃管多用于短期(1 个月内)肠内营养支持者;胃造口适用于需长期营养支持者。

(2) 经鼻肠管或空肠造口:适用于胃功能不良、误吸危险性较大者。鼻肠管多用于短期(1个月内)营养支持者;空肠造口适用于长期营养支持者,后者可同时进行胃、十二指肠减压或经口进食。

3. 肠内营养给予方式

(1) 分次给予:适用于喂养管端位于胃内及胃肠道功能良好者。分次给予又分为分次推注和分次输注,每次入量为100~300 mL。分次推注时,每次入量在10~20 min完成;分次输注时,每次入量在2~3 h完成,再间隔2~3 h。可视患者耐受程度加以调整。

(2) 连续输注:适用于胃肠道功能和耐受性较差,导管尖端位于十二指肠或空肠内的患者。常借助营养泵做24 h连续输注,大多数患者耐受良好。

【护理评估】

1. 健康史

(1) 疾病和相关因素:近期饮食情况,如饮食习惯和食欲有无改变,有无厌食,饮食种类和进食量;是否因检查或治疗而需禁食,禁食天数。有无额外丢失;是否存在消化道梗阻、出血、严重腹泻或因腹部手术等不能经胃肠道摄食的疾病或因素。

(2) 既往史:近期或既往有无消化系统手术史、较大的创伤、灼伤、严重感染或慢性消耗性疾病,如结核病、癌症等。

2. 身体状况

(1) 局部:有无腹部胀痛、恶心、呕吐、腹泻、压痛、反跳痛和肌紧张等腹膜炎体征。

(2) 全身:生命体征是否平稳,有无休克、脱水或水肿征象。

(3) 辅助检查:了解体重、血浆清蛋白、细胞免疫功能等检查结果,以评估患者的营养状况及对营养支持的耐受程度。

3. 心理-社会支持状况 了解患者及家属对营养支持重要性和必要性的认识程度,对营养支持的接受程度和对营养支持费用的承受能力。

【常见护理诊断/问题】

1. 有误吸的危险 与胃排空障碍、喂养管位置、患者意识和体位等有关。

2. 有胃肠动力失调的危险 与不能经口摄食、管饲、患者不耐受等有关。

3. 有皮肤完整性受损的危险 与留置喂养管有关。

4. 潜在并发症 感染。

【护理目标】

(1) 患者未发生误吸或发生误吸的危险性降低。

(2) 患者接受肠内营养期间能维持正常的排便型态,未出现腹胀或腹泻。

(3) 患者未发生黏膜、皮肤的损伤。

(4) 患者未发生与肠内营养支持相关的感染或发生时被及时发现和处理。

【护理措施】

1. 预防误吸

(1) 妥善固定喂养管:注意观察喂养管在体外的标记;经鼻置管者妥善固定于面颊部;造口置管者采用缝线固定于腹壁;患者翻身、床上活动时防止压迫、扭曲、拉脱喂养管。

(2) 取合适体位:经鼻胃管或胃造口途径肠内营养时,取30°~45°半坐卧位有助于防止营养液反流和误吸;经鼻肠管或空肠造口途径者可取随意卧位。

(3) 评估胃内残留量:每次输注营养液前及连续输注过程中(每隔 4 h)抽吸并评估胃内残留量,若超过 100 mL,应减慢或暂停输注,必要时遵医嘱加用胃动力药物,以防胃潴留引起反流和误吸。

(4) 加强观察:若患者突然出现呛咳、呼吸急促或咳出类似营养液的痰液时,疑有误吸可能。鼓励和刺激患者咳嗽,排出吸入物和分泌物,必要时经鼻导管或气管镜清除误吸物。

2. 提高胃肠道耐受性

(1) 加强观察:若患者出现腹泻、腹胀、恶心、呕吐等胃肠道不耐受情况,应查明原因;针对性采取措施,如减慢速度或降低浓度;若对乳糖不耐受,应改用无乳糖配方营养制剂。

(2) 输注环节的调控:输注时注意营养液的浓度、速度及温度。①经胃管给予:开始即可用全浓度(20%~24%),滴速约 50 mL/h,每日给予 500~1000 mL,3~4 日内逐渐增加滴速至 100 mL/h,达到 1 日所需总量 2000 mL。②经空肠管给予:先用 1/4~1/2 全浓度(即等渗液),滴速宜慢(25~50 mL/h),从 500~1000 mL/d 开始,逐日增加滴速、浓度,5~7 日达到患者能耐受和需要的最大输入量。用肠内营养专用输注泵控制输注速度为佳。输注时保持营养液温度合适(38~40 ℃),室温较低时可使用恒温加热器。

(3) 防止营养液污染:配制营养液时遵守无菌操作原则;现配现用,1 次仅配 1 日量;暂不用时置于 4 ℃冰箱保存,24 h 内用完;每日更换输注管或专用泵管。

(4) 支持治疗:伴有低蛋白血症者,遵医嘱给予清蛋白或血浆等,以减轻肠黏膜组织水肿导致的腹泻。

3. 避免黏膜和皮肤损伤 长期留置鼻胃管或鼻肠管的患者,可能因鼻咽部黏膜受压而发生溃疡。应每日用油膏涂拭鼻腔黏膜,以起润滑作用;对胃空肠造瘘者,应保持造瘘口周围皮肤干燥、清洁。

4. 感染性并发症的护理

(1) 吸入性肺炎:多见于经鼻胃管行肠内营养发生误吸者。护理措施见本节护理措施的"预防误吸"。如合并感染,应选择合理抗生素治疗。

(2) 急性腹膜炎:多见于经空肠造口置管行肠内营养者。①加强观察:若患者突然出现腹痛、造口管周围渗出或腹腔引流管引流出类似营养液的液体,应怀疑饲管移位致营养液进入游离腹腔。立即停输并报告医师,尽可能协助清除或引流出渗漏的营养液。②遵医嘱合理应用抗生素,避免继发性感染或腹腔脓肿。

5. 其他

(1) 保持喂养管通畅:每次输注前后、连续输注过程中每间隔 4 h、特殊用药前后,均以温开水 30 mL 冲洗管道,防止营养液残留堵塞管腔。喂养管通常只用于营养液的输注,如需管饲药物,务必参考药物说明书,药物经研碎、溶解后直接注入喂养管,避免与营养液混合而凝结成黏块附于管壁或堵塞管腔。

(2) 代谢及效果监测:注意监测血糖或尿糖,以及时发现高血糖和高渗性非酮性昏迷。记录液体出入量,监测电解质变化,防止水、电解质失调。定期监测肝、肾功能及内脏蛋白质,留尿测定氮平衡,进行人体测量,以评价肠内营养效果。

【健康教育】

(1) 告知患者肠内营养的重要性和必要性,降低自行拔管的风险。

(2) 告知患者术后恢复经口饮食是循序渐进的过程,指导患者和家属饮食护理的内容,保持均衡饮食。

(3) 指导携带喂养管出院的患者及家属掌握居家喂养和自我护理方法。

【护理评价】 通过治疗与护理:①未发生误吸或发生误吸的危险性降低;②在接受肠内营养期间维持正常的排便型态,未出现腹胀或腹泻;③未发生黏膜、皮肤的损伤;④未发生与肠内营养支持相关的感染。

第三节 肠外营养

肠外营养是通过静脉为无法经胃肠道摄取或摄取的营养物不能满足自身代谢需要的患者提供包括氨基酸、脂肪、碳水化合物、维生素及矿物质在内的营养素,以抑制分解代谢,促进合成代谢并维持结构蛋白的功能。所有营养素完全经肠外获得的营养支持方式称为全肠外营养(TPN)。

【适应证】 凡是需要营养支持,但又不能或不宜接受肠内营养支持的患者。

(1) 不能从胃肠道进食者,如高流量消化道瘘、食管胃肠道先天性畸形、短肠综合征、急性坏死性胰腺炎等。

(2) 处于高分解代谢状态者,如严重感染、大面积烧伤、复杂手术特别是腹部大手术后。

(3) 消化道需要休息或消化不良者,如肠道炎性疾病(溃疡性结肠炎和克罗恩病)、长期腹泻等。

(4) 需要改善营养状况者,如营养不良者的术前应用、放射治疗和化学治疗期间胃肠道反应重者、肝肾衰竭者。

【禁忌证】 严重水、电解质及酸碱平衡失调;凝血功能异常;休克。

【肠外营养的实施】

1. 肠外营养制剂

(1) 葡萄糖:是PN的主要能源物质,成人常用量为4~5 g/(kg·d),供给机体非蛋白质热量需要的50%~70%。常用浓度为25%、50%。一般每日提供葡萄糖200~250 g,最多不超过300 g。由于溶液的渗透压很高,只能经中心静脉输入。

(2) 脂肪乳剂:PN的另一种重要能源,成人常用量为1~2 g/(kg·d),供给机体非蛋白质热量需要的20%~30%。常用浓度为10%、20%、30%。临床应用意义在于提供必需脂肪酸、维持细胞膜结构和人体脂肪组织的恒定。因其渗透压与血液相似,可经外周静脉输入。但注意输注速度不宜过快,先从1 mL/min开始(不超过0.2 g/min)。

(3) 复方氨基酸:PN的唯一氮源,其营养价值在于供给机体合成蛋白质及其他生物活性物质的氮源。正常机体氨基酸需要量为0.8~1.0 g/(kg·d),应激、创伤时需要量增加,可按1.2~1.5 g/(kg·d)供给。

(4) 电解质:肠外营养时需补充钾、钠、氯、钙、镁及磷。常用制剂有10%氯化钾、10%氯化钠、10%葡萄糖酸钙、25%硫酸镁等,有机磷制剂为甘油磷酸钠,含磷1 mmol/mL。

(5) 维生素:常用制剂有水溶性维生素及脂溶性维生素。前者在体内无储备,因此,PN时应每日给予;后者在体内有一定储备,禁食时间超过2~3周才需补充。

(6) 微量元素:复方微量元素静脉用制剂,含人体所需锌、铜、锰、铁、铬、钼、硒、氟、碘9种微量元素。短期禁食者可不予补充,TPN 超过2周时静脉给予。

2. 肠外营养液的输注途径 可经周围静脉或中心静脉途径给予。临床上选择 PN 途径时,考虑营养液渗透压、预计输注时间、既往静脉置管史、拟定穿刺部位的血管条件、患者疾病及凝血功能等。

(1) 经周围静脉肠外营养支持(PPN):技术操作较简单、并发症较少,适用于 PN 时间<2周、部分补充营养素的患者。

(2) 经中心静脉肠外营养支持(CPN):包括经锁骨下静脉或颈内静脉穿刺置管入上腔静脉途径,以及近年来发展的经外周置入中心静脉导管途径。CPN 需有严格的技术与物质条件。适用于 PN 时间>10日、营养素需要量较多及营养液的渗透压较高(超过900 mOsm/L)的患者。

3. 肠外营养液的输注方法

(1) 全营养混合液(TNA):是将 PN 各营养素配制于3 L 输液袋中,又称全合一(all in one,AIO)营养液。即将每日所需的营养物质,在无菌环境中按次序混入3 L 输液袋内输注,其最大的优点,是能减少氮的消耗。

(2) 单瓶输注:不具备 TNA 输注条件时可采用单瓶输注。但由于各营养素非同步输入,不利于所供营养素的有效利用。

【常见护理诊断/问题】 潜在并发症:气胸、血管损伤、胸导管损伤、空气栓塞、导管移位、感染、糖代谢紊乱、肝功能异常、血栓性静脉炎等。

【护理措施】

1. 合理输注 合理安排输液顺序和控制输注速度:①对已有缺水者,先补充部分平衡盐溶液;已有电解质紊乱者,先予纠正;②为适应人体代谢能力并充分利用输入的营养液,TNA 输注不超过200 mL/h,并保持连续性,不可突然大幅度改变输液速度;③根据患者24 h 出入液量,合理补液,维持水、电解质及酸碱平衡。

2. 定期监测和评价 PN 最初3日每日监测血清电解质、血糖水平,3日后视稳定情况每周测1～2次。血清清蛋白、转铁蛋白、前清蛋白、淋巴细胞计数等营养指标及肝肾功能测定每1～2周1次,每周称体重,有条件时进行氮平衡测定,以评价营养支持效果。

3. 并发症的观察和护理

1) 置管相关并发症　与中心静脉插管或留置有关,包括气胸、血管损伤、胸导管损伤、空气栓塞、导管移位等。置管并发症重在预防:①掌握静脉导管留置技术,遵循静脉治疗临床实践指南规范;②妥善固定静脉导管,防止导管移位,每日查看体外导管长度,确保输注装置、接头紧密连接。

2) 感染

(1) 导管性脓毒症:与输入液污染、插管处皮肤感染或其他感染部位的病原菌经血行种植于导管有关。护理措施:①导管护理:穿刺24 h 后消毒置管口皮肤,更换透明敷贴并注明时间,以后每周更换2次,局部有异常时及时消毒和更换敷贴。每日更换输液管道,遵守无菌操作原则。②严密观察:观察患者有无发热、寒战,局部穿刺部位有无红肿、渗出等。怀疑出现导管性脓毒症者,应做营养液细菌培养及血培养;更换输液袋及输液管;观察8 h 后仍不退热者,拔除中心静脉导管,导管端送培养。24 h 后仍不退热者,遵医嘱用抗生素。③规范配制和使用 TNA:配制过程由专人负责,在层流环境、按无菌操作技术要求进行;配制过程符合规定的程序，按医嘱将各种营养素均匀混合，添加电解质、微量元素等时注意配伍禁忌，保证混合液中营养素的理化性质保持在正常状态；营养液现配现用，不得加入抗生素、激素、升压药等；TNA液在 24 h 内输完，暂时不用者保存于 4 ℃冰箱内，输注前 0.5～1 h 取出置室温下复温后再输注。④防止管腔堵塞：中心静脉导管不可用于输注血制品、抽血及测压；保持滴注通畅，防止回血凝固致导管堵管；采用正压封管技术，保持管腔通畅。

(2) 肠源性感染：与长期 TPN 时肠道缺少食物刺激而影响胃肠激素分泌、体内谷氨酰胺缺乏等引起肠黏膜萎缩、肠屏障功能减退、肠内细菌和内毒素移位有关。因此，当患者胃肠功能恢复，尽早开始肠内营养。

3) 糖代谢紊乱

(1) 高血糖和高渗性非酮性昏迷：较常见。与外科应激患者对葡萄糖的耐受力及利用率降低、输入葡萄糖浓度过高、速度过快有关。当血糖浓度超过 40 mmol/L 可致高渗性非酮性昏迷。因此，葡萄糖的输入速度应小于 5 mg/(kg·min)。一旦血糖异常升高，立即报告医师，停输葡萄糖溶液或含大量糖的营养液；输入低渗或等渗盐水以纠正高渗环境，加用适量胰岛素以降低血糖；但应避免血浆渗透压下降过快引发急性脑水肿。

(2) 低血糖：外源性胰岛素用量过大或高浓度葡萄糖溶液输入时，促使机体持续释放胰岛素，若突然停输葡萄糖后可出现低血糖。因很少单独输注高浓度葡萄糖溶液，此类并发症已少见。患者主要表现为脉搏加速、面色苍白、四肢湿冷和低血糖性休克。一旦发生应协助医师处理，推注或输注葡萄糖溶液。

4) 肝功能异常　主要原因是葡萄糖超负荷引起肝脂肪变性，其他相关因素包括必需脂肪酸缺乏、长期 TPN 时肠道缺少食物刺激、体内谷氨酰胺大量消耗，以及肠黏膜屏障功能降低、内毒素移位等。表现为转氨酶升高、碱性磷酸酶升高、高胆红素血症等。目前尚无有效的预防措施。

5) 血栓性静脉炎　多发生于经周围静脉肠外营养支持时，引起的主要原因为化学性损伤及机械性损伤。一般经局部湿热敷、更换输液部位或外涂经皮吸收的抗凝消炎软膏后可逐步消退。

【健康教育】

1. PN 相关知识　告知患者及家属合理输注营养液及控制输注速度的重要性，不能自行调节速度；告知保护静脉导管的方法，避免翻身、活动、更衣时导管脱出。

2. 尽早经口进食或肠内营养　当患者胃肠功能恢复或允许进食情况下，鼓励患者经口进食或行肠内营养，以降低和防治 PN 相关并发症。

3. 出院指导　制订饮食计划，指导均衡营养，定期到医院复诊。

（刘丹阳）

课后练习

A1 型题

1. 下列有关营养支持的叙述正确的是(　　)。

A. 营养支持仅提供能量

B. 营养支持仅提供蛋白质

C. 营养支持仅提供能量和蛋白质

D. 营养支持仅涉及营养素的代谢调理、药理和免疫作用

E. 营养支持不仅满足和提供患者能量及蛋白质的需要，还涉及代谢支持、营养素的代谢调理、药理和免疫作用

2. 下列关于创伤后营养素代谢特点的描述正确的是(　　)。

A. 糖原是饥饿状态下的主要能量来源

B. 创伤后氮的大量丢失与患者原先的营养状况无关

C. 脂肪是饥饿时主要的能量来源

D. 创伤后提供外源性脂肪可以完全抑制体内脂肪分解

E. 蛋白质是饥饿状态下的主要能量来源

3. 人体 24 h 总氮丧失量(g)的简易估算法为(　　)。

A. 24 h 尿内尿素氮排出量(g)+1 g　　B. 24 h 尿内尿素氮排出量(g)+2 g

C. 24 h 尿内尿素氮排出量(g)+3 g　　D. 24 h 尿内尿素氮排出量(g)+4 g

E. 24 h 尿内尿素氮排出量(g)+5 g

4. 下列适宜选用肠内营养支持的患者为(　　)。

A. 麻痹性肠梗阻　　B. 食管静脉曲张出血期

C. 克罗恩病，腹泻超过 10 次/日　　D. 大面积烧伤休克期

E. 短肠综合征术后稳定期

5. 消化道手术后禁食、卧床、发热的成年男性患者，一般每日热卡需要量是(　　)。

A. 15～20 kcal/(kg・d)　　B. 25～40 kcal/(kg・d)

C. 30～50 kcal/(kg・d)　　D. 50～60 kcal/(kg・d)

E. 75 kcal/(kg・d)

第四章　外科休克患者的护理

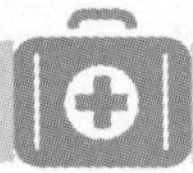

案例导入

患者，男，62岁。2 h前从山上滚下来，致右胫腓骨开放性粉碎性骨折，伤口有明显的活动性出血，头面部及体表见多处皮肤破损，急诊收治入院。查体：神志清楚，表情淡漠，面色苍白，全身发冷颤抖，呼吸较浅，28次/分，脉搏细弱，128次/分，血压84/60 mmHg，体表血管塌陷。患者有高血压病史9年，平时长期服药控制血压在150/90 mmHg左右。

请问：诊断患者休克的依据有哪些？

第一节　概　　述

休克是机体受到强烈致病因素侵袭后，导致有效循环血容量锐减、组织灌注不足引起微循环障碍、细胞代谢紊乱和器官组织功能受损为特征的病理过程，是一种危急的临床综合征。有效循环血容量是指在单位时间内通过心血管系统进行全身循环的血量，它不包括储存于肝、脾等血窦或停滞于毛细血管中的血量。维持有效循环血容量有三个要素：充足的血容量、足够的心搏出量和适当的外周血管张力。休克发病急骤，进展快，并发症严重，若未能及时发现和治疗，可发展至不可逆阶段而导致患者死亡。

【病因和分类】　休克的分类方法很多，根据病因可将休克分为低血容量性、感染性、心源性、神经性和过敏性休克五类，低血容量性休克和感染性休克在外科休克中最常见。

1. 低血容量性休克　常因严重创伤如骨折、挤压综合征等引起创伤性休克及由大血管或脏器（肝、脾）破裂引起的失血性休克。

2. 感染性休克　主要由细菌及毒素作用所引起。常继发于急性化脓性腹膜炎、严重胆道感染、绞窄性肠梗阻及脓毒血症等。

【病理生理】　各类休克共同的病理生理基础是有效循环血容量锐减和组织灌注不足，以及由此引起的微循环障碍、代谢改变及继发性器官损害。

1. 微循环障碍

（1）微循环收缩期：在休克早期，当人体有效循环血容量锐减时，血压下降，刺激主动脉弓和颈动脉窦压力感受器引起血管舒缩中枢加压反射，交感神经-肾上腺轴兴奋导致大量儿茶酚胺释放及肾素-血管紧张素分泌增加等反应，使心跳加快、心排血量增加；选择性地使外周（如骨骼肌、皮肤）和内脏（如肝、脾、胃肠）小血管、微血管平滑肌收缩，使循环血量重新分布，以保证重要内脏器官的有效灌注；毛细血管前括约肌强烈收缩，动静脉短路和直接通路开放，真毛细血管网内血流减少，压力降低，有利于组织液回吸收，可一定程度上补充回心血量。故此期又称为休克代偿期。

（2）微循环扩张期：若休克继续发展下去，流经毛细血管的血流量进一步减少，组织因严重缺氧而处于无氧代谢状态，大量乳酸类酸性代谢产物积聚，使毛细血管前括约肌松弛，而后括约肌对酸耐受力较大而仍处于相对收缩状态，从而导致大量血液淤滞于毛细血管，引起毛细血管内静水压升高及通透性增加，血浆外渗至第三间隙，血液浓缩，血黏稠度增加，回心血量进一步减少，血压下降，重要内脏器官也灌注不足，休克进入抑制期。

（3）微循环衰竭期：由于血液浓缩，黏稠度增加及酸性环境中血液的高凝状态，使红细胞与血小板易发生凝集，在血管内形成微血栓，甚至发生弥散性血管内凝血（DIC）。随着各种凝血因子的消耗，纤维蛋白溶解系统被激活，患者可出现严重的出血倾向。由于组织的血液灌注严重不足，细胞严重缺氧；加上酸性代谢产物和内毒素的作用，使细胞内溶酶体膜破裂、释放多种水解酶，引起组织细胞发生自溶、死亡，导致广泛的组织损害甚至发生多器官功能受损。此期称为休克失代偿期。

2. 代谢变化

（1）代谢性酸中毒：休克时由于组织灌注不足、细胞缺氧，体内的葡萄糖以无氧酵解为主，产生的三磷酸腺苷（ATP）大大减少，而乳酸和丙酮酸生成过多，同时肝脏因血流灌注减少，处理乳酸能力减弱，使体内的乳酸清除减少而血液内含量增加，出现代谢性酸中毒。

（2）能量代谢障碍：休克时机体处于应急状态，导致儿茶酚胺大量释放，促进胰高血糖素生成及抑制胰岛素分泌，加速肝糖原和肌糖原分解，同时垂体受到刺激而泌促肾上腺皮质激素，使血糖水平升高。休克时还会抑制蛋白合成、促进蛋白分解。随着无氧代谢的加重，葡萄糖经无氧代谢产生的三磷酸腺苷（ATP）大大少于有氧代谢时产生的。因此，休克时机体能量极度缺乏。

3. 内脏器官的继发性损伤

（1）肺：休克时组织缺氧使肺毛细血管的内皮细胞和肺泡上皮细胞受损。内皮细胞损伤可导致血管壁通透性增加而引起肺间质水肿；肺泡上皮细胞受损可使肺表面活性物质的生成减少，肺泡表面张力升高，继发肺泡萎陷和肺不张，进而引起氧弥散障碍，通气/血流比例失调，导致肺分流和无效通气增加，患者出现进行性呼吸困难和严重缺氧，称为急性呼吸窘迫综合征（ARDS）。

（2）肾：休克时因血压下降，儿茶酚胺分泌增加，引起肾血管收缩、有效循环容量减少和肾滤过率降低而发生少尿；同时肾内血流重新分布转向髓质，导致肾皮质区肾小管缺血坏死，而发生急性肾衰竭（ARF）。

（3）心：休克发生后，心率加快，舒张期过短或舒张压降低导致冠状动脉灌流量减少，心肌因缺血缺氧而受损。当心肌微循环内形成血栓，可引起心肌局灶性坏死和心力衰竭。此外，休克时发生的酸中毒、高钾血症等都可加重心肌功能的损伤。

(4) 脑:休克晚期,由于血压持续下降,使脑灌注压和血流量下降,出现脑缺氧。脑组织缺氧和酸中毒时导致毛细血管周围胶质细胞肿胀、血管壁通透性升高,血浆外渗,继发脑水肿和颅内压增高。

(5) 胃肠道:缺血、缺氧使胃肠道黏膜上皮细胞屏障功能受损,可并发急性胃肠黏膜糜烂或应激性溃疡,而出现上消化道出血。由于肠黏膜缺血,可破坏肠道的屏障作用,肠道内细菌及毒素进入血液循环,患者可并发肠源性感染或毒血症。

(6) 肝:休克使肝细胞缺血、缺氧,导致肝血窦及中央静脉内微血栓形成,以及肝小叶中心区坏死而引起肝功能障碍。肝脏受损后解毒功能不全、代谢能力减弱,发生内毒素血症,患者可出现黄疸、转氨酶升高等表现,严重时可出现肝性脑病。

【临床表现】 根据休克的发病过程可分为休克代偿期和休克抑制期两个阶段(表 4-1)。

表 4-1 休克的临床表现

分期	程度	神志	口渴	皮肤黏膜		脉搏	血压	体表血管	尿量	估计失血量
				色泽	温度					
休克代偿期	轻度	神志清楚 伴痛苦表情、 精神紧张	口渴	开始苍白	正常、发凉	＜100次/分 尚有力	收缩压↑ 舒张压↑ 脉压↓	正常	正常	＜20%
	中度	神志尚清、 表情淡漠	很口渴	苍白	发冷	100～120次/分	收缩压 70～90 mmHg 脉压↓	塌陷、充盈、延迟	尿少	20%～40%
休克抑制期	重度	意识模糊, 甚至昏迷	非常口渴	明显苍白、 肢端青紫	厥冷	速而细弱 或摸不到	收缩压 ＜70 mmHg 或测不到	塌陷、充盈、很迟	尿少或无尿	＞40%

1. 休克代偿期 此期由于机体的代偿作用,患者中枢神经系统兴奋性增高,交感-肾上腺轴兴奋,表现为神志清醒、精神紧张、兴奋或烦躁不安,皮肤苍白,四肢湿冷,心率和呼吸加快,脉压缩小,尿量减少等。此时,若处理得当,休克可较快得到纠正;若处理不当,病情继续发展,休克将进入抑制期。

2. 休克抑制期 患者神志淡漠,反应迟钝,甚至可出现意识模糊或昏迷;皮肤和黏膜发绀,四肢厥冷;呼吸加快,脉搏细速,血压进行性下降,脉压减小;尿少甚至无尿。若皮肤黏膜出现淤斑或消化道出血,提示患者并发 DIC;若出现进行性呼吸困难、烦躁、发绀,给予吸氧仍不能改善呼吸状态,则提示患者并发 ARDS。此期患者常继发 MODS 而死亡。

【辅助检查】

1. 实验室检查

(1) 血常规检查:红细胞计数、血红蛋白检查可了解失血情况。血细胞比容增高,提示有血浆丢失。白细胞计数和中性粒细胞比例升高,常提示有感染的存在。

(2) 动脉血气分析:有助了解酸碱平衡情况。休克时患者过度换气,二氧化碳分压

($PaCO_2$)一般等于或低于正常值。若 $PaCO_2$ 超过 5.9～6.6 kPa(45～50 mmHg)而通气良好，提示严重肺功能不全。PaO_2 低于 8 kPa(60 mmHg)，吸入纯氧后仍无改善，提示有 ARDS。

(3) 凝血功能：包括血小板、出凝血时间、凝血酶原时间、纤维蛋白含量及其他凝血因子。当血小板低于 80×10^9/L、纤维蛋白原少于 1.5 g/L，凝血酶原时间较正常延迟 3 s 以上时应考虑 DIC 的发生。

(4) 血生化检查：包括肝功能检查、肾功能检查、动脉血乳酸盐测定、血糖、电解质等。

2. 影像学检查　创伤患者应做相应部位的影像学检查；感染患者可通过 B 超及早发现深部感染病灶。

3. 血流动力学监测

(1) 中心静脉压(CVP)：代表右心房或胸腔内上、下腔静脉内的压力，正常值在 0.49～1.18kPa(5～12 cmH_2O)，其变化可反映血容量和右心功能。CVP 降低提示血容量不足，增高表示心功能不全。

(2) 肺毛细血管楔压(PCWP)：通过气囊漂浮导管测量肺毛细血管内的压力，反映肺静脉、左心房及左心室功能状态。正常值为 6～15 mmHg。小于 6 mmHg 表示血容量不足；反之，增高则表示肺循环阻力增加。

(3) 心排出量(CO)和心脏指数(CI)：正常成人的心排出量为 4～6 L/min，心脏指数正常值为 2.5～3.5 L/(min·m^2)。休克时，多见心排出量降低，但有些感染性休克患者可见增高。

4. 后穹隆穿刺　育龄妇女有月经过期史时可做后穹隆穿刺。若抽出不凝血，应疑为异位妊娠破裂出血。

【治疗要点】　治疗休克的关键是尽早去除病因，迅速恢复有效循环血量，纠正微循环障碍，增强心肌功能，恢复人体正常代谢。

1. 紧急措施　主要包括以下几个方面：①止血：对大出血的患者，立即采取措施控制大出血，如加压包扎、扎止血带等，必要时可使用抗休克裤(图 4-1)。抗休克裤充气后可以压迫腹部和腿部以起到止血作用，增加回心血量，改善重要脏器的血流灌注。②保持呼吸道通畅：清除呼吸道内异物或分泌物，保持呼吸道通畅。早期以鼻导管或面罩给氧，增加动脉血氧含量，缓解组织缺氧状态。严重呼吸困难者，可做气管插管或气管切开。③休克体位：头和躯干抬高 20°～30°，下肢抬高 15°～20°，以增加回心血量及减轻呼吸困难。④其他：注意做好保暖。及早建立静脉通路，尽量减少搬动，骨折处临时固定，必要时应用镇静、止痛剂。

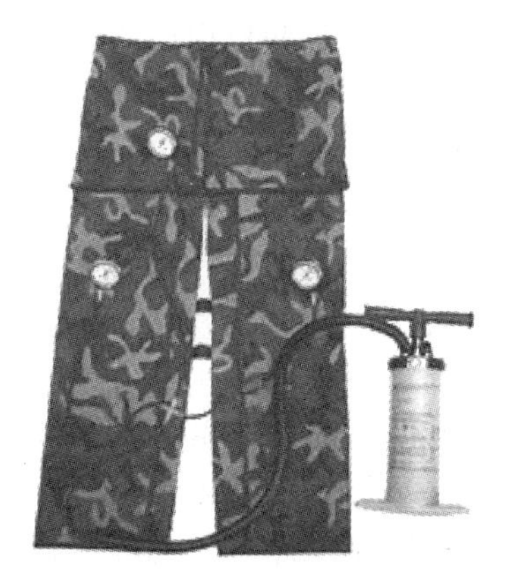

图 4-1　抗休克裤示意图

2. 补充血容量　补充血容量是休克治疗的根本措施，也是纠正组织低灌注和缺氧的关键。故应迅速建立静脉通道，并根据监测指标估算输液量及判断补液效果。输液种类主要有晶体液和胶体液两种。一般先快速输入晶体溶液，以达到迅速扩容作用。输入一定量晶体液后，再输入扩容作用持久的胶体液。晶体液首选平衡盐溶液，胶体液可选右旋醣酐、血浆和全血等。近年来发现 3.0%～7.5%的高渗盐溶液在抗休克治疗中也有较好的扩容和减轻组织细胞肿胀的作用，可用于休克复苏治疗，但应用时应控制其浓度及用量。

3. 积极处理原发病　在尽快恢复有效循环血量后及时处理引起休克的原发病变，抢救患者生命。若是活动性出血，有时需在抗休克的同时施行手术止血，故应在抗休克治疗的同时做好手术准备。

4. 纠正酸碱平衡失调 休克早期，由于过度换气可导致患者出现低碳酸血症及呼吸性碱中毒，血红蛋白氧离曲线左移，使氧不易从血红蛋白释出，组织缺氧加重，酸性代谢产物积聚使患者进入代谢性酸中毒。休克早期发生轻度酸中毒者一般不应用碱性药物。但明显酸中毒、经扩容治疗效果不佳时，需应用碱性药物纠正，常用碱性药物为5%碳酸氢钠溶液。

5. 应用血管活性药物 主要包括血管收缩剂，血管扩张剂及强心药物。血管收缩剂使小动脉处于收缩状态，虽可暂时升高血压，但会使组织缺氧加重，应慎重选用。临床常用的血管收缩剂有去甲肾上腺素、间羟胺和多巴胺等。血管扩张剂可解除小动脉痉挛，关闭动静脉短路，改善微循环，但会使血管容量扩大、血容量相对不足而导致血压下降。故只有当血容量已基本补足但患者发绀、四肢厥冷、毛细血管充盈延迟等休克表现未见明显好转时，才考虑使用。常用的血管扩张剂有酚妥拉明、酚苄明、阿托品、山莨菪碱等。休克发展到一定程度可伴有不同程度的心肌损害，应用强心药增强心肌收缩力、减慢心率。常用的药物有多巴酚丁胺、毛花苷丙(西地兰)等。

6. 改善微循环 休克发展至DIC阶段，应尽早使用肝素等进行抗凝治疗，用量为1.0 mg/kg，每6 h 1次。DIC晚期，纤维蛋白溶解系统亢进，可使用抗纤维蛋白溶解药，如氨甲苯酸、氨基己酸等，以及抗血小板黏附和聚集的药物，如阿司匹林、双嘧达莫(潘生丁)和低分子右旋醣酐等。

7. 皮质类固醇和其他药物的应用 严重休克及感染性休克患者可使用皮质激素。主要作用：①扩张血管，降低外周血管阻力，改善微循环障碍；②防止细胞溶酶体破裂；③增强心肌收缩力，增加心排血量；④促进糖异生，减轻酸中毒等。一般主张早期大剂量静脉滴注，一般只用1～2次，以防使用过多引起不良反应。其他药物还包括三磷酸腺苷-氯化镁(ATP-$MgCl_2$)、纳洛酮、超氧化物歧化酶(SOD)、依前列环素(PGI_2)等也有助于休克的治疗。

【护理评估】

1. 健康史 了解引起休克的各种原因，如有无腹痛和发热、大量失血、严重损伤、感染、过敏等。

2. 身体状况

(1) 生命体征：①血压：患者血压及脉压是否正常。②脉搏：休克早期脉率加快，加重时脉搏细弱。临床常用脉率/收缩压(mmHg)计算休克指数。休克指数为0.5多提示无休克；休克指数>1.0提示有休克；休克指数>2.0为严重休克。③呼吸：患者呼吸有无急促、变浅、不规则。若呼吸次数大于30次/分或小于8次/分则提示病情危重。④体温：患者体温是否偏低或过高。多数患者体温偏低，但感染性休克患者体温有高热。若体温骤升至40 ℃以上或低于36 ℃则提示病情严重。

(2) 意识：患者有无兴奋或烦躁状态，有无神情淡漠、意识模糊、反应迟钝，甚至昏迷。

(3) 皮肤色泽、温度：患者皮肤、口唇黏膜有无苍白、发绀；四肢是否湿冷或干燥潮红，补充血容量后，四肢温度是否有改善。

(4) 尿量：反映患者肾血流量灌注情况的重要指标之一。若患者尿量<20 mL/h，则提示血容量不足；如尿量>30 mL/h，则提示休克有改善。

3. 辅助检查 测白细胞计数和中性粒细胞比例，了解有无感染的存在；抽血查动脉血气分析，了解酸碱平衡情况；测中心静脉压(CVP)，了解血容量和右心功能等。

4. 心理-社会支持状况　休克患者起病急，进展迅速，并发症多，同时患者在抢救过程中需使用较多监测仪器，易使患者及家属产生病情危重及面临死亡的感受，从而出现不同程度的紧张、焦虑或恐惧。护士应着重评估患者及家属的情绪变化、对治疗的预后的了解程度及心理承受能力，并了解患者出现不良反应的原因。

【常见护理诊断/问题】

1. 体液不足　与大量出血、体液丢失有关。

2. 气体交换受损　与微循环障碍、缺氧和呼吸型态改变有关。

3. 体温过高　与感染、组织灌注不良有关。

4. 有感染的危险　与免疫力下降、侵入性治疗有关。

5. 有受伤的危险　与微循环障碍、烦躁不安、意识不清等有关。

【护理措施】

1. 迅速恢复有效循环血容量，改善组织灌注

(1) 体位：取去枕平卧位或中凹卧位，将患者头和躯干抬高 20°～30°，下肢抬高 15°～20°，增加回心血量，改善重要器官血液供应；还可使膈肌下降，促进肺扩张，有利于呼吸。

(2) 建立静脉通道：应迅速建立两条以上静脉输液通路，快速大量补液。如周围血管萎陷或肥胖患者静脉穿刺困难时，应立即行中心静脉插管同时监测 CVP。

(3) 合理补液：休克患者一般先快速输入晶体液，如平衡盐溶液、等渗盐水等。后输入胶体溶液，如低分子右旋醣酐、全血、血浆等，以减少晶体液渗入到第三间隙。根据血压及 CVP 情况调整输液速度(表 4-2)。血压及中心静脉压均低，提示血容量不足，应快速充分补液；若血压低而中心静脉压升高，提示心功能不全或容量超负荷，应减慢补液速度，限制补液量，以防肺水肿及心力衰竭。

表 4-2　CVP 与补液的关系

CVP	血压	原　因	处理原则
低	低	血容量严重不足	快速充分补液
低	正常	血容量不足	适当补液
高	低	心功能不全或血容量相对过多	给强心药、纠正酸中毒、舒张血管
高	正常	容量血管过度收缩	舒张血管
正常	低	心功能不全或血容量不足	* 补液试验

* 补液试验：取等渗盐水 250 mL，于 5～10 min 内经静脉快速滴入，如血压升高而 CVP 不变，提示血容量不足；若血压不变而 CVP 升高 0.29～0.49 kPa(3～5 cmH_2O)则提示心功能不全。

(4) 严密观察病情变化：定时监测脉搏、血压、呼吸、体温及 CVP 变化，并观察患者意识，口唇色泽、肢端皮肤颜色及温度，注意瞳孔的大小及尿量的变化。若患者从烦躁不安转为平静，能准确回答问题，血压升高、唇色红润、肢体转暖，尿量＞30 mL/h 等，则提示休克好转。

(5) 记录出入量：在抢救过程中，应有专人准确记录输液情况，包括输液的种类、数量、速度、时间等，并详细记录 24 h 出入液量作为后续治疗的依据。

(6) 抗休克裤的使用：休克纠正后，由腹部开始缓慢放气，每 15 min 测量血压 1 次。若发现患者血压下降超过 5 mmHg，应立即停止放气并重新注入气体。

(7) 用药护理：在血容量不足的情况下，遵医嘱应用血管活性药物时应从小剂量、低浓度、慢速度开始,并用心电监护仪每 5～10 min 测 1 次血压,血压平稳后每 15～30 min 测 1 次。根据血压监测值调整药物浓度和滴速,选择合适的血管和输液器材,慎防药液外渗和引起脉管炎。对心功能不全的患者使用强心药时,应注意患者心率变化及药物的副作用。

2. 维持有效气体交换

(1) 改善缺氧状况:给予患者鼻导管吸氧,氧浓度为 40%～50%,氧流量为 6～8 L/min,以提高血氧浓度;严重呼吸困难者,应协助医师行气管插管或气管切开,并尽早使用呼吸机辅助呼吸。

(2) 监测呼吸功能:密切观察患者的呼吸频率、节律及口唇色泽的变化,动态监测动脉血气分析、缺氧程度及呼吸功能。

(3) 保持呼吸道通畅:昏迷患者应头偏向一侧,清除气道分泌物,或置入通气管,以免发生舌后坠或误吸呕吐物而引起窒息。有呼吸道分泌物或呕吐物时应及时予以清除。在病情允许的情况下,鼓励患者定时做深呼吸,协助叩背并鼓励有效咳嗽排痰。

3. 维持体温正常

(1) 保暖:每 4 h 测 1 次体温,密切观察其变化。休克患者体表温度降低时,可采用加盖棉被、毛毯、调节室内温度等措施来进行保暖。切忌用热水袋、电热毯等方法对患者局部体表加温,以避免烫伤及导致皮肤血管扩张,增加局部组织耗氧量而加重局部缺氧。失血性休克患者在抢救时,若需输注大量低温库存血,也会使患者体温降低,故输血前应注意将库存血置于常温下复温后再输入到患者体内。

(2) 降温:高热患者应予以物理降温,必要时遵医嘱应用药物降温。及时更换被汗液浸湿的衣、被等,保持床单清洁、干燥。

4. 预防感染

(1) 严格按照无菌原则执行各项护理操作,遵医嘱合理全身应用有效抗生素。

(2) 及时清理呼吸道分泌物和呕吐物,以防肺部感染,病情允许的情况下,每 2～3 h 翻身和拍背 1 次,同时可按摩局部受压部位皮肤,以防压疮。

(3) 加强留置导尿管的护理,预防尿路感染。

(4) 注意观察创面情况,及时更换辅料,保持创面清洁干燥。

5. 预防意外损伤 对躁动或神志不清的患者,应加床旁护栏以防坠床的危险发生;输液肢体可用夹板进行固定。必要时用约束带约束患者的四肢,防止意外损伤发生。

6. 心理护理 因患者病情危重,患者及家属容易产生焦虑、恐惧心理,护士应及时做好心理安慰和解释工作。

7. 健康教育 向患者及家属讲解治疗、护理的必要性及疾病的转归过程;讲解意外损伤后的初步处理和自救知识,做好疾病预防;指导患者康复期应加强营养补充。若发生感染或高热表现时应及时就诊。

【护理评价】

(1) 患者体液是否维持稳定,生命体征是否平稳、尿量是否正常。

(2) 患者微循环障碍是否改善,呼吸、血气分析值等监测指标能否维持在正常范围。

(3) 患者体温是否维持正常。

(4) 患者是否发生感染,或感染发生时是否被及时发现和控制。

(5) 患者有无发生意外损伤等。

第二节　低血容量性休克

低血容量性休克常因大量出血或体液丢失或液体积存于第三间隙，导致有效循环血量降低引起。由于急性大出血所引起的休克称为失血性休克，通常机体在迅速失血超过全身总血量的20%时，即发生休克。失血性休克在外科休克中很常见。各种损伤或大手术后同时具有失血及血浆丢失而发生的休克称创伤性休克。

【病因及病理】　失血性休克多见于大血管破裂，腹部损伤引起的肝、脾破裂，消化性溃疡出血，肝硬化、门静脉高压致食管-胃底静脉曲张破裂出血，宫外孕出血，手术创面广泛渗血或手术所致大血管或脏器损伤，动脉瘤等瘤体自发破裂出血等。

创伤性休克见于严重的外伤，如大血管破裂、复杂性骨折、挤压伤或大手术等。一方面，创伤引起血液或血浆丧失，损伤处炎性肿胀和体液渗出，可导致低血容量。另一方面，创伤可刺激神经系统，引起疼痛和神经-内分泌系统反应，影响心血管功能。创伤性休克的病情常比较复杂。

【临床表现】　主要表现为CVP降低、回心血量减少、心排出量下降所造成的低血压；经神经内分泌机制引起的外周血管收缩、血管阻力增加和心率加快；以及由微循环障碍造成的各种组织器官功能不全和病变。

【辅助检查】　实验室检查、影像学检查及血流动力学检查等参见本章概述。

【治疗要点】　尽早去除病因，补充血容量，同时做好止血措施，尽快恢复有效血容量，纠正微循环障碍，促进内脏器官功能的恢复。

(1) 迅速补充血容量，积极处理原发病以控制出血。

① 补充血容量：根据血压和脉率变化评估患者的失血量来进行快速补充扩容。先经静脉快速滴注平衡盐溶液或等渗盐水，观察患者表现是否好转。再根据血压、脉率、CVP和血细胞比容等监测指标情况，遵医嘱适当补充新鲜血或浓缩红细胞。

② 止血：在补充血容量的同时，对怀疑有活动性出血的患者，迅速控制出血。可先采用非手术止血方法，如止血带止血、加压包扎、三腔双囊管压迫、纤维内镜止血等。若出血速度快、量大时，应积极做手术前准备，尽早实施手术止血措施。

(2) 详细检查体腔和深部组织有无积存血块、血浆和炎性渗液，准备估计丢失量。

(3) 创伤后疼痛刺激严重者需适当给予镇痛镇静剂，妥善临时固定受伤部位；对危及生命的创伤如开放性或张力性气胸等，应做必要的紧急处理。

【护理评估】　健康史、身体状况、辅助检查、心理-社会支持状况等参见本章概述。

【常见护理诊断/问题】

1. 体液不足　与大出血或严重创伤所致失液有关。

2. 有感染的危险　与免疫力下降、开放性创伤等有关。

3. 有受伤的危险　与微循环障碍引起烦躁不安、意识不清等有关。

【护理措施】　输液扩容是纠正失血性休克的首要措施。患者及时补充血容量，一般可较快恢复。护士应迅速建立两条以上的静脉通路，遵医嘱快速补充平衡盐溶液，改善组织灌注；

准确记录 24 h 出入液量，输液的种类、量、速度、时间等作为补液量计算的依据；做好病情观察，患者出现意识清醒；口唇红润，肢端温暖；动脉血压接近正常，脉压增大(大于 30 mmHg)；尿量大于 30 mL/h 和 CVP 正常等，提示血容量补足。

其余护理措施参见本章概述。

【护理评价】

(1) 患者能否维持体液平衡，是否表现为意识清楚、生命体征平稳。

(2) 患者体温是否维持正常，是否未发生感染，或感染发生后是否被及时发现并处理。

(3) 患者是否未发生意外损伤等情况。

第三节 感染性休克

感染性休克是指由感染灶的病原微生物及其释放的毒素进入人体内引起的一种微循环障碍、组织缺氧、代谢紊乱和细胞损害。常见致病菌为革兰阴性菌，释放内毒素导致休克的发生，故又称之为内毒素休克。内毒素促使体内多种炎性介质的释放，可引起全身炎症反应综合征(SIRS)，具体可表现为：①体温突然上升达到 39～40 ℃或小于 36 ℃；②心率加快，心率超过 90 次/分；③呼吸急促，呼吸超过 20 次/分或过度通气，$PaCO_2$＜4.3 kPa；④白细胞计数＞12×10^9/L 或＜4×10^9/L，或未成熟白细胞超过 10%。SIRS 继续发展会导致 MODS 的发生，病死率可超过 50%。

【病因】 常见于急性化脓性腹膜炎、胆道化脓性感染、绞窄性肠梗阻、泌尿系统感染及败血症等。

【病理生理与分类】 感染性休克患者的血流动力学变化复杂，微循环障碍常缺乏典型的三期表现，可一开始就出现微循环衰竭期，DIC 出现较早。临床上常见的分类是根据血流动力学分为低排高阻型和高排低阻型(表 4-3)。

1. 低排高阻型 又称低动力型休克，是感染性休克最常见的类型。其病理生理主要表现为外周血管收缩、阻力增高，微循环淤滞，毛细血管通透性增高，渗出增加，以致心排出量和血容量减少。

2. 高排低阻型 又称为高动力型休克，临床较少见，仅见于部分革兰阳性菌感染引起的休克早期。其病理生理主要表现为外周血管扩张、阻力降低，心排出量正常或增高，血流短路开放增多，血流分布异常，动静脉短路开放增多，存在细胞代谢障碍和 ATP 合成不足。

表 4-3 感染性休克的分类

类　型	低排高阻型(低动力型休克)	高排低阻型(高动力型休克)
致病菌	革兰阴性菌	革兰阳性菌
心排出量	↓	↑
外周阻力	↑	↓
皮肤	苍白、湿冷	温暖、潮红
临床发生	多见	感染性休克早期可见

【临床表现】　感染性休克的临床表现见表4-4。

表4-4　感染性休克的临床表现

临床表现	低排高阻型(低动力型休克)	高排低阻型(高动力型休克)
神志	躁动、淡漠或嗜睡	清醒
皮肤色泽	苍白、发绀或花斑样发绀	淡红或潮红
皮肤温度	湿冷或冷汗	比较温暖、干燥
毛细血管充盈时间	延长	1～2 s
脉搏	细速	慢、搏动清楚
脉压/mmHg	＜30	＞30
尿量/(mL/h)	＜25	＞30

【治疗要点】　纠正休克与控制感染并重。在休克未纠正之前，将抗休克放在首位，同时抗感染治疗；休克纠正以后，重点为控制感染。

1. 补充血容量　首先快速输入平衡盐溶液或等渗盐水，再适当补充胶体溶液，如血浆、全血等。补液期间应严密监测CVP，调整输液种类、量和速度。

2. 控制感染　尽早处理原发病灶。对未明确病原菌的患者，可根据临床判断选用抗生素或应用广谱抗生素，再行药物敏感试验，根据试验结果调整为窄谱抗生素。

3. 纠正酸碱平衡失调　感染性休克患者常有不同程度的酸中毒，应给予纠正。轻度酸中毒，一般在补充血容量后即可自行纠正；严重酸中毒者，需补充碱性药物，可经静脉适当输入5%碳酸氢钠溶液，复查血气分析等指标再调整用量。

4. 应用血管活性药物　经补充血容量和纠正酸中毒后休克未见好转，可考虑使用血管扩张剂。联合使用α受体和β受体兴奋剂，增加心肌收缩力、改善组织灌流。若患者心功能受损、表现为心功能不全时，可给予毛花甙丙、多巴酚丁胺等。

5. 应用皮质类固醇　早期、大剂量、短时间应用皮质类固醇能抑制体内多种炎性介质的释放、稳定细胞内溶酶体、减轻细胞损害、缓解SIRS。一般不超过48 h，否则有发生应激性溃疡、免疫抑制等并发症的可能。临床常用地塞米松、氢化可的松或甲泼尼龙静脉注射。

6. 其他　包括营养支持、DIC治疗和重要器官功能不全的治疗等。

【护理评估】

1. 健康史　了解患者有无发生腹膜、胆道、肠道、呼吸道、泌尿道等严重感染及大面积烧伤。了解有无感染的诱因；如老年人或婴幼儿使用免疫抑制剂、皮质激素等药物及免疫系统的慢性疾病等。

2. 身体状况　高排低阻型休克患者表现为意识清楚；面色潮红、肢端皮肤温暖等。低排高阻型休克表现为烦躁不安，甚至淡漠、昏迷；体温下降、皮肤湿冷；面色苍白、发绀或花斑样改变；毛细血管充盈时间长；脉细速，血压下降，脉压缩小；尿量减少(小于25 mL/h)，甚至无尿。

3. 辅助检查　参见本章概述。

4. 心理-社会支持状况　感染性休克病情严重，发展变化快，患者及家属易产生紧张、恐惧、濒危感等心理反应。

【常见护理诊断/问题】　参见本章概述。

【护理措施】　感染性休克护理措施基本与低血容量性休克相同。此外需要注意以下几点。

1. 病情观察 护士要严密观察患者的病情变化,若出现神志、面色、脉搏、血压、尿量等改变时警惕感染性休克的发生。外科感染患者若体温骤然升至40 ℃以上或突然下降,则提示病情危重。

2. 控制感染 早期遵医嘱使用有效抗生素,必要时采集标本行细菌培养。可采集局部分泌物或穿刺抽脓作为标本,也可抽取血液作为标本。在患者寒战、高热发作时采集血培养标本阳性率高。

3. 吸氧 氧疗是感染性休克患者的重要措施,可减轻酸中毒、改善组织缺氧。应注意监测患者的血氧饱和度、末梢循环情况等。

4. 对症护理 感染性休克的患者常有高热,应给予物理降温,可将冰帽或冰袋置于头部、腋下、腹股沟等血流丰富的血管处降温;也可用0～4 ℃冰生理盐水灌肠;必要时采用药物降温的措施。

其余护理措施参见本章概述。

【护理评价】 参见本章概述。

(晏龙强 彭 静)

课后练习

A1 型题

1. 休克治疗的关键是(　　)。
A. 扩容疗法　　B. 维护重要内脏器官功能
C. 强心和调节血管张力　　D. 积极治疗原发病
E. 纠正酸碱平衡失调

2. 休克经扩容治疗后,测 CVP 为 1.96 kPa,BP 为 80/50 mmHg,此时应(　　)。
A. 快速输液　　B. 适当输液
C. 减慢输液,强心利尿　　D. 使用扩血管药物
E. 做补液试验

3. 下列关于休克护理,不妥的是(　　)。
A. 取仰卧中凹位　　B. 常规吸氧
C. 保暖,给热水袋　　D. 观察每小时尿量
E. 15 min 测血压脉搏 1 次

4. 观察休克患者的组织灌流情况最为可靠的指标(　　)。
A. 血压　　B. 脉搏　　C. 神志　　D. 尿量　　E. 呼吸

5. 反映休克患者危重征象的指标是(　　)。
A. 收缩压低于 80 mmHg　　B. 伴代谢性酸中毒
C. 脉搏细速,120 次/分　　D. 神志淡漠
E. 皮肤出现多处淤点、淤斑

6. 休克的实质是(　　)。
A. 血压下降　　B. 中心静脉压下降　　C. 脉压下降

D. 心脏指数下降　　　　E. 微循环灌流不足

7. 休克早期血压及脉搏的变化是(　　)。

A. 收缩压下降,舒张压下降,脉搏细速

B. 收缩压正常,舒张压下降,脉搏细速

C. 收缩压正常,舒张压升高,脉搏徐缓

D. 收缩压正常,舒张压升高,脉搏细速

E. 收缩压增高,舒张压正常,脉搏细速

8. 休克的主要致死原因是(　　)。

A. DIC　　B. MSOF　　C. 心力衰竭　　D. 肺间质水肿　E. 肾小管坏死

9. 休克患者一般采用的体位是(　　)。

A. 头高足低位　　　　B. 头低足高位

C. 平卧位　　　　D. 头和躯干抬高 20°～30°,下肢抬高 15°～20°

E. 侧卧位

10. 失血性休克代偿期,估计失血量为(　　)。

A. 400 mL 以下　　B. 600 mL 以下　　C. 800 mL 以下

D. 1000 mL 以下　　E. 1200 mL 以下

A2 型题

11. 孙女士,53 岁。腰部外伤后,精神紧张、烦躁不安、面色苍白、尿量减少、脉压小。应遵医嘱首先给予(　　)。

A. 血管收缩药　　B. 血管扩张药　　C. 静脉补液

D. 强心药　　E. 利尿剂

12. 张先生,37 岁。外伤后出血、烦躁,肢端湿冷,脉搏 105 次/分,脉压小。应考虑为(　　)。

A. 无休克　　B. 休克早期　　C. 休克中期　　D. 休克晚期　　E. DIC 形成

13. 姜女士,62 岁。因休克进行扩容疗法快速输液时,中心静脉压 15 cmH_2O,BP 80/60 mmHg。应采取的措施是(　　)。

A. 大量输液,加快速度　　　　B. 控制速度,减慢输液

C. 减慢输液,加用强心剂　　　　D. 用升压药

E. 暂停输液

A3 型题

(14～17 题共用题干)

田先生,40 岁。因车祸发生脾破裂就诊,血压 60/30 mmHg,脉率 120 次/分,患者烦躁不安,皮肤苍白,四肢湿冷。

14. 在等待配血期间,静脉输液宜首选(　　)。

A. 5%葡萄糖盐水　　B. 5%葡萄糖溶液　　C. 5%碳酸氢钠溶液

D. 平衡盐溶液　　E. 林格液

15. 不正确的护理措施的是(　　)。

A. 取平卧位　　B. 置热水袋保暖　　C. 吸氧,输液

D. 测中心静脉压　　E. 测每小时尿量

16. 该患者进行微循环衰竭期时会出现(　　)。

A. 皮肤苍白　B. 表情淡漠　C. 血压下降　D. 尿量减少　E. 全身广泛出血

17. 此患者的休克指数为(　　)。

A. 0.5　B. 1.0　C. 1.5　D. 2.0　E. 2.5

第五章　麻醉患者的护理

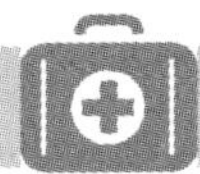

案例导入

患者，女，32岁。在局部浸润麻醉下行“左侧大腿脂肪瘤切除术”，局部注入利多卡因300 mg。注药后约10 min，患者出现寒战、眩晕、四肢抽搐、惊厥，继而出现呼吸困难、血压下降、心率减慢。

请问：1. 该患者目前主要的护理诊断是什么？

2. 发生该护理问题的原因有哪些？护士应如何对患者实施护理？

第一节　概　　述

一、麻醉学的工作范畴和内容

麻醉一开始主要的任务是解决患者在手术中的疼痛问题，随着医学的发展，现代麻醉解决问题的范围有所扩大，还涉及重症监护、急救复苏及慢性疼痛的治疗；故麻醉可以分为狭义麻醉和广义麻醉。狭义麻醉又称为临床麻醉，主要是解决患者在手术中的疼痛问题。而广义麻醉则囊括临床麻醉、疼痛治疗、急救复苏和重症监测治疗等多亚科的临床二级学科。工作范围从单纯的手术室扩展到病房、门诊、急诊等场所。

临床麻醉是麻醉医师最主要的日常工作。具体工作内容包括：①麻醉前工作：对病情进行评估，制订最适宜的麻醉方案，预计麻醉手术过程中可能发生的问题，做好相关应对准备。②麻醉期间工作：实施麻醉，使患者在无痛、安静、无记忆、无不良反应的情况下完成手术；为手术创造良好条件，尽可能满足某些手术的特殊要求（如肌松弛、低温、低血压等）；做好手术麻醉过程的监测和记录；根据麻醉过程的变化，做出有效处理。③麻醉后工作：将患者送回病房（或麻醉复苏室），做好交接班；做好麻醉后随访和记录。

二、临床麻醉的分类

根据麻醉作用部位和所用药物的不同，临床麻醉分类如下。

1. 全身麻醉 简称全麻，指麻醉药经呼吸道吸入或静脉注射、肌内注射，产生中枢神经系统抑制，使患者意识暂时消失而全身不感到疼痛。它包括吸入麻醉和静脉麻醉。

2. 局部麻醉 简称局麻，指将局麻药应用于身体局部，使身体某一部位的感觉神经传导功能暂时阻断，运动神经传导保持完好或有不同程度被阻滞，患者局部无痛而神志清醒。它包括表面麻醉、局部浸润麻醉、区域阻滞麻醉、神经及神经丛阻滞麻醉。

3. 椎管内麻醉 椎管内麻醉是将局部麻醉药物注入椎管内的某一腔隙，使部分脊神经的传导功能发生可逆性阻滞的麻醉方法。它包括蛛网膜下隙阻滞、硬脊膜外阻滞，其中硬脊膜外阻滞包括骶管阻滞。

4. 复合麻醉 复合麻醉是合并或配合使用不同药物或(和)方法施行麻醉的方法。它包括静吸复合麻醉、全麻与非全麻复合麻醉等。

5. 基础麻醉 基础麻醉是麻醉前使患者进入类似睡眠状态，以利于其后麻醉处理的方法。

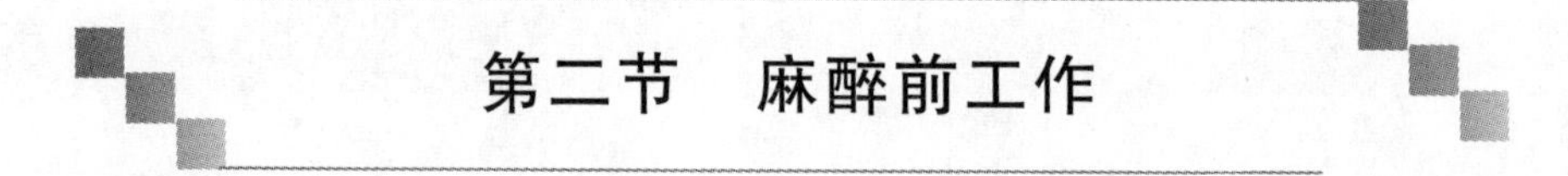

第二节　麻醉前工作

任何麻醉都可能给患者带来不同程度的损害和风险。为了保障患者在麻醉期间的安全，增强患者对手术和麻醉的耐受性，避免麻醉意外，减少麻醉后并发症，必须做好麻醉前病情评估和准备工作。

一、麻醉前病情评估

麻醉医师一般在麻醉前1～3日访视患者，了解患者的病情，解答患者对麻醉的疑问，使患者对麻醉过程有较全面的了解，消除其对麻醉和手术的恐惧心理。根据患者的诊断、病史记录及与麻醉有关的检查结果分析具体病情特点；同时与手术医师沟通，了解手术的范围、危险性、大约出血量、是否需要特殊的麻醉处理等，以制订最佳麻醉方案。

目前临床常用美国麻醉医师协会(ASA)的病情分级方法判断患者对手术和麻醉的耐受力(表5-1)。

表5-1　ASA病情分级和围手术期死亡率

分级	标　　准	死亡率/(%)
Ⅰ	没有全身性疾病，仅有局部的病理改变	0.06～0.08
Ⅱ	除外科疾病外，有轻度并存疾病，功能代偿健全	0.27～0.40
Ⅲ	有重度脏器病变，但其功能尚能代偿	1.82～4.30
Ⅳ	有危及生命的全身性疾病	7.80～23.0

续表

分级	标　　准	死亡率/(%)
Ⅴ	无论手术与否，生命难以维持 24 h 的濒死患者	9.40～50.7
Ⅵ	确认为脑死亡，其器官拟用于器官移植手术供体	

注：如是急症手术患者，在每级数字后标“急”或“E”(emergency)，如ⅠE、ⅡE等。

一般认为，第Ⅰ～Ⅱ级患者对麻醉和手术的耐受性良好，风险性较小。第Ⅲ级患者对麻醉和手术的耐受能力减弱，风险性较大，但若术前准备充分，尚能耐受麻醉。第Ⅳ级患者因器官功能代偿不全，麻醉和手术的风险性很大，即使术前准备充分，围手术期的死亡率也很高。第Ⅴ级为濒临死亡的患者，麻醉和手术都异常危险，不宜行择期手术。

二、麻醉前准备

（一）患者准备

1. 心理准备　患者对于麻醉和手术，常感到紧张、焦虑，甚至恐惧。这些心理反应对其生理功能有不同程度的干扰，并可能对整个围手术期产生不良影响。术前应有针对性地消除其思想顾虑和焦虑心理，耐心听取并解答其疑问。过度紧张者，可给予药物辅助治疗；有心理障碍者，应请心理专家协助处理。

2. 身体准备　麻醉前应尽量改善患者状况，纠正紊乱的生理功能和治疗潜在的内科疾病，使患者各脏器功能处于较好状态。特别注意做好胃肠道准备，以免手术期内发生胃内容物反流、呕吐或误吸而致窒息或吸入性肺炎。成人择期手术前应禁食 8～12 h，禁饮 4 h，以保证胃排空；小儿术前应禁食(奶)4～8 h，禁水 2～3 h。急症手术患者也应充分考虑胃排空问题。

（二）麻醉物品的准备

为确保麻醉和手术能安全顺利地进行，防止任何意外事件发生，麻醉前必须充分准备好麻醉所需物品。药品准备包括麻醉药和急救药，器械准备包括吸引器、面罩、喉镜、气管导管、供氧设备、麻醉机、监测仪等，并保证仪器设备的功能正常。

（三）麻醉前用药

1. 用药目的　麻醉前用药是为了消除患者紧张、焦虑及恐惧心理，稳定患者情绪，确保麻醉顺利实施；减少麻醉药用量，减轻麻醉药的毒副作用；提高患者的痛阈、维持呼吸道通畅、抑制不良反射等。常用的麻醉前用药有以下几种，一般根据医嘱，多在术前 30～60 min 应用。

2. 常用药物

(1) 镇静药和催眠药：具有镇静、催眠、抗焦虑及抗惊厥作用，对局麻药的毒性反应也有一定的预防作用。①巴比妥类：苯巴比妥钠(鲁米那)，成人肌内注射剂量为 0.1～0.2 g；司可巴比妥(速可眠)，肌内注射剂量为 0.1～0.2 g；②苯二氮䓬类：地西泮(安定)，成人口服或静脉注射剂量为 5～10 mg。咪达唑仑(咪唑安定)，成人口服剂量为 7.5 mg，肌内注射剂量为 5～10 mg。

(2) 镇痛药：具有镇静及镇痛作用，与全麻药有协同作用，可以减少麻醉药用量。椎管内麻醉时作为辅助用药，能减轻内脏牵拉反应。常用药物：吗啡，成人肌内注射剂量为 10 mg；哌替啶，成人肌内注射剂量为 25～50 mg。

(3) 抗胆碱能药：抑制腺体分泌，减少呼吸道和口腔分泌物，解除平滑肌痉挛及迷走神经兴奋对心脏的抑制作用，有利于保持呼吸道通畅。常用药物有阿托品，成人肌内注射剂量为0.5 mg；东莨菪碱，成人肌内注射剂量为0.3 mg。

(4) 抗组胺药：可以拮抗或阻滞组胺释放。H_1受体阻滞剂作用于平滑肌和血管，解除其痉挛。常用药物为异丙嗪，肌内注射剂量为12.5～25 mg。

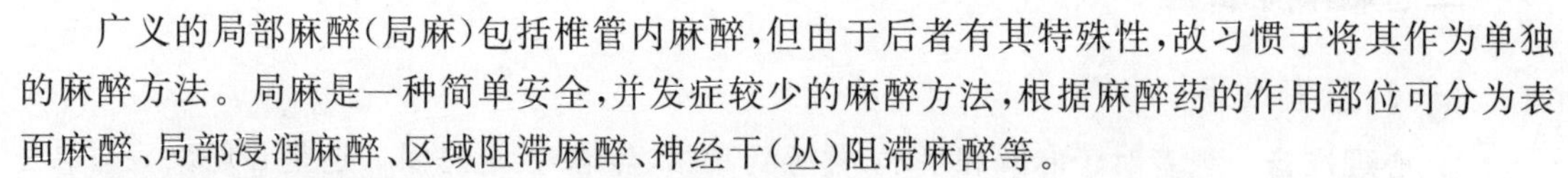

第三节 局部麻醉

广义的局部麻醉(局麻)包括椎管内麻醉，但由于后者有其特殊性，故习惯于将其作为单独的麻醉方法。局麻是一种简单安全，并发症较少的麻醉方法，根据麻醉药的作用部位可分为表面麻醉、局部浸润麻醉、区域阻滞麻醉、神经干(丛)阻滞麻醉等。

【常用局麻药物】

1. 酯类 包括普鲁卡因、丁卡因等。酯类药在血浆内被胆碱酯酶分解，在肝硬化、严重贫血、恶病质和晚期妊娠等情况下胆碱酯酶的量可减少，所以使用该类药物时须谨慎。

2. 酰胺类 包括利多卡因、布比卡因等。酰胺类局麻药在肝内被肝微粒体酶系水解，肝功能不全者慎用(表5-2)。

表5-2 常用局麻药比较

药　物	普鲁卡因	丁卡因	利多卡因	布比卡因	罗哌卡因
表面麻醉	—	慢	快	—	—
局部浸润麻醉	快	—	快	快	快
神经干(丛)阻滞	慢	慢	快	中等	中等
作用时间/h	0.75～1	1～1.5	2～3	3～7	4～8
一次限量※/mg	1000	40(表面麻醉) 80(神经阻滞)	100(表面麻醉) 400(神经阻滞)	150	150

※为成人剂量，使用时还应根据具体患者、具体部位决定。

【常用局麻方法】

1. 表面麻醉 将渗透强的局麻药作用于局部黏膜表面，使其透过黏膜而阻滞黏膜下神经末梢，产生麻醉作用的方法，称为表面麻醉。多用于眼、鼻腔、口腔、咽喉、气管及支气管、尿道等处的浅表手术或检查。常用药物为0.5%～1%丁卡因，2%～4%利多卡因。根据手术部位不同，选择不同给药方法。如眼科手术用滴入法；鼻腔、口腔手术用棉片贴敷法或喷雾法；尿道和膀胱手术用注入法等。

2. 局部浸润麻醉 沿手术切口线分层注入局麻药，阻滞神经末梢而起到麻醉作用，称为局部浸润麻醉。常用药物为0.5%普鲁卡因或0.25%～0.5%利多卡因。如无禁忌，局麻药中可加入少量肾上腺素，减少局麻药毒副反应。

3. 区域阻滞麻醉 围绕手术区，在其四周和底部注射局麻药，以阻滞支配手术区神经纤维的方法称为区域阻滞。用药同局部浸润麻醉。适用于局部肿块切除，如乳腺良性肿瘤切除术。

4. 神经干(丛)阻滞　将局麻药注入神经干、丛、节的周围，阻滞相应区域的神经冲动传导而产生麻醉作用，称神经阻滞或神经丛阻滞。其操作较简单，注射一处即可获得较大区域的阻滞麻醉。临床常用臂丛神经阻滞、颈丛神经阻滞、肋间神经阻滞和指(趾)神经阻滞等。常用1%～2%利多卡因，0.5%～0.75%丁卡因。

【常见护理诊断/问题】　潜在并发症：局麻药毒副反应。

【护理措施】

1. 毒性反应的观察与护理　导致毒性反应的常见原因有：①用药过量；②误注入血管内；③注射部位血液供应丰富或局麻药中未加入血管收缩药；④病人全身情况差，对局麻药耐受能力降低等。

(1) 观察中枢神经系统和心血管系统毒性反应：中枢毒性表现为舌或口唇麻木、头痛头晕、耳鸣、视物模糊、言语不清、肌抽搐、意识不清、惊厥、昏迷，甚至呼吸停止。心血管毒性表现为传导阻滞、血管平滑肌和心肌抑制，出现心律失常、心肌收缩力减弱、心排出量减少、血压下降，甚至心脏停搏。

(2) 护理措施：一旦发生，立即停药、尽早给氧、加强通气。遵医嘱予地西泮 5～10 mg 静脉或肌内注射；抽搐、惊厥者还加用 2.5%硫喷妥钠缓慢静脉注射。必要时行气管插管控制呼吸。有呼吸抑制或停止、严重低血压、心律失常或心搏骤停者，加用升压药、输血输液，行心肺脑复苏。

(3) 预防措施：①一次用药量不超过限量；②注药前回抽无回血方可注射；③根据病人具体情况及用药部位酌减剂量；④如无禁忌，局麻药内加入适量肾上腺素；⑤麻醉前给予巴比妥类或苯二氮䓬类药物，以提高毒性阈值。

2. 过敏反应　临床上酯类局麻药过敏者较多，酰胺类极罕见。表现为在使用少量局麻药后，出现荨麻疹、咽喉水肿、支气管痉挛、低血压及血管神经性水肿等，严重时可危及生命。一旦发生，立即停药、保持呼吸道通畅、给氧；遵医嘱注射肾上腺素，同时给予糖皮质激素和抗组胺药。因局麻药皮肤试验的假阳性率高达 50%，故不必常规行局麻药皮试，若病人有过敏史，可选用酰胺类局麻药。

第四节　椎管内麻醉

一、蛛网膜下隙阻滞

蛛网膜下隙阻滞，又称腰麻，是将局麻药注入蛛网膜下腔，作用于脊神经前根和后根，产生不同程度的阻滞。

【适应证与禁忌证】

1. 适应证 适用于2～3 h以内的下腹部、盆腔、下肢及肛门会阴部手术。

2. 禁忌证 ①中枢神经系统疾病，如脊髓病变、颅内高压者；②败血症、穿刺部位或附近皮肤感染者；③休克、脊椎外伤或有严重腰背痛疾病史者，有凝血功能障碍或腹内压明显增高者；④高血压合并冠心病者；⑤精神病及不合作的小儿等。

【常用药物】 常用的麻醉药有丁卡因、普鲁卡因、利多卡因和布比卡因等，加入10%葡萄糖溶液可配制成重比重液；加入注射用水可配制成轻比重液。最常用的丁卡因重比重液常俗称为1∶1∶1液，即1%丁卡因、3%麻黄碱及10%葡萄糖溶液各1 mL混合成3 mL溶液；将丁卡因10 mg溶于10 mL注射用水内，即配成0.1%轻比重液。

【常见护理诊断/问题】 潜在并发症：血压下降、心率减慢、恶心、呕吐、呼吸抑制、头痛、尿潴留等。

【护理措施】

1. 术中并发症的观察与护理

(1) 血压下降或心率减慢：血压下降可因脊神经被阻滞后，麻醉区域血管扩张，回心血量减少，心排出量降低所致。若麻醉平面超过T_4，心脏加速神经被阻滞，迷走神经相对亢进，引起心率过缓。血压下降者，先加快输液速度，增加血容量；必要时用麻黄碱15～20 mg静脉注射，以收缩血管、维持血压；心率过缓者可静脉注射阿托品。

(2) 恶心、呕吐：由低血压、迷走神经功能亢进、手术牵拉内脏等因素所致。针对原因进行处理，给氧、升高血压，暂停手术牵拉以减少迷走神经刺激，必要时用氟哌利多2.5 mg镇吐。

(3) 呼吸抑制：常见于胸段脊神经阻滞，表现为肋间肌麻痹、胸式呼吸减弱、潮气量减少、咳嗽无力、发绀。应谨慎用药，给氧。一旦呼吸停止立即行气管插管人工呼吸或机械通气。

2. 术后并发症的观察与护理

(1) 头痛：发生率为4%～37%。主要因腰椎穿刺时刺破硬脊膜和蛛网膜，脑脊液漏出，导致颅内压下降和颅内血管扩张刺激所致。头痛多出现在麻醉作用消失后6～24 h，2～3日最剧烈，7～14日消失，个别病人可持续1～5个月甚至更长时间。预防措施：①麻醉时采用细穿刺针，提高穿刺技术，避免反复穿刺，缩小针刺裂孔；②保证术中、术后输入足量液体；③术后常规去枕平卧6～8 h。护理措施：①平卧休息，每日补液或饮水2500～4000 mL；②遵医嘱给予镇痛或安定类药物；③严重者于硬膜外腔注入生理盐水或5%葡萄糖溶液，必要时采用硬膜外充填疗法。

(2) 尿潴留：因支配膀胱的副交感神经恢复较晚，下腹部、肛门或会阴部手术后切口疼痛，手术刺激膀胱或病人不习惯床上排尿所致。预防和护理措施：①术前指导：解释术后易出现尿潴留的原因，指导病人练习床上排尿，并嘱术后一旦有尿意，及时排尿。②促进排尿：可针刺足三里、三阴交等穴位，或热敷、按摩下腹部、膀胱区。③必要时留置导尿管。

二、硬脊膜外阻滞

硬脊膜外阻滞，又称硬膜外麻醉，是将局麻药注入硬脊膜外间隙，阻滞脊神经根，使其支配区域产生暂时性麻痹。与腰麻不同，硬脊膜外阻滞通常采用连续给药法，根据病情、手术范围和时间分次给药，使麻醉时间按手术需要延长。

【适应证与禁忌证】

1. 适应证 最常用于横膈以下各种腹部、腰部和下肢手术；颈部、上肢和胸壁手术也可应用，但在管理上较复杂。

2. 禁忌证 与腰麻相似，严重贫血、高血压及心功能代偿功能不良者慎用；低血容量、进针部位感染、菌血症、凝血功能障碍或处于抗凝治疗期间者禁用。

【分类】 根据硬膜外阻滞部位的不同，可分为高位、中位、低位及骶管阻滞。①高位阻滞：穿刺部位在 $C_5 \sim T_6$，适用于甲状腺、上肢或胸壁手术；②中位阻滞：穿刺部位在 $T_6 \sim T_{12}$，适用于腹部手术；③低位阻滞：穿刺部位在腰部各棘突间隙，适用于下肢及盆腔手术；④骶管阻滞：经骶裂孔穿刺，适用于肛门、会阴部手术。

【常用麻醉药】 常用麻醉药物有利多卡因、丁卡因和布比卡因。利多卡因常用浓度为1.5％～2％，5～15 min 起效，维持 1～2 h，反复用药后易出现快速耐药性；丁卡因常用浓度为0.2％～0.3％，15～20 min 起效，维持 1.5～3 h；布比卡因常用浓度为0.5％～0.75％，10～20 min 起效，维持2～4 h。

【影响麻醉平面的因素】

1. 穿刺间隙 麻醉平面高低取决于穿刺间隙的高低。如果穿刺间隙选择不当，可使麻醉平面与手术部位不符而致麻醉失败，或因麻醉平面过高致呼吸循环功能抑制。

2. 局麻药容积和注药速度 注入局麻药容积越大、注射速度越快，扩散范围越广，阻滞平面也越宽。

3. 导管位置和方向 导管方向影响药物的扩散方向。导管向头端插入时，药液易向胸、颈段扩散；向足端插入时，则易向腰、骶段扩散。导管口偏向一侧，可出现单侧麻醉。

4. 其他 如药液浓度、注药方式、病人情况和体位等对麻醉平面也有影响。

【常见护理诊断/问题】 潜在并发症：全脊椎麻醉、局麻药毒性反应、血压下降、心率减慢、呼吸抑制、恶心、呕吐等。

【护理措施】

1. 术中并发症的观察与护理

(1) 全脊椎麻醉：是硬膜外麻醉最危险的并发症，是局麻药全部或大部分注入蛛网膜下腔而产生全脊神经阻滞的现象。主要表现为病人在注药后迅速出现呼吸困难、血压下降、意识模糊或消失，甚至呼吸、心跳停止。一旦发生，立即停药，行面罩正压通气，必要时行气管插管维持呼吸；加快输液速度，遵医嘱给予升压药，维持循环功能。

(2) 局麻药毒性反应多因导管误入血管内或局麻药吸收过快所致。因此注药前必须回抽，检查硬膜外导管内回流情况。局麻药毒性反应的观察与护理参见本章第二节。

(3) 血压下降：因交感神经被阻滞，阻力血管和容量血管扩张所致。尤其是上腹部手术时，因胸腰段交感神经阻滞范围较广，并可阻滞心交感神经引起心动过缓，更易发生低血压。一旦发生，加快输液速度，必要时静脉注射麻黄碱 10～15 mg，以提升血压。

(4) 呼吸抑制：与肋间肌及膈肌运动抑制有关。为减轻对呼吸的抑制，采用小剂量、低浓度局麻药，以减轻运动神经阻滞。同时在麻醉期间，严密观察病人的呼吸，常规面罩给氧，并做好呼吸急救准备。

2. 术后并发症的观察与护理

(1) 脊神经根损伤：穿刺针可直接损伤或因导管质硬而损伤脊神经根或脊髓。表现为局部感觉或(和)运动的障碍，并与神经分布相关。在穿刺或置管时，如病人有电击样异感并向肢体放射，说明已触及神经，应立即停止进针，调整进针方向，以免加重损伤。异感持续时间长者，可能损伤严重，应放弃阻滞麻醉。脊神经根损伤者，予对症治疗，数周或数月即自愈。

(2) 硬膜外血肿:若硬膜外穿刺或置管时损伤血管,可引起出血,血肿压迫脊髓可并发截瘫。病人表现为剧烈背痛,进行性脊髓压迫症状,伴肌无力、尿潴留、括约肌功能障碍,直至完全截瘫。一旦发生,尽早行硬膜外穿刺抽除血液,必要时切开椎板,清除血肿。

(3) 导管拔除困难或折断:因椎板、韧带及椎旁肌群强直致导管难以拔出,也见于置管技术不当、导管质地不良、拔管用力不当等情况。如遇到拔管困难,切忌使用暴力,可将病人置于原穿刺体位,热敷或在导管周围注射局麻药后再行拔出。若导管折断,无感染或无神经刺激症状者,可不取出,但应密切观察。

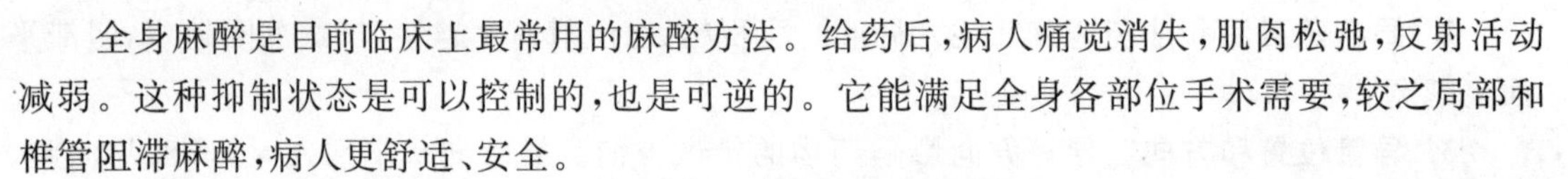

第五节 全身麻醉

全身麻醉是目前临床上最常用的麻醉方法。给药后,病人痛觉消失,肌肉松弛,反射活动减弱。这种抑制状态是可以控制的,也是可逆的。它能满足全身各部位手术需要,较之局部和椎管阻滞麻醉,病人更舒适、安全。

【全身麻醉的分类】

1. 吸入麻醉 吸入麻醉是将挥发性液体或气体麻醉药物经呼吸道吸入肺内,再经肺泡毛细血管吸收进入血液循环,到达中枢神经系统,产生全身麻醉的方法。由于麻醉药经肺通气进入体内和排出,故麻醉深度的调节较其他方法更为容易。

2. 静脉麻醉 静脉麻醉是将麻醉药物经静脉注入血液循环,通过血液循环作用于中枢神经系统而产生全身麻醉的方法。其优点是诱导迅速,对呼吸道无刺激,不污染手术室,麻醉苏醒期也较平稳,使用时无须特殊设备;缺点为麻醉深度不易调节,容易产生快速耐药,无肌松作用,长时间用药后可致体内蓄积和苏醒延迟。

【常用全身麻醉药物】

1. 吸入麻醉药 经呼吸道吸入进入体内产生全身麻醉作用的药物。一般用于全身麻醉的维持,有时也用于麻醉诱导。吸入麻醉药的强度以“最低肺泡有效浓度”(MAC)衡量。MAC 指某种吸入麻醉药在一个大气压下和纯氧同时吸入时,能使 50%病人对手术刺激不发生摇头、四肢运动等反应的最低肺泡浓度。MAC 越小,麻醉效能越强。常用的吸入麻醉药如下。

(1) 氧化亚氮(N_2O):又称笑气,其麻醉作用甚弱,MAC 为 101%。由于对呼吸、循环影响较小,常与强效吸入全身麻醉药复合应用,以降低后者的用量,减少副作用,并可加快麻醉诱导和苏醒。但是,N_2O 可致弥散性缺氧,故需与氧同用,氧浓度控制在 30%以上。此外,N_2O 会使体内气体容积增大,故肠梗阻、气腹、气胸病人不宜使用。

(2) 异氟烷:又称异氟醚,是恩氟烷的异构体,其麻醉性能强,MAC 为 1.15%。低浓度时,对脑血流无影响;高浓度时,可使脑血管扩张,脑血流增加和颅内压增高。对心肌的抑制作用较轻,但可明显降低外周血管阻力。对呼吸有轻度抑制作用,对呼吸道有刺激。可用于麻醉诱导和维持,也可用于术中控制性降血压。

(3) 恩氟烷:又称安氟醚,其麻醉性能较强,MAC 为 1.68%。对中枢神经系统有抑制作用，可使脑血流量增加和颅内压增高，吸入浓度过高时可产生惊厥。对呼吸和心肌收缩力也有较强抑制作用，麻醉过深可抑制呼吸和循环。可用于麻醉诱导和维持，诱导较快；因其可使眼压减低，故对眼内手术有利。但严重心脏疾病、癫痫、颅内压过高者应慎用。

(4) 地氟烷：又称地氟醚，其麻醉效能较弱，MAC 为 6.0%。可抑制大脑皮层的电活动，降低脑氧代谢率。对心肌有轻度抑制作用。对呼吸有轻度抑制作用，对呼吸道有轻度刺激。用于麻醉诱导和维持，麻醉诱导和苏醒都非常迅速。

(5) 七氟烷：又称七氟醚，其麻醉性能较强，MAC 为 2.05%。对中枢神经系统有抑制作用，对脑血管有舒张作用，可引起颅内压增高。对心肌有轻度抑制，可降低外周血管阻力。对呼吸道无刺激，对呼吸有较强抑制作用。用于麻醉诱导和维持，麻醉后苏醒迅速，苏醒过程平稳。

2. 静脉麻醉药

(1) 硫喷妥钠：常用的超短效巴比妥类静脉麻醉药，常用浓度为 2.5%。小剂量静脉注射有镇静、催眠作用，剂量稍大时，注药后 15～30 s 即可使病人入睡，作用时间为 15～20 min。可降低脑代谢率及氧耗量，降低脑血流量和颅内压。有直接抑制心肌和扩张血管作用。有较强的中枢性呼吸抑制作用。可抑制交感神经而使副交感神经作用相对增强，使咽喉及支气管的敏感性增加。适用于麻醉诱导、短小手术麻醉、控制惊厥及小儿基础麻醉。哮喘、肌强直性萎缩症及循环抑制、严重低血压者禁用。

(2) 氯胺酮：镇痛作用强，静脉注药后 30～60 s 起效，维持 10～15 min，肌内注射后约 5 min 起效，维持 30 min。可增加脑血流、颅内压及脑代谢率。有兴奋交感神经作用，使心率增快、血压及肺动脉压升高。用量大或注射速度快，或与其他麻醉性镇痛药合用时，可引起呼吸抑制，甚至呼吸暂停。可使唾液和支气管分泌物增加，对支气管平滑肌有肌松作用。适用于体表小手术、清创、换药、全麻诱导和维持、小儿基础麻醉。主要副作用：引起一过性呼吸暂停、幻觉、噩梦及精神症状，使眼压和颅内压增高。故癫痫、高眼压、颅内压增高及缺血性心脏病患者应慎用。

(3) 咪达唑仑：又称咪唑安定，有较强的镇静、催眠、抗焦虑、抗惊厥及降低肌张力作用。起效快、半衰期短。对呼吸的抑制作用与剂量和注射速度有关，用于呼吸系统疾病患者时尤其注意呼吸管理。用于麻醉前用药、麻醉辅助用药，也用于全麻诱导。

(4) 依托咪酯：又称乙咪酯，是短效催眠药，无镇痛作用。可降低脑血流量、颅内压及代谢率，对心率、血压及心排出量的影响均小，不增加心肌耗氧量。主要用于全麻诱导，适用于年老体弱和危重患者。

(5) 普鲁泊福：又称异丙酚，具有镇静、催眠作用，有轻微镇痛作用。起效快、维持时间短，苏醒迅速而完全，醒后无明显后遗症。可降低脑血流量、颅内压和脑代谢率。对心血管系统有明显抑制作用及血管舒张作用，可致严重低血压。对呼吸有明显抑制作用。主要用于全麻的诱导与维持、门诊小手术和检查的麻醉，对老年人及术前循环功能不全者应减量。

3. 肌肉松弛药　简称肌松药，能阻断神经-肌传导功能而使肌肉松弛，无镇静、镇痛作用，是全麻时重要的辅助用药，分为两类。

(1) 去极化肌松药：以琥珀胆碱为代表，起效快，肌肉松弛完全且短暂。临床主要用于全麻时气管内插管。不良反应有眼内压升高、颅内压升高、高血钾、心律失常等。

(2) 非去极化肌松药：常用药物有泮库溴铵（潘可罗宁）、维库溴铵（万可罗宁）、阿曲库铵（卡肌宁）等。临床用于全麻诱导插管和术中维持肌肉松弛。重症肌无力者禁用，有哮喘史及过敏体质者慎用。

4. 麻醉性镇痛药

(1) 吗啡:作用于大脑边缘系统可消除紧张和焦虑,提高痛阈,解除疼痛,但有明显抑制呼吸中枢作用。常作为麻醉前用药和麻醉辅助药,也可与催眠药、肌松药合用行全静脉麻醉(TIVA)。

(2) 哌替啶(杜冷丁):具有镇静、催眠、解除平滑肌痉挛作用。对心肌有抑制作用,对呼吸也有轻度抑制作用。常作为麻醉前用药和麻醉辅助药,或用于术后镇痛。

(3) 芬太尼:是人工合成的强镇痛药。对中枢神经系统的作用与其他阿片类药物相似。对呼吸有抑制作用,但对心血管系统的影响较轻。用于麻醉辅助用药或缓解插管时的心血管反应。

【全身麻醉的实施】

1. 诱导 病人接受全身麻醉药后,由清醒状态到神志消失,并进入全麻状态后进行气管内插管的阶段称为全麻诱导期。此期为麻醉过程中的危险阶段,应尽快缩短诱导期,使病人平稳转入麻醉状态。实施麻醉诱导前,备好麻醉机、气管插管用具和吸引器,建立静脉通道,测定血压和心率的基础值,并监测心电图和血氧饱和度(SpO_2)。全麻诱导方法有两种。

(1) 吸入诱导法:又分开放点滴法和面罩吸入诱导法两种,目前常用后者,即将麻醉面罩扣于病人口鼻部,开启麻醉药蒸发器并逐渐增加吸入浓度,待病人意识消失并进入麻醉第Ⅲ期时,静脉注射肌松药后行气管内插管。

(2) 静脉诱导法:先以面罩吸入纯氧 2～3 min,增加氧储备并排出肺及组织内的氮气。根据病情选择注入合适的静脉麻醉药,并严密监测病人的意识、循环和呼吸变化。待病人意识消失后再注入肌松药,全身骨骼肌及下颌逐渐松弛,呼吸由浅至完全停止。此时应用麻醉面罩行人工呼吸,然后进行气管内插管。插管成功后,立即与麻醉机连接并行人工呼吸或机械通气。与吸入诱导法相比,静脉诱导较迅速,病人也较舒适,无环境污染,但麻醉深度的分期不明显,对循环的干扰较大。

2. 全身麻醉的维持 此期的主要任务是维持适当的麻醉深度以满足手术要求。同时,保证循环和呼吸等生理功能稳定。临床上有以下三种维持麻醉的给药途径。

1) 吸入麻醉药维持 经呼吸道吸入一定浓度的吸入麻醉药,以维持适当的麻醉深度。临床上常将 N_2O 与挥发性麻醉药合用。需要时可加用肌松药。

2) 静脉麻醉药维持 经静脉给药维持适当麻醉深度。静脉给药方法有单次、分次和连续注入法三种。

3) 复合全身麻醉 两种或两种以上的全身麻醉药或(和)方法复合应用,彼此取长补短,以达到最佳临床麻醉效果。根据给药的途径不同,复合麻醉可分为两种。

(1) 全静脉麻醉:指在静脉麻醉诱导后,采用多种短效静脉麻醉药复合应用,以间断或连续静脉注射法维持麻醉。为加强麻醉效果,往往将静脉麻醉药、麻醉性镇痛药和肌松药结合在一起,这样既可发挥各种药物的优点,又可克服其不良作用。

(2) 静吸复合麻醉:全静脉麻醉的深度缺乏明显的标志,给药时机较难把握,有时麻醉可突然减浅。因此,常在麻醉减浅时,间断吸入挥发性麻醉药。这样既可维持麻醉相对稳定,又可减少吸入麻醉药的用量,且有利于麻醉后迅速苏醒。

【护理评估】

1. 麻醉前和麻醉中评估

1) 健康史 ①一般资料:如年龄、性别、职业等;有无烟、酒等嗜好及药物成瘾史。②既往史：既往手术、麻醉史；近期有无呼吸道或肺部感染；有无影响完成气管内插管的因素，如颌关节活动受限、下颏畸形或颈椎病等；有无中枢神经系统、心血管和呼吸系统等病史。③用药史：目前用药情况及不良反应；有无过敏史。④其他：如婚育史、家族史等。

2）身体状况　①局部：有无牙齿缺少或松动、是否有义齿。②全身：包括意识和精神状态、生命体征；有无营养不良、发热、脱水及体重减轻；有无皮肤、黏膜出血及水肿等征象。③辅助检查：了解血、尿、大便常规、血生化检查、血气分析、心电图及影像学检查结果；有无重要脏器功能不全、凝血机制障碍及贫血、低蛋白血症等异常。

3）心理-社会支持状况　评估患者及家属对麻醉方式、麻醉前准备、麻醉中护理配合和麻醉后康复知识的了解程度；是否存在焦虑或恐惧等不良情绪；其担心的问题，家庭和单位对患者的支持程度等。

2. 麻醉后评估

(1) 术中情况：麻醉方式、麻醉药种类和用量；术中失血量、输血量和补液量；术中有无局麻药的全身中毒反应或呼吸停止、心搏骤停等异常情况发生。

(2) 术后情况：①身体状况：患者的意识、血压、心率和体温；基本生理反射是否存在；感觉是否恢复；有无麻醉后并发症征象等。②辅助检查：血、尿常规，血生化检查，血气分析，重要脏器功能等检查结果有无异常。③心理-社会支持状况：患者对麻醉和术后不适（如恶心、呕吐、切口疼痛等）的认识，术后不适的情绪反应，其家庭和单位对患者的支持程度等。

【常见护理诊断/问题】

1. 有受伤害的危险　与麻醉未完全清醒或感觉未完全恢复有关。

2. 潜在并发症　反流与误吸、呼吸道梗阻、通气不足、低氧血症、低血压或高血压、心律失常、高热、抽搐和惊厥、苏醒延迟或不醒。

【护理目标】

(1) 病人未发生意外伤害。

(2) 病人未发生并发症，或并发症被及时发现和处理。

【护理措施】

1. 防止意外伤害　患者苏醒过程中常出现躁动不安或幻觉等，容易发生意外伤害；应注意适当防护，必要时加以约束，防止患者发生坠床、碰撞及不自觉地拔出输液管或引流管等意外伤害。

2. 并发症的观察与护理

1）反流与误吸　由于患者的意识、咽反射消失，一旦有反流物即可发生误吸。无论误吸物是固体还是液体，都可引起急性呼吸道梗阻，如不能及时有效进行抢救，可导致患者窒息甚至死亡。误吸胃液可引起肺损伤、支气管痉挛和毛细血管通透性增加，导致肺水肿和肺不张。肺损伤程度与吸入胃液的量和 pH 有关。为预防反流和误吸，应减少胃内容物滞留，促进胃排空，降低胃液 pH，降低胃内压，加强对呼吸道的保护。

2）呼吸道梗阻

(1) 上呼吸道梗阻：指声门以上的呼吸道梗阻。常见原因为机械性梗阻，如舌后坠、口腔分泌物阻塞、异物阻塞、喉头水肿、喉痉挛等。不全梗阻表现为呼吸困难并有鼾声；完全梗阻时有鼻翼扇动和三凹征。一旦发生，迅速将下颌托起，放入口咽或鼻咽通气管，清除咽喉部分泌物和异物。喉头水肿者，给予糖皮质激素，严重者行气管切开。喉痉挛者，应解除诱因、加压给氧，无效时静脉注射琥珀胆碱，经面罩给氧，维持通气，必要时行气管内插管。

(2) 下呼吸道梗阻：指声门以下的呼吸道梗阻。常见原因为气管导管扭折、导管斜面过长而紧贴在气管壁上、分泌物或呕吐物误吸、支气管痉挛等。轻者出现肺部啰音，重者出现呼吸困难、潮气量降低、气道阻力增高、发绀、心率加快、血压下降。一旦发现，立即报告医师并协助处理。

3) 通气量不足　在麻醉期间或麻醉后，由麻醉药、麻醉性镇痛药和肌松药产生的中枢性或外周性呼吸抑制所致。表现为 CO_2 潴留或(和)低氧血症，血气分析示 $PaCO_2>50$ mmHg，pH<7.30。应给予机械通气维持呼吸直至呼吸功能完全恢复；必要时遵医嘱给予拮抗药物。

4) 低氧血症　病人吸空气时，$SpO_2<90\%$，$PaO_2<60$ mmHg 或吸纯氧时 $PaO_2<90$ mmHg，即可诊断为低氧血症。常见原因有吸入氧浓度过低、气道梗阻、弥散性缺氧、肺不张、肺水肿、误吸等。表现为呼吸急促、发绀、躁动不安、心动过速、心律失常、血压升高等。一旦发生，及时给氧，必要时行机械通气。

5) 高血压　麻醉期间收缩压高于基础值的30%或高于160 mmHg。除原发性高血压者外，多与麻醉浅、镇痛药用量不足、未能及时控制手术刺激引起的应激反应有关。有高血压病史者，应在全麻诱导前静脉注射芬太尼，以减轻气管插管引起的心血管反应。术中根据手术刺激程度调节麻醉深度，必要时行控制性降压。

6) 低血压　麻醉期间收缩压下降超过基础值的30%或绝对值低于80 mmHg。主要原因有麻醉过深、失血过多、过敏反应、肾上腺皮质功能低下、术中牵拉内脏等。长时间严重的低血压可致重要器官低灌注，并发代谢性酸中毒等。一旦发生，首先减浅麻醉，补充血容量，必要时暂停手术操作，给予血管收缩药，待麻醉深度调整适宜、血压平稳后再继续手术。

7) 心律失常　以窦性心动过速和房性期前收缩多见。可因麻醉过浅、心肺疾病、麻醉药对心脏起搏系统的抑制、麻醉和手术造成的全身缺氧、心肌缺血而诱发。应保持麻醉深度适宜，维持血流动力学稳定，维持心肌氧供应平衡，处理相关诱因。

8) 高热、抽搐和惊厥　可能与全身麻醉药引起中枢性体温调节失调有关，或与脑组织细胞代谢紊乱、患者体质有关。婴幼儿由于体温调节中枢尚未完全发育成熟，体温易受环境温度的影响，若高热处理不及时，可引起抽搐甚至惊厥。一旦发现体温升高，应积极进行物理降温，特别是头部降温，以防脑水肿。

9) 苏醒延迟或不醒　若全身麻醉后超过2 h意识仍不恢复，在排除昏迷后，即可认为是麻醉苏醒延迟。可能与麻醉药用量过量，循环或呼吸功能恶化，严重水、电解质失调或糖代谢异常等有关。

3. 麻醉期间的监护

(1) 呼吸功能的监护：主要监测指标如下。①呼吸的频率、节律、幅度及呼吸运动类型等；②皮肤、口唇、指(趾)甲的颜色；③脉搏血氧饱和度(SpO_2)；④PaO_2、$PaCO_2$ 和 pH；⑤潮气量、每分通气量；⑥呼吸末二氧化碳($P_{ET}CO_2$)。

(2) 循环功能的监护：主要监测指标如下。①脉搏；②血压；③CVP；④肺毛细血管楔压(PCWP)；⑤心电图；⑥尿量；⑦失血量。

(3) 其他：①全身情况：注意表情、神志的变化，严重低血压和缺氧可使患者表情淡漠和意识丧失。②体温的监测：特别是小儿。体温过高可致代谢性酸中毒和高热惊厥，体温过低易发生麻醉过深而引起循环抑制，麻醉后苏醒时间延长。

4. 麻醉恢复期的监护

1) 生命体征和病情的观察　苏醒前有专人护理，常规监测心电图、血压、呼吸频率和 SpO_2，每15～30 min测量1次，直至病人完全清醒，呼吸循环功能稳定。

2）呼吸功能的维护　常规给氧。保持呼吸道通畅，注意患者呼吸、皮肤、口唇色泽及周围毛细血管床的反应，及时清除口咽部分泌物。呕吐和误吸是引起全麻患者呼吸道阻塞、窒息的常见原因，为防止呕吐物误吸，患者术前应禁食、禁饮，术后去枕平卧，头偏向一侧。有关反流、误吸及呼吸道梗阻的护理措施见本节并发症的观察与护理。对于痰液黏稠、量多的患者，应鼓励有效咳痰，并使用抗生素、氨茶碱、皮质醇及雾化吸入等，帮助排痰和预防感染。手术结束后，除意识障碍患者需带气管插管回病房外，一般应待患者意识恢复、拔除导管后再送回病房。此阶段工作可在手术室或在麻醉复苏室完成，某些危重患者则需直接送入重症监护室(ICU)。气管插管的拔管条件：①意识及肌力恢复，根据指令可睁眼、开口、舌外伸、握手等，上肢可抬高 10 s 以上。②自主呼吸恢复良好，无呼吸困难表现。潮气量＞5 mL/kg；肺活量＞15 mL/kg；呼吸频率 15 次/分左右；最大吸气负压－25 cmH_2O；$PaCO_2$＜45 mmHg（6 kPa）；PaO_2＞60 mmHg（8 kPa）（吸空气时）；PaO_2＞300 mmHg（40 kPa）（吸纯氧时）。③咽喉反射恢复。④鼻腔、口腔及气管内无分泌物。

3）维持循环功能稳定　在麻醉恢复期，血压容易波动，体位变化也可影响循环功能。低血压的主要原因包括低血容量、静脉血回流障碍、血管张力降低等；高血压常见原因有术后疼痛、尿潴留、低氧血症、高碳酸血症、颅内压增高等。应严密监测血压变化，出现异常时查明原因，对症处理。

4）其他监护　注意保暖，提高室温。保持静脉输液及各引流管通畅，记录苏醒期用药及引流量。严密观察有无术后出血，协助做某些项目的监测并记录。

5）明确麻醉苏醒进展情况

(1) 采用麻醉后评分法评定病人苏醒进展：①活动：四肢均能活动记 2 分；能活动 2 个肢体记 1 分；不能活动记 0 分。②呼吸：能深呼吸并咳嗽记 2 分；呼吸困难或间断记 1 分；无自主呼吸记 0 分。③循环：与麻醉前基础血压相比，收缩压变化率在＋20％内记 2 分；20％～50％记 1 分；＞50％记 0 分。④意识：清醒、回答问题正确记 2 分；呼其名时会睁眼记 1 分；呼唤无反应记 0 分。⑤色泽：面、口唇、指端色泽正常记 2 分；苍白、灰暗记 1 分；明显青紫记 0 分。总分＞7 分，提示可离开麻醉复苏室。

(2) 不用评分表者，达到以下标准，可转回病房：①神志清醒，有定向力，回答问题正确；②呼吸平稳，能深呼吸及咳嗽，SpO_2＞95％；③血压及脉搏稳定 30 min 以上，心电图无严重的心律失常和心肌缺血改变。

6）病人的转运　在转运前应补足容量，轻柔、缓慢地搬动病人。转送过程中妥善固定各管道，防止脱出。有呕吐可能者，将其头偏向一侧；全麻未醒者，在人工呼吸状态下转运；心脏及大手术、危重病人，在吸入纯氧及监测循环、呼吸等生命体征下转运。

5. 健康教育

(1) 麻醉前向病人解释麻醉方法和手术进程，讲述麻醉操作的配合要点及麻醉后注意事项。

(2) 对术后仍然存在严重疼痛、需带自控镇痛泵出院的病人，教会其对镇痛泵的自我管理和护理。若出现镇痛泵脱落、断裂或阻塞者，及时就诊。

【护理评价】　通过治疗与护理，病人是否：①未发生意外伤害；②未发生并发症，或发生并发症被及时发现和处理。

（刘丹阳）

课后练习

A1 型题

1. 麻醉前用药的目的不包括(　　)。

A. 提高痛阈以减少麻醉药用量　B. 使病人情绪安定、利于合作
C. 减少不良神经反射　D. 减少口腔和呼吸道分泌物
E. 防止术中支气管痉挛

2. 成人择期手术前应(　　)。

A. 禁食、禁饮 12 h　B. 禁食、禁饮 8 h
C. 禁食 12 h,禁饮 8 h　D. 禁食 12 h,禁饮 4 h
E. 禁食 8 h,禁饮 4 h

3. 为避免术中呕吐物误吸,小儿择期手术前应(　　)。

A. 禁食(奶)、禁饮 8～12 h　B. 禁食(奶)、禁饮 4～8 h
C. 禁食(奶)8 h,禁饮 2～4 h　D. 禁食(奶)4～8 h,禁饮 2～4 h
E. 禁食(奶)4～8 h,禁饮 2～3 h

4. 全麻最严重的并发症是(　　)。

A. 窒息　B. 呼吸道梗阻　C. 心搏骤停
D. 低血压　E. 低氧血症

5. 全麻病人出现上呼吸道梗阻的原因不包括(　　)。

A. 气管导管扭折　B. 舌后坠　C. 口腔分泌物误吸
D. 口腔异物阻塞气道　E. 喉头水肿

6. 以下哪项不属于全麻病人出现下呼吸道梗阻的原因?(　　)

A. 气管导管扭折　B. 喉头水肿　C. 口腔分泌物误吸
D. 呕吐物误吸　E. 气管导管紧贴于气管壁

7. 腰麻后头痛的主要原因是(　　)。

A. 脑脊液外漏致颅内压降低和颅内血管扩张
B. 脑脊液外漏致颅内压降低和颅内血管收缩
C. 脑脊液容量增加致颅内压增高和颅内血管扩张
D. 脑脊液容量增加致颅内压增高和颅内血管收缩
E. 脑膜受刺激致脑脊液分泌增加引起颅内压增高

8. 对腰麻平面调节影响最小的是(　　)。

A. 穿刺间隙高低　B. 患者体位　C. 药物剂量
D. 注药速度　E. 针尖斜面方向

A3 型题

(9～13 题共用题干)

患者,女,35 岁。平时身体健康,询问无麻醉药物过敏史,利多卡因过敏试验(一)。行“局部浸润麻醉下前臂纤维瘤切除术”,局部注入利多卡因 300 mg 加肾上腺素后 8 min,病人突然出现眩晕、寒战、四肢抽搐、惊厥,继之呼吸困难、血压下降、心率缓慢。

9. 此时,病人最可能的诊断是(　　)。

A. 全脊髓麻醉　B. 局麻药毒性反应　C. 脑血管意外
D. 局麻药过敏反应　E. 低血压

10. 出现这一并发症最可能的原因是(　　)。
A. 一次性用药量过大　B. 药物吸收速度过快
C. 注药部位血供丰富　D. 局麻药误注入血管
E. 病人对麻药耐受性差

11. 针对该原因,采取什么措施可预防这一并发症的发生(　　)。
A. 控制药物用量　B. 减慢药物注射速度
C. 降低药物浓度　D. 注药前回抽确定无血液
E. 加强营养,提高病人耐受性

12. 选用哪种药物静脉注射可以控制其抽搐和惊厥?(　　)
A. 地西泮　B. 异丙嗪　C. 氯胺酮　D. 哌替啶　E. 硫喷妥钠

13. 针对其心率缓慢,可选用(　　)。
A. 阿托品　B. 氯胺酮　C. 麻黄碱　D. 异丙嗪　E. 硫喷妥钠

第六章　手术室管理和工作

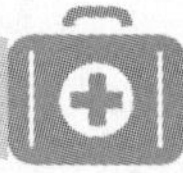

案例导入

张先生,46 岁。因胃溃疡穿孔拟行急症手术。该病人 HBsAg 及 HBeAg 均阳性。

请问:1. 该病人应选择哪种类型的手术室?

2. 该病人使用过的手术室应如何处理?

手术室是为病人实施手术治疗的重要场所,是医院内重要技术及仪器装备部门。手术室建筑位置、结构和布局应合理,仪器设备应先进、齐全,同时更应建立严格的无菌管理制度,以保证外科手术的高效率和高质量。手术室护理工作是医院护理工作的重要组成部分,重点是保证病人安全、严格无菌操作和恰当术中配合,以确保麻醉和手术的顺利完成。为达到以上工作目的与要求,要求护士趋于专业化,而培养手术室专科护士即为手术室护理实践发展的策略和方向。

第一节　手术室布局和人员职责

一、布局与环境

(一) 手术室的设置和布局

1. 位置　手术室应选择在灰尘浓度低、自然环境较好,并远离污染源的地方。低层建筑一般选择在中上层或顶层,高层建筑则尽可能避免设在首层或顶层。手术室应与需要手术治疗的科室、化验室、血库、病理科、放射科、消毒供应中心、监护室等相邻,最好有直接通道和通讯联系设备。

2. 布局　手术室设计强调平面布局和人流、物流的合理、顺畅,以充分发挥手术室的功能,尽可能降低交叉感染风险,全过程控制污染因素。设有病人出入口、工作人员出入口、无菌物品出入口及污物出口。内分洁净走廊和清洁走廊:洁净走廊供医护人员、病人和无菌物品供应使用;清洁走廊供术后手术器械、敷料等污物的运送。手术间、洗手间和无菌附属间等设置于洁净走廊周围。手术室按照洁净程度分为三个区。

(1) 非洁净区:设在外侧。包括办公室、会议室、实验室、标本室、污物室、资料室、电视教学室、值班室、更衣室、更鞋室、医护人员休息室、手术病人家属等候室等。交接病人处应保持安静,病人在此换乘手术室平车进入手术间。

(2) 准洁净区:设在中间。包括器械室、敷料室、洗涤室、消毒室、清洁走廊、复苏室、石膏室等。该区是非洁净区进入洁净区的过渡区域,进入者不得大声谈笑或喊叫,凡已手臂消毒或已穿无菌手术衣者,不可进入此区。

(3) 洁净区:洁净要求严格,设在内侧。包括洁净走廊、洗手间、手术室、无菌物品间、药品室、麻醉准备室等。非手术人员或非在岗人员禁止入内,此区内的一切人员及活动都必须严格遵守无菌原则。

3. 建筑要求　手术室按照不同用途设计大小,一般大手术室面积 40～50 m^2,中、小手术室面积 20～40 m^2。用作心血管直视手术、器官移植手术等的手术室因辅助仪器多,需 50～60 m^2。手术室内净高 2.8～3.0 m,走廊宽 2.2～2.5 m。门窗结构应考虑密闭性能,一般为封闭式无窗手术室,以防止尘埃或飞虫进入。门净宽不小于 1.4 m,便于平车进出,最好采用感应自动开启门。天花板、墙面、地面选用坚硬、光滑无孔隙、耐湿、防火、不着色、易清洁、不易受化学消毒剂侵蚀的材料制成。墙面最好用整体或装配式壁板,Ⅱ级以下洁净用房可采用大块瓷砖或涂料;地面有微小倾斜度,可采用水磨石材料,一般不设地漏。墙面、地面、天花板交界处呈弧形,不易蓄积尘埃。手术室应有隔音、空气过滤净化装置,以防手术室相互干扰并保持空气清洁。

(二) 工作间的设施

1. 手术室的装备与设施　手术室的数量与手术科室床位比一般为 1∶(20～25)。手术室内只允许放置必需的器具和物品,各种物品应有固定的放置地点。手术室的基本配备包括多功能手术床、大小器械桌、升降台、麻醉机、无影灯、器械药品柜、观片灯、输液轨、脚踏凳、各种扶托及固定病人的物品。现代手术室有中心供氧、中心负压吸引和中心压缩空气等设施,配备监护仪、X 线摄影、显微外科设备及多功能控制面板(包括空调、无影灯、手术台电源、照明、观片灯、呼叫系统、计时器、温湿度显示器及调节开关等),还有观摩设施供教学、参观之用。手术室应保持室温在 22～25 ℃,相对湿度在 40%～60%。

2. 其他工作间的设置和要求　麻醉准备间供病人进入手术室前进行麻醉诱导用;麻醉复苏室应备有必要的仪器设备和急救药品。物品准备用房包括器械清洗间、器械准备间、敷料间、灭菌间等,应符合洁污流程,以防止物品污染。手术室应有单独的快速灭菌装置,以便进行紧急物品灭菌;同时设有无菌物品贮藏室以存放无菌敷料、器械等;还配有一定空间存放必要的药品、器材和仪器。洗手间设备包括感应式或脚踏式水龙头、无菌刷子、外科消毒洗手液、无菌擦手巾及计时钟等。

(三) 洁净手术室

洁净手术室(clean operating room)是采用空气净化技术,使手术室内细菌浓度控制在一定范围、空气洁净度达到一定级别,是现代化医院的重要标志。

1. 空气净化技术　选用不同的气流方式和换气次数,过滤进入手术室的空气以控制尘埃含量，使空气达到一定级别的净化。空气在进入手术室之前经过初、中、高效三级过滤器。初效过滤器对空气中直径≥5 μm微粒的滤除率在50%以上；中效过滤器对空气中直径1～10 μm微粒的滤除率在50%～90%；高效过滤器对空气中直径≥0.5 μm微粒的滤除率在95%以上。由于细菌多附着在1 μm左右的尘埃上，高效过滤器过滤细菌的有效率可达99.95%以上。净化空气的气流方式有三种：①乱流式气流：气流不平行、方向不单一、流速不均匀，且有交叉回旋的气流。此方式除尘率较低，适用于万级以下的手术室，如污染手术室或急诊手术室。②垂直层流：将高效过滤器装在手术室顶棚内，垂直向下送风，两侧墙下部回风。③水平层流：在一个送风面上布满过滤器，空气经高效过滤，水平流经室内。采用后两者层流方式的洁净手术室又称为单向流洁净室，其气流分布均匀，不产生涡流，除尘率高，适用于百级至万级的手术室。

2. 洁净手术室的净化标准　空气洁净程度以含尘浓度衡量。含尘浓度越低洁净度越高，反之则越低。

3. 洁净手术室适用范围

(1) Ⅰ级(特别洁净手术间)：适用于瓣膜置换手术、关节置换手术、器官移植手术、心脏外科、神经外科、全身烧伤、感染率大等无菌手术。

(2) Ⅱ级(标准洁净手术间)：适用于眼外科、整形外科、非全身烧伤、骨科、普外科中Ⅰ类切口的无菌手术。

(3) Ⅲ级(一般洁净手术间)：适用于胸外科、泌尿外科、妇产科、耳鼻喉科、普外科的非Ⅰ类切口的手术。

(4) Ⅳ级(准洁净手术间)：适用于肛肠外科、污染类手术。

(四) 手术室的环境管理

1. 清洁和消毒　每台手术结束后应及时对手术室进行清洁及消毒。采用湿式打扫，用消毒液擦拭溅到地面、墙面的血液或药液，用清水擦拭手术室内的设备、物品。特殊感染手术后用500 mg/L有效氯消毒液擦拭地面及房间物品。肝炎病毒、艾滋病病毒、梅毒阳性等病人手术时，使用一次性物品，术后手术室用1000 mg/L有效氯消毒液对房间用物及地面进行消毒后，再清洁。每日手术前1 h开启净化空调系统，术中持续净化运行，至当日手术结束后净化空调系统继续运行，直至恢复该手术室的洁净级别。禁止物品遮挡手术室回风口，以免影响空气回流。每日做好回风口的清洁处理，每周清洗1次过滤网，每周至少1次彻底大扫除。每月做1次空气洁净度和生物微粒监测。

2. 手术室管理制度　除手术室人员和当日手术者外，与手术无关人员不得擅自进入；患有急性感染性疾病，尤其是上呼吸道感染者不得进入手术室。工作人员进入洁净区必须更换手术室的清洁鞋帽、衣裤、口罩，中途离开需穿外出服、换外出鞋。手术开始后，应尽量减少开门次数、减少走动和不必要的活动，不可在无菌区内穿行，或大声叫喊、咳嗽。手术室内人数应根据手术室大小决定。无菌手术与有菌手术严格分开，若在同一手术室内接台，应先安排做无菌手术，后做污染或感染手术。

二、手术人员职责

每台手术的人员配备包括手术医师、麻醉医师、护士及其他工勤人员等。手术人员必须有明确的分工和职责，同时也要相互协作和配合。

1. 手术医师

（1）手术者：负责并主持整个手术操作的全过程。除按术前计划执行手术方案和操作步骤外，还应根据术中发现作出决定。

（2）助手：包括第一、第二助手，必要时还有第三助手。其主要职责是完成手术野皮肤的消毒和铺巾，协助手术者进行止血、结扎、拭血、暴露手术野、拉钩、剪线等操作，维持手术区整洁。

2. 麻醉医师　负责手术病人的麻醉、给药、监测及处理；协助巡回护士做好输液和输血工作；观察、记录病人手术全过程的病情变化，出现异常及时通知手术者，组织抢救处理；术毕，协同手术室人员将病人送回病房或复苏室。

3. 器械护士　又称洗手护士。其工作范围局限于无菌区内，主要职责是负责手术全过程所需器械、物品和敷料的传递，配合医师完成手术。其他工作还包括术前访视和术前准备。

（1）术前访视：术前 1 日访视病人，了解病情和病人需求，根据手术种类和范围准备手术器械和敷料。

（2）术前准备：术前 15～20 min 洗手、穿无菌手术衣、戴无菌手套；备好无菌器械台，检查并摆放好各种器械、敷料；协助医师进行手术区皮肤消毒和铺无菌手术单，连接并固定电刀、吸引器等。

（3）清点、核对物品：分别于术前和术中关闭体腔及缝合伤口前，与巡回护士共同准确清点各种器械、敷料、缝针等数目，核对后由巡回护士登记。术中增减的用物须反复核对清楚并及时记录。

（4）正确传递用物：手术过程中，按手术步骤向医师传递器械、敷料、缝针等手术用物，做到主动、迅速、准确无误。传递任何器械时都要以柄轻击术者伸出的手掌。传递时，手术刀的刀锋朝上，弯钳与弯剪类将弯曲部向上，弯针应以持针器夹在中、后 1/3 交界处。缝线用无菌巾保护好。传递针线时，应事先将线头拉出 6～9 cm，防止线脱出。

（5）保持器械和用物整洁：保持手术野、器械托盘、器械桌、器械及用物等干燥、整洁、无菌。器械分类摆放整齐，用后及时取回擦净，做到“快递、快收”，暂时不用的器械可放于器械台一角。若器械接触过阴道、肠道等污染部位，应分开放置，以防污染扩散。

（6）配合抢救：密切关注手术进展，若出现大出血、心搏骤停等紧急情况，立即备好抢救用品，积极配合医师抢救。

（7）标本管理：妥善保管术中切下的组织或标本，按要求及时送检。

（8）包扎和整理：术后协助医师消毒处理切口，包扎切口并固定好各引流物。

（9）整理用物：按要求分类处理手术器械及各种用物、敷料等。

4. 巡回护士　又称辅助护士，其工作范围是在无菌区外，主要任务是在台下负责手术全过程中器械、布类、物品和敷料的准备和供给，主动配合手术和麻醉，根据手术需要，协助完成输液、输血及手术台上特殊物品、药品的供给。对病人实施整体护理。

（1）术前物品准备：术前认真检查手术室内各种药物、物品是否齐全，电源、吸引装置和供氧系统等固定设备是否安全有效。调试好术中需用的电钻、电凝器等特殊仪器。调节好手术室内光线和温度，创造最佳手术环境及条件。

（2）核对病人：核对床号、姓名、性别、年龄、住院号、诊断、手术名称、手术部位、术前用药。检查病人全身皮肤完整性、肢体活动情况及手术区皮肤的准备情况。了解病情，检查术前皮试结果并询问有无过敏史。建立静脉通路并输液；核对病人血型、交叉试验结果，做好输血准备。

注意保暖和保护病人隐私。

(3) 安置体位:协助麻醉医师安置病人体位并注意看护,必要时用约束带,以防坠床。麻醉后,按照手术要求摆放体位,充分暴露手术区,固定牢固,确保病人安全舒适。若使用高频电刀,则需将负极板与病人肌肉丰富处全面接触,以防灼伤。病人意识清醒者,予以解释,取得其合作。

(4) 清点、核对物品:分别于术前和术中关闭体腔及缝合伤口前,与器械护士共同清点、核对用物。严格执行核对制度,避免异物留存于体内。

(5) 术中配合:随时观察手术进展情况,随时调整灯光,及时供应、补充手术台上所需物品。密切观察病人病情变化,保证输液、输血通路通畅,保证病人术中安全,主动配合抢救工作。认真填写手术护理记录单,严格执行术中用药制度,监督手术人员的无菌操作并及时纠正。

(6) 术后整理:术后协助医师清洁病人皮肤、包扎伤口、妥善固定引流管,注意保暖。整理病人物品,护送病人回病房,将病人术中情况及物品与病区护士交班。整理手术室,补充手术室内的各种备用药品及物品,进行日常清扫及空气消毒。

第二节　手术室物品的消毒、灭菌

手术过程中使用的器械和物品按使用的次数分为一次性物品及可反复使用的物品。可反复使用的物品在使用结束后,要进行无菌处理才能使用。处理的流程主要分两种情况:①一般病人使用后的物品:清洗→晾干(烘干)→灭菌处理;②特殊感染病人使用后的物品:化学药物浸泡(消毒)→清洗→晾干(烘干)→灭菌处理。灭菌的方法很多,最常用的是高压蒸气灭菌法,多用于耐高温、耐湿的物品。其他方法有环氧乙烷灭菌法、过氧化氢低温等离子灭菌法、低温甲醛蒸气灭菌法、干热灭菌法等。

一、布单类

布单类包括手术衣和各种手术单,应选用质地细柔且厚实的棉布,颜色以深绿色或深蓝色为宜。

(1) 手术衣分大、中、小号,用于遮盖手术人员未经消毒的衣着和手臂。穿上后应能遮至膝下;手术衣前襟至腰部处应双层,以防手术时被血水浸透;袖口制成松紧口,便于手套腕部盖于袖口上。折叠时衣面向里,领子在最外侧,避免取用时污染无菌面。

(2) 手术单有大单、中单、手术巾、各部位手术单及各种包布等,均有各自的规格尺寸和一定的折叠方法。各种布单也可根据不同的手术需要,包成各种手术包,以提高工作效率。

布单类均采用高压蒸气灭菌,保存时间在夏季为 7 日、冬季为 10～14 日,过期应重新灭菌。经环氧乙烷低温灭菌的密封包装纸及塑料袋,灭菌后的有效期可保持半年到 1 年。用过的布单类若污染严重,尤其是 HBeAg 阳性病人使用过的布单类,需先放入专用污物池,用 500 mg/L 有效氯溶液浸泡 30 min 后,再洗涤、灭菌。一次性无纺布的手术衣帽和布单类可直接使用,免去了清洗、折叠、包装及再消毒所需的人力、物力和时间,但不能完全替代棉质布单。

二、敷料类

敷料类包括吸水性强的脱脂纱布和脱脂棉花。前者包括不同大小、尺寸的纱布垫、纱布块、纱布球及纱布条；后者包括棉垫、带线棉片、棉球及棉签。用于术中止血、拭血及压迫、包扎等。各种敷料制作后包成小包，高压蒸气灭菌。特殊敷料，如消毒止血用的碘仿纱条，因碘仿遇高温易升华而失效，故严禁高压灭菌，必须在无菌条件下制作，保存在消毒、密闭容器内或由厂家使用射线灭菌，一次性包装。使用过的敷料按医疗垃圾处理。感染性手术用过的敷料用大塑料袋集中包好，袋外注明“特异性感染”，及时送室外指定处焚烧。

三、器械类

手术器械是外科手术操作的必备物品，包括基本器械和特殊器械。

1. 基本器械　可分为五类，即切割及解剖器械、夹持及钳制器械、牵拉器械、探查和扩张器、取拿异物钳。多用不锈钢制成，术后用多酶溶液浸泡刷洗，去除器械上的血渍、油垢，用流水冲净再消毒、干燥。对有关节、齿槽和缝隙的器械，应尽量张开或拆卸后进行彻底洗刷。有条件的医院可采取超声清洗、压力清洗。洗净的器械干燥后，用水溶性润滑剂保护，分类打包后高压蒸气灭菌。对朊毒体、气性坏疽及突发原因不明的特殊感染手术器械，在医院感染控制部门指导下进行处理后，再按普通器械处理。朊毒体污染的器械先浸泡于 1 mol/L 氢氯化钠溶液内作用 60 min，再按普通器械处理流程处理，压力蒸汽灭菌应选用 134～138 ℃、18 min，或 132 ℃、30 min，或 121 ℃、60 min。气性坏疽污染的器械，先用 3%过氧化氢或 0.2%过氧乙酸或 2000～5000 mg/L 的含氯消毒液浸泡 30～60 min，再按普通器械处理流程处理。

2. 特殊器械　包括内镜类、吻合器类、其他精密仪器(如高频电刀、电钻、激光刀等)。可根据制作材料选用不同的灭菌方法，较好的方法是环氧乙烷灭菌。

四、缝线和缝针

手术室用的缝线和缝针多在出厂时已分别包装并灭菌，可在术中直接使用。

1. 缝线　用于术中缝合各类组织和脏器，促进手术伤口愈合；也用于结扎血管，起止血作用。缝线的粗细以号码标明，常用 1～10 号线，号码越大线越粗。细线则以 0 标明，0 数越多线越细。缝线分为不可吸收和可吸收两类。前者指不能被组织酶消化的缝线，如丝线、金属线、尼龙线等，黑色丝线是手术中最常用的缝线。后者包括天然和合成两种，天然缝线有肠线和胶原线，肠线常用于胃肠、胆管、膀胱等黏膜和肌层的吻合；合成缝线有聚乳酸羟基乙酸线(XLG)、聚二氧杂环己酮线(PDS)等，合成缝线比肠线更易吸收、组织反应更轻，但价格较高。

2. 缝针　常用的有三角针和圆针两类。前者用于缝合皮肤或韧带等坚韧组织；后者对组织的损伤较小，用于缝合血管、神经、脏器、肌肉等软组织。两类针都有直、弯两种，大小、粗细各异，可根据缝合的组织选择适当的种类。

五、引流物

外科引流是指将人体组织间隙或体腔中积聚的脓、血或其他液体通过引流物导流至体外的技术。引流物有乳胶片引流条、纱布引流条、烟卷式引流条、引流管等。可根据手术部位、创腔深浅、引流液的量和性质等选择合适的引流物。目前使用最多的是各型号的橡胶、硅胶和塑料类引流管，如普通引流管、双腔(或三腔)引流套管、T 形引流管、蕈状引流管等。可按橡胶类物品灭菌或高压蒸气灭菌。

第三节　患者的准备

一、一般准备

患者（病人）应在手术前提前送入手术室。护士按手术安排表仔细核对病人，确认手术部位，点收所带药品及物品，认真做好三查七对和麻醉、手术前准备工作。同时，加强心理护理，减轻病人焦虑或恐惧。

二、手术体位准备

巡回护士根据病人手术部位，调整手术床或利用体位垫、体位架、固定带等物品安置合适的手术体位。其要求是：①充分暴露手术野，避免不必要的裸露；②最大限度保证病人的舒适与安全；③不影响呼吸、循环功能，不影响麻醉医师观察和监测；④妥善固定，避免血管及神经受压、肌肉扭伤、压疮等并发症。常见的手术体位有以下几种（图 6-1）。

1. 仰卧位　最常见。包括：①水平仰卧位：适用于胸部、腹部、下肢等手术。方法：病人仰卧于手术台上，头部垫软枕；双上肢自然放于身体两侧，中单固定双臂；膝下放一软枕，膝部用宽约束带固定；足跟用软垫保护。②颈仰卧位：适用于颈部手术。方法：双肩下垫一肩垫，抬高肩部 20°，头后仰；颈下垫一圆枕以防颈部悬空；头两侧用沙袋固定；将手术床上部抬高 10°～20°，以利头颈部静脉血回流，余同“水平仰卧位”。③上肢外展仰卧位：适用于上肢、乳房手术。方法：患侧上肢外展置于托手器械台上，外展不超过 90°，余同“水平仰卧位”。

2. 侧卧位

（1）一般侧卧位：适用于肺、食管、侧胸壁、侧腰部（肾及输尿管中上段）等手术。方法：病人健侧卧 90°；双臂向前伸展于托手架上，束臂带固定双上肢；腋下垫腋垫；胸、背部两侧各垫一个长沙袋，置于中单下固定；下腿屈曲 90°，上腿伸直，两腿间垫一软枕；约束带固定髋部。肾及输尿管中上段手术时，患侧肾区应对准手术台腰桥，使腰部平直舒展，大腿上 1/3 用约束带固定，铺无菌巾后，升高腰桥。

（2）脑科侧卧位：适用于颞部、颅后窝、枕大孔区等手术。方法：病人侧卧 90°；头下垫头圈或置于头架上，下耳廓置于圈中防止受压，上耳孔塞棉花球以防进水；腋下垫腋垫；束臂带固定双上肢于支架上；于背部、髋部、胸部、腹部各上一挡板以固定身体；下腿屈曲、上腿伸直，以放松腹部；两腿间垫软枕；约束带固定髋部。

3. 俯卧位　适用于颅后窝、颈椎后路、脊柱后入路、背部、骶尾部等手术。方法：病人俯卧于手术台，头转向一侧或支撑于头架上（颅后窝、颈椎后路手术）；双肘稍屈曲，置于头旁；胸部、髋部各垫一软枕，使腹肌放松；膝部用约束带固定；足背下垫小枕，防止足背过伸。

4. 膀胱截石位　适用于阴道、肛门、尿道、会阴部等手术。方法：病人仰卧，臀部齐手术床缘，臀下垫一中方枕；两腿屈髋、双膝置于腿架上，两腿间角度为 60°～90°，双腿高度以病人腘窝的自然屈曲下垂为准；腘窝部垫一软枕，并用约束带固定；膝关节摆正，不压迫腓骨小头，以免损伤腓骨神经。

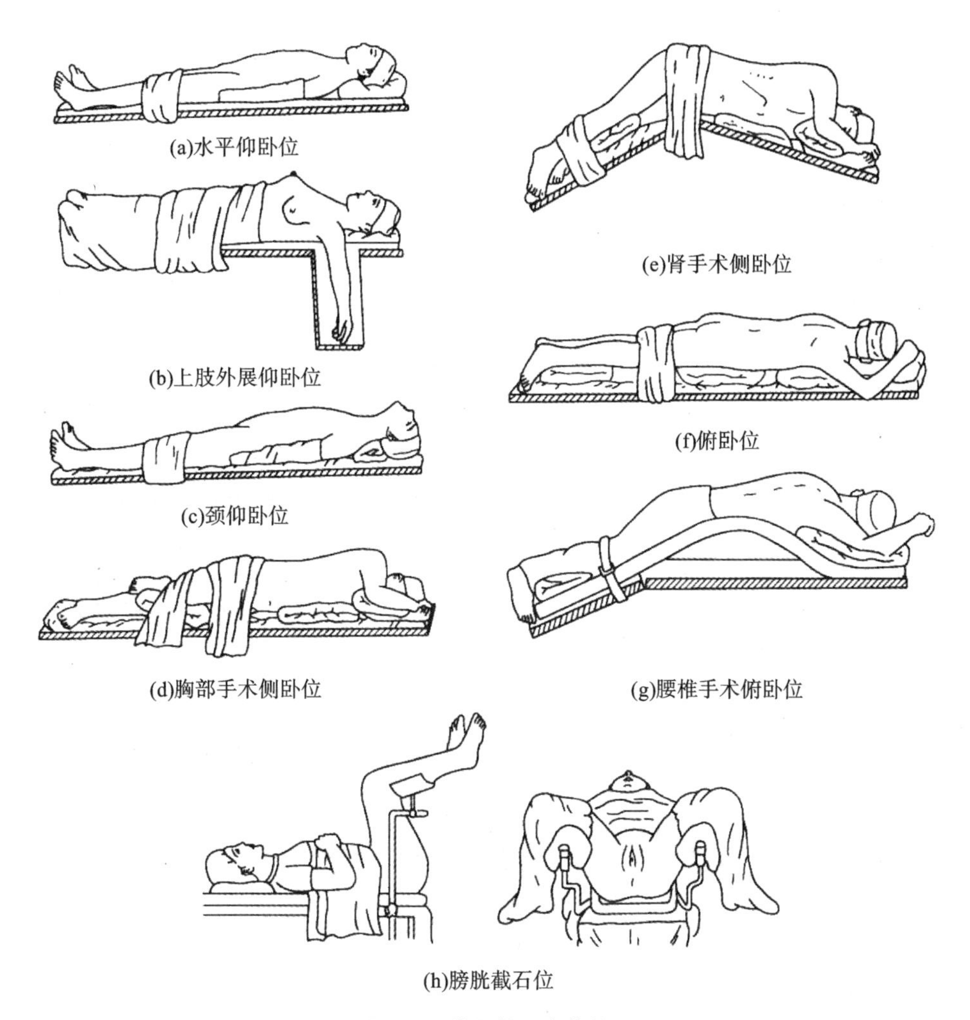

(a)水平仰卧位　(b)上肢外展仰卧位　(c)颈仰卧位　(d)胸部手术侧卧位　(e)肾手术侧卧位　(f)俯卧位　(g)腰椎手术俯卧位　(h)膀胱截石位

图 6-1　常见的手术体位

5. 半坐卧位　适用于鼻咽部手术。方法:将手术床头端摇高 75°,床尾摇低 45°,使病人屈膝半坐在手术床上;整个手术床后仰 15°,双臂用中单固定于体侧。

三、手术区皮肤消毒

病人摆好体位后,需对手术区域皮肤进行消毒,以杀灭手术切口及其周围皮肤上的病原微生物。消毒前先检查手术区域皮肤的清洁程度、有无破损及感染。

1. 消毒剂　目前国内普遍使用碘伏(0.2%安尔碘)作为皮肤消毒剂。碘伏属中效消毒剂,可直接用于皮肤、黏膜和切口消毒。

2. 消毒方法　用碘伏涂擦病人手术区域 2 遍即可。对婴幼儿皮肤消毒,面部皮肤、口鼻腔黏膜、会阴部手术消毒一般采用 0.5%安尔碘。植皮时,供皮区用 75%乙醇消毒 3 遍。

3. 消毒范围　包括手术切口周围 15～20 cm 的区域,如有延长切口的可能,应扩大消毒范围。

4. 消毒原则　①以手术切口为中心向四周涂擦;②感染伤口或肛门、会阴部皮肤消毒,应从外周向感染伤口或会阴、肛门处涂擦;③已接触污染部位的药液纱球不能回擦。

四、手术区铺单法

手术区皮肤消毒后，铺无菌单。目的是建立无菌安全区，显露手术切口所必需的最小皮肤区域，其余部位予以遮盖，以避免和减少术中污染。铺单原则是除手术区外，手术区周围要有4～6层无菌布单覆盖，外周至少2层。以腹部手术为例，一般铺以下3重巾(单)。

1. 铺无菌巾 又称切口巾，即用4块无菌巾遮盖切口周围。①器械护士把无菌巾折边1/3，第1、第2、第3块无菌巾的折边朝向第一助手，第4块无菌巾的折边朝向器械护士自己，按顺序传递给第一助手；②第一助手接过无菌巾，分别铺于切口下方、对侧及上方，最后铺自身侧。每块无菌巾的内侧缘距切口线3 cm以内。已铺好的无菌巾不可随意移动，如需移动只能向切口外移；③手术巾的4个交角处分别用布巾钳夹住。铺巾完成后，第一助手重返洗手间消毒手臂，而后穿无菌手术衣，戴无菌手套。

2. 铺手术中单 将2块无菌中单分别铺于切口的上、下方。铺巾者需注意避免自己的手触及未消毒物品。

3. 铺手术洞单 将有孔洞的剖腹大单正对切口，短端向头部、长端向下肢，先向上方再向下方，分别展开。展开时手卷在剖腹单里面，以免污染。要求短端盖住麻醉架，长端盖住器械托盘，两侧和足端应下垂手术台边缘30 cm以上。

第四节　手术人员的准备

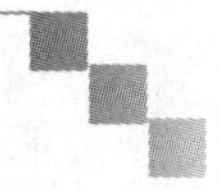

一、一般准备

手术人员应保持身体清洁，进入手术室时，先换穿洗手衣裤和手术室专用鞋，自身衣服不得外露。戴好口罩、手术帽，头发、口鼻不外露。剪短指甲，并去除甲缘下的积垢。手臂皮肤有破损或化脓性感染时，不能参加手术。

二、外科手消毒

位居手臂皮肤的细菌包括暂居菌和常驻菌两类。暂居菌分布于皮肤表面，易被清除；常驻菌深居毛囊、汗腺及皮脂腺等处，不易清除，且可在手术过程中逐渐移至皮肤表面。故手臂清洗、消毒后需穿无菌手术衣、戴无菌手套，防止细菌污染手术切口。

外科手消毒是指手术人员通过机械刷洗和化学消毒方法祛除并杀灭双手和前臂的暂居菌和部分常驻菌，达到消毒皮肤的目的。传统的外科洗手方法有肥皂水刷手法、碘伏刷手法、灭菌王刷手法。随着各种手部消毒剂的产生和推广，新的手臂消毒方法随之产生。

1. 肥皂水刷手法 ①清洁：按普通洗手方法将双手和手臂用肥皂和清水洗净；②刷洗：用消毒毛刷蘸取消毒肥皂液刷洗双手及手臂，范围从指尖至肘上10 cm。顺序是从指尖至手腕、从手腕至肘部、从肘部至肘上部依次刷洗，左、右手臂交替进行。刷手时要注意甲缘、甲沟、指蹼等处的刷洗。刷完1遍后，指尖朝上肘朝下，用清水冲洗，然后更换消毒毛刷依照前面的方法再刷洗2遍。刷洗共持续10 min；③擦干：每侧手臂用1块无菌毛巾从指尖至上臂将水擦干，擦过肘部以上的毛巾不可再擦手部；④浸泡：将双手及前臂浸泡在75%乙醇内3～5 min，浸泡范围至肘上6 cm。若有乙醇过敏者，可用0.1%苯扎溴铵浸泡；⑤待干：浸泡消毒后，保持拱手姿势待干。此后双手不得下垂，不能接触未经消毒的物品。

2. 碘伏刷手法 ①按传统肥皂水刷手法刷洗双手、前臂至肘上10 cm，约3 min，清水冲净，用无菌毛巾擦干；②用浸透0.5%碘伏的纱布，从一侧指尖向上涂擦至肘上6 cm处，同法涂擦另一侧手臂，注意涂满，为时3 min，换纱布再擦1遍；③保持拱手姿势，自然干燥。目前应用的消毒液品种还有很多，如碘尔康、活力碘等，方法基本相同。

3. 灭菌王刷手法 ①用肥皂或洗手液清洗双手及手臂，清水冲净；②用无菌刷蘸取灭菌王3～5 mL，自指尖开始向上刷至肘上10 cm，为时3 min，流水冲净，用无菌毛巾擦干；③取吸足灭菌王的纱布球再涂擦1遍，至肘上6 cm，自然待干。

三、穿无菌手术衣

1. 开式手术衣穿法 ①取手术衣，在较宽敞的地方双手持衣领打开手术衣，双手提住衣领两角，衣袖向前位将衣展开，衣内面朝向自己；②向上轻抛手术衣，顺势将双手插入袖中，两臂平行前伸，不可高举过肩；③巡回护士在穿衣者背后抓住衣领内面，协助拉袖口，并系住衣领后带；④穿衣者双手交叉，身体略向前倾，用手指夹住腰带递向后方，由巡回护士接住并系好；⑤穿好无菌手术衣后，双手应保持在腰以上、胸前及视线范围内（图6-2）。

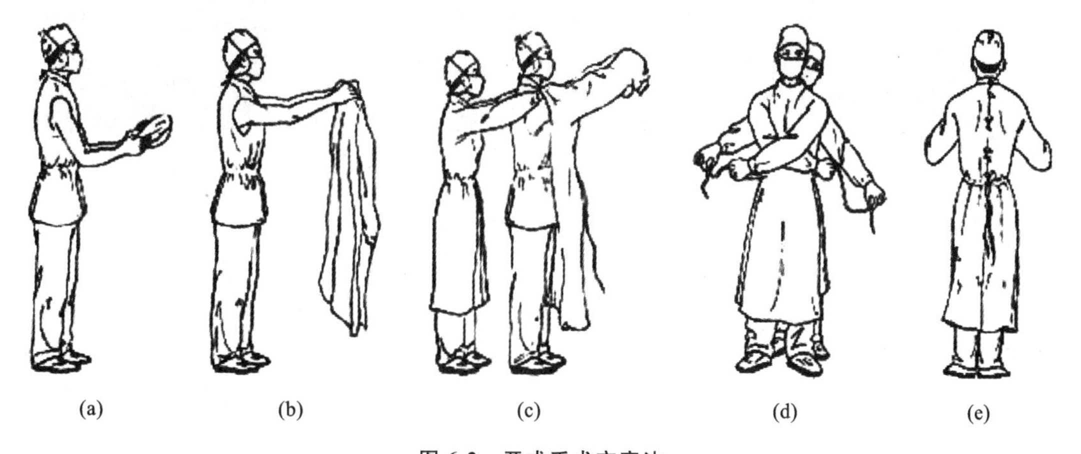

图6-2 开式手术衣穿法

2. 全遮盖式手术衣穿法 ①取手术衣，在较宽敞的地方双手持衣领打开手术衣，双手提住衣领两角，衣袖向前位将衣展开，衣内面朝向自己；②向上轻抛手术衣，顺势将双手插入袖中，两臂平行前伸；③巡回护士在穿衣者背后抓住衣领内面，协助拉袖口，并系住衣服后带；④穿衣者戴好无菌手套；⑤解开腰间活结，将腰带递给已戴好手套的手术人员或由巡回护士用无菌持物钳夹持腰带绕穿衣者1周后交穿衣者自行系于腰间（图6-3）。

四、戴无菌手套

无菌手套有干、湿两种。戴干无菌手套的程序为先穿手术衣，后戴手套，方法分闭合式和开放式两种。戴湿无菌手套的程序为先戴手套，后穿手术衣。目前临床多采用前者。

1. 闭合式 ①双手伸入袖管后，不要伸出袖口，在袖筒内将无菌手套包装打开平放于无菌台面上；②左手隔着衣袖将左手手套的大拇指与袖筒内的左手大拇指对正，右手隔着衣袖将手套边反翻向左手背，左手五指张开伸进手套。同法戴右手套。（图6-4）

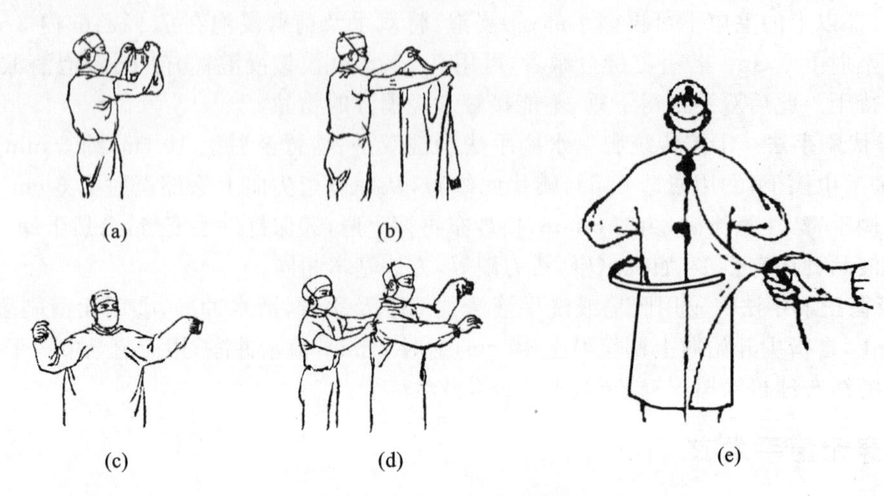

图 6-3　全遮盖式手术衣穿法

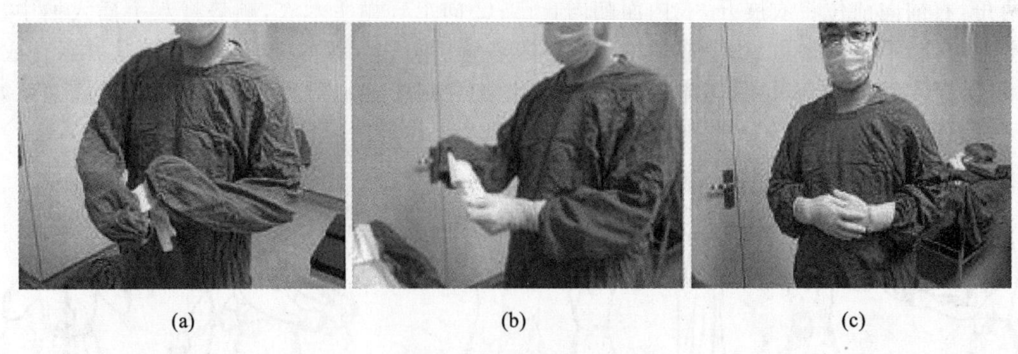

图 6-4　闭合式戴手套法

2. 开放式　①从手套袋内取出滑石粉袋，轻轻擦于手背、手掌及指间，使之光滑（一次性手套已涂滑石粉，可省略此步骤）；②掀开手套袋，捏住手套口向外翻折部分（即手套内面），取出手套，分清左、右侧；③左手捏住并显露右侧手套口，将右手插入手套内，戴好手套，注意未戴手套的手不可接触手套外面（无菌面）；④用已戴好手套的右手指插入左手手套口翻折部的内面（即手套的外面），帮助左手插入手套并戴好；⑤分别将左、右手套的翻折部翻回，并盖住手术衣的袖口，注意已戴手套的手只能接触手套的外面（无菌面）；⑥用无菌生理盐水冲洗手套上的滑石粉。（图 6-5）

3. 协助他人戴手套　被戴者的手自然下垂，由巡回护士用双手撑开一手套，拇指对准被戴者，协助其将手伸入手套并包裹于袖口上。

五、脱手术衣及手套

1. 脱手术衣　①他人帮助脱手术衣法：手术人员双手抱肘，由巡回护士将手术衣肩部向肘部翻转，再向手的方向拉扯脱下手术衣，手套的腕部亦随之翻转于手上；②自行脱手术衣法：左手抓住手术衣右肩并拉下，使衣袖翻向外，同法拉下手术衣左肩，脱下手术衣，使衣里外翻，保护手臂及洗手衣裤不被手术衣外面污染。

2. 脱手套　用戴手套的手抓取另一手的手套外面，翻转脱下；用已脱手套的拇指伸入另一手套的里面，翻转脱下。注意保护清洁的手不被手套外面污染。

若无菌性手术完毕，手套未破，需进行另一台手术时，可不重新刷手，仅需 75％乙醇浸泡 5

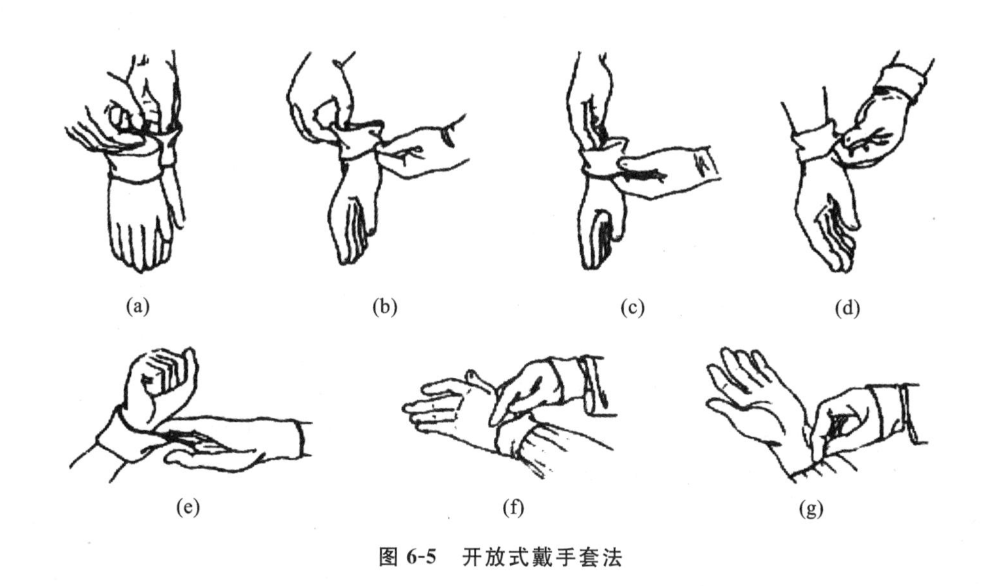

(a) (b) (c) (d) (e) (f) (g)

图 6-5　开放式戴手套法

min，或用 0.5%碘伏擦手和前臂 3 min。干燥后再穿无菌手术衣、戴手套。若前台为污染手术，接连施行下一台手术前应重新洗手。

第五节　手术室无菌操作技术

手术中的无菌操作是预防病人切口感染、保证其安全的关键，是影响手术成功的重要因素。所有参加手术的人员都要认识其重要性，严格遵守无菌原则，并贯穿手术的全过程。

一、手术中的无菌操作原则

1. 明确无菌范围　手术人员刷手后，手臂不可接触未经消毒的物品。穿好手术衣后，手术衣的无菌范围为肩以下、腰以上、双手、双臂、腋中线以前的区域。手术人员手臂应保持在腰水平以上，肘部内收，靠近身体。不可接触手术床边缘及无菌桌桌缘以下的布单。凡下坠至手术床边缘以下的无菌物品不可再取回使用。无菌桌仅桌缘平面以上属无菌，参加手术人员不得扶持无菌桌的边缘。

2. 保持物品无菌　无菌区内所有物品均应严格灭菌。手套、手术衣及手术用物(如无菌巾、布单)如疑有污染、破损、潮湿，应立即更换。1 份无菌物品只能用于 1 个病人，打开后即使未用，也不能留给其他病人使用，需重新包装、灭菌后才能使用。

3. 保护皮肤切口　在切开皮肤前，先粘贴无菌塑料薄膜，再经薄膜切开皮肤，以保护切口。切开皮肤及皮下脂肪层后，切口边缘应以无菌大纱布垫或手术巾遮盖，并用缝线及巾钳固定，仅显露手术野。凡与皮肤接触的刀片和器械不应再用，若需延长切口或缝合前，需用 75%乙醇再消毒皮肤 1 次。手术因故暂停时，切口应用无菌巾覆盖。

4. 正确传递物品　手术时不可从手术人员背后或头顶传递器械及手术用品，应由器械护

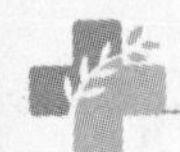

士从器械升降台侧正面方向传递。

5. 调换位置 手术人员应面向无菌区，在规定区域内活动。同侧手术人员如需交换位置，一人应先退后一步，背对背转身到达另一位置，以防接触对方背部不洁区。

6. 减少空气污染 手术进行时不应开窗通风或用风扇，室内空调机风口也不能吹向手术台，尽量减少人员走动，以免扬起尘埃，污染手术室内空气。手术过程中保持安静，不能高声说话嬉笑，尽量避免咳嗽、打喷嚏，不得已时须将头转离无菌区。请他人擦汗时，头应转向一侧。口罩若潮湿，应更换。每个手术室参观人数不超过 2 人，参观手术人员不可过于靠近手术人员或站得太高，也不可在室内频繁走动。

7. 沾染手术的隔离技术 进行胃肠道、呼吸道或宫颈等沾染手术时，切开空腔脏器前，先用纱布垫保护周围组织，并随时吸除外流的内容物，被污染的器械和其他物品应放在污染器械盘内，避免与其他器械接触，污染的缝针及持针器应在等渗盐水中刷洗。完成全部沾染步骤后，用灭菌用水冲洗或更换无菌手套，尽量减少污染机会。

二、无菌器械桌的准备

无菌器械桌用于术中放置手术器械，由巡回护士和器械护士共同准备。

(1) 巡回护士将手术包、敷料包放于桌上，用手打开第一层包布(双层)，注意只能接触包布的外面，由里向外展开，手臂不可跨越无菌区。用无菌持物钳打开第二层包布，先对侧后近侧。

(2) 器械护士穿好无菌手术衣和戴好无菌手套后，用手打开第三层包布。铺在台面上的无菌巾共 6 层，无菌单应下垂至少 30 cm。将器械按使用先后分类，并有序地摆于器械桌上(图 6-6)。放置在无菌桌内的物品不能伸至桌缘外。若无菌单被水或血浸湿，应加盖干的无菌巾或更换。若为备用无菌桌(连台手术)，应用双层无菌巾盖好，有效期 4 h。

(刘丹阳)

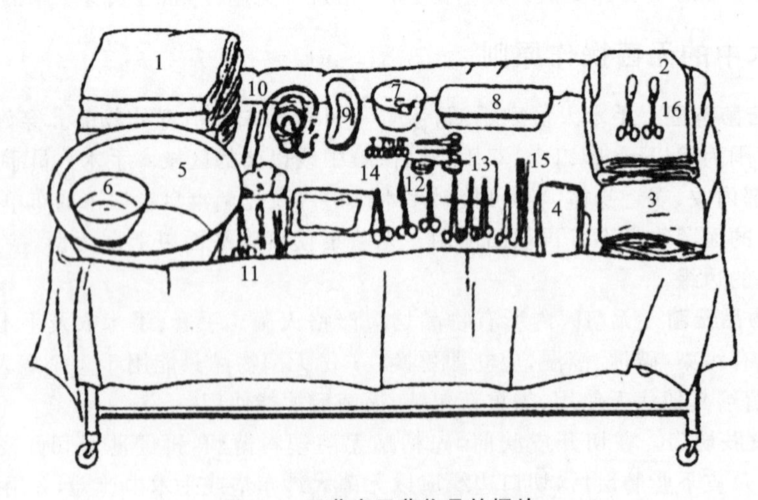

图 6-6 无菌桌无菌物品的摆放

1. 手术衣；2. 手术单类；3. 切口巾；4. 纱垫纱布；5. 大盆；6. 盐水碗；7. 酒精碗；8. 标本盘；9. 弯盘；10. 吸引管及橡皮管；11. 手术刀、剪刀及镊子；12. 针盒；13. 针持及线剪；14. 巾钳；15. 平镊及大号血管钳；16. 皮肤灭菌拭子

课后练习

A1 型题

1. 下列有关肥皂水刷手法步骤的描述,正确的一项是( )。

A. 范围应从手指尖到肘上 5 cm
B. 冲水时应将手指朝下
C. 浸泡 75%乙醇范围应到肘上 3 cm
D. 浸泡在乙醇桶内的时间为 5 min
E. 浸泡乙醇后应擦干手臂

2. 关于手术人员手臂的消毒方法,正确的一项是( )。

A. 灭菌王是含碘的高效复合型消毒液,无须用肥皂水洗手
B. 0.5%碘伏涂擦两遍后保持拱手姿势,自然干燥
C. 用肥皂水刷手 5 min,浸于 75%乙醇中 5 min
D. 用 0.5%碘伏涂抹后,再以 75%乙醇擦拭
E. 无菌性手术完毕后手套未破,若需连续手术,应刷手 5 min,浸泡 5 min

3. 结肠造口术后,施行瘘口关闭术时,正确的手术区皮肤消毒的顺序是( )。

A. 由手术区外周涂向瘘口周围
B. 由手术区中心部向四周涂擦
C. 由手术病人头侧涂向足侧
D. 由手术者一侧涂向对侧
E. 无须按一定的顺序,只要消毒彻底

4. 穿无菌衣和戴无菌手套后,必须保持无菌的部位是( )。

A. 整个胸、腹、背部和双上肢
B. 整个颈肩、胸、腹、背部
C. 腰部以上的前胸、后背和双上肢
D. 腰部以上的前胸和肩部
E. 腰部以上的前胸、侧胸和双上肢

5. 手术区皮肤的消毒范围,应包括切口周围( )。

A. 5 cm B. 10cm C. 15 cm D. 25 cm E. 30 cm

6. 锐利器械灭菌的正确方法是( )。

A. 压力蒸气灭菌
B. 10%甲醛溶液浸泡 30 min
C. 苯扎溴铵溶液浸泡 30 min
D. 75%乙醇浸泡 60 min
E. 2%戊二醛溶液浸泡 10 h

7. 最常用的消毒手术敷料的方法是( )。

A. 压力蒸气灭菌 B. 甲醛蒸气熏蒸法 C. 煮沸消毒
D. 微波消毒法 E. 消毒液浸泡法

8. 冬季,布类物品经压力蒸气灭菌后,一般可保留( )。

A. 1 周 B. 2 周 C. 3 周 D. 20 天 E. 30 天

A2 型题

9. 病人孙先生,拟接受会阴部手术,其体位应取( )。

A. 俯卧位 B. 膀胱截石位 C. 侧卧位
D. 半坐卧位 E. 平卧位

10. 张医生在手术过程中不慎被缝针刺破手套,正确的做法是( )。

A. 用 5%碘伏擦拭
B. 更换手套
C. 重新洗手更换手套
D. 用 75%乙醇消毒
E. 中止手术

第七章　手术前后患者的护理

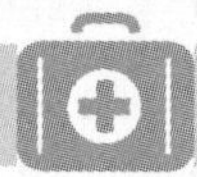

案例导入

张先生，50 岁。反复胃痛 10 年余，加重半年。既往有糖尿病、高血压病史，嗜烟酒。门诊初步诊断为“胃癌”，医生建议择期行胃癌根治术。张先生今日入院待手术治疗。

请问：1. 张先生术前应采取哪些护理措施？

2. 张先生血压、血糖应控制在什么范围之内？

手术是治疗外科疾病的重要手段，但麻醉、手术创伤也会导致并发症、后遗症等不良后果。手术前后护理是指全面评估患者生理、心理状态，提供身、心整体护理，增加患者对手术耐受性，以最佳状态顺利度过手术期，预防或减少术后并发症，促进早日康复。

第一节　概　　述

（一）围术期的概念

围术期指从决定手术治疗时起，到与本次手术有关的治疗基本结束为止的一段时间。包括手术前期、手术期和手术后期三个阶段：①手术前期：从患者决定接受手术到将患者送至手术台；②手术期：从患者被送上手术台到患者手术后被送入复苏室（观察室）或外科病房；③手术后期：从患者被送到复苏室或外科病房至患者出院。围术期护理是指在围术期为患者提供全程、整体的护理，旨在加强术前至术后整个治疗期间患者的身心护理，通过全面评估，充分做好术前准备，并采取有效措施维护机体功能，提高手术安全性，减少术后并发症，促进患者康复。围术期护理也包括三个阶段，每个阶段护理工作重点不同。

（二）手术分类

1. 按手术目的　可分为：①诊断性手术：目的是明确诊断，如活体组织检查、开腹探查术等。②根治性手术:目的是彻底治愈。③姑息性手术:目的是减轻症状,用于条件限制而不能行根治性手术时,如晚期胃窦部癌行胃空肠吻合术,以解除幽门梗阻症状,但不切除肿瘤。

2. 按照手术的时限性　可分为:①择期手术:施行手术的迟早不影响治疗效果,应当做到充分的手术前准备,如未嵌顿的腹外疝手术。②限期手术:手术的时间虽然也可以选择,但应有一定限度,不宜延迟过久,而应在尽可能短的时间内做好术前准备,如各种恶性肿瘤根治术。③急症手术:对危及生命的疾病,应根据病情的轻重缓急,在最短时间内行必要的准备,即迅速实施手术。如脾破裂、肝破裂等。

3. 按手术范围　可分为大手术、中手术、小手术及微创手术。

第二节　手术前患者的护理

【护理评估】

1. 健康史

(1) 一般情况:评估患者的年龄、性别、职业、诊断、病史陈述者及可靠程度等。

(2) 现病史:病因与诱因;主诉、症状和体征,包括生命体征和专科体征;本次起病情况及患病时间。

(3) 既往史:了解有无心血管、呼吸、消化、血液、内分泌等系统疾病史,创伤史、手术史、过敏史、遗传史、用药史,女性患者应了解月经史和婚育史。

2. 身体状况

1) 年龄　老年人及婴幼儿由于器官功能呈衰退或发育不完善状态,对手术的耐受力较差,存在较大的风险,所以是术前评估的重点人群。

2) 有无感染　评估患者是否合并其他感染及手术区域皮肤有无损伤和感染。

3) 体液平衡状况　术前评估患者有无脱水、电解质代谢紊乱和酸碱平衡失调。

4) 营养状态　评价患者营养状况,以评估患者对手术的耐受力。

5) 重要系统功能

(1) 心血管系统功能:评估患者血压、脉搏、心率及四肢末梢循环状况。

(2) 呼吸系统功能:评估患者呼吸节律和频率,有无吸烟嗜好,有无哮喘、咳嗽、咳痰等症状。

(3) 神经系统功能:评估患者有无神经和精神异常,患者认知能力及配合程度,评估患者有无眩晕、头昏、眼花、耳鸣、步态不稳和抽搐等情况。

(4) 肾功能:评估患者有无排尿困难、尿频、尿急、少尿或无尿等异常症状。

(5) 肝功能:评估患者有无黄疸、腹水、肝掌、蜘蛛痣、呕血、黑便等。对肝炎、肝硬化、长期饮酒者,了解肝功能情况,并注意有无乙型肝炎病史。

(6) 血液功能:了解患者及家属有无出血倾向和血栓栓塞病史,有无输血病史等。

(7) 内分泌功能:评估糖尿病患者的慢性并发症和血糖控制情况,监测饮食、空腹血糖和尿糖等。甲状腺功能亢进症患者术前了解基础血压、脉率、体温、基础代谢率变化。

3. 心理-社会支持状况 手术前患者产生焦虑、恐惧的原因主要是患者对手术、麻醉必要性认识不够，对手术效果或机体损毁担忧，对家庭、子女、配偶及经济等方面考虑过多。

4. 辅助检查

(1) 常规检查：血、尿、大便三大常规。

(2) 出凝血功能：包括出血时间、凝血时间、血小板计数、凝血酶原时间等，出凝血功能异常可导致患者术中或术后出血。

(3) 血型及交叉配血试验：择期手术患者在术前 24 h 内备血，急诊患者根据病情选择备血时间。

(4) 血液生化：包括肝功能、肾功能、电解质、血糖等检查。

(5) 肺功能：观察患者呼吸节律和频率，评估肺部情况。

(6) 心电图检查：了解有无心率、心律异常。

(7) 影像学检查：胸部 X 线检查了解肺部疾病。

【常见护理诊断/问题】

1. 焦虑和恐惧 与担忧疾病预后、术后并发症及经济负担等有关。

2. 体液不足 与长期呕吐、腹泻和出血及液体摄入不足有关。

3. 营养失调：低于机体需要量 与禁食或进食不足、慢性消耗性疾病、持续呕吐、严重腹泻等有关。

4. 睡眠型态紊乱 与不适应住院环境、担忧手术及疾病预后有关。

【护理目标】

(1) 患者情绪平稳，焦虑症状减轻或缓解。

(2) 患者熟悉术前准备的相关要求，能积极配合治疗和护理。

(3) 患者营养状态得以改善。

(4) 患者无水电解质及酸碱平衡失调，各主要脏器灌注良好。

(5) 患者能够得到充足的休息

【护理措施】

1. 一般准备与护理

1) 呼吸道准备 有吸烟嗜好者，术前 2 周戒烟。有肺部感染者，术前 3～5 日起应用抗生素；痰液黏稠者，可用抗生素加糜蛋白酶雾化吸入，每日 2～3 次，并配合拍背或体位引流排痰；哮喘发作者，术前 1 日地塞米松 0.5 mg 雾化吸入，每日 2～3 次，以减轻支气管黏膜水肿，促进痰液排出。根据患者不同的手术部位，进行深呼吸和有效排痰法的训练，如胸部手术者训练腹式呼吸；腹部手术者，训练胸式呼吸。深呼吸训练：先从鼻慢慢深吸气，使腹部隆起，呼气时腹肌收缩，由口慢慢呼出。促进有效排痰的主要措施：①改变患者姿势，使分泌物流入大气道内便于咳出；②鼓励患者做缩唇呼吸，即鼻吸气，口缩唇呼气，以引发咳嗽反射；③在病情许可的情况下，增加患者活动量，有利于痰液松动。

2) 胃肠道准备 择期手术患者术前 12 h 禁食、4 h 禁水。胃肠道手术患者术前 1～2 日开始进流质饮食，常规放置胃管。幽门梗阻患者术前 3 日每晚以生理盐水洗胃，排空胃内滞留物，减轻胃黏膜充血、水肿。结肠或直肠手术术前 3 日起口服肠道不吸收的抗生素，术前 1 日及手术当日清晨行清洁灌肠或结肠灌洗，以减少术后感染机会。

3) 排便练习 绝大多数患者不习惯在床上大小便，容易发生尿潴留和便秘，尤其是老年男性患者，因此，术前必须在床上练习排便。

4）手术区皮肤准备　充分清洁手术野皮肤和剃除毛发，若切口不涉及头、面部、腋毛、且切口周围毛发比较短少，不影响手术操作，可不必剃除毛发。如毛发影响手术操作，则应全部剃除。手术前 1 日协助患者沐浴、洗头、修剪指甲，更换清洁衣服。

（1）一般皮肤准备范围：①颅脑手术：全部头皮，包括前额、两鬓及颈后皮肤。术前 3 日剪短头发，每日洗头 1 次（急症例外），术前 2 h 剃净头发，剃后用肥皂洗头，并戴清洁帽子（图 7-1(a)）。②颈部手术：上起下唇，下至胸骨角，两侧至斜方肌前缘（图 7-1(b)）。③胸部手术：上起锁骨上部，下至脐水平，前、后胸范围均应超过中线 5 cm 以上（图 7-1(c)）。④上腹部手术：上腹部手术上起乳头连线，下至耻骨联合及会阴部，两侧至腋中线，并剃除阴毛（图 7-1(d)）；下腹部手术上起剑突水平，下至大腿中上 1/3 交界，两侧至腋中线，并剃除阴毛。⑤腹股沟区手术：上起脐水平，下至大腿上 1/3 内侧，两侧至腋后线，包括会阴部，剃除阴毛（图 7-1(e)）。⑥肾手术：上起乳头连线，下至耻骨联合，前、后均过正中线（图 7-1(f)）。⑦会阴及肛周手术：阴部和会阴、臀部、腹股沟区、耻骨联合和大腿上 1/3 的皮肤，剃除阴毛。阴囊、阴茎部手术入院后每日温水浸泡，用肥皂水洗净，于术前 1 日备皮，范围同会阴部手术（图 7-1(g)）。⑧四肢手术：以切口为中心，上、下 20 cm 以上，一般多准备患侧整个肢体（图 7-1(h)）。⑨颜面及口腔手术：颜面尽量保留眉毛，不予剃除；口腔手术入院后保持口腔清洁卫生，入手术室前用复方硼酸溶液漱口。⑩骨、关节、肌腱手术：手术前 3 日开始皮肤准备。第 1、第 2 日先用肥皂水洗净患侧，并用乙醇消毒后再用无菌巾包裹。第 3 日进行剃毛、刷洗，乙醇消毒后，用无菌巾包扎手术野，待手术晨重新消毒后，用无菌巾包扎。

（2）用物：托盘内放置剃毛刀架及刀片弯盘、治疗碗内盛皂液棉球数只、持物钳、毛巾、棉签、乙醚、手电筒，橡胶单及治疗巾，脸盆内盛热水。骨科手术还应准备软毛刷、乙醇、无菌巾、

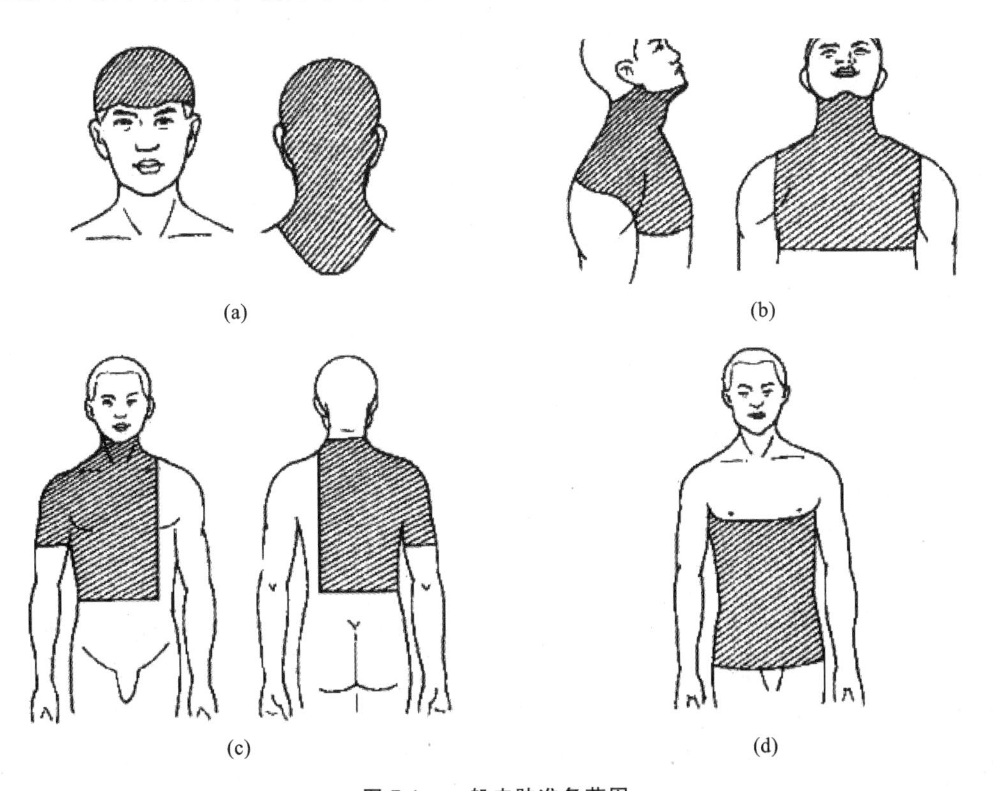

图 7-1　一般皮肤准备范围

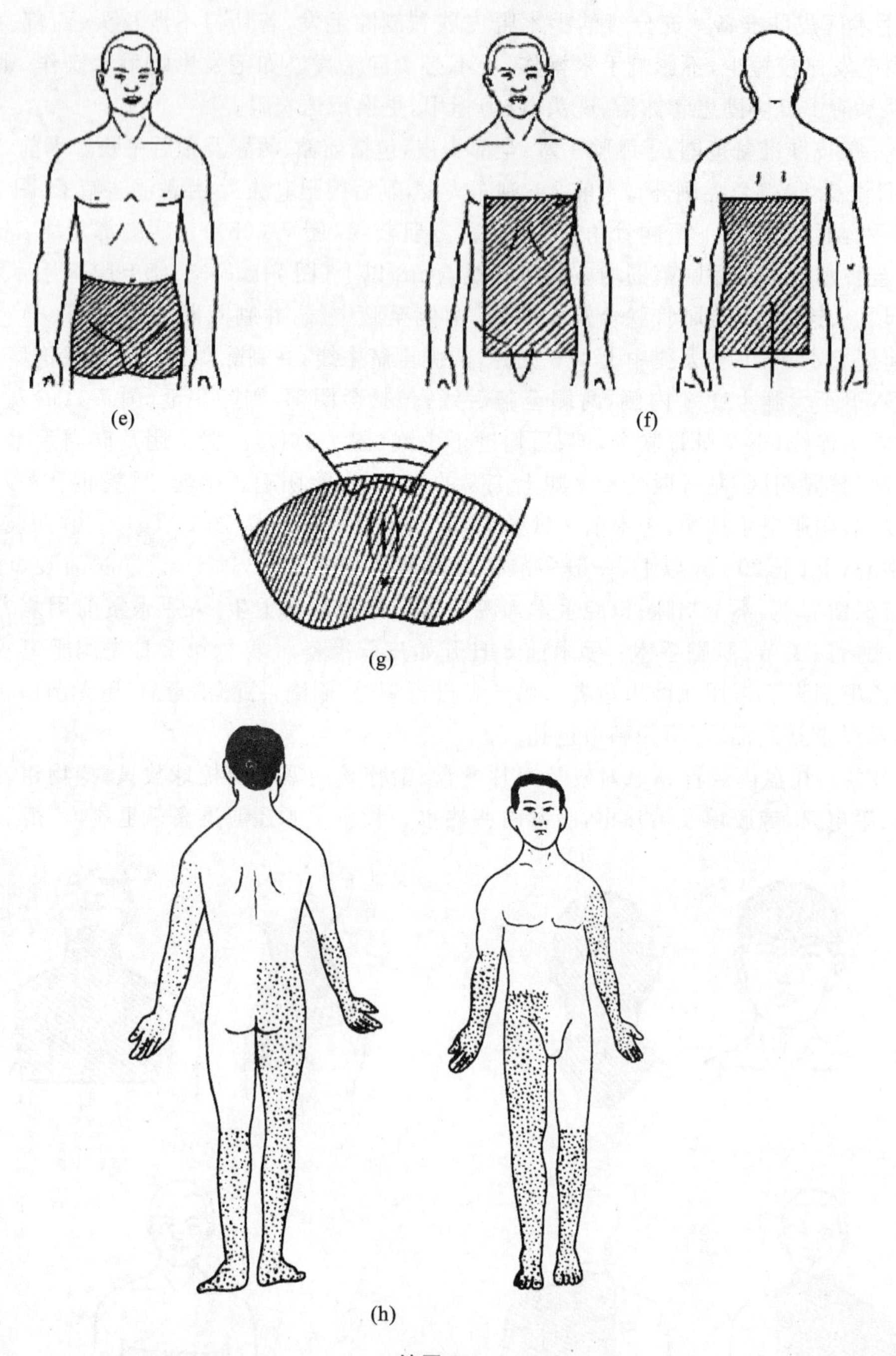

续图 7-1

绷带。

(3) 操作步骤：①做好解释工作，将患者接到治疗室(如在病室内备皮应用床帘或屏风遮挡)，注意保暖及照明；②铺橡胶单及治疗巾，暴露备皮部位；③用持物钳夹取皂液棉球涂擦备皮区域，一手绷紧皮肤，另一手持剃毛刀，分区剃净毛发；④剃毕用手电筒照射，仔细检查是否剃净毛发；⑤用毛巾浸热水洗去局部毛发和皂液；⑥腹部手术者需用棉签蘸取乙醚清除脐部污垢和油脂；⑦四肢手术者，入院后应每日用温水浸泡手足 20 min，并用肥皂水刷洗，剪去指

(趾)甲和已浸软的胼胝。

(4) 注意事项:①剃毛刀片应锐利;②剃毛前将皂液棉球蘸取少量热水后再涂擦于患者皮肤;③剃毛时,应绷紧皮肤,不能逆行剃除毛发,以免损伤毛囊;④剃毛后须检查皮肤有无伤痕或发红等异常状况,一旦发现应详细记录并通知医师;⑤操作过程中应具有受伤观,动作轻柔、熟练,注意患者保暖。

5) 休息　充足的休息对患者的来说起着不容忽视的作用。促进睡眠的有效措施包括:①消除引起不良睡眠的诱因;②创造良好的休息环境,做好陪客管理,保持病室的安静、避免强光刺激,定时通风,保持空气新鲜,温、湿度适宜;③提供放松技术,如缓慢深呼吸、全身肌肉先紧张后放松、听音乐等自我调节方法;④在病情允许的情况下,尽量减少患者白天睡眠的时间和必要时遵医嘱使用镇静安眠药,适当增加白天的活动量;⑤必要时遵医嘱使用镇静安眠药,如地西泮、水合氯醛等,但呼吸衰竭者应慎用。

6) 其他准备　拟行大手术前,做好血型鉴定和交叉配血试验;根据用药方案做药物过敏试验,手术晨护士全面检查术前准备情况,测量体温、脉搏、呼吸、血压,若发现患者有体温、血压升高或女性患者月经来潮时,及时通知医师,必要时延期手术;需做植皮、整形、关节手术者,手术区乙醇消毒后,用无菌巾包扎,手术前遵医嘱注射术前用药;胃肠道及上腹部手术者,术前置胃管;患者入手术室前取下义齿、发夹、眼镜、手表、首饰等,排尽尿液;估计手术时间 4 h 以上或拟行盆腔手术者,应留置导尿,使膀胱处于空虚状态,以免术中误伤。准备手术需要的物品,如病历、X 线片、CT 片、MRI 片、药品、引流瓶等,并随患者一同带入手术室。

2. 特殊准备与护理

(1) 营养不良:术前血清白蛋白在 30～35 g/L 应补充富含蛋白质的饮食。根据病情及饮食习惯,与患者及其家属共同商讨制订富含蛋白质、能量和维生素的饮食计划。若血清白蛋白低于 30 g/L,则需静脉输注血浆、人体白蛋白及营养支持,以改善患者的营养状况。

(2) 水、电解质紊乱和酸碱平衡失调:脱水患者遵医嘱由静脉途径补充液体,记录 24 h 出入液量,测体重,纠正低钾血症、低镁血症、低钙血症及酸中毒。

(3) 心血管疾病:高血压患者血压在 160/100 mmHg 以下时可不做特殊准备。血压过高者,给予适宜的降压药物,使血压平稳在一定的水平,但不要求降至正常后才手术。对心律失常者,遵医嘱给予抗心律失常药,治疗期间观察药物的疗效和副作用;对贫血者,因携氧能力差、影响心肌供氧,手术前应少量多次输血纠正;对长期低盐饮食和服用利尿剂者,加强水、电解质监测,发现异常及时纠正;急性心肌梗死者 6 个月内不行择期手术,6 个月以上且无心绞痛发作者,在严密监测下可施行手术;心力衰竭者最好在心力衰竭控制 3～4 周后再进行手术。

(4) 肝脏疾病:轻度肝功能损害不影响手术耐受性;但肝功能损害较严重或濒临失代偿者,必须经长时间、严格准备,必要时静脉输注葡萄糖溶液以增加肝糖原储备;输注人体白蛋白,以改善全身营养状况,少量多次输注新鲜血液,或直接输注凝血酶原复合物,以改善凝血功能;有胸、腹水者,在限制钠盐基础上,使用利尿剂。

(5) 肾脏疾病:手术创伤、某些药物等都会加重肾负担。术前做各项肾功能检查,了解患者术前肾功能情况。依据 24 h 内肌酐清除率和血尿素氮测定值可将肾功能损害分为轻度、中度、重度三度。轻度、中度肾功能损害者,经过适当的内科处理多能较好地耐受手术;重度损害者需在有效透析治疗后才可耐受手术,但手术前应最大限度地改善肾功能。

(6) 糖尿病:糖尿病患者易发生感染,术前应积极控制血糖及相关并发症(如心血管和肾病变)。一般实施大手术前将血糖水平控制在正常或轻度升高状态(5.6～11.2 mmol/L)、尿糖以+～++为宜。如为应用长效胰岛素或口服降血糖药物者，术前均改为胰岛素皮下注射，每4～6 h 1次，使血糖和尿糖控制于上述水平。为避免发生酮症酸中毒，尽量缩短术前禁食时间，静脉输液时胰岛素与葡萄糖的比例按1 U∶5 g给予。禁食期间定时监测血糖。

3. 心理-社会支持状况

（1）心理护理：护士应热情、主动迎接患者入院，根据其性别、年龄、职业、文化程度、性格、宗教信仰等个体特点，用通俗易懂的语言，使患者了解施行手术治疗的必要性和重要性，对术前准备、术中配合和术后注意点做适度的解释，建立良好的护患关系，缓解和消除患者及家属焦虑的心理，使患者以积极的心态配合手术和手术后治疗。

（2）社会支持：安排家属、同事和朋友及时探视；若有可能，应允许患者家庭成员的陪伴，这样可降低患者的心理焦虑反应。但要注意家庭成员的负性示范作用。因此患者和家属同时接受术前教育是非常重要的，只有这样才能起到社会支持作用。

【护理评价】 通过治疗和护理，患者是否：①焦虑减轻或缓解；②熟悉有关术前准备的相关要求，积极配合治疗和护理；③营养状态改善；④体液维持平衡，生命体征正常；⑤休息、睡眠充足。

第三节 手术后患者的护理

案例导入

韦先生，35岁。体检发现“颅内动脉瘤”入院待手术治疗。入院后经一系列检查，未发现手术禁忌证，韦先生于今日上午在全麻下行开颅夹闭动脉瘤蒂术。手术过程顺利，现韦先生由麻醉复苏室转送回病房。

请问：1. 韦先生术后应采用哪种体位？

2. 韦先生何时可以进食？

【护理评估】

1. 一般情况 了解麻醉种类、手术方式、术中出血量、补液输血量、尿量，用药情况，引流管安置的部位、名称及作用。

2. 身体状况

（1）麻醉恢复情况：评估患者神志、呼吸和循环功能，肢体运动及感觉和皮肤色泽等，综合判断麻醉是否苏醒及苏醒程度。

（2）呼吸：观察呼吸频率、深浅度和节律性；注意呼吸道是否通畅，舌后坠堵住呼吸道时有鼾声，喉痉挛时可有吸气困难伴喘鸣音，呼气困难及呼气时相延长。

（3）循环：监测血压的变化，脉搏的频率、强弱及节律性；评估皮肤颜色及温度，观察患者肢端血液循环情况。

(4) 体温：一般术后 24 h 内，每 4 h 测体温 1 次，以后根据病情延长测量间隔时间。由于机体对手术创伤的反应，术后患者体温可略升高，一般不超过 38 ℃，1～2 日后逐渐恢复至正常。

(5) 疼痛：评估疼痛部位、性质、程度、持续时间、患者的面部表情、活动、睡眠及饮食情况，用国际常用的疼痛评估法对疼痛作出正确的评估。

(6) 排便情况：评估患者有无尿潴留，观察尿量、性质、颜色和气味等有无异常。评估肠蠕动恢复情况，询问患者有无肛门排气，观察患者有无恶心、呕吐、腹胀、便秘等症状。

(7) 切口状况：评估切口有无渗血、渗液、感染及愈合不良等情况。

(8) 引流管与引流物：评估术后引流是否通畅，引流物量、颜色、性质等。

3. 心理-社会支持状况　手术后是患者心理反应比较集中、强烈的阶段，随原发病的解除和安全渡过麻醉及手术，患者心理上会有一定程度的解脱感；但继之又会有新的心理变化如担忧疾病的病理性质、病变程度等；手术致正常生理结构和功能改变者，则担忧手术对今后生活、工作及社交带来的不利影响；此外，切口疼痛、不舒适的折磨或对并发症的担忧，可使患者再次出现焦虑，甚至将正常的术后反应视为手术不成功或并发症，加重对疾病预后不客观的猜疑，以致少数患者长期遗留心理障碍而不能恢复正常生活。

【常见护理诊断/问题】

1. 疼痛　与手术创伤、特殊体位等因素有关。

2. 低效呼吸型态　与术后卧床、活动量少、切口疼痛、呼吸运动受限等有关。

3. 体液不足　与术中出血、失液或术后禁食、呕吐、引流等有关。

4. 舒适的改变　与术后疼痛、恶心、呕吐、腹胀、尿潴留、呃逆等有关。

5. 活动无耐力　与切口疼痛、疲乏、体质虚弱等有关。

6. 潜在并发症　术后出血、切口感染或裂开、肺部感染、泌尿系统感染及深静脉血栓形成等。

【护理目标】

(1) 患者主诉疼痛减轻或缓解。

(2) 患者术后呼吸功能改善，血氧饱和度维持在正常范围。

(3) 患者体液平衡得以维持，循环系统功能稳定。

(4) 患者术后舒适感增加。

(5) 患者活动耐力增加，逐步增加活动量。

(6) 患者术后并发症得以预防或被及时发现和处理，术后恢复顺利。

【护理措施】

1. 体位　根据麻醉及患者的全身状况、术式、疾病的性质等选择卧式，使患者处于舒适和便于活动的体位。①全麻未清醒者：取平卧位，头偏向一侧，使口腔分泌物或呕吐物易于流出，避免误吸；②蛛网膜下腔麻醉者：取平卧或头低卧位 6～8 h，防止脑脊液外漏而致头痛；③硬脊膜外阻滞者：平卧 6 h 后根据手术部位安置体位；④颅脑手术者：如无休克或昏迷，可取15°～30°头高足低斜坡卧位；⑤颈、胸部手术者：取高半坐卧位，以利呼吸和引流；⑥腹部手术者：取低半坐卧位或斜坡卧位，以减少腹壁张力，便于引流，并可使腹腔渗血、渗液流入盆腔，避免形成膈下脓肿；⑦脊柱或臀部手术者：取俯卧或仰卧位；⑧腹腔内有污染者：在病情许可的情况下，尽早改为半坐卧位或头高足低位。

2. 维持呼吸与循环功能

1) 生命体征的观察 根据手术大小,定时监测体温、脉搏、呼吸、血压。病情不稳定或特殊手术者,应送入重症监护病房,随时监测生命体征,及时发现呼吸道梗阻、伤口、胸腹腔以及胃肠道出血和休克等的早期表现,并对症处理。

(1) 血压:中、小手术后每小时测血压 1 次,直至平稳;大手术后或有内出血倾向者,必要时可每 15~30 min 测血压 1 次,病情稳定后改为每 1~2 h 测血压 1 次,并做好记录。根据病情调整输液速度及量,患者坐起、站立时应缓慢,以免体位突然变动而引起体位性低血压。

(2) 体温:体温变化是人体对各种物理、化学、生物刺激的防御反应。术后 24 h 内,每 4 h 测体温 1 次,随后每 8 h1 次,直至体温正常后改为每日 2 次。

(3) 脉搏:失血、失液导致循环血量不足时,脉搏可增快、细弱、血压下降、脉压变小;但脉搏增快、呼吸急促,也可为心力衰竭的表现。

(4) 呼吸:随体温升高而加快,有时可因胸、腹带包扎过紧而受影响。若术后患者出现呼吸困难或急促时,应先检查胸、腹带的松紧度,适当调整,但仍应警惕肺部感染和急性呼吸窘迫综合征的发生。

2) 保持呼吸道通畅

(1) 防止舌后坠:一般全麻术后,患者口腔内常留置口咽通气管,避免舌后坠,同时可用于抽吸清除分泌物。患者麻醉清醒,喉反射恢复后,应去除口咽通气管,以免刺激诱发呕吐及喉痉挛。舌后坠者将下颌部向前上托起,或用舌钳将舌拉出。

(2) 促进排痰和肺扩张:①麻醉清醒后,鼓励患者每小时深呼吸运动 5~10 次,每 2 h 有效咳嗽 1 次;②根据病情协助患者每 2~3 h 翻身 1 次,同时叩击背部,促进痰液排出;③使用深呼吸运动器的患者,指导正确的使用方法,促进患者行最大的深吸气,使肺泡扩张,并能增加呼吸肌的力量;④痰液黏稠的患者可用超声雾化吸入(生理盐水 20 mL 加 a-糜蛋白酶 5 mg),每日 2~3 次,每次 15~20 min,使痰液稀薄,易咳出;⑤呼吸道分泌物较多,体弱不能有效咳嗽排痰者,给予导管吸痰,必要时可采用纤维支气管镜吸痰或气管切开吸痰;⑥吸氧:根据病情适当给氧,以提高动脉血氧分压。

3. 营养支持 补充患者禁食期间所需的液体和电解质,若禁食时间较长,需提供肠外营养支持,以促进合成代谢。

4. 饮食护理

(1) 非腹部手术:视手术大小、麻醉方法及患者的全身反应而定。体表或肢体的手术,全身反应较轻者,术后即可进食;手术范围较大,全身反应明显者,待反应消失后方可进食;局部麻醉者,若无任何不适,术后即可进食;椎管内麻醉者,若无恶心、呕吐,术后 3~6 h 可进食;全身麻醉者,应待麻醉清醒,无恶心、呕吐方可进食。一般先给予流质,以后逐步过渡到半流质或普食。

(2) 腹部手术:尤其消化道手术后,一般需禁食 24~48 h,待肠道蠕动恢复、肛门排气后开始进食少量流质,逐步递增至全量流质,至第 5~6 日进食半流质,第 7~9 日可过渡到软食,第 10~12 日开始普食。术后留置有空肠营养管者,术后第 2 日自营养管滴入营养液。

5. 休息与活动

(1) 休息:保持室内安静,减少对患者的干扰,保证其安静休息,有充足的睡眠。

(2) 活动:增加肺活量、减少肺部并发症、改善血液循环、促进切口愈合、预防深静脉血栓形成、促进肠蠕动恢复和减少尿潴留的发生。原则上,大部分患者术后 24~48 h 内可试行下床活动。有休克、心力衰竭、严重感染、出血、极度衰弱等情况，以及施行过有特殊固定、制动要求的手术患者，则不宜早期活动。根据患者的耐受程度，逐步增加活动范围及活动量。在患者已清醒、麻醉作用消失后，就应鼓励在床上活动，如深呼吸，肢体主动活动及间歇翻身等。足趾和踝关节伸屈活动，下肢肌肉松弛和收缩的交替运动，有利于促进静脉回流。痰多者，应定时咳痰，患者可坐在床缘上，做深呼吸和咳嗽。术后 2～3 日开始，如病情许可，鼓励并协助患者离床活动，逐渐增加离床活动次数、时间和范围。下床前应将各种引流管固定好，虚弱患者离床活动时，需有两人协助以保证安全。每次活动以不使患者过度疲劳为原则。

6. 术后不适的护理

(1) 疼痛护理：麻醉作用消失后，患者可出现疼痛。术后 24 h 内疼痛最为剧烈，2～3 日后逐渐缓解。若疼痛呈持续性或减轻后又加剧，需警惕切口感染的可能。疼痛除造成患者痛苦外，还可影响各器官的生理功能。减轻疼痛措施：①妥善固定各类引流管，防止其移动所致切口牵拉痛；②指导患者在翻身、深呼吸或咳嗽时，用手按压伤口部位，减少因切口引力增加或震动引起的疼痛；③医护人员在进行加重疼痛的操作时，如较大创面的换药前，适量应用止痛剂，以增强患者对疼痛的耐受性；④指导患者利用非药物措施，如听音乐、数数字等分散注意力的方法减轻疼痛。止痛措施：①小手术后口服止痛片对皮肤和肌肉性疼痛有较好的效果；②大手术后 1～2 日内常需哌替啶肌内或皮下注射(婴儿禁用)，必要时可 4～6 h 重复使用或术后使用镇痛泵。注意事项：使用前向患者讲明使用止痛泵的目的和按钮的正确使用，以便患者按照自己的意愿注药镇痛；根据镇痛效果调整预定的单次剂量和锁定时间，保持管道通畅，及时处理报警；观察镇痛泵应用中患者的反应。

(2) 发热：手术后患者的体温可略升高，变化幅度在 0.5～1.0 ℃，一般不超过 38 ℃，称之为外科手术热或吸收热，术后 1～2 日逐渐恢复正常。术后 24 h 内体温过高(>39.0 ℃)，常为代谢性或内分泌异常、低血压、肺不张和输血反应等。但若术后 3～6 日仍持续发热，则提示存在感染或其他不良反应。术后留置导尿容易并发尿路感染，若持续高热，应警惕是否存在严重的并发症如腹腔残余脓肿等，高热者应行物理降温，如冰袋降温、乙醇擦浴等，必要时给予解热镇痛药物，保证患者有足够的液体投入，及时更换潮湿的床单位或衣裤。

(3) 恶心、呕吐：常见原因是麻醉反应，待麻醉作用消失后自然停止；腹部手术后胃扩张或肠梗阻可以发生不同程度的恶心、呕吐。其他引起恶心、呕吐的原因如颅内压升高、糖尿病酮症酸中毒、尿毒症、低钾血症、低钠血症等。护士应观察患者出现恶心、呕吐的时间及呕吐物的量、色、质并做好记录，以利诊断和鉴别诊断；稳定患者情绪，协助其取合适体位，头偏向一侧，防止发生吸入性肺炎或窒息；遵医嘱，使用镇静、镇吐药物，如阿托品、奋乃静或氯丙嗪等。

(4) 腹胀：随着胃肠蠕动功能恢复、肛门排气后，症状可自行缓解。若术后数日仍未排气，且伴严重腹胀、肠鸣音消失，可能为腹腔内炎症或其他原因所致肠麻痹；若腹胀伴阵发性绞痛，肠鸣音亢进，甚至有气过水音或金属音，警惕机械性肠梗阻。严重腹胀可使膈肌抬高，影响呼吸功能；使下腔静脉受压影响血液回流；影响胃肠吻合口和腹壁切口的愈合，故需及时处理。可应用持续性胃肠减压、放置肛管等；鼓励患者早期下床活动；乳糖不耐受者，不宜进食含乳糖的奶制品；非胃肠道手术者，使用促进肠蠕动的药物，直至肛门排气；已确诊为机械性肠梗阻者，在严密观察下经非手术治疗未缓解者，完善术前准备后再次手术治疗。

(5) 呃逆：手术后早期发生者，可经压迫眶上缘、抽吸胃内积气和积液、给予镇静或解痉药物等措施得以缓解。如果上腹部手术后出现顽固性呃逆，应警惕吻合口或十二指肠残端漏，导致膈下感染的可能。一旦明确诊断，需要及时处理。

(6) 尿潴留:若患者术后 6～8 h 尚未排尿或者虽有排尿,但尿量甚少,次数频繁,耻骨上区叩诊有混浊音区,基本可确诊为尿潴留,应及时处理。先可稳定患者的情绪;若无禁忌,可协助其坐于床沿或站立排尿;其次帮助患者建立排尿反射,如听流水声、下腹部热敷、轻柔按摩;用镇静止痛药解除切口疼痛,或用氨甲酸胆碱药,有利于患者自行排尿;上述措施均无效时,在严格无菌技术下导尿,第 1 次导尿量超过 500 mL 者,应留置导尿管 1～2 日,有利于膀胱逼尿肌收缩功能的恢复。有器质性病变,如骶前神经损伤,前列腺肥大者也需留置导尿管。

7. 手术后并发症的观察及护理

1) 术后出血　常发生于术后 24 h 内,可发生在手术切口、空腔器官及体腔内,若切口敷料被血液渗湿,引流液颜色加深或每小时血性引流液持续超过 100 mL,疑为术后出血。应及时检查伤口,若血液持续性涌出,或在拆除部分缝线后看到出血点,可明确诊断。腹部手术后腹腔内出血,早期临床表现可不明显,尤其未放置引流管者。必要时行腹腔穿刺方可确诊。对切口出血患者应更换敷料,适当加压包扎;如一旦确诊为术后内出血,应迅速建立静脉通道,加快输液速度,及时通知医生,完善术前准备,必要时再次手术止血。

2) 切口感染　常发生与术后 3～4 日。清洁切口和可能污染切口易并发感染。患者多表现为切口疼痛加重或减轻后又加重,伴体温升高、脉搏加快、白细胞计数和中性粒细胞比例增高。切口有红、肿、热、痛或波动感等典型体征,应采取以下预防措施。

(1) 术前准备要完善,如皮肤和肠道准备。

(2) 手术操作要精细,严格止血,避免切口渗血、血肿。

(3) 加强手术前、后处理,改善患者营养状况,增强抗感染能力。

(4) 保持切口敷料的清洁、干燥、无污染;医务人员在接触患者前、后均应洗手。

(5) 正确、合理应用抗生素。

(6) 密切观察切口情况,发现早期感染症状时,应用有效措施加以控制,如勤换敷料、局部理疗、选用有效抗生素等;已形成脓肿者,应及时拆除部分缝线或放置引流条引流脓液,坚持换药,争取二期愈合。

3) 切口裂开　腹部切口裂开常发生于术后 1 周左右。多见于腹部及邻近关节处,患者突然腹内压增加如用力大小便、咳嗽、呕吐时,自觉切口剧痛或有松开感。年老体弱、营养不良、低蛋白血症患者易发生此并发症。应采取以下预防措施。

(1) 手术前加强营养支持。

(2) 手术时用减张缝线,术后延缓拆线时间。

(3) 切口外适当用腹带或胸带包扎。

(4) 及时处理引起腹内压增加的因素,如腹胀、便秘等。

(5) 预防切口感染等。

(6) 对切口完全裂开的患者,做好心理护理,使其保持镇静;立即用无菌生理盐水纱布覆盖切口,并用腹带包扎;通知医生,护送患者入手术室重新缝合处理。若有内脏脱出,切勿在床旁还纳内脏,以免造成腹腔内感染。

4) 肺不张　手术后可出现发热、呼吸和心率加快;若继发感染,体温升高会较明显,血液白细胞计数和中性粒细胞比例会增加;患侧的胸部叩诊呈浊音或实音;听诊有局限性湿啰音,呼吸音减弱、消失或为管样吸音,常位于后肺底部。血气分析多提示氧分压下降和二氧化碳分压升高。胸部 X 线检查见典型肺不张征象。应采取以下预防措施。

(1) 术前教会患者深呼吸及有效咳嗽、咳痰;行体位排痰或给予药物化痰,以利于支气管内分泌物排出。

(2) 有吸烟嗜好者，术前戒烟，以减少气道内分泌物。

(3) 治疗原有的支气管炎或慢性肺部感染。

(4) 全麻手术拔管前吸净支气管内分泌物，术后取平卧位头偏向一侧，以防止呕吐物和口腔分泌物的误吸。

(5) 使用胸、腹带包扎时，应松紧适宜，避免限制呼吸。

(6) 协助患者翻身、拍背及体位排痰，以解除支气管阻塞，使肺重新膨胀；鼓励患者自行咳嗽排痰，对咳嗽无力或不敢用力咳嗽者，可在胸骨切迹上方用手指按压刺激气管，促使咳嗽；对因切口局部疼痛而不愿咳嗽者，可用双手按住季肋部或切口两侧，以限制腹部(或胸部)活动幅度，再深吸气后用力咳痰，并做间断深呼吸；若痰液黏稠不易咳出，行雾化吸入，以利于痰液咳出；摄入足够的水分；局部或全身用抗生素治疗。

5) 尿路感染　尿路感染可分为上尿路感染和下尿路感染。前者主要为肾盂肾炎，后者为膀胱炎。急性膀胱炎主要表现为尿频、尿急、尿痛、排尿困难，一般无全身症状；急性肾盂肾炎以女性患者多见，主要表现为畏寒、发热、肾区疼痛，白细胞计数增高，中段尿镜检有大量白细胞和细菌，细菌培养可明确菌种；若尿常规检查有较多红细胞和白细胞，应采取以下预防措施。

(1) 术后指导患者尽量自主排尿。

(2) 预防和及时处理尿潴留是预防尿路感染的主要措施。

(3) 对尿路感染者，鼓励多饮水，保持 24 h 尿量在 1500 mL 以上，保持排尿通畅；根据细菌药敏试验结果，选用有效抗生素；残余尿在 500 mL 以上者，应在无菌操作下留置导尿。

6) 深静脉血栓形成　患者可出现小腿轻度疼痛或有紧束感、腹股沟区疼痛或压痛，体检提示患肢凹陷性水肿、腓肠肌挤压试验或足背屈曲试验阳性，应采取以下预防措施。

(1) 病情许可下，鼓励患者术后早期离床活动；卧床期间行肢体主动和被动运动，以促进静脉血回流，防止血栓形成。

(2) 高危患者，下肢用弹性绷带或穿弹力袜以促进血液回流。

(3) 使用高渗性或刺激性强的药物应稀释后输入，以减轻对血管壁的损伤。

(4) 避免久坐，坐时避免跷脚，卧床时膝下垫小枕，以免妨碍血液循环。

(5) 血液呈高凝状态的患者，可口服小剂量阿司匹林、复方丹参片或用小剂量肝素；也可用低分子右旋糖酐静脉滴注，以抑制血小板凝集。

(6) 发生深静脉血栓时，应采取以下措施：①抬高患肢、制动；②禁止从患肢输入液体；③禁止局部按摩，以防血栓脱落；④发病 3 日以内者，遵医嘱行溶栓治疗，继之抗凝；⑤发病 3 日以上者，遵医嘱先行肝素静脉滴注。抗凝、溶栓治疗期间均应加强出血、凝血时间和凝血酶原时间的监测。

8. 心理护理　对于手术后仍有心理障碍的患者，应根据患者社会背景、个性以及手术类型的不同，对每个患者提供个体化的心理支持，包括及时反馈手术情况，正确处理术后疼痛，帮助患者克服消极情绪，帮助患者做好出院的心理准备等。

9. 健康指导

(1) 休息与活动：保证充足的睡眠，活动量从小到大，一般出院后 2～4 周可从事一般性工作和活动。

(2) 康复锻炼：告知患者康复锻炼的知识，指导术后康复锻炼的具体方法。

(3) 饮食与营养：恢复期患者合理摄入均衡饮食，避免辛辣刺激食物。

(4) 服药和治疗:术后继续药物治疗常是手术治疗的延续过程,患者应遵医嘱按时、按量服用。

(5) 切口护理:①闭合性切口:拆线后用无菌纱布覆盖1~2日。②开放性切口:遵医嘱定期到医院复查,更换敷料。

(6) 就诊和随访:告知患者恢复期可能出现的症状,有异常立即返院检查,一般手术后1~3个月门诊随访1次,以评估和了解康复过程及切口愈合情况。

【护理评价】 通过治疗和护理,患者是否:①疼痛减轻或缓解;②呼吸功能改善,血氧饱和度维持在正常范围;③体液维持平衡,生命体征平稳;④不舒适感减轻或消失;⑤活动耐力增加;⑥并发症得以预防或被及时发现和处理。

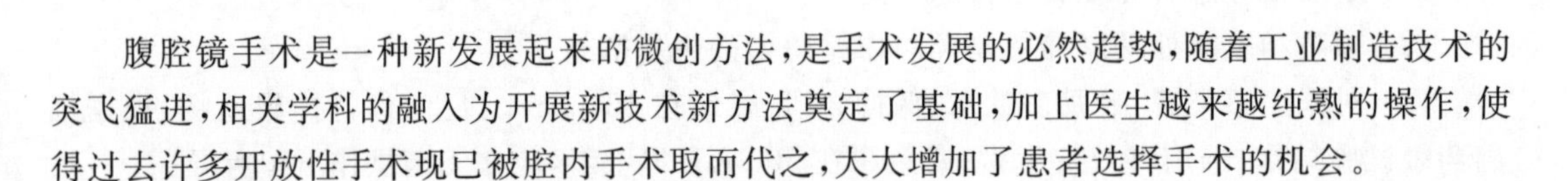

第四节 腹腔镜手术患者的护理

腹腔镜手术是一种新发展起来的微创方法,是手术发展的必然趋势,随着工业制造技术的突飞猛进,相关学科的融入为开展新技术新方法奠定了基础,加上医生越来越纯熟的操作,使得过去许多开放性手术现已被腔内手术取而代之,大大增加了患者选择手术的机会。

一、一般准备

(1) 评估患者的病情、配合情况、自理能力、心理状况。

(2) 评估患者身体状况、生命体征、饮食、睡眠、排便、原发病治疗用药情况、既往病史等。

(3) 评估患者对疾病和手术的认知程度及患者对手术的耐受力。

(4) 评估女性患者是否在月经期。

二、术前护理

(1) 讲解术前常规检查的目的及注意事项,并协助完成各项辅助检查(血、尿、粪三大常规检查、肺功能、心电图检查及影像学检查)。

(2) 讲解手术方式、麻醉方式、麻醉相关知识及手术期间的注意事项。

(3) 术前常规护理:①个人卫生:术前1日督促患者修剪指甲、理发、沐浴及更衣,必要时协助完成。②手术区域的皮肤准备:备皮范围应超过术野20 cm,上齐乳头连线,两侧至腋中线,下至大腿上1/3皮肤,注意脐部的清洁。③呼吸道准备:术前禁止吸烟,控制和治疗肺部感染(根据手术方式,指导患者进行呼吸训练,教会患者有效咳痰,告知患者戒烟的重要性和必要性)。④胃肠道准备:成人择期手术前常规禁食12 h、禁饮4 h;小儿择期手术前常规禁食(奶)4~8 h、禁水2~3 h。⑤备血:对拟接受大、中手术者,术有应做好血型和交叉配合试验,备血及血液制品。⑥术前适应性训练:(a)床上排泄训练。根据病情,指导患者练习在床上使用便器排便。(b)体位训练。教会患者自行调整卧位和床上翻身的方法,以适应术后体位的变化。

三、术后护理

1. 术后交接(病房责任护士与麻醉师及手术室护士交接,并在手术护理单签名确认) ①术后核对:手术患者身份标志(手腕带)、术后引流、输液通道、皮肤情况、病历资料、交叉配血等。②患者麻醉方式、手术名称、手术方式,术中出血、输液、输血情况。③患者意识状态、生命体征及病情变化、手术切口。

2. 术后常规护理 ① 生命体征的观察:大手术或可能发生出血者,严密观察生命体征的变化,每 15～30 min 监测生命体征 1 次,至病情稳定后改为 1～2 h 测 1 次,并做好观察各记录,根据医嘱使用床边心电监护,生命体征平稳,改为每日 4 次,连测 7 日。② 体位:麻醉尚未清醒者应取平卧位,头转向一侧,使口腔分泌物或呕吐物易于流出,避免误吸入气管,全身麻醉清醒后根据需要调整体位。③ 切口护理:保持伤口敷料清洁干燥,包扎松紧度适宜,观察伤口有无出血、渗液,切口愈合情况及周围皮肤有无发红等异常,并记录。对烦躁及不合作者,适当使用约束带防止敷料脱落。④引流管护理:区分引流管的部位和作用,做好标记并妥善固定,保持有效引流,观察引流液的颜色、性质及量并记录。⑤观察尿液的颜色和量:必要时记录 24 h 液体出入量。⑥合理补液,保持水、电解质及营养平衡。⑦ 饮食:患者当日禁食,待恢复胃肠蠕动、第 2 日可进流质,以后视情况逐渐半流质、普食。⑧ 活动:鼓励患者床上翻身、抬臀,以促进胃肠道蠕动。如无禁忌,一般术后第 1 日要求床上活动,第 2 日坐起,第 3 日在护理人员协助下在床边坐起或床边活动,第 4 日可扶着上厕所,以后逐渐增加活动量。

3. 术后常见不良反应的观察与处理 ① 疼痛:切口一般在术后 24 h 内疼痛较剧烈,2～3 日后逐渐减轻。观察患者疼痛的时间、部位、性质和规律,并给予相应的处理。②发热:术后患者体温可略升高,一般不超过 38 ℃,称为外科手术热。术后 1～2 日体温逐步恢复正常。术后体温＞39 ℃,常为代谢性或内分泌异常、低血压、肺不张和输血反应等,术后 3～6 日的发热或体温降至正常后再度发热,应警惕继发感染的可能。除了应用退热药物或物理降温对症处理外,再应结合病史进行血常规、尿常规、X 线胸片、伤口分泌物培养等检查,进行针对性治疗。③恶心、呕吐:术后早期的恶心、呕吐常常为麻醉反应所致,待麻醉作用消失后,即可自然停止,协助患者取合适体位,头偏向一侧,防止发生吸入性肺炎或窒息;观察恶心、呕吐的时间及呕吐物的量、色、质并做好记录;遵医嘱使用镇吐药物等。④腹胀:预防腹胀时应鼓励患者早期下床活动;处理腹胀时应顺时针按摩腹部,持续性胃肠减压、使用促进肠蠕动的药物,直至肛门排气。⑤呃逆:术后呃逆可能是神经中枢或膈肌直接受刺激引起。手术后早期发生者,可压迫眶上缘、抽吸胃内积气和积液、短时间内吸入二氧化碳、给予镇静或解痉药物等。⑥预防围手术期感染:围手术期感染主要来自患者本身和医院内的环境及各种医疗操作。微创手术都是通过进入体腔内完成,而器械按钮开关是易污物,如器械消毒不彻底,这些污物带入体腔后,引起感染,近年来,抗生素的预防性应用,对预防术后感染的作用与用法有不同的结论。但预防性抗生素的应用绝不能代替术中的无菌操作,不能依赖预防性抗生素的应用而违背外科原则。

(严　迪)

课后练习

A1 型题

1. 最简单而有效的预防术后肺不张的方法是(　　)。

A. 吸氧　　B. 应用有效抗生素　　C. 应用祛痰药物

D. 雾化吸入　　E. 鼓励患者深呼吸、有效咳嗽和排痰

2. 储存的无菌包在未污染及干燥条件下,有效期为几日?(　　)

A. 7 日　　B. 14 日　　C. 10 日　　D. 7～14 日　　E. 8 日

3. 无菌器械台的设置要求是(　　)。

A. 台面无菌巾共厚 6 层,下垂不少于 30 cm

B. 台面无菌巾共厚 4 层,下垂不少于 20 cm

C. 台面无菌巾共厚 2 层,下垂不少于 30 cm

D. 台面无菌巾共厚 8 层,下垂不少于 30 cm

E. 台面无菌巾共厚 6 层,下垂不少于 20 cm

4. 手术人员穿上无菌手术衣后,其无菌范围为(　　)。

A. 腰以上到肩的前缘　　B. 袖口到手肘上的 10 cm

C. 双侧腋中线以前　　D. 双手

E. 以上均是

5. 腹部手术后开始进流质饮食的时间是(　　)。

A. 腹痛消失后　　B. 患者有食欲时

C. 恶心、呕吐消失后　　D. 肛门排气后

E. 体温降至 37.5 ℃

6. 甲状腺手术时,患者应取的体位是(　　)。

A. 平卧位　　B. 头低位　　C. 颈仰卧位　　D. 侧卧位　　E. 头高足低位

7. 手术人员穿好手术衣、戴好无菌手套后,双手应保持在(　　)。

A. 视线范围内　　B. 胸前、双肘内收靠近体侧

C. 交叉腋下　　D. 高举头前

E. 腰部

8. 头面部手术后拆线的时间是(　　)。

A. 3～4 日　　B. 4～5 日　　C. 5～6 日　　D. 6～7 日　　E. 7～8 日

9. 椎管内麻醉最常见的并发症是(　　)。

A. 尿潴留　　B. 神经并发症　　C. 血压下降

D. 头痛　　E. 呼吸抑制

10. 一般腹部手术术后应鼓励患者早期活动,其作用不包括(　　)。

A. 预防尿潴留　　B. 预防术后出血　　C. 促进肠蠕动

D. 预防深静脉血栓　　E. 减少肺部并发症

A3 型题

(11～13 题共用题干)

患者,男,32 岁。突发上腹部刀割样疼痛 10 h,腹肌强直,反跳痛,做好术前准备,剖腹探

查，行十二指肠球部溃疡穿孔修补术。其术后 8 h 已排尿 3 次，但每次尿量少，约数毫升。

11. 该患者可能出现了(　　)。

A. 尿频　B. 尿潴留　C. 尿失禁　D. 尿路感染　E. 肾积水

12. 引起该患者现有问题的可能原因不包括(　　)。

A. 麻醉的影响　B. 排尿反射抑制　C. 切口疼痛

D. 不适应卧床体位　E. 补液量过多

13. 首选的护理措施是(　　)。

A. 诱导排尿　B. 减慢输液滴速　C. 控制液体入量

D. 导尿　E. 肌内注射氨甲酰胆碱

第八章　外科感染患者的护理

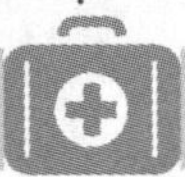

案例导入

李某，女，37 岁。大腿外伤缝合 5 天后，局部伤口红肿、疼痛，触之有波动感，体温 38.5 ℃。

请问：1. 该患者发生了什么情况？

2. 目前该采取哪种处理措施？主要的护理问题是什么？

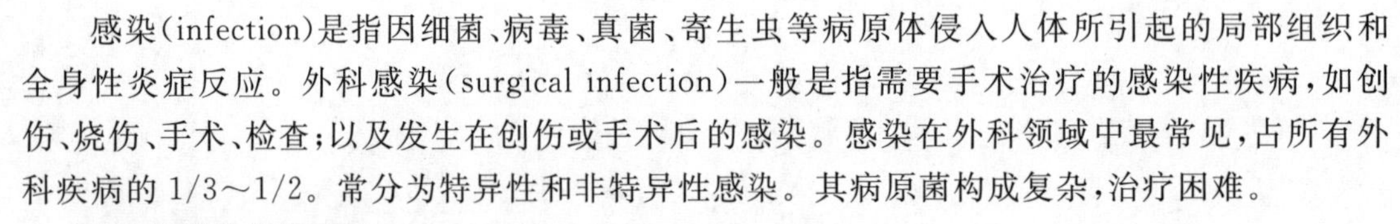

第一节　概　述

感染(infection)是指因细菌、病毒、真菌、寄生虫等病原体侵入人体所引起的局部组织和全身性炎症反应。外科感染(surgical infection)一般是指需要手术治疗的感染性疾病，如创伤、烧伤、手术、检查；以及发生在创伤或手术后的感染。感染在外科领域中最常见，占所有外科疾病的 1/3～1/2。常分为特异性和非特异性感染。其病原菌构成复杂，治疗困难。

【外科感染的特点】

(1) 大部分由多种细菌引起，开始时可由单种细菌引起，但在病程中，常发展为几种细菌的混合感染。

(2) 多数有明显突出的局部症状。

(3) 病变常比较集中在某个局部，发展后常引起化脓、坏死等，使组织遭到破坏，愈合后形成瘢痕组织，并影响功能。

(4) 常与手术、创伤和检查有关，需要外科手术治疗或换药处理。

【分类】

1. 按病菌种类和病变性质分类

(1) 非特异性感染：又称化脓性感染或一般感染，如疖、痈、丹毒、急性乳腺炎、急性阑尾炎等。常见致病菌有葡萄球菌、链球菌、大肠杆菌等。特点如下：同一种致病菌可以引起几种不同的化脓性感染，如金黄色葡萄球菌能引起疖、痈、脓肿、伤口感染等；而不同的致病菌又可引起同一种疾病，如金黄色葡萄球菌、链球菌和大肠杆菌都能引起急性蜂窝织炎、软组织脓肿、伤口感染等。有化脓性炎症的共同性特征，即红、肿、热、痛和功能障碍。防治上也有共同性。

（2）特异性感染：如结核病、破伤风、气性坏疽等。它们的致病菌、病程演变和防治方法，都与非特异性感染不同。其特点是一种致病菌只引起一种感染性疾病，各病具备特有的疾病演变过程，其临床特点和防治原则各不相同。

2. 按照病程分类

（1）急性感染：病变进展快且明确，一般3周内非特异性感染分类多属此类。

（2）慢性感染：病变持续2个月以上。

（3）亚急性感染：介于急性与慢性之间，由急性感染迁延而来，亦可由于病毒毒力弱但耐药或抵抗力差所致。

3. 按照感染的条件分类

（1）机会性感染：机会性感染是指一些致病力较弱的病原体，在人体免疫功能正常时不能致病，但当人体免疫功能降低时，它们乘虚而入，侵入人体内，导致各种疾病。正常菌群在机体免疫功能低下、寄居部位改变或菌群失调等特定条件下引起的感染称为机会性感染。

（2）菌群交替症：菌群交替症（superinfection），也称二重感染，是指长期口服或注射使用广谱抗生素时，敏感菌被抑制，不敏感菌趁机大量繁殖，由原来的劣势菌群变为优势菌群，造成新的感染。

（3）医院感染：医院感染是指住院病人在医院内获得的感染，包括在住院期间发生的感染和在医院内获得出院后发生的感染，但不包括入院前已开始或者入院时已处于潜伏期的感染。医院工作人员在医院内获得的感染也属医院感染。

【病因】

1. 致病菌的侵入及其致病因素

（1）致病菌侵入：致病菌侵入人体后，其产生的黏附因子有利于其附着于人体组织细胞并入侵，很多细菌有夹膜或微夹膜，能抗拒吞噬细胞的吞噬或杀菌作用而在组织内生存、繁殖。

（2）致病菌的数量：侵入人体的致病菌数量越多，导致人体感染的概率越高。健康个体，污染伤口的细菌数超过10^5个则会引起感染，低于此数量则较少引发感染。

（3）病菌毒素：细菌可产生内、外毒素及侵袭性酶，与细菌的致病性密切相关。菌体外毒素大多是蛋白质，其中有的起着酶的作用。白喉杆菌、破伤风杆菌、肉毒杆菌等的毒素均为菌体外毒素。

2. 机体的易感因素

（1）局部因素：①皮肤黏膜的缺失，如开放性损伤。②留置管道处理不当。③管腔梗阻，内容物在管腔内堆积，使细菌繁殖侵袭组织，如阑尾管腔梗阻导致急性阑尾炎。④局部血运障碍：水肿、积液导致局部缺氧抑制吞噬细胞的功能，有利于细菌的滋生，降低了机体的修复和防御功能。⑤组织坏死与异物：抑制吞噬细胞发挥功能。

（2）全身因素：①全身性疾病：严重的创伤或休克、大面积烧伤、糖尿病、肝肾功能障碍或先天性免疫缺陷性疾病。②使用免疫抑制剂，长期或大剂量使用免疫抑制剂或接受放化疗。③严重营养不良，低蛋白血症、白细胞过低、贫血等。④易感人群，老年人或婴幼儿抵抗力差。

【病理生理】

1. 感染后的炎症反应　局部组织损伤后，致病菌侵入人体导致局部急性炎症反应。致病菌侵入人体组织并繁殖，产生多种酶与毒素，激活凝血、补体、激肽系统和巨噬细胞等，导致炎症介质生成。组织细胞释放的组胺、激肽和血管活性物质等引起血管扩张和通透性增强。白细胞游出血管和吞噬细胞进入感染部位并发挥吞噬作用。渗出液中的抗体与细菌表明的抗原结合激活补体参与炎症反应。

炎症反应可局限和清除侵入的病菌，同时引发症状，即局部红、肿、热、痛等炎症的特征性表现。部分炎症介质、细胞因子和病菌毒素等也可经血管引发全身炎症反应。

2. 感染的转归 取决于病原菌的毒力和机体抵抗力、感染部位以及治疗是否及时。

(1) 炎症局限：人体抵抗力强，在感染初期得到有效治疗，吞噬细胞和免疫成分能快速地制止细菌繁殖，局部的细菌残体和坏死组织被清除，炎症趋于消退而治愈。

(2) 炎症扩散：致病菌数量多，毒性强而机体抵抗力弱，感染会迅速扩散引发菌血症或脓毒血症等，严重者会威胁生命。

(3) 转为慢性炎症：机体抵抗力和细菌毒力相互持平的情况下，感染灶内存在少量致病菌，组织炎症持续存在，局部中性粒细胞浸润减少而成纤维细胞和纤维细胞增多，变成慢性炎症。一旦机体抵抗力下降，致病菌可再次大量繁殖，慢性感染又变为急性过程。

【临床表现】

(1) 局部红、肿、热、痛为急性感染的典型表现。体表或表浅化脓感染均有局部疼痛和触痛，皮肤出现肿胀、发红、温度升高，还可出现肿块或硬结。体表一旦形成脓肿，触诊有波动感。深部形成脓肿体表症状不明显。某些脏器感染时可表现为脏器损伤的相依症状，如肝脓肿，病人可有黄疸。

(2) 全身感染的程度不同其表现亦不同，轻度感染无全身症状，较重者存在发热、呼吸、心率增快、头痛乏力、食欲减退等一系列全身症状。严重的全身感染可引发感染性休克和MODS。

(3) 特异性感染：特异性感染因致病菌不同可有不同的临床表现。如破伤风患者表现为强制性肌痉挛，气性坏疽和其他产气菌感染时，局部可出现皮下捻发音等。

【辅助检查】

1. 实验室检查

(1) 血常规检查：血白细胞计数、中性粒细胞比例增加，当白细胞计数高于 12×10^9/L 或低于 4×10^9/L 或发现未成熟的白细胞时，应警惕病情加重。

(2) 生化检查：营养状态欠佳者需检查血清白蛋白、肝功能等；疑有尿路感染者需检查尿常规、血肌酐、血尿素氮等；疑有免疫功能缺陷者需检查细胞和体液免疫系统，如淋巴细胞分类、NK 细胞和免疫球蛋白等。

(3) 细菌培养：表浅感染灶可取脓液或病灶渗出液做涂片或细菌培养以鉴定致病菌。较深的感染灶，可经穿刺取得脓液。全身性感染时，可取血、尿或痰做涂片、细菌培养和药物敏感试验，必要时重复培养。

2. 影像学检查

(1) 超声波检查：用于探测肝、胆、胰、肾、阑尾、乳腺等的病变及胸腔、腹腔、关节腔内有无积液。

(2) X 线检查：适用于检测胸腹部或骨关节病变，如肺部感染、胸水、腹水或积脓等。

(3) CT 和 MRI：有助于诊断实质性脏器的病变，如肝脓肿等。

(4) 重要脏器或系统的功能：对严重脓毒血症、菌血症或并发休克者，需连续监测。

【治疗原则】 消除感染病因及毒性物质(坏死组织、脓液),增强机体抵抗力是治疗外科感染的原则。

1. 局部治疗

(1) 非手术治疗:①制动:患部制动、休息可减轻疼痛,而且有利于使炎症局限化和消肿。感染在肢体的,可抬高患肢。必要时,可用夹板或石膏夹板固定。②局部用药:外用药有改善局部血液循环,散淤消肿、加速感染局限化,以及促使肉芽生长等作用,大多适用于浅部感染,但有时也用于深部感染。③理疗:早期给予局部热敷、超短波或红外线照射等理疗,改善局部血液循环,促进炎症的吸收、局限和消退。

(2) 手术治疗:脓肿形成后尽早切开引流,深部脓肿可在B超和CT引导下行穿刺引流术。并切除引起感染的病因或处理严重感染的病灶。

2. 全身治疗

(1) 支持疗法:目的是改善病变和增加机体抵抗力,使疗法可以通过人体防御功能而发挥作用。

(2) 抗生素治疗:严格掌握适应证,正确合理使用,根据细菌培养和药敏试验选择有效抗生素。

(3) 对症治疗:高热的患者给予物理降温;体温过低则需保暖;疼痛剧烈者可适当给予镇痛剂。

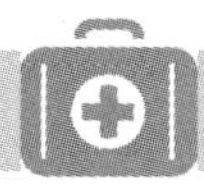

案例导入

患者,女,18岁。鼻翼周围发生疖1周,3天前不慎挤压患处,病情加重收入院。查体:体温38.7 ℃,脉搏90次/分,两眼四周均红肿,鼻部疖附近红肿更明显,患者头痛,配合治疗良好。化验检查白细胞计数为$12\times10^9/L$。

请问:1. 该患者应考虑出现了什么并发症?

2. 应该如何预防该并发症的发生?

第二节　软组织急性化脓性感染患者的护理

软组织化脓感染指发生在人体的皮肤、皮下组织、淋巴系统,肌间隙及周围疏松结缔组织间隙的感染。

一、疖

疖(furuncle)是发生在单个毛囊或皮脂腺的急性化脓性感染。若身体多处同时发生疖,或在一段时间反复发生疖,即为疖病。

【病因与病理】 病原菌主要是金黄色葡萄球菌，其次为白色葡萄球菌和溶血性链球菌感染。

疖的发生与皮肤的不洁、擦伤、溃疡等有关。疖常见于机体抵抗力低下、皮脂腺分泌过旺、营养不良的儿童或糖尿病患者。疖多发于毛囊和皮脂腺丰富的头、面、颈部、腋窝、背部及会阴区。

【临床表现】 疖初起为红、肿、热、痛的小硬结，随后逐渐增大呈锥形隆起。经2～3天后，结节坏死，化脓，形成黄白色脓栓，脓栓破溃以后，排出脓液和坏死组织，脓肿消退愈合。部分疖无脓栓，稍迟自行破溃。

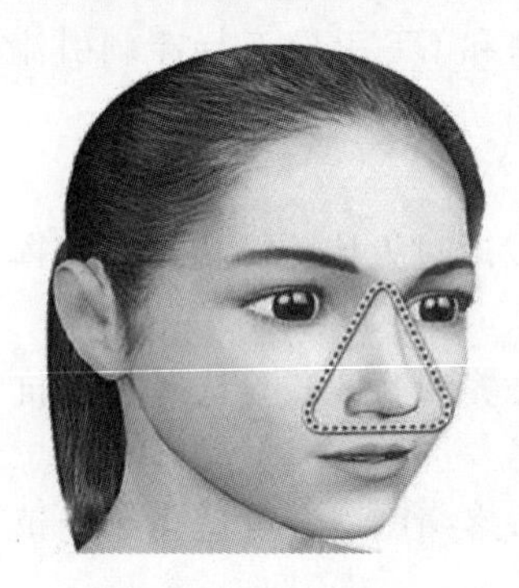
图8-1 危险三角区

疖发生在鼻翼、上唇及周围“危险三角区”(图8-1)时，病情比较危险，禁止挤压。疖受压时，病菌可经内眦静脉、眼静脉进入颅内海绵状静脉窦，引起化脓性海绵状静脉窦炎，导致颜面部进行性肿胀，寒战、高热、头痛、呕吐甚至昏迷，病情危重可威胁生命。

【治疗原则】

1. 早期 疖在红肿阶段可采用热敷、超短波、红外线理疗，中西药外敷。

2. 晚期 疖中央出现脓头时可用针头、刀尖将脓头剔除，禁止挤压。全身反应重的患者，多休息，需用抗生素，并给予支持疗法。

二、痈

痈(carbuncle)指相邻的多个毛囊及其周围组织的急性化脓性感染(图8-2)，可由多个疖融合而成。中医称“疽”。

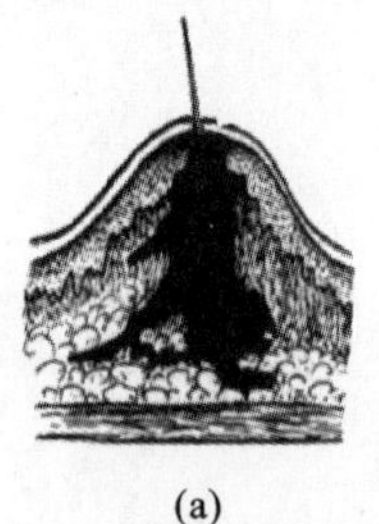
(a) (b)

图8-2 疖和痈的剖面图

(a)疖的剖面 (b)痈的剖面

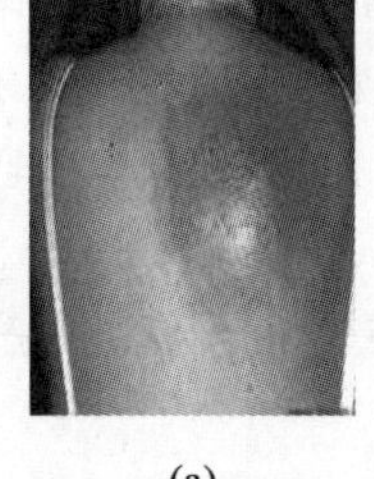
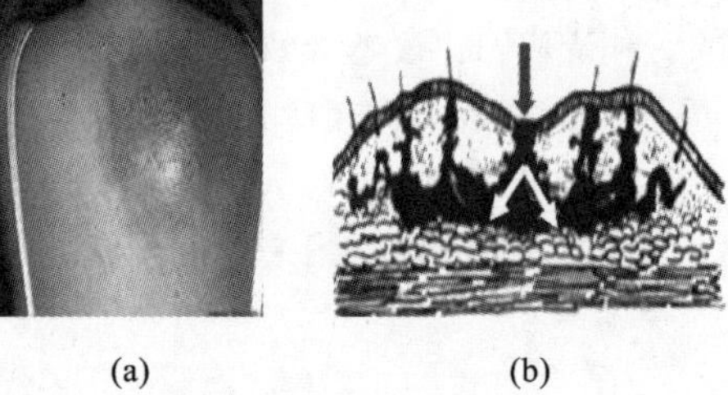
(a) (b)

图8-3 痈

【病因与病理】 主要致病菌为金黄色葡萄球菌，好发于皮肤厚韧的部位，如后颈部、背部等。痈的发生与皮肤擦伤、不洁、机体抵抗力下降有关。痈发生于毛囊底部，向皮下组织蔓延，沿深筋膜向周围扩散(图8-3)。因多个毛囊同时感染，痈病变范围广，深达结缔组织，使表面皮肤血运障碍甚至坏死。痈自行破溃慢，全身反应较重。

【临床表现】 痈起初为一小片皮肤硬肿，暗红色，病变区和周围组织分解不清，疼痛较轻。可有多个脓头。随着感染的加重，中央化脓破溃塌陷，出现“火山口”状(图8-4)。感染向周围、深部蔓延，伴区域淋巴结肿大。患者全身症状重，寒战、高热、头痛、全身不适，严重者可发展为全身性感染。

痈发生在唇部，导致口唇肿胀严重，张口困难，挤压易引起海绵状静脉窦炎，危及生命。

【治疗原则】

1. 局部　当局部形成多个脓头，表面坏死或破溃时，应及时手术切开引流脓液，可采取“＋”或“＋＋”形切开引流坏死组织，伤口内填塞生理盐水纱块，外加干纱布绷带包扎并每日更换敷料，促进肉芽增生。若创面较大需进行植皮手术。

2. 全身　遵医嘱合理应用抗生素；控制糖尿病等基础疾病，多休息，增强抵抗力。

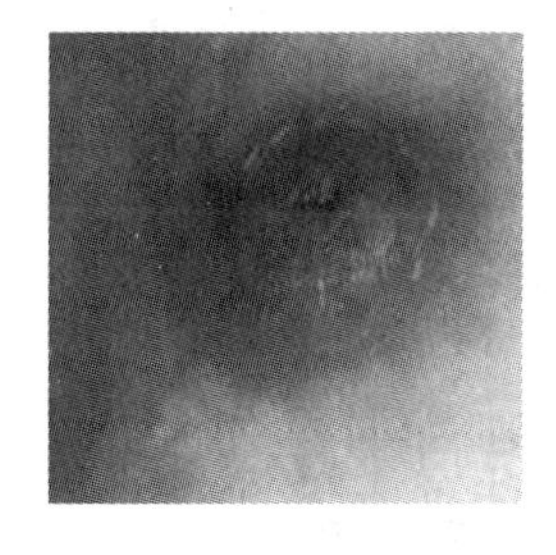

图 8-4　“火山口”状

三、急性蜂窝织炎

急性蜂窝织炎(acute cellulitis)是发生在皮下、筋膜下、肌肉间隙或深部结缔组织的急性弥漫性化脓感染。

【病因病理】　主要致病菌为溶血性链球菌，其次有金黄色葡萄球菌、大肠杆菌或其他类型链球菌。致病菌释放毒性强的溶血素、透明质酸酶和链激酶等，且受浸组织较为疏松，病变发展快，不易局限。病灶附近淋巴结常受累，可导致脓毒血症。

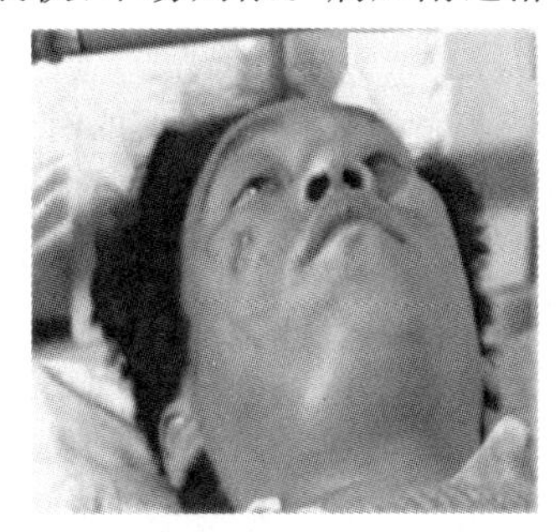

图 8-5　颌下蜂窝织炎

【临床表现】　浅表急性蜂窝织炎局部明显红肿、疼痛，沿疏松结缔组织向四周蔓延，不易局限，病变区和正常组织分界不清，病变中央常因缺血而坏死。深部急性蜂窝织炎局部红肿不明显，但有肿胀、深压痛，患者全身症状明显。

口低、颌下、颈部蜂窝织炎(图 8-5)可压迫气管导致喉头水肿，引起呼吸困难窒息。

新生儿皮肤稚嫩，病变多发生在背部、臀部等经常受压处。起初皮肤发红、发硬。随后病变范围扩大，皮肤坏死时发黑，形成新生儿皮下坏疽。

【治疗原则】

1. 局部

(1) 早期：采取制动、热敷、理疗。

(2) 晚期：一旦脓肿形成，应尽早切开引流清除坏死组织，厌氧菌感染，可采用 3%双氧水冲洗，湿敷；口底、颌下蜂窝织炎，应尽早切开减压，预防喉头水肿，压迫气管。

2. 全身　遵医嘱合理应用抗生素；多休息，加强营养，增强抵抗力。

四、急性淋巴管炎和急性淋巴结炎

急性淋巴管炎(acute lymphangitis)和急性淋巴结炎(acute lymphadenitis)指致病菌经破溃的皮肤、黏膜或其他感染病灶进入淋巴管，引起淋巴管及周围组织的急性炎症。急性淋巴管炎及所属淋巴结时，即为淋巴结炎。

【病因及病理】　致病菌主要为乙型溶血性链球菌、金黄色葡萄球菌等。可因口咽部炎症、足癣、皮肤损伤以及皮肤、皮下化脓性感染灶而导致。

淋巴管炎可引发管内淋巴回流障碍，并使感染向周围组织扩散。淋巴结炎为急性化脓性感染，病情加重可向周围组织扩散其毒性代谢产物而引起全身性炎症反应。

【临床表现】

1. 急性淋巴管炎　分为管状和网状。

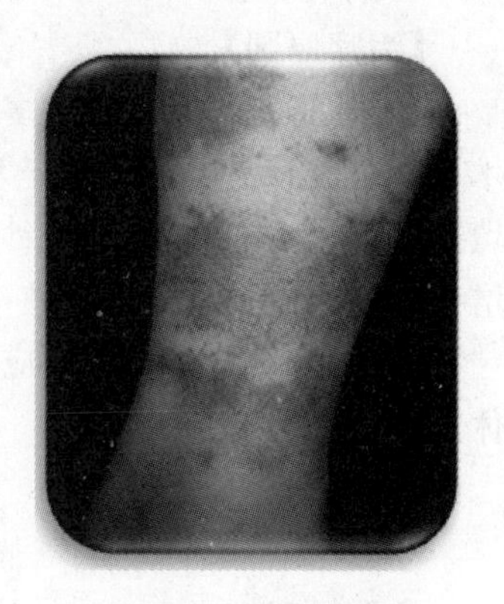
图 8-6　下肢丹毒

(1) 网状淋巴管炎：又称丹毒，好发于颜面部及下肢(图 8-6)，起病急，发展迅速。局部病变皮呈片状红疹，中央区隆起，和周围组织分界清楚，局部有烧灼感，伴随明显的畏寒、发热、头痛等全身症状。

足癣容易引发下肢丹毒，若下肢反复发生丹毒，可引起淋巴水肿，患肢肿胀，严重可发展为“象皮肿”。该疾病有接触传染性，应做好接触隔离。

(2) 管状淋巴管炎：多发于四肢，足癣患者下肢多见。以皮下浅筋膜为界分为深、浅两种。浅层急性淋巴管炎表现为皮下有一条或多条红线；深部急性淋巴管炎体表症状不明显，但患肢肿胀，伴压痛。

2. 急性淋巴结炎　早期局部淋巴结红、肿、热、痛。肿大的淋巴结柔软、有压痛，表面光滑，和周围组织分界清晰。病情加重时多个淋巴结肿大、融合成肿块，疼痛加重，局部皮肤发红，脓肿形成时有波动感，少数可破溃自愈。

【治疗原则】　加强局部和全身治疗，且积极处理原发感染病灶。

(1) 局部：积极治疗足癣、龋齿、体表小感染灶及细小伤口等，是防治急性淋巴管炎的有效措施。急性淋巴结炎若有原发感染，应先处理原发灶。若急性淋巴结炎已形成脓肿，需穿刺或切开引流。

(2) 全身：急性淋巴管炎，应及时治疗，并在全身和局部症状消失后，再继续用药 3～5 天，以防复发导致淋巴管堵塞，淋巴回流不畅是本病容易复发的另一主要原因。

五、脓肿

脓肿是急性感染过程中，组织、器官或体腔内，因病变组织坏死、液化而出现的局限性脓液积聚。四周有一完整的脓壁。

【病因及病理】　金黄色葡萄球菌为常见的致病菌。脓肿可原发于急性化脓性感染，或由远处原发感染源的致病菌经血流、淋巴管转移而来。

【临床表现】　浅部脓肿局部红、肿、热、痛明显，按压疼痛剧烈，且有波动感。

深部脓肿体表红、肿、热、痛不明显，一般无波动感，但有深压痛。小脓肿全身反应轻，大脓肿或多发脓肿全身反应较重。

【治疗原则】　脓肿应及时切开引流，切口应选在波动明显处并与皮纹平行，切口应够长，并选择低位，以利引流。深部脓肿，可先行穿刺定位，然后逐层切开。

六、浅表软组织急性化脓感染患者的护理

【护理评估】

1. 健康史　通过收集资料，评估以下内容。

(1) 基本资料。

(2) 感染的发生情况：是否存在开放性损伤、烧伤、皮疹，黏膜屏障功能是否受损，机体局部是否缺失抗菌和修复能力。

(3) 患者营养状况：是否长期应用抗生素、免疫抑制剂、糖皮质激素或抗肿瘤药物，有无糖尿病、休克及重要器官功能不全或慢性消耗性疾病导致营养不良、机体抵抗力下降。

2. 身体状况

(1) 局部症状:感染的部位、性质、是否具有传染性。

(2) 全身症状:密切监测生命体征,如突发寒战、高热,提示病情加重,警惕脓毒症发生。如出现神志淡漠、嗜睡、血压下降,甚至消化道出血则警惕感染性休克的发生。

3. 辅助检查

(1) 血常规:细菌感染白细胞计数及中性粒细胞比例明显增高。

(2) 影像学检查:有助于了解脓肿的位置和程度。

4. 心理-社会支持状况

(1) 患者对疾病的认知程度,感染重、病程长的患者的折磨,以及对治疗的不理解和担心造成恐惧、焦虑。

(2) 亲属对患者的关心程度、支持力度,家庭感染治疗的经济承受能力。

【常见护理诊断/问题】

1. 疼痛　与炎症刺激和局部肿胀压迫神经末梢有关。

2. 体温过高　与毒素吸收有关。

3. 恐惧、焦虑　与感染后的病痛、治疗方式及担心预后有关。

4. 营养失调:低于机体需要量　与摄入不足及消耗过多有关。

5. 潜在并发症　体液失衡、颅内感染、窒息、全身化脓感染。

【护理措施】

1. 术前护理

(1) 一般护理:加强营养,给予高蛋白质、高热量、高维生素、易消化饮食。遵医嘱补液,预防或纠正水、电解质失衡。对低蛋白血症、贫血患者可少量多次输入新鲜血增强抵抗力。

(2) 病情观察:密切观察生命体征的变化及感染局部的变化。面部"危险三角区"疖、痈要警惕发生颅内感染;口底、颌下和颈部急性蜂窝织炎需密切观察呼吸情况,一旦呼吸困难、发绀应及时通知医生协助处理。局部感染炎症者防止发展为全身化脓感染。

(3) 对症护理:肢体感染,局部抬高 15°～30°,摆功能位制动,减轻肿胀疼痛。颜面部"危险三角区"感染禁止挤压、按摩。面部、口底感染张口困难者进流质、半流质饮食。炎症早期可局部热敷或采用超短波、微波、红外线理疗促进血液循环,有利于炎症的消散及减轻疼痛。剧烈疼痛者可适当给予镇痛剂,确保患者获得充足的休息和睡眠。高热者可给予物理降温,必要时药物降温。

(4) 用药护理:仔细询问药物过敏史,做药敏试验。遵医嘱合理、正确使用抗生素,并密切观察药物的疗效和不良反应。用药时间长者警惕二重感染。

(5) 心理护理:给予患者治愈疾病的信心,多与患者沟通,向其解释本病的相关知识、治疗措施及预后。从而取得患者积极的配合。

2. 术后护理　脓肿切开引流的护理:脓肿形成后要及时切开引流,保持有效引流,观察引流物的颜色、性状、量。及时更换浸湿的敷料。若引流不畅、引流量突然减少,患者全身症状重,需及时通知医生处理。

3. 健康教育

(1) 加强个人卫生管理,做好皮肤的清洁,避免皮肤损伤。补充营养,加强功能锻炼提高机体的抵抗力。

(2) 社区加强健康宣教,若出现损伤、感染应及时治疗。疖、痈、足癣、口腔溃疡等,防止感染扩散。嘱患者切勿挤压面部“危险三角区”以免引发颅内感染。

(3) 医务人员严格执行无菌操作,避免医源性感染。

【护理评价】 通过治疗与护理,患者是否:①疼痛消失或缓解;②感染灶消失,皮肤、组织完整性恢复;③体温恢复正常;④发生并发症或并发症被及时防治。

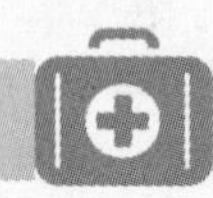

案例导入

张某,25岁。7天前干活时不慎右手食指末端被刺破,未经消毒处理,3天后感到肿胀,轻微疼痛,1天前开始疼痛加剧,以夜间为甚,难以入睡,局部苍白,肿胀明显,全身不适。

请问:1. 该患者可能的诊断是什么?

2. 如果治疗不及时,可能会导致什么?

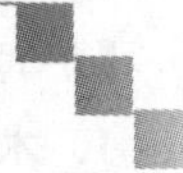

第三节　手部急性化脓性感染患者的护理

一、概述

临床常见的手部急性化脓性感染包括甲沟炎、指头炎、腱鞘炎、滑囊炎和掌深间隙感染。手部感染多由外伤引起,如轻微外伤(针刺、指甲修剪过深、逆剥皮刺等)。常见致病菌主要为金黄色葡萄球菌。一旦感染蔓延到深部,可引起肌腱和腱鞘狭窄或形成瘢痕,影响手部功能,严重者可致残。

【手部解剖】

(1) 手掌皮肤厚韧,掌面皮下脓肿不易向掌侧蔓延反而向手背部蔓延,形成“哑铃状”脓肿。

(2) 掌面真皮层有致密的垂直纤维束,纤维束与骨膜、腱鞘及掌深筋膜相连,将皮下组织分成若干密闭腔隙,脓肿难以向周围扩散,反而向深部蔓延导致腱鞘炎、滑囊炎、掌深间隙感染甚至骨髓炎。

(3) 手部淋巴液均经手背淋巴管回流。因而掌部感染时手背肿胀更明显。

(4) 掌面腱鞘、滑囊、掌深间隙及前臂间隙相互沟通。手部感染可蔓延全手,甚至前臂。

(5) 手部尤其是手指神经末梢丰富,一旦感染局部张力大,疼痛剧烈。

二、甲沟炎和指头炎

甲沟炎(paronychia)是指(趾)甲周围软组织的化脓感染,是细菌通过甲旁皮肤的微创破损袭至皮下并生长繁殖引起的。指头炎(felon)是末节手指掌面皮下组织化脓性感染。

【病因与病理】 甲沟炎多因甲沟及其附近组织刺伤、擦伤、嵌甲或拔“倒皮刺”后造成。甲下脓肿(图 8-7)常由甲沟炎蔓延发生或甲下刺伤引起感染或指端挤压伤而致甲下血肿继发感染。指头炎可由甲沟炎蔓延、扩展导致,也可由指间或手指末节皮肤损伤导致。致病菌主要是金黄色葡萄球菌。

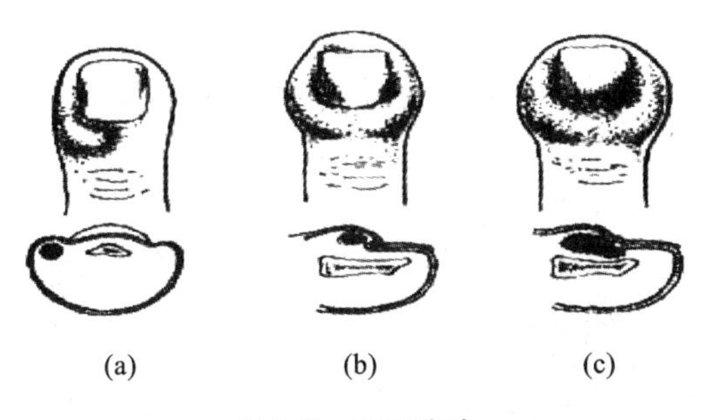

图 8-7　甲下脓肿

【临床表现】

1. 甲沟炎　初起时一侧甲沟发生红肿疼痛,一般无全身症状。如能及早治疗,炎症可能好转消退。否则病变成脓,红肿区内有波动感,出现白点,但不易破溃出脓。炎症还可发生于甲根处或扩展到另一侧甲沟,感染加重时就常有疼痛加剧和发热等全身症状。由于指甲阻碍脓性物排出,感染可向深层蔓延而形成指头炎。

2. 指头炎　发病初,指头轻度肿胀、发红、刺痛。继而指头肿胀加重,皮肤张力明显变大,患者常感剧烈搏动性跳痛,难以安眠。并有恶寒发热、全身不适等症状。脓肿期,微血管内血栓形成,局部组织趋于坏死,整个指腹可以高度肿胀,形同蛇头。脓肿形成后,指头疼痛反而减轻,皮色由红转白,但难查出波动感。皮肤破溃溢脓,逐渐愈合。

【治疗原则】

1. 非手术治疗

(1) 甲沟炎:局部可采用热敷、理疗、外敷等措施,应用磺胺药或抗生素。

(2) 指头炎:前臂平置、制动,以减轻肿胀和疼痛。可给予热敷、高锰酸钾浸泡、3%碘酊涂擦、如意金黄散敷贴患指,积极抗感染治疗可使炎症消退。

2. 手术治疗

(1) 甲沟炎:已有脓液的,可在甲沟处做纵形切开引流。感染已累及指甲基部皮下周围时,可在两侧甲沟各做纵行切口,将甲根上皮片翻起,切除指甲根部,置一小片凡士林纱布或乳胶片引流。如甲床下已积脓,应将指甲拔去,或将脓腔上的指甲剪去。拔甲时,应注意避免损伤甲床,以免日后新生指甲发生畸形。

(2) 指头炎:尽早切开引流,因局部波动感不明显,因此感染期间一旦出现跳痛即行切开引流,缓解症状,有利于控制炎症向纵深发展。

【辅助检查】

1. 实验室检查　血常规提示白细胞计数、中心粒细胞比例增高。指头炎可采集脓液检测致病菌。

2. X 线检查　X 线摄片可明确有无指骨坏死。

三、急性化脓性腱鞘炎、滑囊炎和掌深间隙感染

【病因与病理】 化脓性腱鞘炎(tenovaginitis)、滑囊炎(bursitis)及掌深间隙感染(deep

palmar space infection)均为手掌深部的化脓性感染,多由手指掌面的刺伤或邻近组织感染蔓延导致,主要致病菌为金黄色葡萄球菌。

【临床表现】

1. 化脓性腱鞘炎 为手指屈肌腱鞘的急性化脓性感染,病情发展快,多在 24 h 内出现明显的局部和全身症状。局部患指肿胀、疼痛,以中、近指节明显,皮肤肿胀、患指呈半屈状(图 8-8),被动伸直引起剧痛。若感染向掌深间隙蔓延,可引起肌腱坏死,手部功能障碍。

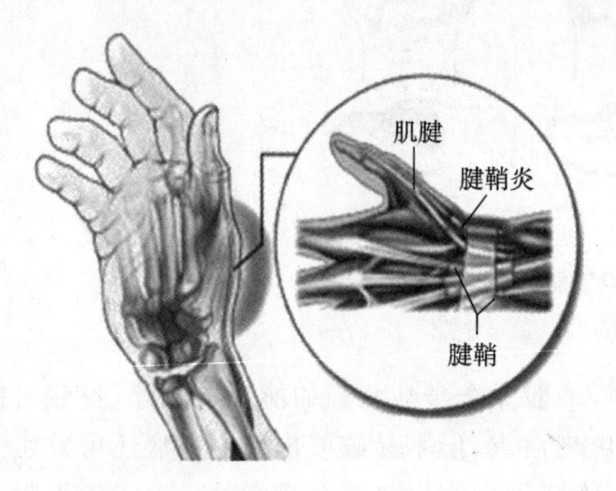

图 8-8 化脓性腱鞘炎

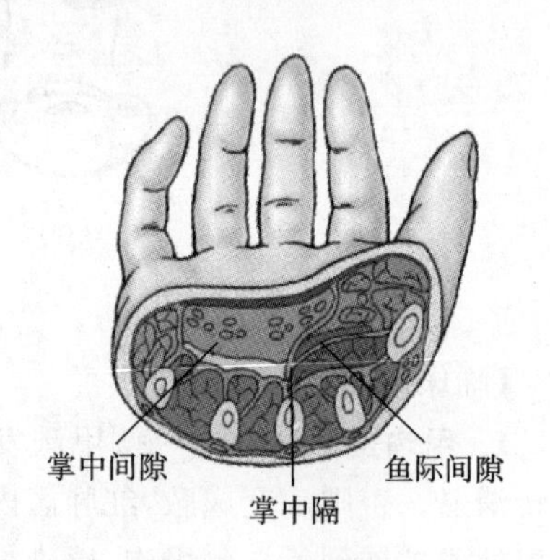

图 8-9 手部间隙

2. 化脓性滑囊炎 拇指和小指腱鞘分别与桡侧和尺侧滑囊相通,当此处腱鞘感染可向上蔓延到相应的滑囊引起滑囊炎。再向上又可引起前臂肌间隙感染。桡侧滑囊炎表现为拇指肿胀、微屈,不能外展和伸直;大鱼际和拇指腱鞘区肿胀、压痛。尺侧滑囊炎表现为小指和无名指呈半屈状;小鱼际和小指腱鞘区肿胀、压痛。常伴全身症状。

3. 掌深间隙感染 包括掌中间隙急性感染及鱼际间隙急性感染,感染严重时伴全身症状(图 8-9)。

(1) 掌中间隙感染:掌心凹消失或稍隆起,皮肤发白,疼痛及压痛明显;尺侧三指呈半屈曲状,被动伸指时疼痛加剧;手背部皮肤发红,肿胀明显,常易误为蜂窝组织炎。

(2) 鱼际间隙急性感染:掌心凹存在,手背肿胀较轻;第一指蹼、大鱼际处明显肿胀,且有压痛;拇指呈外展状,对掌及内收动作受限;食指呈半屈曲状,被动伸指时疼痛加剧。

【治疗原则】

1. 非手术治疗 早期患肢前臂、手保持齐平,缓解肿胀疼痛,局部外敷如意金黄散、理疗。

2. 手术治疗 感染后期一旦化脓,尽早切开引流,并早期、联合、足量应用抗生素。

【辅助检查】

1. 实验室检查 白细胞计数及中性粒细胞比例增高。

2. B 超检查 手掌超声波检查可显示肿胀腱鞘和积液。

四、手部急性化脓性感染患者的护理

【护理评估】

1. 术前评估

1) 健康史 通过收集资料,评估以下内容。

(1) 基本资料。

(2) 手部外伤史:特别是细微的外伤,如针刺、逆剥倒刺、修剪指甲过深等。

(3) 了解既往病史、过敏史。

2) 身体状况

(1) 局部体征：评估手部疼痛的性质、程度；了解患侧手部是否存在功能障碍；掌心凹陷是否存在；有无指骨坏死或肌腱坏死并发症发生。

(2) 全身表现：有无寒战、高热、脉搏增快等全身不适症状；触诊肘窝、腋窝有无淋巴结肿大。

3) 辅助检查　白细胞计数和中性粒细胞比例升高；影像学检查可发现有无指骨坏死。

4) 心理-社会支持状况

(1) 患者因手部疼痛、功能障碍影响日常工作、生活、学习而感到恐惧、焦虑和心理承受能力较大。

(2) 亲属对患者的关心程度、支持力度，家庭对手术的经济承受能力。

2. 术后评估

(1) 全身状况：患肢生命体征平稳。

(2) 切口情况：手术切口的恢复情况，无出血、感染。

(3) 引流管情况：引流通畅，密切观察引流状况。

(4) 预后判断：无功能障碍。

【常见护理诊断/问题】

1. 疼痛　与化脓感染导致的肿胀及手术切口排脓或拔甲有关。

2. 体温升高　与感染有关。

3. 皮肤完整性受损　与感染及手术切开有关。

4. 潜在并发症　指骨坏死、肌腱坏死、感染扩散等。

【护理措施】

1. 术前护理

1) 缓解疼痛

(1) 患肢抬高制动：促进淋巴、静脉回流，减轻局部充血肿胀，缓解疼痛。

(2) 镇静止痛：对疼痛影响患肢情绪及睡眠的可适当遵医嘱使用止痛剂。

2) 病情观察

(1) 监测生命体征：观察体温、脉搏的变化，必要时给予物理降温或遵医嘱使用退烧药。

(2) 及时发现并发症：密切观察手指疼痛性质，有无突然减轻，皮肤由红转白，警惕指骨坏死发生。

3) 控制感染

(1) 局部：未形成脓肿，可局部热敷、理疗、外敷药物，促进炎症的吸收和消退。

(2) 全身：遵医嘱及时、合理使用抗生素。

4) 术前护理　一旦局部化脓，需做好术前准备切开引流。按术前常规进行。

2. 术后护理

(1) 保持有效引流：保持引流管通畅，密切观察引流液颜色、性质、量。

(2) 促进伤口愈合：观察伤口渗出情况，保持敷料清洁、干燥，创面换药动作轻柔，对内层敷料和创面粘连紧密者，可先用生理盐水湿润，避免损伤新生肉芽组织。

(3) 功能锻炼：手部感染炎症开始消退时，指导患肢活动患处附近关节；感染痊愈后，指导患者进行手部锻炼，以防功能障碍。

3. 健康教育

(1) 注意手卫生,避免手外伤:如指甲不宜剪得太短,一旦损伤应尽早到医院规范处理。

(2) 加强功能锻炼:指导患者按阶段功能锻炼,防治功能障碍。

(3) 增强抵抗力:加强营养,多参加体育锻炼,增强自身抵抗力。

【护理评价】 通过治疗与护理,患者是否:①疼痛得到缓解;②将感染灶控制并消除;③体温恢复正常;④保持了皮肤、组织的完整性;⑤发生并发症,或并发症被及时发现并处理。

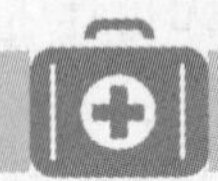

案例导入

患者,男,48岁。"急性出血坏死性胰腺炎"术后23天,已经深静脉导管行TPN治疗20天,今天突发寒战、高热,体温39.5 ℃,头痛、头晕、面色潮红。患者极度烦躁,脉搏132次/分。血常规检测:WBC 25×10^9/L、核左移。

请问:1. 该患者可能的诊断是什么?

2. 治疗过程中,若患者出现意识模糊、体温不升、面色苍白、四肢冰凉、血压下降、白细胞计数下降,常提示什么情况?

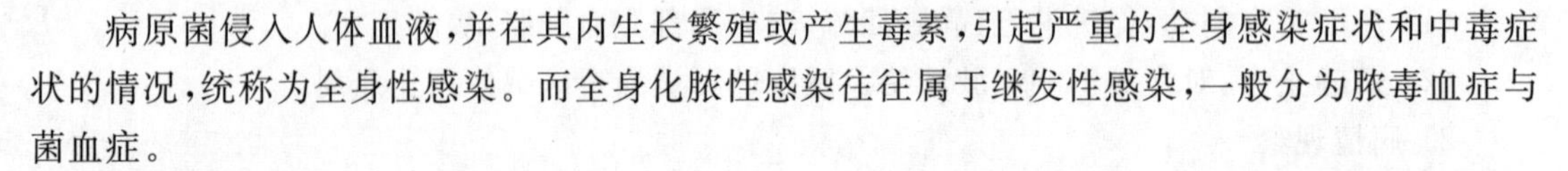

第四节　全身性外科感染患者的护理

病原菌侵入人体血液,并在其内生长繁殖或产生毒素,引起严重的全身感染症状和中毒症状的情况,统称为全身性感染。而全身化脓性感染往往属于继发性感染,一般分为脓毒血症与菌血症。

【病因和病理】

1. 病因 导致全身性外科感染的原因是致病菌数量多、毒力强和(或)机体抗感染能力低下。常继发于严重创伤后的感染和各种化脓性感染,如大面积烧伤创面感染、开放性骨折合并感染、急性弥漫性腹膜炎、急性梗阻性化脓性胆管炎等。一些潜在的感染途径也值得注意,如静脉导管感染。

2. 病理生理 病原菌、内毒素、外毒素以及感染过程中产生的多种炎症介质和细胞因子作用于机体,导致全身性组织损害及脏器功能障碍,严重者可致感染性休克、MODS。

革兰阴性菌产生内毒素及其介导的多种炎性介质可引发毛细血管扩张、通透性增强、微循环淤滞、回心血量减少,因而革兰阴性脓毒症比较严重,出现"三低"现象:低温、低血压、低白细胞计数,早期可出现感染性休克。

【临床表现】

1. 共同临床表现

(1) 起病急,骤起寒战,继而高热:体温可达40～41 ℃,病情重,进展迅速。

(2) 心率加快、脉搏细速、呼吸急促或困难。

(3) 出现头痛、头晕、出冷汗、恶心、呕吐、腹胀、面色苍白或潮红。

(4) 神志淡漠或烦躁、谵妄和昏迷。

(5) 肝、脾可肿大,严重者出现黄疸或皮下淤斑。

(6) 可出现感染性休克及 MODS。

2. 脓毒症分类

(1) 革兰染色阳性细菌脓毒症:最常见,常见致病菌为大肠杆菌、变形杆菌、绿脓杆菌等。有或无寒战,多呈稽留热或弛张热。病人面色潮红,四肢温暖,休克发生时间晚,多有谵妄和昏迷,可出现转移性脓肿,易并发心肌炎。

(2) 革兰染色阴性杆菌脓毒症:主要为金黄色葡萄球菌所致,全身寒战,呈间歇热,严重时体温不升高或低于正常。病人四肢厥冷、发绀、少尿或无尿,休克发生早,持续时间长。

(3) 真菌性脓毒症:引发外科真菌感染的致病菌为白色念珠菌、曲霉菌等。患者突起寒战、高热,病情迅速恶化,周围血象可呈白血病样反应。

【治疗原则】 采取综合性治疗措施,重点在于处理原发病灶。

1. 积极处理原发病灶 彻底清除坏死组织和异物,对有脓肿者,应尽快穿刺排脓或切开引流。有坏死组织者,应彻底清除坏死组织,取出异物,拔除可能引起感染的体内导管,如导尿管、静脉插管等。

2. 及早联合使用有效抗生素 应注意早期、足量并以杀菌剂为主;一般两种抗菌药物联合应用,多自静脉给药;首次剂量宜偏大,注意药物的半衰期,分次给药;疗程不宜过短,一般三周以上,或热退后 7～10 天方可酌情停药。对真菌脓毒症者全身应用抗真菌的药物。

3. 加强支持疗法 卧床休息,加强营养,补充适量维生素。维持水、电解质及酸碱平衡。必要时给予输血、血浆、白蛋白和丙种球蛋白。

4. 兼顾对症治疗 高热时可给予物理降温,烦躁者给予镇静剂等。

【辅助检查】

1. 实验室检查 血常规提示白细胞计数增高,超过$(20\sim30)\times10^9/L$,中心粒核左移,幼稚粒细胞增多。

2. 血培养 病人寒战、发热时采血进行细菌或真菌培养检出率最高,同时可做药敏试验,培养出致病菌是确诊的依据。

3. 脓液、胸腹水、脑脊液培养 同上。

4. 影像学检测 怀疑有转移性脓肿时可采用影像学检查确诊、定位。

【护理评估】

1. 健康史 通过收集资料,评估以下内容。

(1) 评估病人营养状况。

(2) 了解有无严重创伤、深静脉营养、浅表软组织感染和慢性消耗性疾病史。

(3) 是否长期应用抗生素、免疫抑制剂、激素或抗肿瘤药物。

2. 身体状况 全身感染的共性表现有起病急,病情重;头痛、头晕、恶心、呕吐等;肝、脾肿大;可出现水、电解质和酸碱平衡失调等。

3. 辅助检查 血常规可见血液白细胞计数升高等改变,病人寒战、发热时采血进行细菌或真菌培养。

4. 心理-社会支持状况

(1) 起病急、病情重、发展快,病人及其家属常出现紧张、焦虑恐惧等心理。

(2) 亲属对病人的关心程度、支持力度,家庭对治疗的经济承受能力。

【常见护理诊断/问题】

1. 体温过高 与致病菌、坏死组织和炎性介质作用有关。

2. 焦虑 与病情急骤而担心预后有关。

3. 体液不足 与高热、进食不足及体液失衡有关。

4. 潜在并发症 感染性休克、多器官功能障碍综合征。

【护理措施】

1. 一般护理

(1) 体位与休息:病人卧床休息,保持充分的睡眠。

(2) 饮食与营养:给予病人高热量、高蛋白质、高维生素、易消化饮食,做好口腔等生活护理;无法进食病人可经深静脉补充营养,纠正水、电解质和酸碱平衡失调;营养状况低下的病人可少量多次输入血浆。

(3) 病情观察:密切观察病人生命体征,24 h 出入量、局部及全身感染情况,有关辅助检查结果。

(4) 心理护理:关心理解病人,多和病人沟通,耐心解答病人的疑问,稳定病人及其家属情绪。

2. 治疗配合

(1) 处理原发病:协助医生积极处理好原发病灶。

(2) 抗感染:遵医嘱早期、联合、足量使用抗生素,根据细菌培养和药敏试验及时调整用药,注意观察抗生素药物的疗效及不良反应。

3. 健康指导

(1) 增强抵抗力:指导病人坚持锻炼,加强营养,增强抵抗力。

(2) 保持清洁:告知病人应注意个人卫生,保持皮肤清洁。

(3) 防治外伤:注意劳动保护,避免受伤,一旦受伤应及时到医院规范处理伤口。

【护理评价】 通过治疗与护理,病人是否:①体温恢复到正常范围;②营养状况得到改善,抵抗力增强;③焦虑程度减轻或消失;④未发生并发症,防治措施恰当及时,术后恢复顺利。

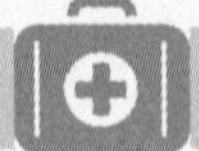

案例导入

患者,男,35 岁。足底被铁钉戳破。5 天后,伤口局部感染化脓伴全身乏力、低热、张口困难,第 7 天出现颈项强直,发作性腿部肌肉痉挛。

请问:1. 该患者可能出现了什么?按致病菌分类属于哪种感染?

2. 目前的护理诊断和护理措施是什么?

第五节　特异性感染患者的护理

一、破伤风

破伤风(tetanus)是由破伤风杆菌侵入人体伤口生长繁殖、产生毒素,所引起的一种急性特异性感染。一般发生于各种开放性损伤之后,新生儿脐带残端消毒不严、不洁条件下生产等,均可发生破伤风。

【病因】 破伤风杆菌广泛存在于泥土和人畜粪便中,是一种革兰染色阳性厌氧芽孢杆菌。破伤风杆菌及其毒素不能侵及正常的皮肤和黏膜,但一切开放性损伤,均可引起破伤风。

破伤风的发生除与细菌毒力强弱,数量多少及人体免疫力等因素有关外,伤口是否缺氧也是一个非常重要的因素。当伤口因狭深、缺血、坏死组织多、血块堵塞或引流不畅等因素而形成一个适合该菌生长繁殖的缺氧环境时可引起破伤风。

【病理生理】 破伤风梭菌能够产生两种外毒素。一种是痉挛毒素,对神经有特殊亲和力,作用于脊髓前角细胞或神经肌肉终板,而引起特征性的全身横纹肌持续性收缩或阵发性痉挛,另一种是溶血毒素,可引起局部组织坏死和心肌损害。

【临床表现】

1. 潜伏期 破伤风潜伏期平均为6～12天,亦可短于24 h或长达20～30天,甚至数月。潜伏期越短,预后越差。

2. 前驱期 全身乏力、头晕、头痛、咬肌紧张、酸胀、咀嚼无力、烦躁不安、打呵欠等。以张口不便为特点。常持续12～24 h。

3. 发作期 在肌肉紧张性收缩的基础上,呈阵发性强烈痉挛。最初受影响的肌群是咀嚼肌,表现为咀嚼不便、牙关紧闭;以后依次为面肌,表现为“苦笑”面容;颈项肌,颈部强直;背腹肌,“角弓反张”;四肢肌群,屈肘部、握拳、屈膝;最终扩展到膈肌和肋间肌,吸肌群痉挛可导致面唇发绀,呼吸困难,甚至窒息,以致危及生命。

在肌肉持续紧张收缩的基础上,任何轻微的刺激,如光线、声响、接触、震动或触碰患者的身体,均可诱发全身肌群的痉挛和抽搐。发作间歇期长短不一,病情严重时发作频繁,持续时间长,间歇时间短。发作时神志清楚,表情痛苦,患者死亡原因多为窒息,还可出现心力衰竭或肺部感染、骨折等并发症。

病程一般为3～4周,痉挛发作通常在3天内达高峰,5～7天保持稳定,10天以后痉挛发作次数逐渐减少,程度减轻,1～2周后消失。恢复期还可以出现一些精神症状,如幻觉,言语、行为错乱等,但多数能自行恢复。

【治疗原则】 破伤风是一种极为严重的疾病,死亡率高。故应及时采取积极的综合治疗措施:清除毒素来源、中和游离的毒素、控制并解除痉挛、防治并发症、保持呼吸道通畅。

【辅助检查】 伤口渗出物做涂片检查可发现破伤风杆菌。

【护理评估】

1. 健康史 通过收集资料，评估以下内容。

(1) 基本资料。

(2) 仔细询问外伤史，评估伤口的深度、大小和污染程度。

(3) 询问伤后伤口的处理。

2. 身体状况 发病的前驱症状；肌肉痉挛持续时间、间隔时间和严重程度；观察患者的呼吸型态，有无呼吸困难、肺炎等并发症。

3. 辅助检查 伤口渗出物做涂片检查；心电图等。

4. 心理-社会支持状况

(1) 破伤风患者面对反复发生的痉挛和隔离治疗，感到焦虑、恐惧和无助。

(2) 亲属对患者的关心程度、支持力度，家庭对手术的经济承受能力。

【常见护理诊断/问题】

1. 有窒息的危险 与持续性喉头和呼吸肌痉挛、误吸、痰液堵塞气道有关。

2. 有受伤的危险 与强制性肌痉挛有关。

3. 有体液不足的危险 与反复肌痉挛消耗、大量出汗有关。

4. 恐惧 与抽搐有关。

5. 尿潴留 与膀胱括约肌痉挛有关。

6. 营养失调：低于机体需要量 与肌痉挛消耗、摄入障碍有关。

【护理措施】

1. 一般护理

1) 环境要求 患者住隔离病室，减少一切刺激，保持安静、室内光线宜均匀柔和，避免强光照射；防止噪声，温度 15～20 ℃，湿度约 60%。

2) 减少外界刺激 治疗、操作等应尽量集中，可在使用镇静剂后 30 min 内进行，以免刺激打扰患者而增加抽搐。病室内应备齐急救药品及用物，以便及时处理一些严重的并发症，如呼吸困难、窒息等。

3) 加强营养 不能进食者给肠外营养，能经口饮食患者可少量多餐给予高热量、高蛋白质、高维生素、易消化饮食，避免呛咳或误吸。

4) 严格消毒隔离 接触患者时穿隔离衣，戴口罩、帽子、手套；接触伤口的器械，用 2% 戊二醛浸泡 1 h，清洗后高压蒸汽灭菌；伤口敷料集中焚毁。严格防止医院内交叉感染。另外，患者解除隔离、出院或死亡后应立即进行终末消毒。

5) 加强安全护理

(1) 防坠床：防止患者坠床应使用带护栏的病床，必要时设专人护理。

(2) 采用保护措施：必要时使用约束带固定患者，防止痉挛发作时患者坠床和自我伤害；关节部位放置软垫保护关节，防止肌腱断裂和骨折；应用合适牙垫，避免痉挛时咬伤舌。

6) 心理护理 关心理解患者，多和患者沟通，缓解患者的焦虑感和孤独感，稳定患者及其家属情绪，积极配合治疗。

2. 治疗护理

(1) 积极处理伤口：彻底清除坏死组织和异物，敞开伤口，充分引流，首选 3% 过氧化氢溶液或 1∶5000 高锰酸钾冲洗、湿敷。

(2) 注射破伤风抗毒素(TAT)：一般伤后 12 h 内注射，成人、儿童剂量相同，用药前须做皮内过敏试验，若伤口深、污染重可在1周后追加一针。过敏患者改用深部肌内注射破伤风人体免疫球蛋白，尽早应用有效，一般只用1次，剂量为3000～6000 U。

（3）解除痉挛：遵医嘱予以镇静、解痉药物并观察疗效。病情较轻者选用：①地西泮10 mg静脉注射，一般每日1次；②苯巴比妥钠0.1～0.2 g，肌内注射；③10%水合氯醛20～40 mL保留灌肠。病情较重者，可用氯丙嗪、异丙嗪各50 mg、哌替啶100 mg，加入5%葡萄糖溶液250 mL内静脉注射，每日2～3次。用药过程中应严密观察呼吸和血压。抽搐频繁者，用上述药物仍不能控制痉挛时，可使用硫喷妥钠或肌肉松弛剂，但应在气管切开及控制呼吸的条件下使用。

（4）保持呼吸道通畅：症状严重者，尽早行气管切开术，以便改善通气，有效清除呼吸道分泌物。

3. 健康指导

（1）宣传破伤风的发病原因和预防知识：指导公众加强自我保护意识，避免皮肤受伤。普及科学分娩知识，避免不洁接生，以防发生新生儿及产妇破伤风等。

（2）注射TAT：伤后预防破伤风最有效、最可靠的方法是注射TAT。

（3）主动免疫：按期注射破伤风类毒素，可使容易受伤的人群，如儿童、战士获得自动免疫，首次皮下注射0.5 mL破伤风类毒素，4～8周后再次皮下注射破伤风类毒素0.5 mL，半年到一年后再皮下注射破伤风类毒素0.5 mL，获得较稳定的免疫力，可长达10年，此后每5年注射0.5 mL即可。

（4）规范处理伤口：一旦出现意外损伤应及时到医院就诊，规范处理伤口。

【护理评价】　通过治疗与护理，患者是否：①呼吸道通畅，无发生窒息；②营养状况得到改善，抵抗力增强；③焦虑程度减轻或消失；④未发生并发症，防治措施恰当及时，术后恢复顺利。

二、气性坏疽

气性坏疽(gas gangrene)是由梭状芽孢梭菌所引起的一种以肌坏死或肌炎为特征的急性特异性感染，发展迅速、预后差。

【病因】　气性坏疽的致病菌为革兰阳性梭状芽孢杆菌，厌氧菌感染。主要为产气荚膜梭菌、水肿杆菌、腐败杆菌、溶组织杆菌等。气性坏疽的发生取决于：①梭状芽孢杆菌的存在；②人体抵抗力；③伤口的缺氧程度。

【病理生理】　梭状芽孢杆菌在局部伤口生长繁殖，产生多种外毒素和酶。部分酶能脱氢脱氧，产生大量不溶性气体，聚集在组织间隙。一部分酶有溶解组织蛋白的功能，造成组织细胞坏死，产生水肿。伤口内气、液夹杂，局部张力大。筋膜下张力大，压迫周围微血管，导致局部缺血、缺氧加剧，使得细菌大量繁殖，恶性循环。

磷酸酯酶、透明质酸酶使得细菌易于穿透组织间隙，沿肌束向肌群扩展，外观呈紫黑色，失去弹性。

【临床表现】

1. 潜伏期　潜伏期一般为1～4天，最短为6～8 h，最长为5～6天，一般在伤后3天发病。

2. 局部症状　先有患肢沉重、疼痛，有包扎过紧感，随着病情发展局部肿胀明显，呈胀裂样疼痛，用止痛药效果不佳。伤口周围水肿，挤压伤口时有捻发音，伤口内有浆液血性渗出液，可含气泡，伴恶臭味道。

后期肢体高度肿胀，皮肤出现水疱，皮肤肤色由苍白发亮变为紫红色，进而变成紫黑色，伤口内肌肉坏死呈暗红色，如熟肉状，无弹性，切割不流血。

3. 全身症状 烦躁不安，表情淡漠，恐惧或精神欣快。体温可高达 38～39 ℃，体温与脉搏可不成比例，脉搏 100～140 次/分，细弱无力，节律不齐。随着感染的发展，毒血症加重，体温可高达 41 ℃左右。血压在早期正常，后期则下降。晚期有严重贫血及脱水，有时有黄疸，可致循环衰竭。

【治疗原则】

1. 紧急手术清创 一经确诊，应立即手术，多处纵深切开，扩大伤口，切除一切坏死组织，清除异物，一直切至色泽红润、有弹性、易出血的正常组织部位，伤口敞开，用 3%过氧化氢或高锰酸钾冲洗湿敷。

2. 应用抗菌药 首选大剂量青霉素静脉滴注，甲硝唑等也有一定疗效。

3. 高压氧治疗 可有力的抑制厌氧菌的生长繁殖，控制感染的扩散。

4. 支持疗法 纠正水、电解质失衡，给高蛋白质、高热量和丰富维生素、易消化的饮食，必要时可少量多次输血，增强机体抵抗力。

5. 截肢 若整个肢体已经广泛感染，病情得不到控制，应尽早截肢，残端不缝合。

【辅助检查】

1. 血常规 血白细胞计数增加，红细胞计数减少。

2. 渗出液涂片 可查见大量革兰阴性杆菌。

3. X 线检查 可见肌群内有积气。

【护理评估】

1. 健康史 通过收集资料，评估以下内容。

(1) 基本资料。

(2) 仔细询问外伤史，评估伤口的深度、大小和污染程度。

2. 身体状况

(1) 局部：评估伤口有无水疱、是否有气泡溢出；观察伤口周围皮肤的颜色、水肿程度及有无捻发音。

(2) 全身：评估患者的生命体征、意识、重要脏器的功能。

3. 心理-社会支持状况

(1) 气性坏疽病情重，进展快，可能面临截肢使患者感到焦虑、恐惧和无助。

(2) 亲属对患者的关心程度、支持力度，家庭对手术的经济承受能力。

4. 辅助检查 伤口渗出物涂片检查；血常规等。

【常见护理诊断/问题】

1. 疼痛 与损伤、伤口局部肿胀有关。

2. 组织完整性受损 与感染、组织坏死有关。

3. 自我形象紊乱 与截肢失去部分组织有关。

4. 潜在并发症 感染性休克。

【护理措施】

1. 术前护理

(1) 控制感染：遵医嘱合理使用抗生素，高热时给予物理降温。

(2) 加强营养：给予患者高热量、高蛋白质、高维生素、易消化饮食。意识障碍不能经口饮食者可采取胃肠外营养。

(3) 高压氧治疗：用 2～3 个绝对大气压，每次 2～4 h，第一天 3 次，第二、三天各 2 次。

(4) 严格消毒隔离：接触患者时穿隔离衣，戴口罩、帽子、手套；伤口敷料集中焚毁。严格防止医院内交叉感染。另外，患者解除隔离、出院或死亡后应立即进行终末消毒。

2. 术后护理

1) 及时处理原发灶　一经确诊，立即配合医生彻底清创，采用 3% 双氧水反复冲洗、湿敷。

2) 截肢患者护理

(1) 术前准备：做好术前常规。

(2) 心理护理：倾听患者的感受，鼓励患者从心理、生理上逐渐接受现实。

(3) 适应性训练：指导患者义肢的安装和使用技巧，并做适应性训练，使其逐渐恢复生活自理。

3. 健康指导

(1) 安全宣教：加强公共预防性宣传，注意劳动保护。一旦受伤应及时到医院规范处理伤口，以免延误病情。

(2) 功能锻炼：截肢患者尽早功能锻炼，正确使用义肢，尽早恢复生活自理，提高生活质量。

【护理评价】　通过治疗与护理，患者是否：①疼痛得到缓解；②组织得到修复，伤口逐渐愈合；③接受身体外形和功能的改变，能适应新生活；④发生潜在并发症，并发症得到及时的处理。

(张　惠　罗贤通)

课后练习

A1 型题

1. 急性感染一般指病程在多长时间以内？(　　)

A. 1 周　　B. 2 周　　C. 3 周　　D. 1 个月　　E. 2 个月

2. 二重感染是指(　　)。

A. 多种细菌引起的感染

B. 多种致病微生物引起的感染

C. 多种特殊厌氧菌引起的感染

D. 机体抵抗力下降引起反复的细菌感染

E. 抗生素应用过程中耐药菌株引起的感染

3. 皮肤的多数相邻毛囊和皮脂腺的急性化脓性炎症是(　　)。

A. 痈　　B. 疖　　C. 丹毒

D. 急性淋巴管炎　　E. 急性蜂窝织炎

4. 很少化脓且具有传染性的软组织感染是(　　)。

A. 疖　　B. 痈　　C. 急性蜂窝织炎

D. 丹毒　　E. 急性淋巴结炎

5. 指甲下脓肿应采取的最佳措施是(　　)。

A. 理疗　　B. 热敷　　C. 抗生素
D. 拔除指甲　　E. 在甲沟处切开引流

6. 诊断菌血症最可靠的依据是(　　)。
A. 血培养阳性　　B. 皮下出现淤点
C. 肝、脾肿大及黄疸　　D. 寒战、高热、呈稽留热
E. 出现休克

7. 一般人群预防破伤风最可靠的方法是(　　)。
A. 注射人体破伤风免疫球蛋白　　B. 注射破伤风抗毒素
C. 注射破伤风类毒素　　D. 受伤后注射甲硝唑
E. 受伤后注射青霉素

8. 破伤风患者最早发生强直性收缩的肌是(　　)。
A. 咀嚼肌　　B. 背腹肌　　C. 颈项肌　　D. 四肢肌群　　E. 膈肌

9. 预防气性坏疽是最重要措施是(　　)。
A. 污染伤口的彻底清创　　B. 注射气性坏疽抗毒血清
C. 高压氧治疗　　D. 输入新鲜血
E. 大量应用抗生素

A2 型题

10. 患者,女,19 岁。鼻部疖受挤压后,出现头痛、高热、昏迷、眼部红肿,应首先考虑的是(　　)。
A. 面部蜂窝织炎　　B. 菌血症　　C. 毒血症
D. 颅内海绵状静脉窦炎　　E. 脓毒症

11. 患者,男,62 岁。因颈部蜂窝织炎入院。患者颈部肿胀明显,观察中应特别注意(　　)。
A. 体温　　B. 呼吸　　C. 血压　　D. 吞咽　　E. 神志

12. 患者,女,26 岁。产后 4 周出现体温升高、右侧乳房疼痛、局部红肿、有波动感,最主要的处理措施是(　　)。
A. 托起患侧乳房　　B. 33%硫酸镁湿敷　　C. 局部物理疗法
D. 及时切开引流　　E. 全身应用抗生素

13. 患者,男,20 岁。诊断为左手拇指脓性指头炎,切开引流的方法正确的是(　　)。
A. 沿着拇指环形切开　　B. 沿着拇指两侧横行切开
C. 沿着拇指两侧纵行切开　　D. 在拇指腹侧纵行切开
E. 在拇指背侧纵行切开

14. 患者大面积烧伤已 6 天,体温突然下降至常温以下,白细胞计数减少、脉速、血压下降,全身情况恶化,应考虑发生(　　)。
A. 感染性休克　　B. 菌血症　　C. 脓毒血症
D. 革兰阴性杆菌脓毒血症　　E. 革兰阳性球菌脓毒血症

A3 型题

(15～17 题共用题干)

患者,女,35 岁。4 天前不慎刺伤中指末节指腹,当时仅有少量出血,未予特殊处理。前一日发现手指明显肿胀、皮肤苍白,自感有搏动性跳痛,尤以夜间为甚,全身不适。

15. 目前应考虑该患者发生了(　　)。

A. 甲沟炎　B. 甲下脓肿　C. 脓性指头炎　D. 急性化脓性腱鞘炎　E. 化脓性滑囊炎

16. 若不治疗及时，患者易发生(　　)。

A. 指骨坏死　B. 肌腱坏死　C. 慢性甲沟炎　D. 掌中间隙感染　E. 鱼际间隙感染

17. 以下对患者的护理措施中哪项不正确？(　　)

A. 抬高患肢　B. 局部制动　C. 无菌生理盐水浸湿敷后换药　D. 换药前应用镇痛剂　E. 适当按摩手指促进炎症消散

(18～22题共用题干)

患者，男，22岁。因“高处坠落伤、右下肢开放性骨折”2 h急诊入院治疗。3天后患者自诉全身乏力，有伤患肢包扎过紧、有疼痛感。第2天出现伤口“胀裂样”剧痛，难以忍受。查体：神志清醒、表情淡漠；T 39.5 ℃、P 122次/分，R 30次/分、BP 96/65 mmHg；口唇苍白、大汗淋漓；伤口周围肿胀明显、有明显压痛、皮肤呈紫红色、压之有气泡从伤口溢出，并有稀薄、恶臭的浆液性或血性液体流出。实验室检查：伤口渗出物涂片检出革兰染色阳性粗大杆菌；血常规检查示白细胞计数 19×10^9/L。X线检查提示伤口周围软组织间有积气。

18. 考虑该患者发生了(　　)。

A. 破伤风　B. 气性坏疽　C. 脓毒症　D. 菌血症　E. 急性蜂窝织炎

19. 以下对该患者下肢伤口的处理哪项不正确？(　　)

A. 紧急手术清创　B. 广泛、多处切开引流　C. 3%过氧化氢溶液冲洗、湿敷　D. 切口敞开、不予缝合　E. 切口缝合、加压包扎

20. 对患者的药物治疗首选(　　)。

A. 青霉素　B. 麦迪霉素　C. 头孢霉素　D. 甲硝唑　E. 琥乙红霉素

21. 若整个肢体广泛感染，病变不能控制时，应采取什么措施挽救患者生命？(　　)

A. 快速补充血容量　B. 快速输注新鲜全血　C. 高压氧治疗　D. 截肢　E. 大量应用抗生素

22. 治疗过程中，若患者出现意识障碍，T 36.2 ℃、P 142次/分，R 36次/分、BP 76/55 mmHg，气急、面色发绀、少尿，白细胞计数 26×10^9/L，提示已出现(　　)。

A. 菌血症　B. 脓毒症　C. 衰竭　D. 感染性休克　E. 呼吸衰竭

第九章　损伤患者的护理

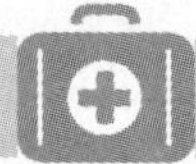

案例导入

某烧伤患者，男，体重50公斤。Ⅰ度烧伤面积占15%，Ⅱ度烧伤面积占15%。

请问：1. 该患者烧伤后第一个24 h的补液总量是多少？其中晶体、胶体液各多少？葡萄糖液多少？

2. 第一个8 h各种液体输入量是多少？

第一节　外科损伤概述

损伤是指各种致病因素作用于人体，造成组织结构完整性受损，生理功能障碍。

【病因与分类】 根据损伤的原因，一般可分为四种类型。

1. 机械性损伤　又称为创伤，多见于机械性因素，如钝器打击、锐器切割、重器挤压及撞击等所致的损伤，在临床中最常见。

2. 物理性损伤　多因高温、电流、冷冻、激光及放射线等物理性因素导致的损伤。

3. 化学性损伤　多因强酸、强碱等化学性因素导致的损伤。

4. 生物性损伤　多因蛇、虫、兽等生物因素所致的损伤，除造成一定的机械损伤外，还可带入毒素（毒蛇咬伤）或病原微生物（狂犬病）导致严重的全身反应，甚至死亡。

【组织修复】 自身组织的修复是创伤愈合的基础。修复是创伤病理过程的最后阶段。理想的修复是缺损组织完全由原来性质的细胞来修复，恢复其原有的组织结构和功能称为完全修复。由于组织细胞再生增殖能力的不同，各组织创伤后修复的情况也不同。大多数组织损伤不能由原来性质的细胞修复，而是由其他性质细胞（常是纤维细胞）增生替代而形成瘢痕愈合，即为不完全修复。

1. 组织修复过程

(1) 炎症反应阶段：创伤后立即发生，持续3～5天，伤口由血凝块填充。进入炎症反应期后，渗入伤口裂隙内的纤维蛋白原变为纤维蛋白，可充填裂隙和作为细胞增生的网架。此期功能是止血和封闭创面。

（2）肉芽形成阶段：在局部炎症开始不久，即有新生细胞出现。层纤维细胞、内皮细胞等经增殖、分化、迁移，分别合成组织基质（主要是胶原纤维）和形成新生毛细血管，并共同形成肉芽组织。随着胶原纤维的增多，毛细血管网和层纤维细胞逐渐减少，肉芽组织最终变为以胶原纤维为主的坚韧的瘢痕组织，使伤口愈合牢固，同时皮肤或黏膜的新生上皮覆盖创面，实现临床愈合。

（3）组织塑形阶段：主要有胶原纤维交联和强度增加，多余的胶原纤维被降解和吸收，过度丰富的毛细血管网逐步消退及伤口的黏蛋白及水分减少等，使过多的瘢痕组织分解、吸收，余下的则软化，以适应功能上的需要。

2. 创伤愈合类型　创伤愈合可分为两种。

（1）一期愈合：又称原发愈合。组织修复以同类细胞为主，如上皮细胞修复皮肤和黏膜，创腔修复处仅含少量纤维组织，多见于损伤程度轻、创面小、无感染的创面或伤口，创缘对合良好，伤口愈合快，呈线状，功能良好。

（2）二期愈合：又称瘢痕愈合。组织修复以纤维组织为主，多见于损伤程度较重、创面较大、坏死组织多、创缘分离远的伤口，因此该类伤口愈合时间较长，瘢痕明显，功能欠佳，影响外观。

3. 影响创伤愈合的因素

（1）局部因素：伤口感染最常见，其他如损伤范围大、坏死组织多或有异物残留的伤口，局部血液循环障碍，治疗措施不当均不利于伤口的愈合。

（2）全身因素：年老体弱、营养不良、大剂量使用细胞增生抑制剂、免疫功能低下、慢性消耗性疾病及全身性严重并发症等，可加重病情，延缓修复。

第二节　创伤患者的护理

创伤有广义和狭义之分，广义是指机械、物理、化学或生物等因素造成的机体损伤；狭义是指机械性致伤因素作用于机体所造成的组织结构完整性破坏或功能障碍。

本节主要介绍狭义的创伤，平时多见如工伤事故、交通事故等，是临床上最常见的一种损伤。

【病因与分类】　多由于工伤及交通事故等意外伤害所致。

根据受伤时皮肤和黏膜是否完整，创伤可分为两大类。

1. 闭合性创伤　闭合性创伤是指受伤部位皮肤、黏膜仍保持完整。

（1）挫伤：是由钝物打击造成皮肤、皮下组织的损害。重者可伤及肌肉、筋膜。局部主要表现为肿胀、淤斑、血肿等，临床最常见。

（2）扭伤：外力使关节超过正常的活动范围，造成关节囊、韧带、肌腱等组织损伤，出现关节疼痛、肿胀和活动障碍。

(3) 挤压伤:肢体或躯干肌肉丰富部位较长时间受钝力挤压所致,严重时肌肉组织广泛缺血、变性、坏死,坏死组织的分解产物吸收,出现高钾血症和急性肾功能衰竭称为挤压综合征。

(4) 爆震伤:又称冲击伤,由爆炸产生的强烈冲击波可对胸腹部等脏器造成损伤,伤者体表多无明显损伤,但胸、腹腔内脏器或鼓膜可发生出血、破裂或水肿等。

2. 开放性创伤 开放性创伤是指受伤部位皮肤、黏膜完整性遭受破坏。

(1) 擦伤:粗糙物擦过皮肤,引起皮肤表层组织的破损。

(2) 刺伤:尖锐器物刺入组织引起的损伤,伤口深而细小,可导致深部组织和器官损伤,易发生感染。

(3) 切割伤:由锐器切割组织而造成的损伤。创缘整齐,深浅不一,深者可伤及大血管、神经、肌肉,甚至脏器,伤口出血往往较多。

(4) 裂伤:钝器打击所致皮肤和皮下组织断裂,创缘多不整齐,周围组织破坏较重。

(5) 撕脱伤:暴力的卷拉或撕扯造成皮肤、皮下组织、肌肉、肌腱等组织的剥脱。

(6) 火器伤:由弹片或枪弹造成的创伤,可发生贯通伤,也可导致盲管伤(只有入口而无出口),伤后坏死组织多,易感染。

【病理】 创伤后机体在局部和全身两方面可发生一系列病理变化。局部反应是由于组织结构破坏和损伤,或病原微生物侵入和异物存留机体而产生。主要表现为局部炎症反应,病理过程与炎症相同。全身性反应是因机体受到严重创伤时,致伤因子作用于人体后,引起的应激反应及代谢反应,其表现为综合性的复杂过程。

【临床表现】

1. 局部症状

(1) 疼痛:伤处活动时疼痛加重,制动后减轻。一般2～3日后疼痛缓解,持续或加重提示可能感染。诊断不明时慎用麻醉止痛剂,以免漏诊或误诊。

(2) 肿胀:因局部组织出血、炎性渗出所致。受伤肿胀处可有触痛、发红、青紫或波动感。肢体严重肿胀者,组织内张力增高阻碍远侧肢体的血液循环。

(3) 功能障碍:主要由受伤局部组织结构破坏引起;局部肿胀、疼痛也可引起一定程度的功能障碍。

(4) 伤口:为开放性创伤所特有。伤口按清洁度可分为三类:清洁伤口,常指无菌状态下的切口;污染伤口,指有细菌污染但细菌尚未繁殖的伤口;感染伤口,指已发炎的伤口或创面有脓液的伤口。

2. 全身症状 轻度创伤一般无全身表现。严重创伤可有发热、血压一过性升高或下降、脉搏加快、呼吸急促等表现。严重者可发生化脓性感染、休克及内脏损伤、全身多器官功能衰竭。

【辅助检查】

1. 实验室检查 血常规和红细胞比容检查可了解失血及血液浓缩情况,了解有无感染形成。尿常规可提示泌尿系统损伤。

2. 影像学检查 X线检查可证实有无骨折、气胸、肺实变、气腹等。B超检查可诊断有无胸、腹腔内出血及肝、脾包膜内破裂等。CT检查可辅助诊断颅脑损伤和某些腹部实质性器官、腹膜后损伤。MRI有助于诊断颅脑、脊柱、脊髓等损伤。

3. 穿刺检查 胸腔、腹腔穿刺检查可判断内脏破裂情况,导尿可帮助尿道及膀胱损伤的诊断。

【治疗要点】

1. 一般软组织闭合性创伤　如无内脏合并伤，多不需特殊处理；如合并深部器官损伤须及时按内脏损伤治疗原则进行处理。

2. 软组织开放性创伤　应尽早施行清创术，使污染伤口变为清洁伤口，促进伤口一期愈合；如治疗不及时或不彻底，形成伤口感染，此时应加强换药，控制感染，促其二期愈合。

3. 其他治疗　包括输液输血、支持疗法、抗感染等。开放性创伤，应积极防治感染。严重创伤，应早期进行抗休克、抗感染治疗，保护重要器官功能，预防 MODS 的发生。

【护理评估】

1. 健康史　评估受伤的原因、时间、部位、姿势及受伤的经过，有无危及生命的损伤或合并其他脏器的损伤。有无骨质疏松、肿瘤等病理性骨折的病史；有无营养不良、糖尿病、高血压等慢性疾病史。

2. 身体状况

(1) 局部：了解创伤处有无肿胀、青紫、淤斑，肢体的活动情况，有无功能障碍；伤口的大小、深度、受污染的程度以及有无异物存留、出血的情况。

(2) 全身：病人有无意识的改变、瞳孔的变化、肢体感觉或运动的障碍；有无生命体征及尿量的改变，是否有休克的征象。

3. 辅助检查　血常规及血细胞比容可提示出血、贫血及感染情况；尿常规检查有红细胞提示泌尿系损伤；诊断性穿刺有无阳性发现；影像学检查有无异常。

4. 心理-社会支持状况　评估病人和家属对创伤的心理承受能力，有无焦虑、紧张、恐惧等心理变化，担心创伤后遗留身体的伤残等。了解对创伤的认知程度和治疗信心及家庭经济承受能力。

【常见护理诊断/问题】

1. 急性疼痛　与组织创伤有关。

2. 体液不足　与创伤后失血、失液等有关。

3. 组织完整性受损　与创伤导致皮肤、皮下筋膜，甚至肌肉完整性的破坏有关。

4. 焦虑　与组织受损、对今后生活和工作上影响有忧虑有关。

5. 潜在并发症　感染、休克、急性肾功能衰竭、ARDS 等严重器官功能障碍。

【护理措施】

1. 急救护理

(1) 抢救生命：首先处理危及生命的紧急情况，如心跳及呼吸骤停、窒息、活动性大出血、张力性或开放性气胸、休克、腹腔内脏脱出等。

(2) 维持呼吸道通畅：迅速采取有效方法，恢复呼吸道的通畅。注意检查病人口腔、气管有无异物、血块及分泌物等。

(3) 有效止血：出血病人，应采用紧急止血法，常用方法有指压法、压迫包扎法、填塞法、止血带或器械止血法等。

(4) 迅速补充血容量：立即开放静脉通路，快速输入平衡液或血浆代用品。

(5) 包扎伤口：伤口可用绷带包扎，情况紧急时也可用衣裤包扎。包扎的目的是保护伤口，帮助止血，减少污染。对开放性胸壁伤口应及时填塞封闭；对脱出的内脏不能还纳体内，应用器具及敷料架空包扎，妥善保护并及时送往医院。

(6) 固定骨折：为避免运送病人时再次受伤，可应用夹板或代用品，也可用躯体或健侧肢体固定患肢，以减轻疼痛。开放性骨折外露的骨折端不要还纳伤口内。

(7) 安全转运病人：经急救处理后的伤员应及时、安全、平稳地转送医院或急救中心。运送途中应继续采取积极抢救措施；注意保持适当体位；尽量避免颠簸，防止再损伤；保证有效持续输液，预防休克并给予止痛等对症处理；密切观察病情变化，并认真做好记录；转送途中出现心跳、呼吸骤停应立即进行复苏抢救。

2. 一般软组织闭合性创伤的护理

(1) 监测生命体征等情况：应注意观察病人局部症状、体征的变化；密切观察生命体征的情况，注意检查是否存在深部组织器官损伤；对挤压伤病人还须观察尿量、尿色、尿比重，注意是否发生急性肾功能衰竭。

(2) 患肢制动：在受伤患肢的关节处用夹板、绷带等包扎固定，局部制动以减轻疼痛，避免加重出血和(或)加重损伤。抬高患肢，有利于血液回流，以减轻肿胀和疼痛。

(3) 局部治疗的配合：对小范围软组织创伤，早期应给予局部冷敷，以减少渗血和肿胀；24 h 后改用热敷和理疗，促进吸收和炎症消退。

(4) 功能锻炼：病情稳定后，配合理疗、按摩和功能锻炼，促进患肢功能尽快恢复。

3. 一般软组织开放性创伤的护理

1) 做好手术前准备工作　如备皮、输液、备血等，有活动性出血者，应在抗休克同时积极准备手术止血。

2) 手术后护理

(1) 监测生命体征等情况：观察生命体征的变化，注意活动性出血等情况的发生。观察伤口是否出现红、肿、热、痛等感染征象；如伤口已化脓，应及时拆除缝线，敞开伤口换药。注意患肢末梢循环情况，如发现异常时，应报告医生及时处理。

(2) 饮食：给予高热量、高蛋白质、高维生素、易消化饮食。

(3) 支持疗法：遵医嘱给予输液、输血，防治水、电解质紊乱，纠正贫血。同时补充维生素和微量元素，促进创伤的愈合。对严重损伤病人，必要时经静脉补充营养。

(4) 防治感染：遵医嘱常规使用抗生素防治感染。受伤后或清创后及时应用 TAT，预防破伤风的发生。

(5) 局部治疗：抬高患肢，改善局部血液循环，并固定制动，以促进伤口愈合。保持伤口敷料清洁、干燥。如出现渗出物应及时换药。

4. 心理护理　给予病人关心和安抚，稳定病人情绪，增强恢复健康的信心。

5. 功能锻炼　病情稳定后，鼓励并协助病人进行早期活动，指导病人进行肢体功能锻炼，促进功能恢复。

6. 健康教育

(1) 加强健康教育，有关劳动保护、安全生产知识的宣传，提高人们的安全防范意识，遵守交通规则，避免意外的发生。

(2) 一旦受伤，应及时到医院进行治疗，以免贻误病情，如是开放性损伤的伤口要彻底清创并注射破伤风抗毒素。

(3) 告诉病人功能锻炼的重要性和必要性，并督促病人积极地进行肢体的功能锻炼，以防因制动而引起关节僵硬、肌肉萎缩等并发症的发生。

(4) 鼓励病人加强营养，并保持愉快乐观的心境。

【护理评价】　通过治疗与护理，病人是否：①疼痛得到有效控制，能积极配合治疗。②生命体征平稳，体液平衡得到维持。③伤口得到有效处理，无感染的发生。④躯体得到功能恢复，未发生并发症。⑤出现了并发症能及时得到有效治疗。

第三节　清创、换药与护理

一、清创术

【清创的目的和时机】

1. 目的　清创术是将污染伤口，经过清洗，切除失活组织，清除伤口内血块、异物等措施，使污染伤口变为清洁伤口，以利于组织修复，争取达到一期愈合。

2. 时机　清创的最佳时机是伤后 6～8 h。但对污染较轻的伤口、位于头面部的伤口或早期已使用有效抗菌药物的情况下，清创时间可放宽到伤后 12～24 h。对污染严重或已化脓感染的伤口，应在清理伤口和周围皮肤后，敞开引流。

【清创步骤】

1. 麻醉　依据受伤的部位及伤情选择适当的麻醉。

2. 清洁去污

(1) 用无菌纱布盖住伤口，剃去毛发，如有油污用 3%过氧化氢溶液或乙醚清洗(图 9-1(a))。

(2) 用软毛刷蘸肥皂液刷洗伤周皮肤，用生理盐水冲洗(图 9-1(b))，如此 2～3 遍，直至伤周皮肤清洁为止。

(3) 去除伤口的敷料，用生理盐水反复冲洗伤口。小而深的伤口可用过氧化氢溶液冲洗，然后拭干液体。

3. 消毒　常规消毒铺巾。

4. 伤口的探查与处理

(1) 手术者戴无菌手套。

(2) 探查伤腔，清除伤腔内的异物，了解伤腔与周围组织的关系，了解有无重要的血管、神经、脏器的损伤。

(3) 修剪皮缘：沿原创口切除创缘皮肤 1～2 mm，必要时可扩大伤口，但肢体部位应沿纵轴切开，经关节部位应做“S”形切开(图 9-1(c))。

(4) 清理创腔与修复组织：由浅至深，切除失活组织，清除血肿、凝血块和异物，对损伤的肌腱和神经可酌情进行修复或仅用周围组织掩盖。

(5) 彻底止血。

(6) 再次用生理盐水反复冲洗伤腔，污染严重者，先用 3%的过氧化氢溶液清洗后再以生理盐水冲洗。

5. 缝合与引流　彻底清创后，伤后时间短和污染轻的伤口可予缝合，但缝合不宜过紧、过密，以伤口边缘对合为度；伤后时间较长或污染严重的伤口，伤口不予缝合，可放置盐水纱条或乳胶片引流(图 9-1(d))。

6. 包扎和固定 伤口覆盖无菌敷料，再用绷带包扎；但骨、肌腱等修复后，还应配合适当的外固定如石膏托固定。

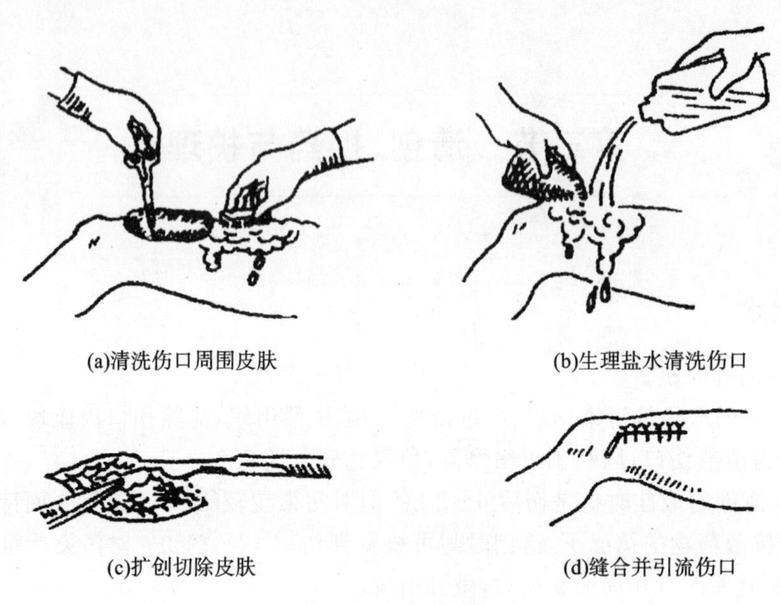

(a)清洗伤口周围皮肤　(b)生理盐水清洗伤口

(c)扩创切除皮肤　(d)缝合并引流伤口

图 9-1　清创术步骤

【注意事项】

(1) 清创愈早，效果愈好，应尽可能在伤后 6～8 h 内进行，但要根据具体情况而定，局部血运丰富、早期处理得当的伤口，时间可适当延长至伤后 12 h。头皮由于抗感染和愈合能力强，时间可适当延长至伤后 24 h 甚至 72 h。

(2) 清创时既要彻底切除失活组织，又要尽量保留有活力的组织。

(3) 关节等重要部位的皮肤缺损尽可能予以修复。

(4) 组织缝合时注意避免张力过大，以免造成伤口缺血、坏死。

(5) 操作时应严格无菌操作，常规注射破伤风抗毒素，合理使用抗生素。

二、换药

【目的】 换药又称更换敷料，是对经过初期治疗的伤口(包括手术切口)做进一步处理的总称。其目的是检查伤口，清除伤口分泌物，去除伤口内异物和坏死组织，保持伤口清洁及引流通畅，控制局部感染，促进伤口愈合。

【评估】 首先应评估患者伤口情况。按伤口受细菌污染的程度分为：①清洁伤口，常指无菌状态下的切口；②污染伤口，指有细菌污染但细菌尚未繁殖的伤口；③感染伤口，指已发炎的伤口或创面有脓液的伤口。询问致伤原因，观察伤口所在部位、深度、宽度、有无出血、异物、分泌物或坏死组织，以便确定换药的顺序，处理的方法及所需换药的材料、数量。原则上先换清洁伤口，再换污染伤口，最后换感染伤口。其次，评估病人的身体状况，精神状态和心理状态是否能承受换药刺激，适合在何处采用何种体位换药，能否理解并配合换药操作等。

【准备工作】

(1) 换药前半小时内不要扫地，避免室内尘土飞扬；了解病人的伤口情况，穿工作服，洗净双手。必要时穿隔离衣、戴手套。

(2) 物品准备:无菌治疗碗 2 个;弯盘 1 个;镊子 2 把;剪刀 1 把;备乙醇棉球、干棉球、纱布、引流条、盐水,生理盐水棉球,绷带、胶布等。必要时备探针、刮匙、止血钳、剪刀、无菌手套、松节油或汽油等。

(3) 让病人采取舒适的卧位或坐位,利于暴露创口,冬天应注意保暖。

【操作方法】

(1) 操作者洗手、戴帽子、口罩。向病人做解释工作,以取得合作。病人取舒适的卧位或坐位,暴露换药部位。

(2) 用手沿切口长轴方向揭去外层敷料,污面向上放入空换药碗或弯盘内。

(3) 然后用镊子轻轻揭除内层敷料或引流物,与伤口粘连的最里层敷料,可用生理盐水浸湿后再揭去,以免损伤肉芽组织或引起创面出血。

(4) 观察伤口,并根据伤口情况清理伤口。用双手执镊操作,先右手执镊接触伤口,左手执镊从换药碗中夹取无菌物品,并传递给右手无菌镊,注意两镊不可相接触。

① 一般缝合伤口用乙醇棉球自伤口边缘向外消毒伤口周围皮肤 2 次,再取生理盐水棉球清洗伤口分泌物。

② 若切口继发感染,有缝线反应(针眼处稍有红肿),可用 70%乙醇湿敷或红外线照射;如针眼处有小脓点,可先用无菌干棉球压出脓液,再涂以碘伏和乙醇;若已形成脓肿者应拆除缝线,敞开引流。

③ 对脓腔伤口先用碘酊和乙醇棉球由外向内消毒伤口周围皮肤 2 次,再用生理盐水棉球清洗创面;脓腔深者可冲洗;坏死组织多时,用攸琐溶液冲洗;脓液多时用 0.02%呋喃西林纱布湿敷。然后根据创面、伤口情况选用引流物。

④ 肉芽组织生长情况:(a)健康肉芽组织,呈新鲜粉红色或红色,颗粒均匀,分泌物少,触之易出血。用等渗盐水棉球拭去脓液后,用等渗盐水或凡士林纱布覆盖创面。(b)生长过度肉芽组织,肉芽高出创缘。将肉芽组织剪平,局部压迫止血。(c)水肿肉芽组织,表面光亮、触之不出血,用 3%~5%氯化钠溶液湿敷。(d)坏死组织多时用攸琐溶液湿敷。(e)慢性溃疡,表面肉芽组织不健康,色灰暗,质硬,不易出血,创面长期不愈。需去除病因,手术切除溃疡后植皮。

(5) 伤口处理完毕后,覆盖无菌干纱布,注意应完全盖住伤口,并留有适当宽度。再用胶布或绷带予以固定。胶布粘贴方向应与躯体长轴垂直,不能交叉或斜形粘贴。

【注意事项】

(1) 严格按照无菌操作原则,注意 2 把镊子不能接触或混用,已接触过伤口的绷带或敷料,不得再接触无菌的换药碗,动作应轻柔,尽量减轻病人的痛苦。

(2) 若同一段时间内需进行多个病人伤口换药,应安排好换药顺序。先换无菌伤口,再换污染伤口,最后换严重感染伤口或特异性感染伤口。如是特异性感染伤口应由专人换药,器械及敷料须专用,用后给予灭菌处理,更换下的伤口敷料须焚烧。

(3) 换药时应注意取出伤口内的异物,如线头、死骨等,并核对引流物的数目是否正确。

(4) 换药次数应根据伤口情况而定,一般缝合伤口术后 3~4 天换药 1 次,如无异常情况至拆线时再换药,其他伤口根据需要而定。

第四节　烧伤患者的护理

烧伤是因热力(如火焰、热水、蒸汽及高温金属)、电流、放射线、特殊化学物质等作用于人体而引起的局部或者全身损伤,临床中以热力烧伤最常见。随着社会的发展,烧伤病人出现了新的特点,表现为发病率高、成批发生多、伤情重而复杂、并发症多而严重,致残率高、病死率高。其中热力烧伤最常见,约占80%。本节主要介绍热力烧伤。

【病因】　烧伤较常见于平时或战时。幼童、老人及劳动者为易发群体。最常见者为居室内单发烧伤,其次为社会场所意外事故的群体烧伤,由热液或蒸气等所致损伤称为烫伤。

【病理生理】

1. 急性体液渗出期(休克期)　休克是烧伤后48 h内导致病人死亡的主要原因。大面积烧伤的热力作用,使毛细血管通透性增加,导致大量血浆外渗至组织间隙及创面,引起有效循环血量锐减,从而发生低血容量性休克。组织烧伤后的立即反应是体液渗出,伤后2～3 h最为急剧,8 h达高峰。

2. 感染期　烧伤使皮肤失去防御功能,污染创面的细菌易在坏死组织中生长繁殖并产生毒素,成为烧伤病人的主要矛盾。伤后48 h开始创面及组织中渗液重吸收,此阶段细菌毒素和其他有害物质也可同时被吸收至血液中,引起烧伤早期的全身性感染。伤后2～3周,烧伤的焦痂开始大片溶解脱落,创面暴露,细菌可侵入血液循环,是烧伤全身性感染的又一高峰期,形成创面脓毒症。烧伤1个月后,若较大创面经久不愈,加之机体抵抗力低下,也可发生全身性感染。感染是烧伤创面未愈合前始终存在的问题,也是烧伤病人死亡的主要原因。

3. 修复期　组织烧伤后,在炎症反应的同时,创面已开始了修复的过程。浅度烧伤多能自行修复;深Ⅱ度依靠残存的上皮修复;Ⅲ度烧伤需靠皮肤移植修复。全身情况差、并发症、创面处理不当以及反复感染等,都影响着创面的愈合。

【临床表现】　烧伤程度的估计要依据烧伤的面积、深度来确定。

1. 烧伤面积

(1) 新九分法:将体表面积分成11个9%的等份,另加1个1%,构成100%的体表面积;12岁以下小儿测算方法应结合年龄进行计算(表9-1,图9-2)。

表9-1　新九分法

部位		占成人体表面积/(%)		占小儿体表面积/(%)
头颈	发部	3	9×1	9+(12−年龄)
	面部	3		
	颈部	3		
双上肢	双上臂	7	9×2	9×2
	双前臂	6		
	双手	5		

部　　位		占成人体表面积/(%)		占小儿体表面积/(%)
躯干	躯干前	13	9×3	9×3
	躯干后	13		
	会阴	1		
双下肢	双臀	5*	9×5+1	9×5+1-(12-年龄)
	双大腿	21		
	双小腿	13		
	双足	7*		

注：* 成年女性的臀部和双足各占6%。I度烧伤仅伤及表皮，病理反应轻微，痊愈时间快，一般不计入烧伤总面积之中。

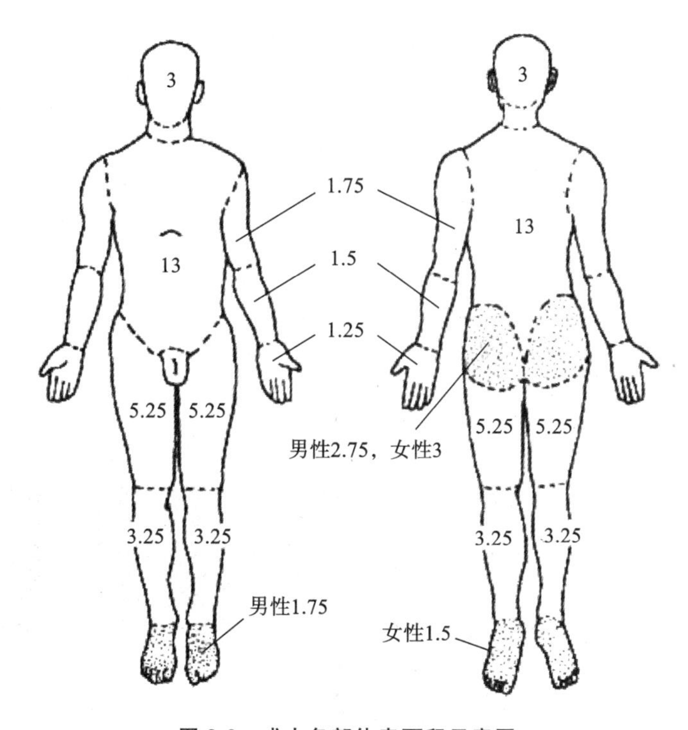

图 9-2　成人各部体表面积示意图

(2) 手掌法：不论性别和年龄，病人手掌五指自然并拢，手掌面积约为自己体表总面积的1%，此法常用于测定小面积烧伤或辅助新九分法评估(图 9-3)。

2. 烧伤深度　按热力损伤组织的层次，通常采用三度四分法，将烧伤分为Ⅰ度、浅Ⅱ度、深Ⅱ度和Ⅲ度烧伤(表 9-2，图 9-4)。Ⅰ度、浅Ⅱ度属浅度烧伤；深Ⅱ度、Ⅲ度属深度烧伤。

表 9-2　烧伤深度鉴别表

分　　度		损伤深度	临床表现	愈合过程
Ⅰ度(红斑)		表皮浅层	红、肿、热、痛、烧灼感；无水疱	3～7日后痊愈，无瘢痕
Ⅱ度(水疱)	浅Ⅱ度	表皮全层和真皮乳头层	水疱较大，疱皮较薄，剧痛，创底肿胀红润	2周左右愈合，无瘢痕，可有色素沉着
	深Ⅱ度	表皮至真皮深层	水疱较小或无水疱，疱皮较厚；痛觉迟钝，有拔毛痛；创面浅红或红白相间，或可见网状栓塞血管	如无感染，3～4周可愈合，但有瘢痕

续表

分　度	损伤深度	临床表现	愈合过程
Ⅲ度(焦痂)	皮肤全层、甚至深达皮下、肌肉及骨骼	无水疱;蜡白或焦黄,皮革状,甚至炭化,痂下水肿;感觉消失;或可见树枝状栓塞血管	2～4周后,焦痂自然分离,形成肉芽组织,难愈合,多需植皮

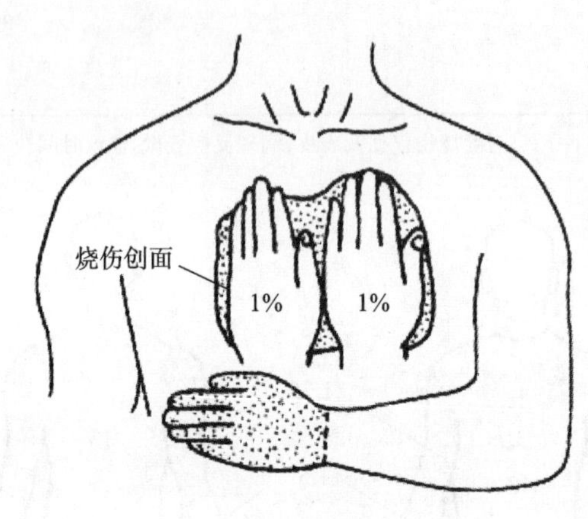

图 9-3　手掌法

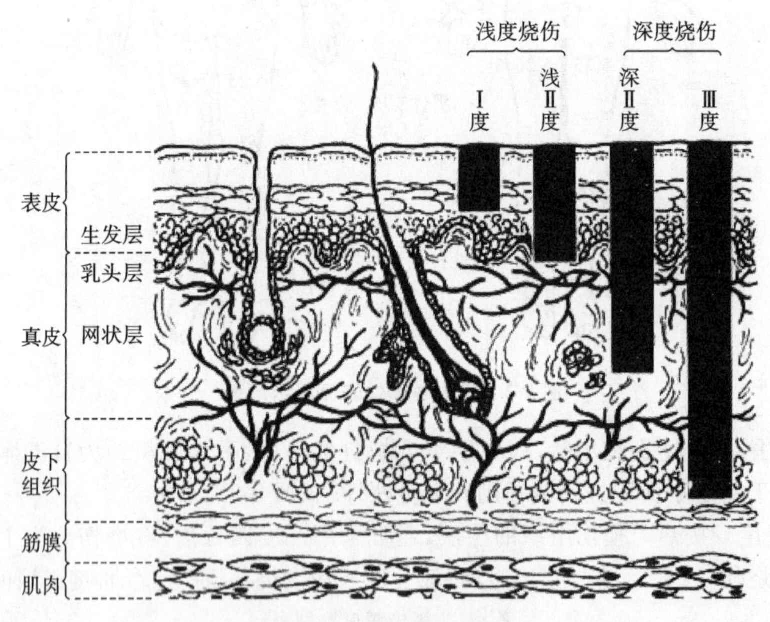

图 9-4　皮肤烧伤分度

3. 烧伤程度

(1) 轻度烧伤:Ⅱ度烧伤面积10%以下。

(2) 中度烧伤:Ⅱ度烧伤面积10%～30%,或Ⅲ度烧伤面积不足10%。

(3) 重度烧伤:烧伤总面积31%～50%,或Ⅲ度烧伤面积11%～20%,或Ⅱ度、Ⅲ度烧伤面积虽不够上述面积,但已发生休克、吸入性损伤或较重的复合伤。

(4) 特重烧伤:烧伤总面积50%以上,或Ⅲ度烧伤20%以上,或已有严重并发症。

临床上所称的大面积烧伤是指成人烧伤面积>15%，小儿的烧伤面积>10%，需住院治疗。反之，就是小面积烧伤，一般在门诊处理。

4. 吸入性烧伤　吸入性烧伤习惯称“呼吸道烧伤”，属于较危重的烧伤。其致伤因素不仅是因为热力本身，还包括在燃烧时产生的大量含有化学物质的气体被吸入至下呼吸道，这些化学物质具有局部腐蚀和全身中毒的作用，该类烧伤危害较大，所以在相对封闭的火灾现场，死于吸入性窒息者多于烧伤。

吸入性烧伤诊断依据有：①燃烧现场相对封闭；②面、颈、口鼻周围常有深度烧伤，鼻毛烧伤，口鼻有黑色分泌物；③有呼吸道刺激症状，咳出炭末样痰，呼吸困难，声音嘶哑，可闻及哮鸣音。

【辅助检查】

1. 实验室检查　感染时白细胞计数和中性粒细胞比例明显增高，严重者可出现核左移。较重的烧伤病人可能出现红细胞、血红蛋白减少以及血红蛋白尿。

2. 肾功能检查　由于分解代谢的增高，肾功能受损，可能出现尿素氮的增高。

【治疗要点】　浅表及小面积烧伤按照外科一般原则，及早清创、保护创面、防治感染、促进愈合。

大面积深度烧伤全身性反应重，治疗原则如下。

1. 防治休克　中度以上烧伤病人及时早期补液，维持呼吸道通畅，纠正低血容量性休克。

2. 控制感染　抗感染是烧伤治疗中的重要措施，特别是深度烧伤组织是感染的重要来源，应早期手术切除并自、异体皮移植。

3. 处理创面　正确处理创面能减少全身性感染等并发症，是提高治愈率的关键。具体措施：清创、包扎疗法或暴露疗法、Ⅲ度烧伤组织去痂和植皮。目的是保护创面、防治感染、促进愈合、恢复功能。

4. 维护重要脏器功能　在抗休克、抗感染同时，要注意防治MODS。

【护理评估】

1. 健康史　了解病人烧伤的原因，致热源的性质，是干热、湿热、强电还是化学品等；了解烧伤的环境是否密闭，有无吸入性损伤可能；有无缺水等体液失衡的情况。既往有无呼吸系统疾病，有无营养不良、吸烟和酗酒史等。

2. 身体状况

(1) 局部：了解烧伤处有无红斑、水疱；渗出液的颜色和量，有无污染；评估烧伤的面积、程度和深度；面部有无烧伤的痕迹，口鼻有无黑色分泌物。

(2) 全身：有无意识、生命体征、面色、尿量的变化，判断是否存在吸入性损伤、血容量不足、全身感染的表现。

3. 辅助检查　包括血常规、尿常规、血生化检查，监测心、肾、肺、肝等重要脏器功能是否异常，影像学检查有无异常。

4. 心理-社会支持状况　由于是突发意外事件，病人常无思想准备，大面积烧伤可能导致外表形象紊乱、致畸、致残以及头面部可能留下瘢痕，给病人身体、心理上造成极大的压力。病人会出现害怕、恐惧、绝望、不合作、对生活失去信心。故需要评估病人和家属的心理承受能力，家庭经济承受能力。

【常见护理诊断/问题】

1. 有窒息的危险　与吸入性烧伤后呼吸道黏膜充血、水肿、坏死、分泌物增多有关。

2. 皮肤完整性受损 与烧伤导致皮肤组织破坏有关。

3. 体液不足 与烧伤后体液大量丢失，低血容量有关。

4. 有感染的危险 与烧伤时组织受损，创面污染，抵抗力下降有关。

5. 自我形象紊乱 与面部烧伤后毁容，肢体功能障碍，截肢等因素有关。

6. 营养失调:低于机体需要量 与烧伤后机体处于高分解状态有关。

7. 潜在并发症 休克、窒息、创面脓毒症等。

【护理措施】

1. 现场急救 主要目的是尽快消除致伤因素、脱离现场和施行生命救治等。

(1) 迅速脱离热源:协助伤者尽快脱离险境。迅速脱去燃烧衣物，就地翻滚或是跳入水池，熄灭火焰。他救时，将伤员按倒，就地取材如棉被、雨衣、毯子等覆盖，隔绝灭火。忌奔跑呼叫，以免风助火势，烧伤头面部及呼吸道；也要避免双手扑打火焰，造成双手烧伤。若被热液等烫伤，用冷水冲淋后脱去或剪开浸湿的衣服；面积较小的四肢烧伤，可将肢体浸泡于冷水中，降低局部温度，减轻疼痛和热力的损害。

(2) 抢救生命:是急救的首要原则，去除致伤原因后，要配合医生首先处理窒息、心搏骤停、大出血、开放性气胸等危急情况，抢救生命。

(3) 保持呼吸道通畅:火焰烧伤常伴有呼吸道烧伤，应特别注意保持呼吸道通畅。对疑有吸入性烧伤的病人，应备齐氧气及气管切开包等抢救用品。

(4) 预防休克:早期遵医嘱给予镇静止痛药，减轻或缓解疼痛，防止因疼痛引起的休克，但合并吸入性损伤或颅脑损伤者忌用吗啡。应尽快补充液体，或口服淡盐水，尽量避免饮白开水。中度以上烧伤需远途转送者，须建立静脉通道，途中持续输液。

(5) 保护创面:根据烧伤创面大小，就地取材，用无菌敷料或现场最清洁的布类包裹创面，避免再污染和损伤。创面勿涂任何有色药物。

(6) 快速转送:有休克者，先抗休克，待病情平稳后再转送，转送途中必须维持呼吸道通畅及输液；转送前和转送中避免使用冬眠药物和抑制呼吸的药物。抬病人上下楼时，头朝下方；用汽车转送时，病人应横卧或取头在后、足在前的卧位，以防脑缺血。详细记录处理内容，以便后续医生的诊治。

2. 一般护理 保持呼吸道的通畅，维持有效的呼吸，定时翻身、拍背，改变体位，使分泌物及时排出。密切观察生命体征及创面的变化，如有异常，及时报告医生。

3. 休克期的护理 烧伤后2日内的护理重点是遵医嘱补充血容量，安排和调节补液的速度和液体种类，认真细致观察病情变化，协助医师及时修订和完善补液计划。

1) 补液总量 我国常用的补液方案是按公式法估算，伤后第1个24 h补液量(mL)＝Ⅱ度、Ⅲ度烧伤面积(%)×体重(kg)×1.5 mL(小孩1.8 mL，婴儿2.0 mL)＋2000 mL(生理需要量)。每日生理需要量用5%的葡萄糖溶液补充。伤后第2个24 h的胶、晶体量为第1个24 h量的1/2，生理需要量不变。

2) 补液种类 胶体与晶体液的比例一般为0.5∶1，特重度烧伤为1∶1，晶体液首选平衡盐溶液，胶体液首选血浆，也可选用全血或血浆代用品。以上液体应交替输入。

3) 补液速度 应先快后慢。因为烧伤后第1个8 h内渗液最快，所以应在首个8 h内输入胶、晶体液总量的1/2，其余分别在第2、第3个8 h内输入。生理需要量应在24 h内均匀输入。

4) 观察指标

(1) 尿量:如肾功能正常，尿量是判断血容量是否充足的简便而可靠的指标。一般要求成人尿量 30 mL/h 以上，有血红蛋白尿时要维持在 50 mL/h 以上。但儿童、老年人、心血管疾病病人，输液要适当限量。

(2) 其他指标：病人安静，成人脉搏在 100 次/分(小儿 140 次/分)以下，心音强而有力，肢端温暖，收缩压在 90 mmHg 以上，中心静脉压在正常范围内，说明血容量已基本补足。

4. 创面护理

1) 早期清创　病人休克基本控制后，在良好的止痛和无菌条件下尽早进行清创。清创顺序一般自头部、四肢、胸腹部、背部和会阴部顺序进行。清创后应注射破伤风抗毒素，及早使用抗生素。

2) 包扎疗法护理　适用于四肢浅度烧伤、病室条件较差或门诊处理的小面积烧伤。优点是便于护理和移动病人，有利于创面的保护，对病室环境要求较低。但包扎疗法也有一定的缺点：不利于观察创面；细菌容易生长繁殖；换药时增加病人的痛苦；也不适用头面颈、会阴等处创面处理。包扎时注意用力均匀，松紧适宜；显露指(趾)末端以观察血液循环；患肢置于功能位置，指间应用敷料隔开，避免形成并指畸形。

包扎后的护理：观察肢端感觉、运动和血运情况；抬高患肢，注意保持肢体功能位置；保持敷料清洁、干燥；注意创面是否有感染，若发现敷料浸湿、有臭味，伤处疼痛加剧，伴有高热、血白细胞计数增高等创面感染表现，应报告医生，及时检查创面；如脓液呈鲜绿色、有霉腥味，表明是铜绿假单胞菌感染，应改为暴露疗法，伤口处更换下的污染敷料应烧毁，防止院内交叉感染。

3) 暴露疗法护理　适用于头、面、颈、躯干、臀部、会阴部等处的烧伤、四肢Ⅱ度以上创面、有严重感染创面及大面积烧伤病人。优点是创面干燥，便于观察创面，不利于细菌生长，避免换药带来的痛苦。缺点是对病室环境要求高，护理较繁杂，不适于转运。暴露疗法的病房应具备以下条件：①室内清洁，有必要的消毒与隔离条件；②恒定的温、湿度，要求室温保持在 28～32 ℃，相对湿度以 50%为宜；③便于抢救治疗。

暴露疗法的护理重点是保持创面干燥，促使创面结痂并保持痂皮或焦痂完整，减少细菌繁殖。

(1) 保持床单清洁干燥。

(2) 促进创面干燥、结痂，如有渗出物，随时用无菌吸水敷料吸净创面渗液，创面可用收敛药、抗菌药物。

(3) 保护创面，适当约束肢体，防止无意抓伤。为避免创面长时间受压，应经常翻身。

(4) 若发现痂下有感染应立即去痂引流。

4) 切痂植皮的护理　切痂植皮分为一次性切痂植皮和分次切痂植皮。

(1) 手术前护理：除术前一般准备外，应重点做好供皮区的皮肤准备；若移植异体或异种皮，应备好皮源；必要时，交叉配血。

(2) 手术后护理：除手术后一般护理措施外，应重点做好受皮区和供皮区护理。

①局部制动：受皮区与供皮区均应制动，以免受皮区皮瓣移动影响存活，或供皮区活动过多影响伤口愈合。

②抬高患肢：若受皮区与供皮区位于肢体，肢体应抬高，以促进静脉回流。

③更换敷料：一般受皮区于术后 5 日打开敷料，观察移植皮瓣有无血运障碍、继发出血或感染征象等；供皮区若无特殊情况 2 周可自行愈合，期间无须换药。若受皮区渗液较多，应打开敷料，用红外线灯烤照，以利于创面干燥。受皮或供皮区若有感染征象，应定时更换敷料。

5. 特殊部位烧伤护理

(1) 吸入性烧伤:床旁应备急救物品,如气管切开包、吸痰器、气管镜等。保持呼吸道通畅并监测病人的呼吸功能;严格执行呼吸道管理及无菌技术;伤后5～7日后气管壁的坏死组织开始脱落,应密切观察;吸氧浓度一般不超过40%,CO中毒者给纯氧;观察并积极预防肺部感染。

(2) 头面颈部烧伤:多采用暴露疗法,安置病人取半坐卧位,观察有无吸入性烧伤,必要时给予相应处理。做好五官护理,如及时用棉签拭去眼、鼻、耳分泌物,保持清洁、干燥;双眼使用抗生素眼药水或眼药膏,避免角膜干燥而发生溃疡;耳廓创面应防止受压。口腔创面用湿纱布覆盖,加强口腔护理,防止口腔黏膜溃疡及感染。

(3) 会阴部烧伤:保持局部清洁、干燥,避免大、小便污染,便后用生理盐水或0.1%苯扎溴铵溶液清洗肛门、会阴部,保持创面及周围的清洁。

6. 防治感染的护理

(1) 密切观察病情变化:密切观察生命体征、意识变化、胃肠道症状,注意是否存在脓毒症的表现。同时观察创面局部变化,如果创面水肿、渗出液增多、肉芽颜色转暗,创缘出现水肿等炎症表现,或上皮停止生长,原来干燥的焦痂变得潮湿、腐烂,创面有出血点等都是感染的现象。

(2) 正确处理创面:协助医生正确处理创面并做好相应的护理工作。

(3) 合理应用抗生素:及时做好创面细菌培养及抗生素敏感试验,以便选用有效抗生素。如创面出现紫黑色出血性坏死斑,是铜绿假单胞菌感染的征象。

(4) 做好消毒隔离工作:病房用具应专用;做好病房的终末消毒工作,工作人员出入病室要更换隔离衣、口罩、鞋、帽;接触病人前后要洗手。

(5) 一般护理:做好降温、保持呼吸道通畅及其他基础护理工作。

7. 饮食及营养支持的护理　烧伤病人应加强营养,补充高蛋白质、高热量以及多种维生素。依据不同病情给予口服、鼻饲或胃肠外营养,促进创面修复及身体功能的康复。对大面积烧伤病人,遵医嘱输入适量血浆、全血或人体白蛋白、免疫球蛋白等,以增强抵抗力、加速组织和皮肤创面的修复。

8. 心理护理　减轻病人的焦虑,特别对于容貌受损病人给予更多的关心和生活上的照顾,帮助病人树立战胜疾病的信心,使其配合治疗和护理。

9. 健康教育

(1) 加强劳动保护,普及防火、灭火、自救等安全教育知识,预防烧伤事件的发生。

(2) 加强功能锻炼,注意保持各关节功能位,逐步恢复肢体功能。伤口愈合后鼓励病人早期下床活动。

(3) 保护新生上皮,避免摩擦、搔抓,防止紫外线、红外线过多照射引起损伤。

(4) 避免对瘢痕组织的机械性刺激,局部可用弹力绷带加压包扎,坚持外用抑制瘢痕增生的药物。遗留瘢痕增生、挛缩畸形,影响功能和容貌时,可于6个月后行整形(容)术。

【护理评价】　通过治疗与护理,病人是否:①呼吸正常,没有出现气促、发绀。②烧伤创面得到有效治疗,创面逐步愈合。③体液平衡得到维持,生命体征平稳,尿量正常。④未出现感染症状。⑤情绪稳定,能接受伤后的自我形象,有勇气面对生活,能逐步适应外界环境。⑥营养状况得到改善,体重保持相对稳定。⑦并发症得到及时有效处理。

第五节　其他损伤

一、冻伤

冻伤是机体遭受低温寒冷侵袭所引起的局部或全身性损伤，有两类：一类称非冻结性冻伤，是人体接触 10 ℃以下、冰点以上的低温，加上潮湿条件所造成的损伤，如冻疮、战壕足、水浸足（手）、防空壕足等。另一类称冻结性冻伤，是由冰点以下的低温（一般在－5 ℃以下）所造成，分局部冷伤（又称冻伤）和全身冷伤（又称冻僵）。全身性冷伤一般情况下极少发生。

（一）非冻结性冻伤

【病理生理】　冻疮多发生在肢体末端、耳、鼻等处，在我国一般发生于冬季和早春，在长江流域与北方多见。战壕足、水浸足（手）、防空壕足均为手或足长时间（一般在 12 h 以上）浸泡在寒冷（1～10 ℃）、潮湿环境所致。多发生于战时，在平时也可在某种施工、水田劳动或部队执勤等情况下发生。其发生过程尚不十分清楚，可能因低温、潮湿的作用，使血管处于长时间收缩或痉挛状态，继而发生血管持续扩张、血液淤滞，血细胞和体液外渗，局部渗血、淤血、水肿等。有的毛细血管甚至小动脉、小静脉受损后发生血栓。严重者可出现水疱、皮肤坏死。

【临床表现】　常待足、手等部位出现红肿时能察觉，先有寒冷感和针刺样疼痛，皮肤苍白，可起水疱；去除水疱皮后见创面发红、有渗液；并发感染后形成糜烂或溃疡。非冻结性冷伤常有个体易发因素，故并非在相同条件下的人都发病。冻疮易复发，可能与患病后局部皮肤抵抗力降低有关。有的战壕足、水浸足治愈后，再遇低温时患足可有疼痛、发麻、苍白等反应，甚至可诱发闭塞性血管病。

【预防和治疗】　冬季在野外劳动、执勤时，应穿防寒、防水服装。患过冻疮者，特别是儿童，在寒冷季节应注意手、足、耳等的保暖，并可涂擦防冻疮霜剂。发生冻疮后，局部表皮未糜烂者可涂冻疮膏，每日湿敷数次。有糜烂或溃疡者可用含抗菌药物和皮质类固醇的软膏，也可用冻疮膏。战壕足、水浸足除了局部处理，还可用温经通络、活血化瘀的中药以改善肢体循环。

（二）冻结性冻伤

局部冻伤和全身冻伤（冻僵）大多发生于意外事故或战时，人体接触冰点以下的低温，例如野外遇暴风雪、陷入冰雪中或工作时不慎受到制冷剂（液氮、固体 CO_2 等）损伤等。

【病理生理】　全身受低温侵袭时，首先发生外周血管收缩和寒战反应，继而体温由表及里逐渐降低，当核心体温下降至 32 ℃以下，则心、脑、肾、血管等脏器功能均受损；降至 28 ℃以下，则危险加大，如不及时抢救，可直接致死。局部接触冰点以下的低温时形成冻结伤，冻结伤分为两个时相，最初是冻伤，继之是复温后的再灌注损伤。组织温度降至－2 ℃时，细胞外冰晶形成。随冰晶加大，间质液渗透压增高，导致细胞内脱水，蛋白变性、酶活性下降、细胞功能障碍。如果快速冷冻则细胞内出现冰晶、导致细胞死亡。毛细血管内皮破坏、红细胞淤积，导致循环停顿。复温冻融后局部血管扩张，微循环中血栓形成，释放的氧自由基、血栓素等介质，可以进一步加剧毛细血管与组织损伤。

【临床表现】 局部冻伤后皮肤苍白发凉、麻木或丧失知觉，不易区分其深度。复温冻融后可按其损伤的不同程度分为四度。

1. Ⅰ度冻伤(红斑性冻伤) 伤及表皮层。局部红肿、充血；有热、痒、刺痛的感觉。症状数日后消退，表皮脱落、水肿消退，不留瘢痕。

2. Ⅱ度冻伤(水疱性冻伤) 伤及真皮层。局部明显充血、水肿，12～24 h内形成水疱，疱液呈血清样、水疱在2～3周内干燥结痂，以后脱痂愈合。痂下皮肤娇嫩，容易损伤，可有轻度瘢痕形成。

3. Ⅲ度冻伤(腐蚀性冻伤) 伤及全层皮肤或皮下组织。创面由苍白变为黑褐色，感觉消失，创面周围红、肿、痛并有水疱形成，若无感染，坏死组织干燥成痂，4～6周后坏死组织脱落，形成肉芽创面，愈合甚慢且留有瘢痕。

4. Ⅳ度冻伤(血栓形成与血管闭塞) 损伤深达肌肉、骨骼，甚至肢体坏死，表面呈死灰色、无水疱；坏死组织与健康组织的分界在20日左右明显，通常呈干性坏死，也可并发感染而形成湿性坏疽。局部表现类似Ⅲ度冻伤，治愈后多留有功能障碍或致残。

全身冻伤开始时有寒战、苍白、发绀、疲乏、无力、打呵欠等表现，继而出现肢体僵硬、幻觉或意识模糊甚至昏迷、心律失常、呼吸抑制，最后呼吸、心跳停止。病人如能得到及时抢救，其心跳、呼吸虽可恢复，但常有心室颤动、低血压、休克等，可发生肺水肿、急性肾衰竭等严重并发症。

【治疗要点】

1. 急救和复温 迅速使病人脱离低温环境和冷冻物体。衣服、鞋袜等冻结不易解脱者，不可勉强，可立即用温水(40 ℃左右)使冰冻融化后脱下或剪开。迅速复温是急救的关键，但勿用火炉烘烤。

快速复温方法：伤员应置于15～30 ℃温室中，用40～42 ℃的温水浸泡肢体或浸浴全身，水量要足够，保持水温恒定，要求在15～30 min内使体温迅速提高至接近正常。温水浸泡至肢端转红润、皮温达36 ℃左右为宜。浸泡过久会增加组织代谢，反而不利于恢复。浸泡时可轻轻按摩未损伤的部分，帮助改善血液循环。如病人感觉疼痛，可用镇静剂或止痛剂，全身冻僵浸泡复温时，一般待肛温回复到32 ℃左右，即应停止继续复温。及时的复温，能减轻局部冻伤和有利于全身冻伤复苏。对心跳、呼吸骤停者要施行心脏按压和人工呼吸。

2. 局部冻伤的治疗 Ⅰ度冻伤创面保持清洁、干燥，数日后可治愈。Ⅱ度冻伤经过复温、消毒后。创面干燥者可加软干纱布包扎，有较大的水疱者，可将疱内液体吸收后，用干纱布包扎，或涂冻伤膏后暴露。创面已感染者局部使用抗生素，采用包扎或半暴露疗法。Ⅲ度、Ⅳ度冻伤多用暴露疗法，保持创面清洁干燥，待坏死组织边界清楚时予以切除。若出现感染，则应充分引流；坏死组织脱落或切除后的创面应及早植皮，对并发湿性坏疽者常需截肢。

Ⅲ度、Ⅳ度冻伤和广泛Ⅱ度冻伤还常需全身治疗：①注射破伤风抗毒素；②冻伤常继发肢体血管的改变，可选用改善血液循环的药物，常用的有低分子右旋糖酐、妥拉唑林、罂粟碱等，也可选用活血化瘀的中药，或施行交感神经阻滞术：③抗生素防治感染；④补充高热量、高蛋白质和高维生素饮食。

3. 全身冻伤的治疗 复温后首先要防治休克和维持呼吸功能。防治休克主要是补液，选用血管活性药、除颤等。为防治脑水肿和肾功能不全，可使用利尿剂。保持呼吸道通畅、给氧和呼吸兴奋剂、防治肺部感染等。其他处理包括纠正酸碱失衡和电解质失衡、维持营养等。全身冻伤常合并局部冻伤，应加强创面处理。

【常见护理诊断/问题】

1. 疼痛　与肢体冻伤导致血管收缩、红肿、水疱，或形成血栓而组织坏死有关。

2. 有体温改变的危险　与长期暴露于低温环境，人体散热大于产热有关。

3. 皮肤完整性受损　与冻伤皮肤水疱形成有关。

4. 有感染的危险　与冻伤皮肤水疱破溃有关。

5. 肢体移动障碍　与肢体冻伤、疼痛有关。

6. 自我形象紊乱　与冻伤后肢残及功能障碍有关。

【护理措施】

1. 保暖　病室环境温暖，病人绝对卧床休息。脱掉衣服、鞋袜，采取全身保暖措施，盖以棉被或毛毯。监测病人的体温变化。复温时局部疼痛剧烈者，可遵医嘱口服止痛片。但应注意受冻后，忌用火烤、热水烫等加热措施，这样会使冻伤加重，甚至溃烂成疮。

2. 体位　在冻伤的急性期，避免患肢运动。宜取卧位，患肢抬高，防止受压，以利静脉血液及淋巴液回流，减轻组织水肿，防止组织损伤加重。协助病人在床上活动，防止压疮发生。

3. 加强病情观察　密切观察局部血运情况，皮肤的颜色，如肤色红润，动脉搏动良好，是循环良好的标志；如色泽苍白，动脉搏动微弱或停搏，毛细血管充盈缓慢，发绀，组织严重水肿，则是循环不良的标志。皮肤温度每 4 h 测量一次并记录。如皮肤低于正常皮肤温度或与室温相等，是循环障碍的严重表现，应及时予以处理。观察创面有无渗出，如有渗出，作出标记，及时观察，如有异常及时报告医生。

4. 饮食护理　合理营养，给予高蛋白质、高热量、高维生素饮食和热饮料。

5. 心理护理　劝导安慰病人，尽快使病人的情绪稳定，积极配合治疗和护理。说明治疗的方法，解释疼痛的原因及持续时间，详细介绍病情，以缓解紧张情绪。

6. 健康教育

(1) 在寒冷条件下的工作人员，需注意防寒、防湿。衣着保暖不透风，尽可能减少暴露在低温的体表面积，外露部位适当涂抹油脂。保持衣着、鞋袜等干燥，沾湿者及时更换。

(2) 在严寒环境中要适当活动，避免久站或蹲地不动。进入低温环境工作以前，可进适量高热量饮食。不宜饮酒，因为饮酒后常不注意防寒，而且可能增加散热。

(3) 对可能遭遇酷寒(如进入高海拔或高纬度地区)的人员，应事先进行耐寒训练，如行冷水浴、冰上运动等。

【护理评价】　通过治疗与护理，病人是否：①疼痛减轻，或感到疼痛的次数减少和比较舒适。②体温逐渐上升并保持在正常范围内。③冻伤创面洁净，并逐渐愈合。④无继发性感染发生。⑤在床上或周围物理环境内移动自如。⑥情绪稳定，能接受伤后的自我形象，有勇气面对生活，能逐步适应外界环境。

二、犬咬伤

狂犬病(又名恐水症)是由狂犬病毒引起的一种以侵犯中枢神经系统为主的急性传染病。全世界每年有近 3 万人死于狂犬病，而被病犬咬伤后狂犬病的平均发病率为 15%～20%。

【病理生理】　狂犬病病毒主要存在于病犬的脑组织及脊髓中，在其涎腺和涎液中也含有大量病毒，带病毒的涎液可经过各种伤口、抓伤、舔伤的黏膜和皮肤进入人体而导致感染，狂犬病病毒进入人体后首先感染肌细胞，于伤口附近肌细胞内小量增殖，狂犬病毒对神经组织具有较强的亲和力，在伤口侵入处及其周围组织细胞可停留 1～2 周，并生长繁殖，如果未被迅速灭活，病毒则会侵入神经到达中枢神经系统，导致狂犬病发生。

【临床表现】 狂犬病的潜伏期长达 10 日到数年，咬伤越深、部位越靠近头面部，潜伏期越短、发病率越高。密切观察伤人的犬，并加以隔离，若动物能存活 10 日以上，可以排除狂犬病。

1. 前驱期或侵袭期 在兴奋症状出现之前，大多数病人有低热、食欲减退、恶心、头痛、倦怠、全身不适等，酷似"感冒"；继而出现恐惧不安，对声、光、风、痛等较敏感，并有喉咙紧缩感。较有诊断意义的早期症状是伤口及其附近感觉异常，有麻、痒、痛及蚁走感等，此乃病毒繁殖时刺激神经元所致，持续 2～4 日。

2. 兴奋期 病人逐渐进入高度兴奋状态，突出表现为极度恐怖、恐水、怕风、发作性咽肌痉挛、呼吸困难、排尿排便困难及多汗流涎等。本期持续 1～3 日。恐水是狂犬病的特殊症状，典型者见水、饮水、听流水声甚至仅提及饮水时均可引起严重的咽喉肌痉挛。怕风也是常见症状之一，微风或其他刺激如光、声、触动等，均可引起咽肌痉挛，严重时全身疼痛性抽搐。

3. 麻痹期 痉挛停止，病人逐渐安静，但出现弛缓性瘫痪，尤以肢体软瘫为多见。眼肌、颜面肌肉及咀嚼肌也可受累，表现为斜视、眼球运动失调、下颌下坠、口不能闭、面部缺少表情等，本期持续 6～18 h。

狂犬病整个病程一般不超过 6 日，偶见超过 10 日者。此外，尚有以瘫痪为主要表现的"麻痹型"或"静型"，也称哑狂犬病，该型病人无兴奋期及恐水现象，而以高热、头痛、呕吐、咬伤处疼痛开始，继而出现肢体软弱、腹胀、共济失调、肌肉瘫痪、大小便失禁等。病程长达 10 日，最终因呼吸肌麻痹与延髓性麻痹而死亡。吸血蝙蝠啮咬所致的狂犬病常属此型。

【辅助检查】

1. 血、尿常规及脑脊液检查 周围血白细胞计数$(12～30)\times10^9/L$不等，中性粒细胞一般占 80%以上，尿常规检查可发现轻度蛋白尿，偶有透明管型，脑脊液压力可稍增高，细胞数稍微增多，一般不超过$200\times10^6/L$，主要为淋巴细胞，蛋白质增高，可达 2.0 g/L 以上，糖及氯化物正常。

2. 病毒分离 唾液及脑脊液常用来分离病毒，唾液的分离率较高。

3. 抗原检查 采用皮肤或脑活检行免疫荧光检查。

4. 核酸测定 采用 PCR 法测定 RNA，唾液、脑脊液或颈后带毛囊的皮肤组织标本检查的阳性率较高。

5. 动物接种 标本接种于小鼠后取脑组织做免疫荧光试验检测病原体，做病理切片检查 Negri 小体。

6. 抗体检查 用于检测早期的 IgM，病后 8 日，50%血清为阳性，病后 15 日时全部阳性。血清中和抗体于病后 6 日测得。

【治疗要点】

1. 局部治疗 伤口小而浅者，可不清创，用碘酊、乙醇进行消毒并包扎；其余伤口均应彻底清创，清除坏死组织和异物，应用大量生理盐水、3%过氧化氢溶液反复冲洗，原则上不做一期缝合。可用狂犬病免疫球蛋白(RIG)在伤口周围做浸润注射。若咬伤已 1～2 日或更长时间，或伤口已经结痂，应去除结痂再行清创处理。

2. 全身治疗 及早采用狂犬病疫苗主动免疫，在伤后第 1、3、7、14、28 日各注射一剂，共 5 剂。如曾经接受过全程主动免疫，则咬伤后不需被动免疫治疗，仅在伤后当日与第 3 日强化主动免疫各 1 次。常规使用 TAT，预防破伤风的发生，并使用抗生素预防感染。

【常见护理诊断/问题】

1. 有窒息的危险　与咽喉肌痉挛发作有关。

2. 皮肤完整性受损　与犬咬伤有关。

3. 有感染的危险　与伤口污染有关。

【护理措施】

1. 预防和控制痉挛　安置病人住单人病房，保持病室和周围环境安静，避免声、光、风等刺激，护理操作应在给予镇静剂后集中进行，以防反复刺激导致痉挛发作；痉挛或狂躁发作时，遵医嘱给予苯巴比妥钠、氯丙嗪、地西泮等药物镇静解痉。

2. 保持呼吸道通畅　气道分泌物过多时，应定时吸痰；遵医嘱给予氧气吸入；备好急救药品及器械，如镇静剂、呼吸兴奋剂、气管插管及气管切开包、吸痰器、人工呼吸机等。必要时进行气管插管或气管切开，使用人工呼吸机。

3. 做好消毒隔离　严格遵守消毒隔离制度，专人护理。护理人员需穿隔离衣、戴帽子、口罩和手套。病人换药、治疗等物品应专用，用过的敷料要及时焚烧，器械要经特殊处理后才可高压灭菌。

4. 加强营养支持　选择容易吞咽的半流质饮食或软食，供给足够的热量、蛋白质和维生素。给病人提供充足的进食时间，每次喂食量宜少，让病人充分咀嚼、吞咽后再继续喂。对不能喝水的病人，需静脉输液，必要时遵医嘱行肠内或肠外营养。

5. 免疫治疗　遵医嘱注射狂犬病疫苗、抗狂犬病血清、狂犬病免疫球蛋白等。

6. 抗感染治疗　遵医嘱使用抗菌药物和破伤风抗毒素。

7. 伤口护理　观察伤口敷料渗血、渗液情况，及时更换敷料。

8. 健康教育

(1) 对被允许饲养的犬，应定期进行疫苗注射，注射后登记、挂牌，并不得随意放养。

(2) 教育儿童不要养成接近、抚摸或挑逗犬的习惯，以免发生意外。

(3) 若被犬抓伤但无明显伤痕，或怀疑与病犬有密切接触者，应尽早注射狂犬病疫苗。

(4) 病犬咬伤后在伤口近端绑扎止血带，立即就地用大量清水反复、彻底冲洗伤口，并挤压周围组织，及时到医院继续处理创面和注射狂犬病疫苗。

【护理评价】　通过治疗与护理，病人是否：①呼吸正常，没有出现气促、发绀。②创面得到有效治疗，创面逐步愈合。③未出现感染症状。

三、毒蛇咬伤

蛇可分为无毒蛇和毒蛇两类。人被无毒蛇咬伤后，皮肤会留下 2 排细小齿痕，有轻度刺痛，无全身反应；而被毒蛇咬伤后，蛇的毒液可通过毒牙灌注进入皮下或肌肉组织内，通过淋巴吸收进入血液循环，引起局部及全身中毒表现。在我国大约有 50 余种蛇，剧毒者有 10 余种。蛇咬伤多发生于夏、秋季节，以南方多见。

【病因病理】　蛇毒是含有多种毒性蛋白质、溶组织酶以及多肽的复合物。按毒性及对机体作用可分为神经毒素、血液毒素和混合毒素。神经毒素对中枢神经和神经肌肉节有选择性毒性作用，以金环蛇、银环蛇等为代表；血液毒素对血细胞、血管内皮细胞及组织有破坏作用，可引起出血、溶血、休克、心力衰竭等，以竹叶青、五步蛇等为代表；混合毒素兼有神经、血液毒素的特点，以蝮蛇、眼镜蛇等为代表。

【临床表现】　被毒蛇咬伤后，病人出现症状的快慢及轻重与毒蛇种类、蛇毒的剂量与性质有明显的关系。

1. 神经毒致伤的表现 伤口局部出现麻木，知觉丧失，或仅有轻微痒感。伤口红肿不明显，出血不多，约在伤后半小时，感觉头昏、嗜睡、恶心、呕吐及乏力。重者出现吞咽困难、声嘶、失语、眼睑下垂及复视。最后可出现呼吸困难、血压下降及休克，致使机体缺氧、发绀、全身瘫痪。如抢救不及时则最后出现呼吸及循环衰竭，病人可迅速死亡。神经毒吸收快，危险性大，又因局部症状轻，常被人忽略。伤后的第1～2日为危险期，一旦渡过此期，症状就能很快好转而且治愈后不留任何后遗症。

2. 血液毒致伤的表现 咬伤的局部迅速肿胀，并不断向近侧发展，伤口剧痛，流血不止。伤口周围的皮肤常伴有水疱或血疱，皮下淤斑，组织坏死。严重时全身广泛性出血，如结膜下淤血、鼻衄、呕血、咳血及血尿等。个别病人还会出现胸腔、腹腔出血及颅内出血，最后导致出血性休克。病人可伴头痛 、恶心、呕吐及腹泻，关节疼痛及高热。由于症状出现较早，一般救治较为及时，故死亡率可低于神经毒致伤的病人。但由于发病急，病程较持久，所以危险期也较长，治疗过晚则后果严重。治愈后常留有局部及内脏的后遗症。

3. 混合毒致伤的表现 兼有神经毒及血液毒的症状。从局部伤口看类似血液毒致伤，如局部红肿、淤斑、血疱、组织坏死及淋巴结炎等。从全身来看，又类似神经毒致伤。此类伤员死亡原因仍以神经毒为主。

【辅助检查】 凝血功能障碍，可能出现血小板减少，凝血酶原时间延长；肾功能障碍可出现血肌酐增高，肌酐磷酸激酶增加。

【治疗要点】 毒蛇咬伤后应采取各种措施，迅速排出毒素并防止毒液的吸收与扩散。转运后，继续采取综合措施。

1. 局部处理

1）缚扎 目的在于阻止蛇毒的吸收和扩散。咬伤后最先采取的急救措施是应立即就地取材，于伤口近心端缚扎，以阻止静脉血回流，但不影响动脉血流为原则。同时将患肢下垂，不要剧烈奔跑，以免加速血流和毒素的吸收。缚扎时间可持续 8～10 h，每隔 15～30 min 放松1～2 min。

2）排毒

（1）就地先用清水反复冲洗伤口，挤出毒液，常规消毒后，沿牙痕做纵行切口，长约 1.5 cm，深达皮下，或做“十”切口，如有毒牙遗留应取出，并用手由近心端向伤口附近反复挤压，以排出毒血。同时以 1∶5000 高锰酸钾溶液及双氧水反复冲洗，使蛇毒在伤口被破坏，减少播散，减轻中毒。血液毒蛇咬伤后，若伤口流血不止，且全身有出血现象者，则不应扩创。

（2）吮吸法：用口吮吸、拔火罐或抽吸器抽吸等方法，将伤口毒血吸出，此法可先于扩创法应用。如吮吸者的口腔黏膜有破损，则不宜做吮吸，以免引起中毒。

3）局部降温 将冰袋放置于受伤肢体可以降低毒素中酶的活力及局部的代谢，从而减少毒素的吸收，并可减轻疼痛。

4）破坏蛇毒 用胰蛋白酶在伤口外周做封闭，可直接分解蛇毒。方法是用胰蛋白酶 2000 U 加 0.05％普鲁卡因 20 mL 做伤口周围皮肤封闭。可根据病情需要，每 12～24 h 后重复注射 1 次。

2. 全身治疗

（1）抗蛇毒血清治疗：抗蛇毒血清有单价和多价两种，抗蛇毒血清特异性较高，疗效确切，越早应用，效果越好。使用剂量的多少，应根据病情来决定，一般应大于中和排毒量所需的剂量。使用前先做过敏试验，阳性者可行脱敏注射疗法。

(2) 解蛇毒中成药及中药：中成药常见的有季德胜蛇伤解毒片、上海蛇药、广州蛇药、南通蛇药等，既有注射剂，也有口服剂。中药常见的有如意金黄散外敷，或新鲜的半枝莲、马齿苋、七叶一枝花、蒲公英各等份捣烂外敷。

(3) 其他西药：可用速尿 20～40 mg 肌内注射，或 20%甘露醇 250 mL 静脉滴注，促使体内毒素排出。氢化可的松 200～400 mg 加入 10%葡萄糖溶液 500 mL 中静脉滴注，根据病情，每日 1～2 次。

(4) 全身支持疗法和防治并发症的发生，补充足够的营养、维生素，维持水、电解质平衡，必要时给氧，防治心力衰竭、脑水肿和呼吸衰竭。

(5) 及早使用抗生素抗感染以及使用破伤风抗毒素。

【常见护理诊断/问题】

1. 皮肤完整性受损　与毒蛇咬伤，组织结构破坏有关。

2. 疼痛　与局部咬伤及炎症反应有关。

3. 恐惧　与毒蛇咬伤，生命受到威胁及担心预后有关。

4. 有感染的危险　与组织破坏、坏死、治疗不及时有关。

5. 潜在并发症　感染、多脏器功能障碍等。

【护理措施】

1. 心理护理　关注病人和家属的心理反应，给予安慰和鼓励，并介绍治疗成功的病例和经验，使他们放下思想包袱，树立信心，积极配合治疗和护理。

2. 伤口护理　患肢保持下垂，以减少毒素的吸收；对多处切开扩创引流的伤口，可用多层纱布浸透高渗盐水或 1∶5000 高锰酸钾溶液湿敷，有利于引流毒液和消炎退肿，纱布需保持湿润，血污较多时要及时更换敷料。

3. 应用抗蛇毒和抗感染药　遵医嘱给予蛇伤药如南通蛇药、上海蛇药、广州蛇药等口服、外敷或注射；给予抗蛇毒血清和破伤风抗毒素注射，注射前需做过敏试验，试验结果阳性者行脱敏注射；给予抗生素静脉注射，以预防感染。

4. 实施支持疗法　给予高热量、高蛋白质、高维生素饮食，指导病人多饮水。每日给予足够热量及 B 族维生素、维生素 C，必要时输注新鲜血液，以增强机体抵抗力。因蛇毒对心、肾的毒性较大，不宜大量快速静脉输液，而且在补液过程中应注意心、肺情况，以防补液过量引起心力衰竭和肺水肿。

5. 观察和处理并发症　常规进行心电和血氧饱和度监护，密切观察意识、血压、脉搏、呼吸和尿量变化，注意有无中毒性休克表现。若蛇咬伤后 8 h 仍未排尿，经检查并非因血容量不足引起，应考虑急性肾功能衰竭的可能，及早遵医嘱应用甘露醇利尿、碱性溶液等。若出现呼吸困难、发绀时，应警惕呼吸衰竭，需及时给氧，遵医嘱使用呼吸兴奋剂，并准备好气管插管及人工呼吸机，必要时紧急插管，行人工呼吸。若出现呕血、便血或血尿，提示内脏出血，应遵医嘱应用止血剂，如出血过多应予输血。

6. 健康教育

(1) 外出时要提高自我防范意识，避开丛林茂密、人迹罕至处。在野外工作时，可将裤口、袖口扎紧，衣领扣紧，尽可能穿高筒靴和戴手套，不要赤足，并随身携带好抗毒蛇药物。如经丛林密处，可用木杆等拨开枝叶。

(2) 勿随便进入废弃的房子或洞穴，因常有蛇穴，勿轻易去抓蛇或玩蛇。

(3) 夜间行路需用手电筒等照明工具，露营选择空旷干燥地面，晚上在帐篷周围点燃火焰，避免在杂物或石堆附近扎营。

(4) 教给自救、互救知识，一旦发生蛇咬伤应将患肢下垂，取坐位或卧位，切不可惊慌失措或奔跑，以免加快血液循环，增加毒素的吸收。可用鞋带或布条绑扎伤处近心端的肢体，注意松紧度适宜，以能阻断静脉血和淋巴回流为宜。用手从肢体的近心端向伤口处反复推挤，排除毒液，去除肢体上可能的束缚物，切不可喝酒等刺激性饮料，以免促进血液循环而加速毒液吸收。

【护理评价】 通过治疗与护理，病人是否：①创面得到有效治疗，逐步愈合。②疼痛逐渐减轻。③情绪稳定。④未出现感染症状。⑤未发生并发症。

(李 婷 李惠子)

课后练习

A1 型题

1. 容易引起高钾血症和急性肾衰竭的创伤是(　　)。

A. 挫伤　B. 挤压伤　C. 扭伤　D. 裂伤　E. 火器伤

2. 烧伤后 48 h 内导致病人死亡的主要原因是(　　)。

A. 休克　B. 感染　C. 代谢性酸中毒

D. 疼痛　E. 多器官功能衰竭

3. 烧伤后体液渗出最快的时间是(　　)。

A. 1～2 h 内　B. 2～4 h 内　C. 4～6 h 内　D. 6～8 h 内　E. 12～24 h 内

4. 为降解伤口内蛇毒，可用于伤口外周封闭的是(　　)。

A. 糜蛋白酶　B. 淀粉酶　C. 脂肪酶　D. 胰蛋白酶　E. 普鲁卡因

5. 狂犬病最有意义的早期症状是(　　)。

A. 喉头紧缩感

B. 恐惧

C. 愈合的伤口及其神经支配区有痒、痛、麻及蚁走等异样感觉

D. 高度兴奋

E. 发热

6. 关于狂犬病临床表现的描述，错误的是(　　)。

A. 前驱期表现为低热、烦躁不安

B. 伤口及其附近皮肤有异常感觉

C. 兴奋期极度兴奋、恐惧、恐水、咽喉肌痉挛

D. 少数病人无兴奋期表现，而出现发热、进行瘫痪，昏迷等临床经过

E. 兴奋期主要有高热、抽搐、意识障碍等临床表现

A2 型题

7. 患者，男，28 岁。车祸造成多发性损伤，应首先处理的情况是(　　)。

A. 开放性骨折　B. 休克　C. 张力性气胸

D. 脾破裂　E. 骨盆骨折

8. 患者，女，38 岁。大面积烧伤后 5 h 入院，心率 120 次/分，血压 70/50 mmHg，尿少，发生上诉状况最可能的原因是(　　)。

A. 大量红细胞丧失造成肺换气障碍

B. 大量水分蒸发造成脱水

C. 疼痛所致的生理反应

D. 大量体液从血管内渗出引起低血容量性休克

E. 创面细菌感染造成感染性休克

9. 患儿，男，3 岁。两下肢(包括臀部)Ⅱ度烫伤，其烧伤面积是(　　)。

A. 30%　　B. 37%　　C. 41%　　D. 43%　　E. 46%

10. 患者，男，25 岁。体重 60 kg。被沸水烫伤颈部、左上肢、胸腹部、双小腿和双足，创面布满水疱，有剧痛，右大腿散在约 5 个掌面烧伤，创面焦痂呈皮革样，不痛，目前病人烧伤面积和深度分别为(　　)。

A. Ⅱ度 54%，Ⅲ度 5%　　B. Ⅱ度 48%，Ⅲ度 10%　　C. Ⅱ度 40%，Ⅲ度 10%

D. Ⅱ度 60%，Ⅲ度 5%　　E. Ⅱ度 45%，Ⅲ度 5%

11. 患者，女，35 岁。在田间作业时被蛇咬伤，局部皮肤出现一对大而深的齿痕，伤口出血不止，周围皮肤迅速出现淤斑、血疱。应首先采取哪种急救措施？(　　)

A. 立即呼救　　B. 冲洗伤口

C. 早期绑扎伤处近心端的肢体　　D. 反复挤压伤口

E. 行走去医院急救

第十章　肿瘤患者的护理

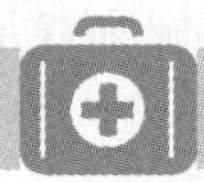

案例导入

张某，女，50岁。病人因“排便习惯和性状改变6个月，便血2周”来院检查。6个月前，病人因无明显诱因出现大便次数增多，腹泻与便秘交替出现，大便变细。近2周患者出现间断的血便和腹痛。查体：患者消瘦面容，生命体征正常。直肠指检可触及包块，指套血染。

请问：1. 该病人可能诊断为何病？

2. 针对该病人现存的主要护理问题，该如何护理？

第一节　概　　述

肿瘤(tumor)是机体的正常细胞在不同始动与促进因素长期作用下产生的异常分化和增生形成的新生物，不受正常机体生理调节，也不因病因消失而停止增生。目前恶性肿瘤已成为最常见的死亡原因之一。据资料统计，恶性肿瘤位居我国男性死因第二位，女性死因第三位。

一、肿瘤的分类与命名

根据肿瘤形态和肿瘤对机体的影响，可将肿瘤分为良性肿瘤，恶性肿瘤和介于良、恶性肿瘤之间的交界性肿瘤。

1. 良性肿瘤　一般称为“瘤”，无浸润和转移能力。良性肿瘤细胞分化程度较高，通常有包膜或边界清楚，生长速度慢，呈膨胀性生长，对机体危害小，早期发现彻底切除后少有复发。部分良性肿瘤可恶变。

2. 恶性肿瘤　来自上皮组织者称为“癌”；来自间叶组织者称为“肉瘤”；胚胎性肿瘤通常称母细胞瘤，如神经母细胞瘤和肾母细胞瘤。具有浸润和转移能力，一般无包膜，边界不清，呈浸润性生长，生长速度快。其细胞分化程度低，有不同程度的异型性，对机体危害大。

3. 交界性肿瘤　少数肿瘤在形态上属于良性，但常浸润性生长，手术切除后易复发，甚至可出现转移，在生物学行为上介于良性和恶性之间，故称为交界性肿瘤。如腮腺混合瘤、骨巨细胞瘤等。

二、恶性肿瘤的转移途径

1. 直接蔓延　可直接累及周围的组织和脏器，如肝癌可蔓延至结肠、胃等。

2. 淋巴转移　癌细胞大多数先转移至区域淋巴结，继而向更远的淋巴结转移。如乳腺癌首先转移至同侧腋窝淋巴结，随后可至锁骨下及锁骨上淋巴结。

3. 血行转移　可转移至重要脏器如肺、肝、脑、骨等处。

4. 种植转移　癌细胞脱落后在体腔或空腔脏器内的转移，最多见于胃癌种植到盆腔。

第二节　肿瘤患者外科治疗的护理

【病因】　病因尚不明确。目前认为肿瘤是环境因素和基因相互作用引起的结果。据估计约 80%以上的恶性肿瘤与环境因素有关。同时，机体的内在因素在肿瘤的发生与发展中也起着重要作用。

1. 环境因素

(1) 化学因素：如亚硝胺类与食管癌、胃癌和肝癌有关；烷化剂(有机农药、硫芥等)可致肺癌及造血器官肿瘤；多环芳香烃类化合物(煤焦油、沥青等)与皮肤癌、肺癌有关；氨基偶氮类化合物染料易诱发膀胱癌、肝癌。

(2) 物理因素：如电离辐射可致皮肤癌、白血病；紫外线可引起皮肤癌；石棉纤维与肺癌有关；滑石粉与胃癌有关。

(3) 生物因素：主要为病毒，如 EB 病毒与鼻咽癌、伯基特淋巴瘤相关，单纯疱疹病毒与宫颈癌有关，乙型肝炎病毒与肝癌有关。另外，少数寄生虫和细菌亦与癌症的发生有关，如华支睾吸虫与肝癌的发生有关，日本血吸虫与大肠癌的发生有关；幽门螺杆菌与胃癌有关等。

2. 内在因素

(1) 遗传因素：与癌症的关系虽无直接证据，但有遗传倾向性，如乳腺癌、胃癌、食管癌、鼻咽癌。

(2) 内分泌因素：较明确的是雌激素与乳腺癌、子宫内膜癌，催乳素与乳腺癌发病有关，生长激素具有促癌作用。

(3) 免疫因素：具有先天或后天免疫缺陷者易患恶性肿瘤，如艾滋病病人易患恶性肿瘤。器官移植后长期使用免疫抑制剂者，肿瘤的发生率较高。

(4) 心理-社会因素：人的性格、情绪、工作压力等，可通过改变人体内分泌、免疫功能而发生肿瘤。流行病学调查发现，经历重大精神刺激、严重心理压力及情绪抑郁者较其他人易患恶性肿瘤。

【病理生理】　细胞学上良性肿瘤近似正常细胞，少有核分裂象。恶性肿瘤则有去分化或不典型增生(间变),表现为浸润性生长并伴转移。

1. 恶性肿瘤的发生发展 包括癌前期、原位癌和浸润癌三个阶段。从病理形态上看,癌前期上皮增生明显,伴有不典型增生;原位癌变仅限于上皮层内,是未突破基底膜的早期癌;浸润癌则突破基底膜向周围组织浸润、发展并侵蚀周围组织的正常结构。

2. 肿瘤细胞的分化 依据恶性肿瘤的分化程度不同,其恶性程度和预后也不一。恶性肿瘤细胞分为高分化、中分化和低分化(或未分化)三类。高分化细胞接近正常,恶性程度低;未分化细胞核分裂较多,恶性程度高,预后差;中分化的恶性程度介于两者之间。分化程度与肿瘤的恶性程度及预后密切相关。

【临床表现】

1. 局部表现

(1) 肿块:是位于体表或浅在的肿瘤最早出现的症状。依性质不同,其硬度及活动度也不同。位于深部或内脏的肿块不易触及,但可出现周围组织受压或空腔脏器梗阻症状。

(2) 疼痛:良性肿瘤除直接压迫神经干外,一般无疼痛。恶性肿瘤晚期侵犯神经,疼痛比较明显,可出现局部刺痛、跳痛、隐痛、烧灼痛或放射痛,常难以忍受,尤以夜间为重。空腔脏器肿瘤可致痉挛而产生绞痛。

(3) 梗阻:肿瘤膨胀后造成空腔脏器阻塞,可发生绞痛及相应的梗阻表现。胃癌伴幽门梗阻可致大量呕吐。大肠癌可致肠梗阻。胰头癌可压迫胆总管而出现黄疸。支气管癌可引起肺不张等。

(4) 溃疡:体表或空腔脏器的肿瘤生长迅速,可因供血不足而继发坏死或感染而形成溃疡。恶性者常呈菜花状,或肿块表面有溃疡,可有恶臭及血性分泌物。

(5) 出血:恶性肿瘤生长过程中发生破溃或血管破裂可致出血。上消化道肿瘤可有呕血或黑便;下消化道肿瘤可有血便或黏液血便;泌尿系统肿瘤可见血尿;肺癌可有咯血或血痰;子宫颈癌可有血性白带或阴道出血;肝癌破裂可致腹腔内出血。

(6) 转移症状:恶性肿瘤通过直接蔓延、血行或淋巴转移和种植性转移。当肿瘤转移至淋巴结,可有区域淋巴结肿大。若发生其他脏器转移可有相应表现,如骨转移可有疼痛、病理性骨折等,肺转移可有咳嗽、胸痛等。

2. 全身表现 良性及恶性肿瘤的早期多无明显的全身症状。恶性肿瘤中、晚期病人常出现非特异性的全身症状,如贫血、低热、乏力、消瘦等,发展至全身衰竭时可表现为恶病质,尤其消化道肿瘤病人可较早出现恶病质。某些部位的肿瘤可呈现相应的功能亢进或低下,继而引起全身性改变,如甲状旁腺瘤引起骨质改变,颅内肿瘤引起颅内压增高和神经系统定位症状等。

【辅助检查】

1. 实验室检查

(1) 常规检查:包括血尿及大便常规检查,其阳性结果并非是恶性的特异性标志,但该类阳性结果常可提供诊断线索。如泌尿系统肿瘤病人可见血尿;胃癌病人可伴贫血及大便隐血阳性。

(2) 血清学检查:用生化方法测定人体内由肿瘤细胞产生的,分布在血液、分泌物、排泄物中的肿瘤标记物,如酶、激素、糖蛋白和代谢产物,可间接了解肿瘤的情况。大多数肿瘤标记物在恶性肿瘤和正常组织之间并无质的差异,因此特异性较差。但肿瘤标志物的检测和动态观察有助于肿瘤的诊断和鉴别、判断疗效和预后、提示治疗后是否复发和转移。常用的血清学检查有碱性磷酸酶(AKP)、酸性磷酸酶(ALP)、乳酸脱氢酶(LDH)。

(3) 免疫学检查:常用的肿瘤免疫学标志物如甲胎蛋白(AFP)对肝癌、前列腺特异性抗原(PSA)对前列腺癌的诊断有较高的特异性及敏感性,但也存在一定的假阳性。

(4) 基因或基因产物检查:基因诊断主要利用了核酸中的碱基排列具有极其严格的特异序列的特征,根据检测样品中有无特定序列以确定是否存在肿瘤或癌变的特定基因,从而作出诊断。基因检测敏感而特异,常早于临床症状出现之前,因可对手术切缘组织进行检测,如阳性则易复发,有助于估计预后。

2. 影像学检查　X线、B超、造影、放射性核素、电子计算机断层扫描(CT)、磁共振成像(MRI)等各种检查方法可判断有无肿块、肿块部位、形态和大小及与邻近器官的关系等。

3. 内镜检查　应用金属或纤维光导的内镜可直接观察空腔脏器、胸腔、腹腔及纵隔等部位的病变,同时可取活体组织做病理学检查,并能对小的病变进行治疗,如息肉做摘除治疗;还可向输尿管、胆总管或胰管插入导管做X线造影检查。常用的有食管镜、胃镜、结肠镜、直肠镜、支气管镜、腹腔镜、膀胱镜、阴道镜及子宫镜等。

4. 病理学检查　为目前确定肿瘤最直接、最可靠的依据,包括细胞学与组织学两部分。细胞学检查包括胸水、腹水、尿液沉渣及痰液与阴道涂片检查;食管拉网、胃黏膜洗脱液、宫颈刮片及内镜下肿瘤表面刷脱细胞检查;细针穿刺抽取肿瘤细胞进行涂片染色检查。组织学检查则根据肿瘤所在部位、大小及性质等,通过钳取活检、经手术完整切除肿瘤,然后进行石蜡切片或术中冷冻切片检查。活组织检查有可能促使恶性肿瘤扩散,应在手术前短期内或术中进行。

5. 放射性核素检查　显示脏器内的占位性病变。

6. 手术探查　适用于高度怀疑又难确诊的恶性肿瘤,诊断和治疗同时进行。

【治疗要点】　良性肿瘤凡部位重要,易恶变或近期内生长较快、出现症状者,原则上应早期连同包膜将肿块完整切除,送病理检查;肿瘤较小,部位不重要,生长缓慢,毫无症状者,可暂不手术,但需定期检查。临界性肿瘤必须尽早彻底手术切除,否则极易复发或恶变。恶性肿瘤常伴浸润与转移,可根据病情采用手术、放射治疗、化学药物治疗、生物治疗(免疫治疗、基因治疗)、内分泌治疗、中医学治疗及心理治疗等综合疗法。

1. 手术治疗　早期手术切除是恶性肿瘤最主要和最有效的治疗方法。根据目的不同,可将手术分为:①预防性手术:通过手术早期切除癌前病变以预防其发展成恶性肿瘤,如大肠肿瘤性息肉、黏膜白斑等。②诊断性手术:包括切取活检术和剖腹探查术,能为准确的诊断、分期,合理的治疗提供可靠依据。③根治性手术:适用于早、中期病人。包括彻底切除全部肿瘤组织及可能累及的周围组织和区域淋巴结,以达到彻底治愈的目的。广义的根治术包括瘤切除术、广泛切除术、根治术及扩大根治术。④姑息手术:适用于晚期癌症有远处转移或肿块无法切除的病人,非彻底性肿瘤切除,改道、缝扎肿瘤的营养血管。其目的是为了改善生存质量、减少并发症和缓解症状。如晚期大肠癌伴肠梗阻时行肠造口术以减轻病人痛苦,延长生命。⑤减瘤手术:仅适用于原发病灶大部切除后,残余肿瘤能用其他治疗方法有效控制者。⑥复发或转移灶手术:复发肿瘤应根据具体情况及手术、化疗、放疗对其疗效而定,凡能手术者应考虑再行手术。如乳腺癌术后局部复发可再行局部切除术。转移肿瘤手术切除适合于原发灶已能得到较好的控制,而转移灶可切除者。⑦重建和康复手术:生活质量对恶性肿瘤病人而言显得尤为重要,外科手术在病人术后的重建和康复方面发挥重要的作用。如乳腺癌改良根治术后经腹直肌皮瓣转移乳房重建,头颈部肿瘤术后局部组织缺损的修复等均能提高肿瘤根治术后病人的生活质量。

2. 化学药物治疗 简称化疗。化疗配合手术及放疗，可防止肿瘤复发和转移；用于晚期肿瘤病人，可控制肿瘤发展，某些肿瘤可因此获长期缓解，可使部分绒癌、白血病等病人获得临床治愈。化疗的方式主要有诱导化疗、辅助化疗、初始化疗、特殊途径化疗四种。

(1) 药物分类：根据药物的化学结构、来源及作用机制分为细胞毒类药物、抗代谢类药、抗生素类、生物碱类、激素和抗激素类、分子靶向药物及其他(如铂类、羟基脲、丙卡巴肼等)。

(2) 给药方式：①全身性用药：可通过静脉、口服、肌内注射给药。②局部用药：为了提高药物在肿瘤局部的浓度，有些药物可通过肿瘤内注射、腔内注射、动脉内注入或局部灌注等途径。③介入治疗：是近年来应用较多的一种特殊化疗途径，可通过动脉插管行局部动脉化疗灌注栓塞，也可经皮动脉插管配合皮下切口植入导管药盒系统进行长期灌注、栓塞化疗，提高肿瘤局部的药物浓度并阻断肿瘤的营养、血液供应，减少全身毒性反应。可采用同时给药或序贯给药的方式，以提高疗效，减少毒副作用。

(3) 化疗方法：根据病人全身情况及肿瘤的特性而定，可酌情选择大剂量冲击疗法(3～4周给药1次，毒性较大)、中剂量尖端疗法(每周1～2次，4～5周为一个疗程)、小剂量维持疗法(每日或间日给药1次)。化疗必须联合用药，多疗程用药(两个疗程之间，至少间隔4～6周)。

目前用药物杀伤肿瘤细胞的同时，也杀伤体内增殖较快的正常细胞，故毒性较大，可致骨髓抑制、消化道反应、毛发脱落、肾脏毒性反应、口腔黏膜及皮肤反应、免疫功能降低等副作用。此外，化疗若通过静脉给药，可造成血管损伤，导致静脉炎。药液渗入皮下，会引起局部组织的坏死。

3. 放射治疗 简称放疗。是肿瘤治疗的主要手段之一。它是利用放射线，如α、β、γ射线和X射线、电子线、中子束、质子束及其他粒子束等抑制或杀灭肿瘤细胞。放射治疗有外照射和内照射两种方法。各种肿瘤对放射线敏感度不一，分化程度低、代谢越旺盛的癌细胞对放射线越敏感，治疗效果也越好。反之，则治疗效果差，不宜选用。主要副作用是骨髓抑制、皮肤黏膜改变、胃肠道反应、疲劳；另外，还有脱发等其他副作用。

4. 生物治疗 应用生物学方法治疗肿瘤病人，改善宿主个体对肿瘤的应答反应及直接效应的治疗，包括免疫治疗和基因治疗。免疫方法是通过刺激宿主的免疫机制，促使肿瘤消散。如接种卡介苗、注射干扰素、接种自体或异体瘤苗等。基因治疗是通过改变基因结构及功能等方法赋予靶细胞新的功能特性来治疗人体的失调和疾病。

5. 其他治疗 如内分泌治疗及中医药治疗等。内分泌治疗也叫激素治疗，用于某些发生发展与激素密切相关的肿瘤，如卵巢癌可用黄体酮类药物、乳腺癌可用他莫昔芬(三苯氧胺)治疗。中医药治疗应用扶正祛邪、通经活络、化瘀散结、清热解毒、以毒攻毒的机制，配合手术、放疗、化疗，减轻毒副作用，可改善机体全身情况，提高免疫能力。

6. 预防与控制 恶性肿瘤是环境、营养、饮食、遗传、病毒感染及生活方式等多种因素相互作用所致，所以目前尚无可利用的单一预防措施。国际抗癌联盟认为1/3恶性肿瘤是可以预防的，1/3恶性肿瘤若能早期诊断是可以治愈的、1/3恶性肿瘤可以减轻痛苦，延长寿命。并据此提出恶性肿瘤三级预防概念。

(1) 一级预防：为病因预防，目的是消除或减少可致癌因素，降低癌症发病率。预防措施：保护环境，控制大气、水源、土壤污染；改变不良饮食习惯、生活方式、倡导戒烟、戒酒，多食新鲜蔬果，忌食高盐、霉变食物；减少职业性接触致癌物质时间过长，如苯、甲醛；接种疫苗等。

（2）二级预防：是指早期发现、早期诊断和早期治疗，其目的是提高生存率、降低癌症死亡率。预防措施：在无症状的自然人群中进行以早发现癌症为目的的普查工作。一般在某种肿瘤的高发区及高危人群中进行筛查，可改善检出肿瘤的预后。

（3）三级预防：指治疗后的康复，目的在于提高生存质量、减轻痛苦、延长生命。预防措施：对症治疗，如癌痛的管理。

预防是控制癌症的最好方法。临床上通常以 3 年、5 年、10 年生存率衡量恶性肿瘤的疗效。但恶性肿瘤多年后，仍可能复发，宜终生随访。

【护理评估】

1. 健康史　了解病人有无不健康的行为及生活方式，如长期大量吸烟、酗酒等。近期有无重大生活事件，如丧偶、离婚等。了解有无慢性炎症、溃疡等病史，如久经不愈的窦道和溃疡可因长期局部刺激而发生癌变，胃癌与萎缩性胃炎、慢性胃溃疡、胃息肉有关；有无病毒、细菌、寄生虫感染史。观察病人所处的生活及工作环境，是否有致癌物暴露，如长期从事炼钢、染料、橡胶、塑料等工作，有无化学物质的长期接触史等。了解病人饮食、营养状况及个人生活习惯、特殊嗜好，如是否进食霉变食物、腌制食品等。了解病人癌前病史及家族病史。

2. 身体状况　了解肿瘤部位、大小、形状、硬度、活动度、边界是否清楚；肿瘤有无坏死、溃疡、出血等继发症状以及区域淋巴结情况。掌握疼痛的性质、程度及范围；了解病人食欲、体重；全身情况应注意病人有无恶病质，如乏力、极度消瘦、贫血、低热等；其生活自理能力和对事物的认知能力；消化道、尿道、皮肤黏膜有无出血征象；有无全身转移症状；观察放、化疗副反应；各种检查结果评估，包括实验室检查、影像学检查、病理学检查等。

3. 心理-社会支持状况

（1）认知程度：评估病人对疾病诱因、常见症状、拟采取的手术方式、手术过程、手术可能导致的并发症、化疗、放疗、介入治疗、疾病预后及康复知识的认知及配合程度。

（2）心理状况：包括疾病诊断的心理承受能力，对治疗效果、预后等的心理反应。

（3）经济和社会支持状况：评估家庭对病人手术、化疗、放疗的经济承受能力；家属对本病及其治疗方法、预后的认知程度及心理承受能力；家属与病人的关系和态度；病人的社会支持系统等。

【常见护理诊断/问题】

1. 焦虑　与担忧疾病预后和手术效果等有关。

2. 营养失调：低于机体需要量　与肿瘤所致高代谢状态、摄入减少、吸收障碍、食欲下降、进食困难、恶心、呕吐有关。

3. 急性疼痛　与肿瘤生长侵犯神经、手术创伤及化疗与放疗致组织损伤有关。

4. 知识缺乏　缺乏肿瘤预防、术后康复、放疗化疗副作用等知识。

5. 潜在并发症　感染、出血、皮肤黏膜受损、静脉炎、静脉栓塞及脏器功能障碍。

【护理措施】

1. 一般护理

（1）营养支持：充分的营养是保证病人细胞代谢、促进康复的重要条件。由于恶性肿瘤对营养的消耗，病人进食量的减少或消化吸收障碍，病人常存在营养不良，影响机体组织的修复。因此，应积极采取措施改善营养状况，鼓励病人进食高蛋白质、高碳水化合物、高维生素、清淡、易消化的饮食，注意食物色、香、味及温度，避免粗糙、辛辣食物。化疗、放疗期间病人常有食欲减退、恶心、呕吐等消化道反应，可餐前适当应用药物控制症状。严重呕吐、腹泻者，给予静脉补液，防止脱水，必要时遵医嘱给予肠内、外营养支持。晚期癌症病人因营养障碍而出现恶病质，应为病人营造舒适的就餐环境，鼓励进食，必要时允许进食一些微辛、微辣的饮食，以刺激病人食欲。指导术后康复期病人少量多餐、循序渐进恢复饮食。

(2) 疼痛护理：肿瘤迅速生长、浸润神经或压迫邻近脏器可引起病人疼痛，是晚期癌症病人常见的症状之一。护理人员除观察疼痛的位置、性质、特点、持续时间外，还应注意提供增进病人舒适度的方法，保持病室安静，减少环境对病人造成压力的因素。鼓励病人适当参与娱乐活动以分散注意力，并指导病人使用不同的方法控制疼痛，如松弛疗法、音乐疗法等。晚期难以控制的疼痛对病人威胁很大，可按世界卫生组织（WHO）提出的三级阶梯止痛方案遵医嘱进行处理，有效改善晚期肿瘤病人的生存质量。①一级止痛法：适用于疼痛较轻者，可用阿司匹林等非麻醉性解热镇痛药；②二级止痛法：适用于中度持续性疼痛者，当上述药物效果不显著时，改用可待因等弱麻醉剂；③三级止痛法：疼痛进一步加剧、上述药物无效者，改用强麻醉剂，如吗啡、哌替啶等，仍无效者可考虑药物以外的止痛治疗。用药原则：小剂量开始，视止痛效果逐渐增量；先口服，若无效则直肠给药，最后注射给药；定期给药，亦可采用患者自控止痛法（PCA）。

2. 手术治疗的护理 手术可破坏机体的正常功能，如失语、截肢等，常致自我形象紊乱。这样的病人在手术前就应该给病人解释手术的必要性及重要性，手术后指导病人进行功能锻炼并介绍功能重建的可能及所需条件，训练病人的自理能力，提高自信心。肿瘤病人手术后可能发生呼吸系统疾病、泌尿系统疾病、切口或腹腔内感染等。因此，手术前应充分准备。手术后常规监测生命体征、加强引流管和切口护理；密切观察病情；保持病室环境清洁；鼓励病人翻身、深呼吸、有效咳嗽、咳痰；加强皮肤护理和口腔护理；早期下床活动，注意保暖。

3. 放射疗法的护理

(1) 放疗病人感染的预防：①病室通风和空气消毒：保持室内空气新鲜，每日通风2次，每日2次紫外线空气消毒。②监测体温及白细胞计数：若白细胞计数低于 3.0×10^9/L，应保护性隔离、限制人员探视，并用升白细胞药物治疗。③放射前准备：放射前要做好定位标志，放疗前后病人应静卧30 min避免干扰，保证充足的休息与睡眠。④休息与活动：放疗期间应适当减少活动、多休息，逐渐增加日常活动量。

(2) 防止皮肤、黏膜损伤：①保护照射野皮肤：保持清洁干燥，尤注意腋下、腹股沟、会阴部等皮肤褶皱处，洗澡禁用肥皂、粗毛巾搓擦，局部用软毛巾吸干。②穿着要求：穿棉质、柔软、宽松内衣并勤更换。③避免各种刺激：避免热刺激、理化刺激，外出时防止日光直射，局部皮肤红斑时禁用乙醇、碘酒等涂擦及使用粘贴胶布。④黏膜保护：放疗期间加强局部黏膜清洁，如口腔含漱、阴道冲洗、鼻腔用抗生素及润滑剂滴鼻等。

(3) 脏器功能障碍的预防和护理：观察照射器官的功能状态变化，若发现严重副作用时，如膀胱照射后出现血尿、胸部照射后出现放射性肺纤维变等，应暂停放疗。

4. 化学疗法的护理

(1) 组织坏死的预防及护理：因强刺激性药物不慎漏入皮下可致组织坏死。外科护士应掌握正确的给药方法，以保护血管。妥善固定针头以防滑脱、药液外漏。一旦发现药液漏出，应立即停止用药，尽量向外抽吸药液，局部皮下注入解毒剂如硫代硫酸钠、碳酸氢钠等，冷敷24 h，同时报告医生并记录。

(2) 栓塞性静脉炎的预防：化疗药物注射方法不当可致血管硬化、血流不畅，甚至闭塞。治疗时选择合适的给药途径和方法。若为静脉给药，应根据药性选用适当的溶煤稀释至规定浓度；合理选择静脉并安排给药顺序；提高注射技能，提高一针见血成功率。

（3）胃肠道反应的护理：化疗病人常出现恶心、呕吐、食欲减退等，应做好化疗重要性及药物副作用的解释工作。进食前用温盐水漱口，必要时在晚餐后或入睡前给予镇痛止吐剂。口腔炎或溃疡剧痛者，可用2%利多卡因喷雾，改用吸管吸取流质饮食，必要时行肠外营养；合并真菌感染时，用3%碳酸氢钠液和制霉菌素液含漱；溃疡创面涂0.5%金霉素甘油。

（4）骨髓抑制的护理：由于骨髓抑制作用，化疗病人常出现白细胞、血小板减少，应常规监测血象变化每周1～2次，注意有无皮肤淤斑、牙龈出血及感染等。红细胞降低时给予必要的支持治疗，如中药调理、成分输血，必要时遵医嘱应用升血细胞类药物。血小板降低时需注意安全、避免受伤。白细胞降低时要加强病室空气消毒，减少探视，预防医源性感染。对大剂量强化化疗者实施严密的保护性隔离或置于层流室。

（5）肾脏毒性反应的护理：癌细胞崩解易致高尿酸血症，严重者可形成尿酸结晶，甚至导致肾功能衰竭。应鼓励病人大量饮水，准确记录出入液量，对入量已足而尿少者酌情利尿。

（6）口腔黏膜反应的护理：大剂量应用抗代谢药物易致严重的口腔炎，应保持口腔清洁，出现口腔溃疡可用相应漱口水含漱。

（7）皮肤反应的护理：出现皮肤反应时，应防止皮肤破损。氨甲蝶呤、巯基嘌呤常引起皮肤干燥、全身瘙痒，可用炉甘石洗剂止痒，严重的病人出现剥脱性皮炎，需用无菌单行保护性隔离。

（8）脱发的护理：化疗常引起脱发，影响病人容貌。化疗时用冰帽局部降温、预防脱发。若脱发严重，可协助病人选购合适发套。

5. 心理护理　肿瘤病人因各自的文化背景、心理特征、病情性质及对疾病的认知程度不同，会产生不同的心理反应。分析病人不同时期的心理改变，有助于有的放矢地进行心理疏导，增强病人战胜疾病的信心。肿瘤病人经历一系列的心理变化如下。

（1）震惊否认期：明确诊断后，病人震惊，表现为不言不语，淡漠，眼神呆滞甚至晕厥。继之极力否认，希望诊断有误，要求复查，甚至辗转多家医院就诊、咨询、企图否定诊断。这是病人面对疾病所产生的保护性心理反应，持续时间过长易导致延误治疗。此期最好的护理是以非语言的陪伴，协助满足其生理需要，给予病人安全感，以增进护士与病人之间的人际关系。允许其有一定时间接受现实。不阻止其发泄情绪，但要小心预防意外事件发生。同时鼓励病人家属给予其情感上的支持、生活上的关心，使之有安全感。

（2）愤怒期：当病人不得不承认自己患癌后，随之表现出恐慌、哭泣、愤怒、悲哀、烦躁、不满的情绪。部分病人为了发泄内心的痛苦而拒绝治疗或迁怒于家人和医务人员，甚至出现冲动性行为。此虽属适应性心理反应，但若长期存在，将导致心理障碍。此期护士应在病人面前表现出严肃且关心的态度，切忌谈笑风生。做任何检查和治疗前，应详细解说。同时向家属说明病人愤怒的原因，让家属理解病人的行为。并请其他病友介绍成功治疗的经验，教育和引导病人正视现实。

（3）磋商期：此期病人求生欲最强，会祈求奇迹出现。病人易接受他人的劝慰，有良好的遵医行为。因此，护士应加强对病人及家属的健康教育，维护病人的自尊、尊重病人的隐私，增强病人对治疗的信心，从而减少病人病急乱投医的不良后果。

（4）抑郁期：此阶段的病人虽然对周围的人、事、物不再关心，但对自己的病情仍很注意。护士应利用恰当的非语言沟通技巧对病人表示关心，定时探望，加强交流，鼓励病人发泄情绪，减轻心理压力。鼓励其家人陪伴，预防意外事故发生。在此期间，由于病情加重，心情抑郁，病人常会疏忽个人卫生的处理，护士应鼓励病人维持身体的清洁与舒适，必要时协助完成。

(5) 接受期：有些病人经过激烈的内心挣扎，开始认识到生命终点的到来，心境变得平和，通常不愿多说话。在此期间，护士应尊重其意愿，替病人限制访客，主动发现病人的需要并尽量满足需要。为病人制订护理计划时，应考虑病人的生理状况，最好能集中护理，以免增加病人痛苦。

6. 健康指导

(1) 保持心情舒畅：负面情绪对机体免疫系统有抑制作用，可促进肿瘤的发生和发展。故肿瘤病人应保持乐观开朗的心境，避免不必要的情绪刺激，勇敢面对事实。可根据病人、家属的理解能力，深入浅出、有针对地提供正确、有价值的信息资料，使病人能够积极配合治疗。

(2) 注意营养：肿瘤病人应均衡饮食，摄入高热量、高蛋白、富含膳食纤维的各类营养素，做到不偏食、不忌食、荤素搭配、粗细混食。多饮水，多进食水果蔬菜，忌辛辣、油腻等刺激性食物及熏烤、腌制、霉变食物。

(3) 功能锻炼：适当的运动有利于机体增强抗病能力，减少并发症的发生。手术后器官、肢体残缺引起功能障碍者应早期进行功能锻炼，以利于功能重建及提高自理能力。

(4) 提高自理能力及自我保护意识：合理安排日常生活，注意休息，避免过度疲劳，不吸烟、少饮酒，讲究卫生。指导病人进行皮肤、口腔、黏膜护理，保持皮肤、口腔清洁，教育病人减少与有感染人群的接触，外出时注意防寒保暖。

(5) 继续治疗：肿瘤治疗以手术为主，并辅以放疗、化疗等综合手段。手术后病人应按时接受各项后续治疗，以利于缓解临床症状、减少并发症、降低复发率。

(6) 定期复查：放、化疗病人应坚持血常规及重要脏器功能检查，每周 1～2 次，以尽早发现异常，及时处理。

(7) 加强随访：随访可早期发现有无复发或转移病灶，评价、比较各种治疗方法的疗效，且对病人有心理治疗和支持的作用。因此，肿瘤病人的随访应在恶性肿瘤治疗后最初 3 年内至少每 3 个月随访 1 次，以后每半年复查 1 次，5 年后每年复查 1 次。

(8) 动员社会支持系统：社会支持可满足病人的爱和归属感的需要及自尊的需要。因此应鼓励病人家属给病人更多的关心和照顾，提高生活质量。

【护理评价】 通过治疗和护理，病人是否：①焦虑程度减轻，学会有效的应对方法，情绪平稳；②摄入足够的营养素，体重得到维持；③舒适状态得以改善，疼痛减轻或消失；④掌握肿瘤的预防知识和自我照顾的方法；⑤未发生感染、出血、皮肤或黏膜受损、静脉炎、静脉栓塞及脏器功能障碍等并发症，或发生时得以及时发现和处理。

(晏龙强　幸贵焘)

课后练习

A1 型题

1. 关于良性肿瘤，下列叙述错误的是(　　)。

A. 细胞分化程度较高　　B. 多呈膨胀性生长

C. 少数可恶变　　D. 不危及生命

E. 多数有包膜，与周围组织有分界

2. 肉瘤的概念是(　　)。
A. 来自上皮组织的肿瘤
B. 来自上皮组织的恶性肿瘤
C. 来自软组织的恶性肿瘤
D. 来自间叶组织的恶性肿瘤
E. 来自肌肉组织的恶性肿瘤
3. 下列致癌因素中,最重要的是(　　)。
A. 遗传因素　B. 物理因素　C. 化学因素
D. 生物因素　E. 内分泌因素
4. 下列属于三级癌症预防的是(　　)。
A. 减少暴露于致癌物
B. 消除暴露于致癌物
C. 早期预防癌症
D. 早期治疗癌症
E. 诊断和治疗后的康复
5. 肿瘤的主要表现是(　　)。
A. 肿块　B. 疼痛　C. 溃疡　D. 炎症　E. 畸形
6. 确诊恶性肿瘤,最重要的依据是(　　)。
A. 症状和体征　B. 有关的化验阳性　C. B超检查
D. CT 检查　E. 病理学检查
7. 下列肿瘤中,癌胚抗原阳性率最高的是(　　)。
A. 结肠癌　B. 淋巴癌　C. 肝癌　D. 骨肉瘤　E. 胃癌
8. 目前提高恶性肿瘤疗效的关键环节是(　　)。
A. 手术切除肿瘤　B. 综合治疗　C. 免疫和基因治疗
D. 中西医结合治疗　E. 早期诊断和治疗
9. 肿瘤根治性手术指(　　)。
A. 肿瘤广泛切除术
B. 肿瘤局部切除术及区域淋巴结的清除术
C. 肿瘤整块切除术及区域淋巴结的清除术
D. 受累脏器整个切除及区域淋巴结的清除术
E. 肿瘤及其远处转移灶的广泛切除术及区域淋巴结的清除术

A2 型题

10. 李某,男,50 岁。直肠癌病人,发现血尿,经检查诊断为肿瘤转移,该种转移属于(　　)。
A. 血行转移　B. 淋巴道转移　C. 直接浸润
D. 种植性转移　E. 多种渠道转移
11. 张某,女,45 岁。回缩性血涕 2 个月,鼻咽镜检查示鼻咽后壁增厚,触诊右颈巴结肿大,最可能的诊断是(　　)。
A. 鼻咽腺样体增生　B. 鼻咽癌　C. 淋巴瘤
D. 脊索瘤　E. 恶性纤维组织细胞瘤
12. 王某,女,12 岁。自幼发现右眼睑外侧肿块,圆形,质较硬,基底部不能移动,诊断最可能是(　　)。
A. 皮样囊肿　B. 表皮样囊肿　C. 纤维瘤
D. 皮脂腺囊肿　E. 畸胎瘤

13. 李某,男,65岁。吸烟40年,每天20支。不明原因咳嗽4个月,痰中带血丝。胸X线平片显示右上肺前段不张,痰查病理细胞阴性。为明确诊断,应首选的检查是(　　)。

A. 超声下肿块穿刺活检　　B. 胸部CT检查

C. 再次痰中找病理细胞　　D. 纤维支气管镜检查

E. 抗感染治疗3个月后复查

第十一章　颅脑疾病患者的护理

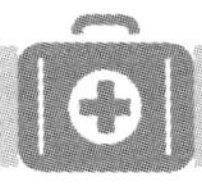

案例导入

患者，男，39 岁，工人。因外伤 5 h 昏迷 2 h 入院，患者家属诉患者于 5 h 前被摩托车撞倒在地，当场昏迷约 10 min，随后清醒，感头昏，头痛剧烈，尚能自行回家，呕吐 2 次。不能回忆当时经过，2 h 前再次昏迷，呼之不应，急送入院。

查体：T 38.5 ℃；R 18 次/分；P 68 次/分；BP 170/101 mmHg。浅昏迷，格拉斯哥评分 10 分，双瞳孔不等大，左侧 5 mm 光反射迟钝，右侧 3 mm 对光反射存在。右侧枕部可见一 3 cm×2 cm 的软组织挫伤区，血迹已干，局部肿胀明显，压痛明显。右侧肌力 3 级，左侧 5 级。

请问：1. 该患者入院后首选的检查方法是什么？该患者可能存在哪些诊断？

2. 常见的护理诊断/问题是什么？

3. 针对上述情况应采取哪些护理措施？

第一节　颅内压增高的患者护理

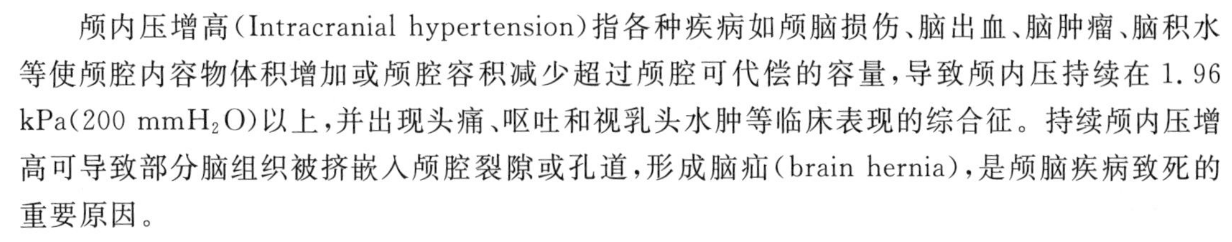

颅内压增高(Intracranial hypertension)指各种疾病如颅脑损伤、脑出血、脑肿瘤、脑积水等使颅腔内容物体积增加或颅腔容积减少超过颅腔可代偿的容量，导致颅内压持续在 1.96 kPa(200 mmH_2O)以上，并出现头痛、呕吐和视乳头水肿等临床表现的综合征。持续颅内压增高可导致部分脑组织被挤嵌入颅腔裂隙或孔道，形成脑疝(brain hernia)，是颅脑疾病致死的重要原因。

【病因和分类】

1. 病因

1）颅腔内容物体积或量增加

(1) 脑体积增加：脑组织损伤、炎症、缺血缺氧、中毒导致脑水肿。

（2）脑脊液增多：脑脊液分泌增加、吸收障碍或脑脊液循环受阻导致脑积水。

（3）脑血流量增加：如恶性高血压、颅内动静脉畸形、体内二氧化碳潴留、高碳酸血症，脑血管扩张导致脑血流量增加。

2）颅内空间或颅腔容积缩小

（1）先天因素：如狭颅症、颅底凹陷症等先天性畸形使颅腔容积变小。

（2）后天因素：颅内占位性病变如颅内血肿、脑肿瘤、脑脓肿等，或大片凹陷性骨折，导致颅内空间相对变小。

2. 分类

1）根据病因分类

（1）弥漫性颅内压增高：如颅腔狭窄或脑实质体积增大，颅腔内各部分及分腔内压力增高，无压力差，脑组织无明显移位。如弥漫性脑水肿、弥漫脑膜炎等。

（2）局灶性颅内压增高：局部病变导致病变部位压力首先增高，周围脑组织受压移位，颅内各个腔隙出现压力差，导致脑组织移位，局部受压。局部受压过久导致该处血管的张力消失，血管壁肌群失去正常的舒缩力，当颅内压下降脑血管扩张，血管壁的通透性增加出现渗出，脑实质出现出血性水肿。

2）根据病情进展速度分类

（1）急性颅内压增高：病情进展快，生命体征变化明显，颅内压增高引起的症状和体征严重。如高血压性脑出血、急性硬膜下血肿等。

（2）亚急性颅内压增高：病情进展较快，颅内压增高反应较轻或不明显。如颅内恶性肿瘤、颅内炎症等。

（3）慢性颅内压增高：病情进展缓慢，时好时坏。如慢性硬膜下血肿、颅内良性肿瘤等。

【病理生理】

1. 颅内压的形成　颅内压（Intracranial pressure，ICP）是指颅腔内容物对颅腔壁所产生的压力，颅腔是由颅骨组成的半封闭，成年后总体积固定不变的体腔。颅腔内容物包括脑组织、脑脊液及供应脑的血液，它们的总体积和颅腔容积是相适应的，通过生理调节来维持动态的平衡。通常以脑脊液的静水压代表颅内压力。成人正常值为 0.69～1.96 kPa（70～200 mmH_2O），儿童为 0.49～0.98 kPa（50～100 mmH_2O）。

2. 颅内压的调节　正常颅内压有一定的波动范围，随心脏搏动、血压、呼吸有细微波动，咳嗽、喷嚏、憋气、用力等均可引起 ICP 明显的波动。颅内压调节主要依靠脑脊液量的增减来实现。当颅内压增高时，脑脊液被挤入蛛网膜下腔并被吸收，同时脑脊液的分泌减少，吸收增加；当颅内压降低时，脑脊液分泌增加，吸收减少，以维持颅内压。

3. 颅内压增高的后果　引发一系列中枢神经系统功能紊乱和病理生理改变。主要导致脑血流量减少，脑组织缺血、缺氧加剧颅内压的增高，导致脑灌注压下降，当脑灌注压低于 40 mmHg，脑血流调节作用消失，当颅内压接近平均动脉压脑灌注几乎停止。组织缺血、缺氧，加重脑水肿和颅内压增高，脑疝形成，导致脑组织移位，压迫脑干、抑制循环和呼吸中枢。

【临床表现】　头痛、呕吐、视乳头水肿是 ICP 的“三主征”，但出现的时间有所不同。

1. 头痛　常见症状，是脑膜、血管或神经受牵扯或挤压所致。初始较轻，呈持续性疼痛，进行性加重。头痛的部位及特性与颅内原发病变的部位和性质有一定关系，多在前额及双颞，后颅窝占位性病变的后枕部疼痛。常呈搏动性，改变体位时、咳嗽、喷嚏、用力、弯腰、低头、清晨或傍晚时分头痛程度加重。

2. 呕吐　常在头痛剧烈时出现，多呈喷射性呕吐，与进食无关，但常在饭后发生，因迷走神经受激惹所致，呕吐后头痛可有所缓解。

3. 视乳头水肿　为颅内压增高的客观征象。因神经受压、眼底静脉回流受阻导致。出现视盘充血、边缘模糊、中央凹陷变浅或消失，视网膜静脉怒张、迂曲、搏动消失。严重可致视乳头周围火焰状出血。早期无明显视力障碍，仅有视野缩小。持续视乳头水肿，可致视神经萎缩，甚至失明(图 11-1)。

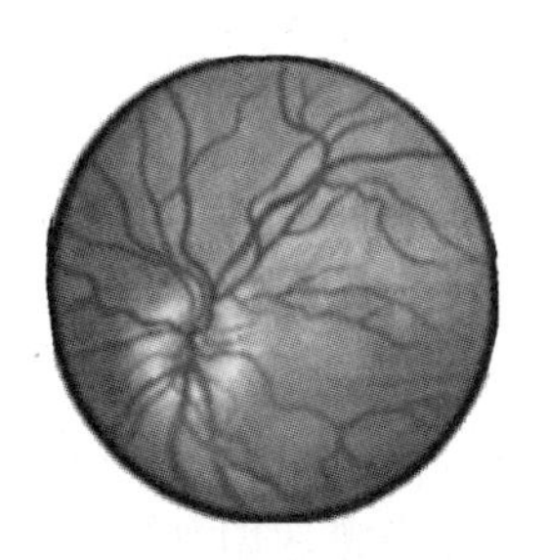

(a)早期视乳头边缘模糊

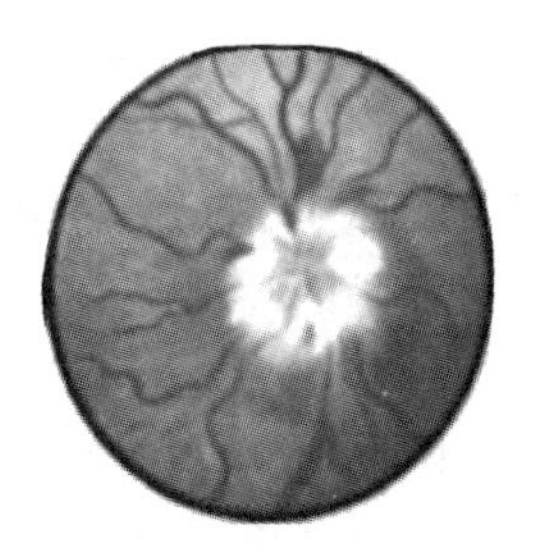

(b)进展期视乳头充血出现

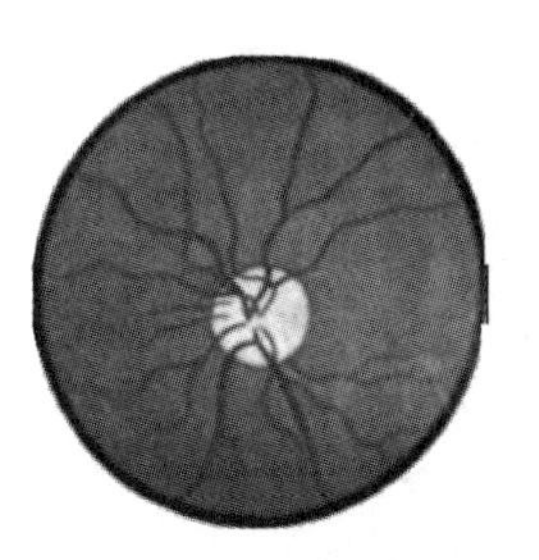

(c)晚期视乳头继发性萎缩

图 11-1　视乳头病变过程

4. 意识障碍及生命体征变化　慢性颅内压增高的病人会出现神志淡漠、反应迟钝；急性颅内压增高者常有进行性意识障碍甚至昏迷。病人可伴有典型的生命体征改变，出现 Cushing 综合征，即血压升高、心跳和脉搏缓慢、呼吸减慢(两慢一高)。后期失代偿出现血压下降，脉搏细速，呼吸浅而不规则，甚至呼吸停止。

5. 脑疝　脑疝是颅内压增高的严重后果，当颅腔内某一分腔存在占位性病变，该分腔压力就高于邻近分腔，脑组织从高压区向低压区移位，其中部分脑组织被挤入颅内生理空间或裂隙，出现相应的受压症状和体征，称为脑疝。常见的有小脑幕切迹疝、枕骨大孔疝及大脑镰下疝。

(1) 小脑幕切迹疝：又称颞叶沟回疝，经小脑幕切迹缘颞叶的海马回和沟回疝入小脑幕裂孔下方(图 11-2)。

①颅内压增高：进行性加剧的头疼，伴频繁呕吐；②进行性意识障碍：脑干内网的上行激活系统被阻断，随着脑疝的加重病人出现进行性意识障碍；③瞳孔变化(图 11-3)：初期患侧动眼神经受刺激出现患侧瞳孔缩小，随着脑疝加重受压动眼神经麻痹，患侧瞳孔开始散大，直接及

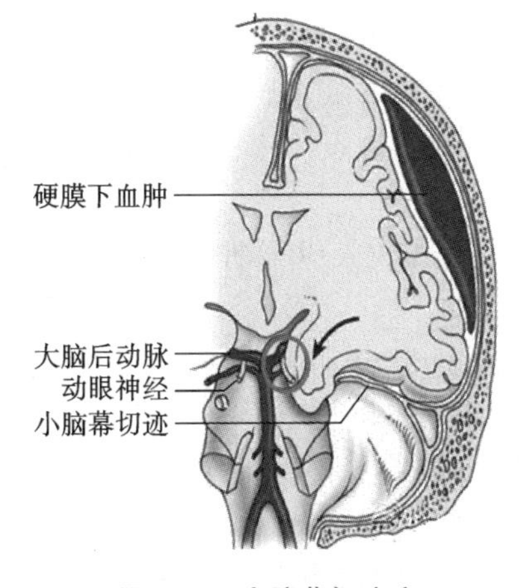

图 11-2　小脑幕切迹疝

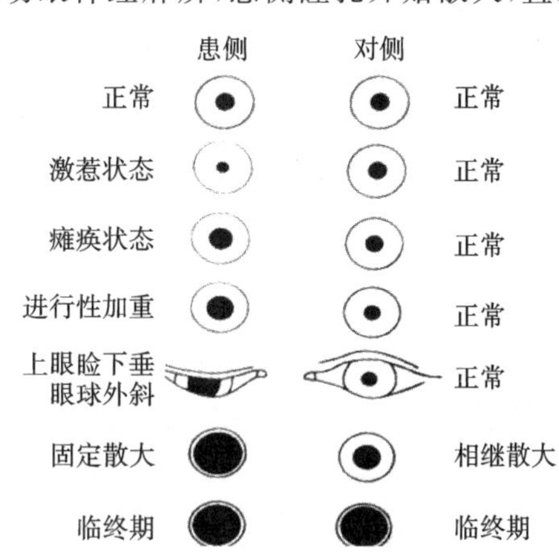

图 11-3　一侧小脑幕切迹疝瞳孔变化

间接对光反射消失；晚期，对侧动眼神经受压，出现类似改变；④运动障碍：沟回压迫大脑脚，导致锥体束受累。出现病变对侧肢体肌力下降或麻痹，病理征阳性；⑤生命体征改变：如不及时解除脑疝，病人出现深昏迷，双侧瞳孔散大固定，去皮质强直，血压下降，脉搏细速，呼吸浅弱且不规则，相继出现呼吸、心跳停止而亡。

(2) 枕骨大孔疝：又称小脑扁桃体疝，小脑扁桃体及延髓经枕骨大孔被挤入椎管内(图 11-4)。脑脊液循环通路被堵塞，后颅窝体积较小，颅内压迅速增高，病人表现为后枕部剧烈头痛、频繁呕吐、颈项强直或强迫头位、肌张力减退、四肢呈弛缓性瘫痪。因脑干缺氧，瞳孔可忽大忽小。早期出现生命体征紊乱，意识障碍出现较晚。位于延髓的呼吸中枢严重受损，病人可早期突发呼吸骤停而亡。

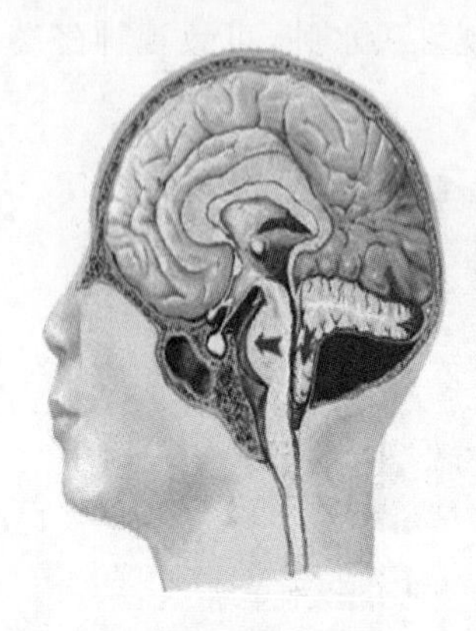
图 11-4　枕骨大孔疝

(3) 大脑镰下疝：又称扣带回疝，为一侧大脑半球扣带回经镰下孔被挤入对侧。出现对侧肢体轻瘫及排尿困难等。

6. 其他症状　如头晕、复视、耳鸣、猝倒。婴儿头皮静脉怒张、囟门饱满及骨缝分离。

【辅助检查】

1. 头颅 X 线　可发现骨缝分离、颅骨局部破坏或增生、颅骨内板变薄，蝶鞍扩大等。

2. CT 和 MRI　颅内占位性病变首选方法是 CT，能显示病变的部位和范围。当 CT 不能确诊时采用 MRI，有助确诊。

3. 脑血管造影　主要用于动脉瘤和脑血管畸形的诊断。

4. 腰椎穿刺　可测量颅内压和治疗，同时取脑脊液检查。但颅内压增高症状体征明显者应禁做腰穿，以免发生脑疝。

【治疗要点】　原则是首先处理原发病，抢救生命。若发生急性脑疝应该立即手术。

1. 非手术治疗

(1) 脱水治疗：适用于暂不明原因的或明确病因但目前不能手术的病人。临床常用高渗性和利尿性脱水剂，通过渗透作用使脑组织水分进入血液循环经肾脏排出体外。首选的高渗性脱水剂为 20%甘露醇，15～30 min 快速静脉滴注，2～4 次/天。利尿剂有速尿(呋塞米)20～40 mg，口服、肌注或静脉注射。2～4 次/天。目前临床对降颅压、减轻脑水肿还使用 20%白蛋白 20～40 mL 静脉注射。

(2) 糖皮质激素治疗：糖皮质激素可改善毛细血管通透性缓解脑水肿。地塞米松 5～10 mg 静脉或肌注；氢化可的松 100 mg 静脉注射；泼尼松 5～10 mg 口服。注意观察有无消化性溃疡出血。

(3) 抗感染：根据药敏试验选用合适的抗生素，伴颅内感染病人应早期使用抗生素控制感染。

(4) 冬眠低温治疗：通过药物和物理降温来降低机体的温度，从而降低脑组织的代谢率、耗氧量和血流量，增加脑组织对缺氧的耐受力，防治脑水肿，降低颅内压。

(5) 对症治疗：疼痛者可遵医嘱给予镇痛剂，但忌用吗啡和哌替啶等，防止呼吸中枢受抑制，导致病人死亡；抽搐病人，可给予抗癫痫药物；躁动病人可给予镇静剂。

2. 手术治疗　对于颅内占位性病变应尽早手术切除；对暂时不能确诊的病人可采用脑脊液分流术、脑室穿刺外引流、颞肌下减压术等手术方式降颅压争取时间，暂缓病情。

【护理评估】

1. 术前评估

1）健康史　通过收集资料，评估以下内容。

（1）基本资料。

（2）颅内压增高的相关因素，如评估病人有无脑外伤、高血压、动脉硬化等。

（3）诱发颅内压骤升的因素，评估病人有无便秘、咳嗽等。

2）身体状况

（1）局部：评估病人头痛的性质、程度、持续时间。

（2）全身表现：评估病人是否因头痛出现喷射状呕吐，病人进食情况和水、电解质情况，有无视力减退和意识障碍等。

3）辅助检查　CT、MRI 可证实颅内占位性病变；血生化可反映是否存在电解质紊乱等。

4）心理-社会支持状况

（1）头痛、呕吐等不适会引发病人焦虑、烦躁的心情。

（2）亲属对病人的疾病的认知程度，对病人的关心程度、支持力度，家庭对手术的经济承受能力。

2. 术后评估

（1）术中情况：了解手术、麻醉方式与效果、术中出血、补液、输血情况和术后诊断。

（2）全身情况：着重了解病人的生命体征是否平稳、意识状况以及瞳孔变化。

（3）术后恢复情况：了解病人术后颅内压的变化，恢复是否顺利，有无并发症发生。

（4）预后判断：根据病人的临床症状、手术情况、辅助检查及术后恢复情况，评估预后情况。

【常见护理诊断/问题】

1. 头疼　与颅内压增高引起的脑膜、血管或神经受牵扯、挤压有关。

2. 脑组织灌注异常　与颅内高压有关。

3. 有体液不足的危险　与频繁呕吐有关。

4. 有受伤的危险　与意识障碍有关。

5. 潜在并发症　脑疝、误吸、感染等。

【护理措施】

1. 术前护理

1）一般护理

（1）体位：抬高床头 15°～30°，促进颅内静脉的回流，头颈不可过伸或过屈。昏迷病人取侧卧位，有利于呼吸道分泌物排出，防止呕吐物导致窒息。

（2）给氧：持续或间断给氧，改善脑缺氧，促进血管收缩，降低脑血流量。

（3）饮食与补液：神志清醒者可给予清淡、低盐普食；意识障碍频繁呕吐者可通过胃肠外营养补充，成人补液不超过 2000 mL/d，尿量不少于 600 mL/d，注意控制补液速度。

（4）安全防护：加强安全护理，防坠床、防跌伤、烦躁的病人应适当约束。

2）防止颅内压升高

（1）休息：病人绝对卧床休息，保持病室的安静，避免情绪激动。

（2）保持呼吸道通畅：呼吸道梗阻，病人用力呼吸，胸腔压力增高、$PaCO_2$ 增高诱发脑血管扩张、脑血流量增多、颅内压增高。应及时清除分泌物及呕吐物，防误吸。舌后坠者可放置口咽通气管，必要时协助医生做气管插管或气管切开。翻身拍背，协助痰液排出，痰液黏稠者定时雾化吸入。

(3) 避免剧烈咳嗽和便秘：避免胸腹腔压力骤然升高导致脑疝。注意保暖、防止着凉感冒；鼓励病人多摄入粗纤维食物有利于排便，便秘者可给缓泻剂或小剂量低压灌肠，禁止高压灌肠。

(4) 及时控制癫痫发作：癫痫发作可加重脑水肿，遵医嘱给予抗癫痫药物，发作时做好安全护理。

(5) 躁动的护理：病人躁动要寻找原因，不可盲目使用镇静剂或强制约束，躁动病人突然变安静或由安静变的躁动都提示病情变化。

3）用药护理

(1) 脱水剂治疗护理：20%～25%甘露醇 125～250 mL，15～30 min 滴完，注意输液的速度和脱水的效果。使用高渗液体后血容量突然增加，加重循环系统负担，可导致心力衰竭或肺水肿，特别注意儿童、老年人及心功能不良者。遵医嘱定时、反复使用，停药前逐步减量或延长给药物间隔时间，防止颅内压反跳现象。

(2) 激素治疗护理：遵医嘱给药，注意有无应激性溃疡、感染等不良反应。

(3) 冬眠低温疗法护理：室温 18～20 ℃，抢救药品，专人护理。①先冬眠后物理降温：冬眠药物可选用冬眠Ⅰ号（氯丙嗪、异丙嗪、哌替啶）或冬眠Ⅱ号（哌替啶、异丙嗪、双氯麦角碱）。待病人御寒反应消失进入昏睡状态后用物理降温，避免寒战影响。②预防寒战：寒战发生机体代谢率升高、耗氧量增加、颅内压增高。为增强冬眠效果、减轻寒战，可遵医嘱使用苯巴比妥或水合氯醛。③物理降温方式：可选择冰帽、冰敷大动脉、降低室温、减少被褥、温水浴或冰毯等。④降温速度：下降 1 ℃/h 为宜。⑤降温标准：体温过低诱发心律失常、低血压、凝血障碍等并发症，测量肛温 32～34 ℃；腋温 31～33 ℃停止降温。⑥缓慢复温：冬眠低温疗法一般 3～5 日，复温时先停物理温度后逐步减少冬眠药剂量至停用。应自然复温，复温速度不可过快，以免颅内压反跳。

(4) 病情观察：①意识状态：可采用意识障碍传统分级法（表 11-1），或格拉斯哥（Glasgow）昏迷评分法进行评估。Glasgow 评分满分 15 分，最低 3 分，低于 8 分为昏迷（表 11-2）。②瞳孔：观察瞳孔是否等大等圆、对光反射是否灵敏。③生命体征：观察体温、脉搏、呼吸、血压，观察有无库欣反应。

表 11-1　意识障碍传统分级法

意识状态	语言反应	疼痛反应	生理反射	配合检查	大小便自理情况
清醒	灵敏	灵敏	正常	能	能
模糊	迟钝	不灵敏	正常	有时不能	有时不能
浅昏迷	无	迟钝	正常	不能	不能
昏迷	无	无防御	减弱	不能	不能
深昏迷	无	无	无	不能	不能

表 11-2　格拉斯哥(Glasgow)昏迷评分法

睁眼反应(E)	计分	语言表现反应(V)	计分	运动反应(M)	计分
自动睁眼	4	回答正确	5	能按吩咐运动	6
呼唤睁眼	3	回答有误	4	疼痛定位	5

续表

睁眼反应(E)	计分	语言表现反应(V)	计分	运动反应(M)	计分
疼痛睁眼	2	用词错乱	3	疼痛躲避	4
不能睁眼	1	语义不明	2	肢体屈曲	3
		不能言语	1	肢体过伸	2
				无反应	1

(5) 监测颅内压防治脑疝：①监测颅内压：利用颅内压检测仪，将导管或微型压力感受器置于颅腔内，ICP 检测仪屏幕会显示数值，观察颅内压的变化。检测仪使用前要调零，于外耳道齐平，监测过程中注意无菌操作，预防逆行感染，一般监测时间不超过 1 周。观察病人是否存在烦躁、头痛剧烈、呕吐频繁、意识障碍进行性加重，瞳孔是否等大等圆，对光反射是否灵敏。②脑疝急救：20%～25%甘露醇快速滴，保持呼吸道通畅给氧，严密监测生命体征，做好急诊术前准备。

(6) 对症护理：①高热：有效降温。②头痛：禁用吗啡、杜冷丁。避免加重头痛的因素，如咳嗽、打喷嚏、低头弯腰及用力活动。③呕吐：及时清理防止误吸，观察记录呕吐物的颜色性质和量。④便秘：多吃蔬菜、水果，可给予缓泻剂但禁止高压灌肠。⑤尿潴留：先诱导排尿，无效可留置导尿，注意会阴部护理。

2. 术后护理

1) 脑室引流护理

(1) 引流管位置：高于侧脑室平面 10～15 cm；搬动时应夹闭。

(2) 控制引流速度及量：每日不超过 500 mL；有颅内感染者，可适当增加引流量。

(3) 保持引流通畅：正常时管内液面随呼吸、脉搏上下波动。如不通畅，可能原因有：颅内压低于 1.18～1.47 kPa(120～150 mmH_2O)，可降低引流袋后观察；引流管过深过长、盘曲，可经造影证实后，抽出部分重新固定；引流管管口吸附于脑室壁，可轻轻旋转调整；小凝血块或脑组织阻塞，可于严格消毒后，用注射器向外抽吸，不可冲洗。处理无效，需更换引流管。

(4) 观察记录：记录引流液的颜色、量、性状，术后 1～2 日脑脊液呈血性，以后逐渐转为淡黄色，若一直引流血性液提示颅内出血，若脑脊液呈毛玻璃样或絮状物提示感染，引流不宜超过 5～7 日。

(5) 无菌原则：严格无菌操作，每日更换引流袋，更换前夹闭引流管。

(6) 拔管护理：前 1 日试抬高引流袋或夹闭 24 h，若无症状可拔管。拔管后若伤口处有脑脊液漏，应及时通知医生处理，防止颅内感染。

2) 并发症护理

(1) 肺部感染：保持呼吸道通畅，定时翻身拍背，雾化吸入。

(2) 低血压：低温导致心排出量减少，周围血管阻力降低，可引起低血压，搬动病人或翻身时动作轻稳、缓慢，以防体位性低血压。

(3) 冻伤：冰袋不可直接接触病人，注意观察肢端血运，定时按摩。

(4) 其他：防止压疮、保护眼睛等。

3) 心理护理　多和病人及其家属沟通，鼓励其表达出内心的感受。向病人及其家属介绍疾病的相关知识和治疗方案，指导病人及家属参与到康复训练中来，尽早掌握康复训练的知识和技能。

3. 健康教育

(1) 指导病人保持情绪稳定，避免便秘、咳嗽、搬重物等突然导致颅内压升高。

(2) 指导病人掌握康复训练，如肌力锻炼，步态平衡练习等。

(3) 告知病人出现不适及时复查。

【护理评价】 通过治疗与护理，病人是否：①头痛得到缓解；②体液维持在正常范围，或及时得到纠正；③脑组织灌注量恢复到正常，神志恢复；④未发生并发症，防治措施恰当及时，术后恢复顺利。

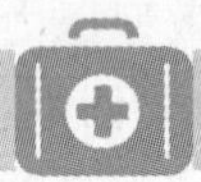

案例导入

李某，男，39 岁，工人。因外伤 5 h 昏迷 2 h 入院，病人家属诉病人于 5 h 前被摩托车撞倒在地，当场昏迷约 10 min，随后清醒，感头昏，头痛剧烈，尚能自行回家，呕吐 2 次。不能回忆当时经过，2 h 前再次昏迷，呼之不应，急送入院。

查体：T 38.5 ℃；R 18 次/分；P 68 次/分；BP 170/101 mmHg。浅昏迷，格拉斯哥评分 10 分，双瞳孔不等大，左侧 5 mm 光反射迟钝，右侧 3 mm 对光反射存在 。右侧枕部可见一 3 cm×2 cm 的软组织挫伤区，血迹已干，局部肿胀明显，压痛明显。右侧肌力 3 级，左侧 5 级。

请问：1. 该病人入院后首选的检查方法是什么？该病人可能存在哪些诊断？

2. 常见的护理诊断/问题是什么？应采取哪些护理措施？

第二节 颅脑损伤患者的护理

颅脑损伤(craniocerebraltrauma，head injury)多见于交通、工矿作业等事故，以及自然灾害、爆炸、火器伤、坠落、跌倒、锐器、钝器对头部的伤害等。占全身损伤的 15%～20%，仅次于四肢损伤，复合伤多见，其致残率及致死率均高于其他部位损伤。颅脑损伤可分为头皮损伤、颅骨骨折和脑损伤，三者可单独也可合并存在，其核心问题是脑损伤。

一、头皮损伤

(一) 头皮血肿(scalp hematoma)

【分类】 按血肿出现在头皮中的位置可分为以下三类(图 11-5)、皮下血肿、帽状腱膜下血肿和骨膜下血肿。

【病因】 皮下血肿多见于撞击或产伤。帽状腱膜下血肿多因头部受斜向暴力，头皮产生剧烈滑动，导致血管撕裂所致。骨膜下血肿常由颅骨骨折导致。

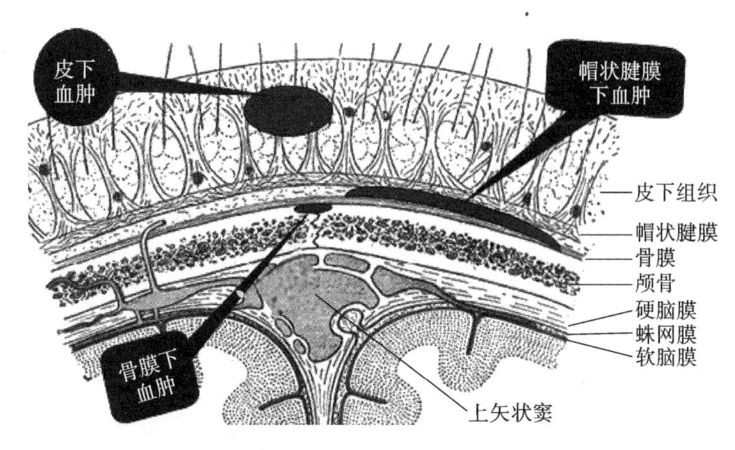

图 11-5 头皮血肿的分类

【临床表现】

（1）皮下血肿（subcutaneous hematoma）：血肿在皮肤表层与帽状腱膜之间。位于损伤部位中央，中心硬，周围软，无波动感。因皮下组织连接紧密，血肿体积小，张力高，有明显压痛。

（2）帽状腱膜下血肿（subgaleal hematoma）：该处组织疏松，血肿易扩展，严重者血肿边界可蔓延整个帽状腱膜下，覆盖整个穹窿部，仿佛戴一顶有波动的帽子。儿童或年老体弱者，可导致休克或贫血。

（3）骨膜下血肿（subperiosteal hematoma）：血肿位于骨膜和颅骨外板间。血肿局限于颅缝，张力高，可有波动感。

【辅助检查】 X 线检查，了解有无颅骨骨折。

【治疗要点】 为减轻疼痛，24 h 内进行冷敷，之后热敷。较小的头皮血肿伤后 1～2 周内可自行吸收，无须特殊处理；若血肿较大，应严格备皮和消毒，分次穿刺抽吸后加压包扎。骨膜下血肿，要注意是否并发颅内血肿。若血肿发生感染均需切开引流。

（二）头皮裂伤（scalp laceration）

【病因】 多由锐器或钝器伤所致。锐器伤伤口边缘整齐（图 11-6），钝器伤伤口边缘不规则，形态、大小、深浅不一（图 11-7）。

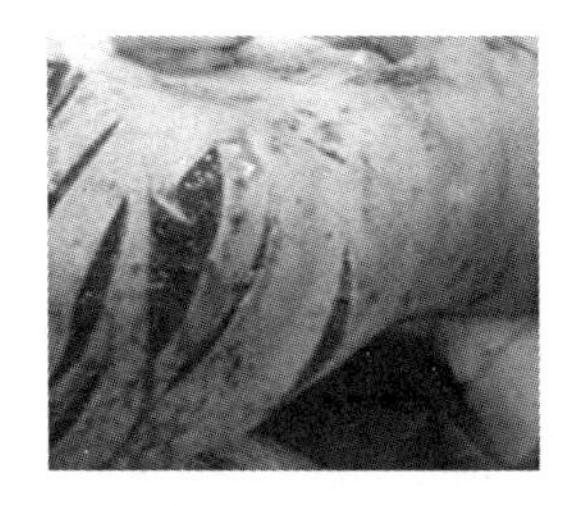

图 11-6 锐器伤

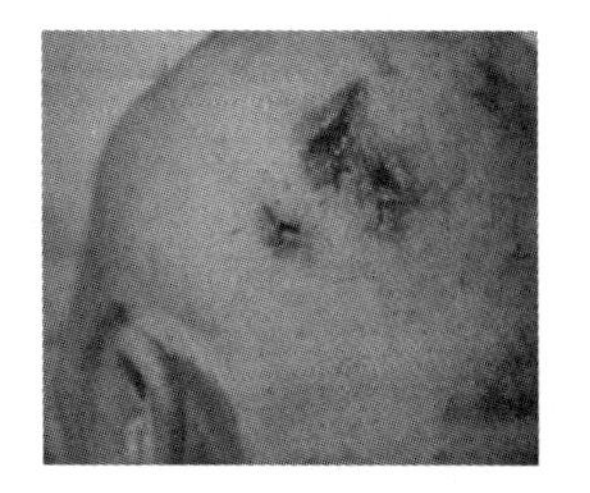

图 11-7 钝器伤

【临床表现】 头皮血管丰富，头皮裂伤出血较多，不易止血，易导致休克。

【辅助检查】 X 线检查是否合并颅骨骨折和脑损伤。

【治疗要点】 现场立即压迫止血，按开放性损伤原则处理，争取 24 h 内清创缝合，在合理使用抗生素前提下，延迟至 48～72 h 也可达到一期愈合。给予抗菌药药及破伤风抗毒素。头皮缺损者可进行减张缝合、皮下松解或植皮。

（三）头皮撕脱伤(scalp avulsion)

【病因】 多因发辫卷入转动的机械中，使头皮部分或整块撕脱，往往自帽状腱膜下间隙全层撕脱，有时连同部分骨膜一并撕脱(图 11-8)。

【临床表现】 受牵扯的发根面积大头皮撕脱的范围就大，有时可造成耳廓撕脱。病人剧烈疼痛及大量出血，可导致失血性或疼痛性休克。但较少合并颅骨骨折及脑损伤。

【治疗原则】 急救时加压包扎止血，抗休克。争取在伤后 6～8 h 内清创做头皮皮瓣复位再植或自体皮移植。对于骨膜已撕脱不可再植者，需清洁创面，在颅骨外板钻孔达板障，待骨孔内肉芽生长后再二期植皮。

条件允许，可在显微外科技术下行小血管吻合术，头皮原位缝合(图 11-9)，有望头发重生。

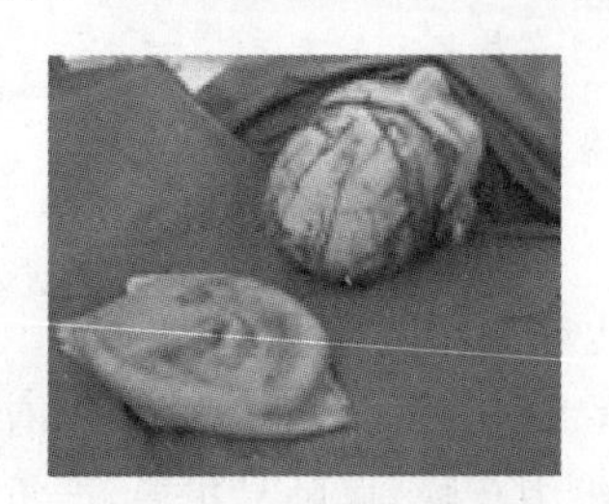

图 11-8　头皮撕脱伤

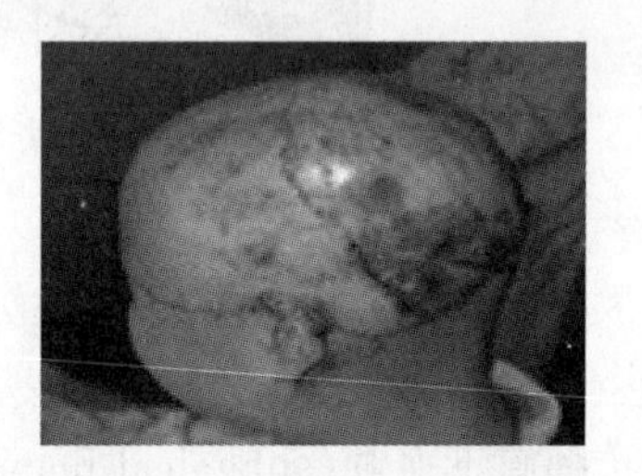

图 11-9　头皮原位缝合

二、颅骨骨折

【病因和病理】 颅骨骨折(skull fracture)指受暴力因素所致颅骨结构的改变。颅盖骨外板厚，内板较薄，内、外板表面均有骨膜覆盖，在颅骨的穹窿部，内骨膜与颅骨板结合不紧密，颅顶部骨折容易形成硬脑膜外血肿。颅底部的硬脑膜与颅骨贴附紧密，当颅底骨折时易导致硬脑膜撕裂，产生脑脊液漏，形成开放性骨折。

颅骨骨折临床意义不在于骨折本身，而在于因骨折所引起的脑膜、脑、血管和神经损伤，可合并脑脊液漏、颅内血肿及颅内感染等。

【分类】

1. 按骨折的部位　分颅盖骨折和颅底骨折，发生比例为 4∶1。

2. 按骨折线形态　分线性骨折和凹陷性骨折。

3. 按骨折是否和外界相通　分闭合性骨折和开放性骨折。

【临床表现】

1. 颅盖骨折(fracture of skull vault)

(1) 线性骨折：发生率最高。骨折线多为单发，若多条骨折线交错则可形成粉碎性骨折。局部有压痛、肿胀，病人多伴发局部骨膜下血肿。当骨折线跨越脑膜中动脉或静脉窦，应警惕形成硬膜外血肿(图 11-10)。

(2) 凹陷性骨折：多见于额、顶部。多为颅骨全层凹陷，局部可扪及局限性下陷区。少数病人出现仅内板凹陷。成人凹陷性骨折多为粉碎性骨折，婴幼儿多为“乒乓球”样凹陷。可能出现脑组织受压的症状，如失语、偏瘫、癫痫等神经系统定位病征(图 11-11)。

2. 颅底骨折(fracture of skull vault)　多因暴力直接作用于颅底所致，线性骨折多见(图 11-12)。颅底骨折可因出现脑脊液漏而确诊。根据骨折的部位不同分颅前窝(图 11-13)、颅中窝(图 11-14)和颅后窝骨折，临床表现见表 11-3。

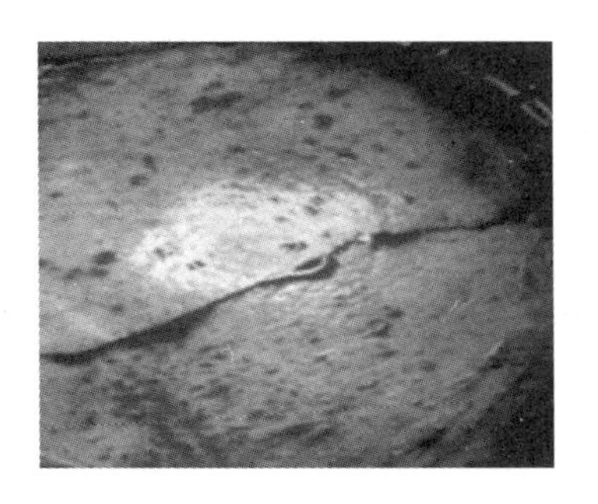

图 11-10　颅盖线性骨折

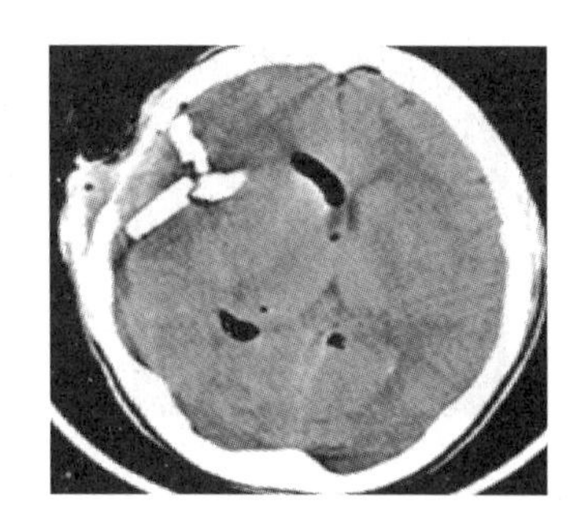

图 11-11　颅盖凹陷性骨折

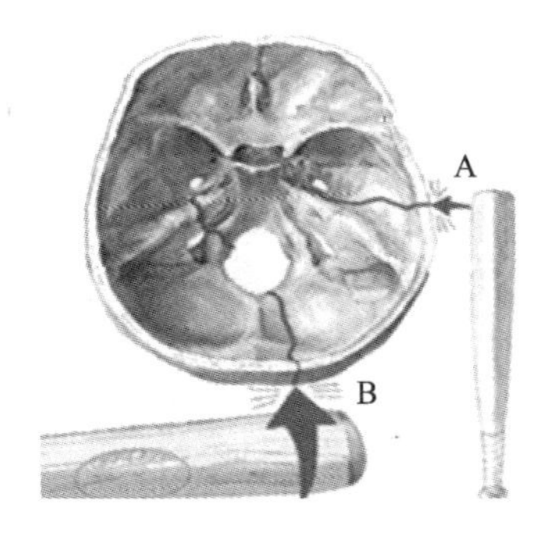

图 11-12　颅底骨折

A 颞部及中颅窝骨折线；

B 枕部及后颅窝骨折线

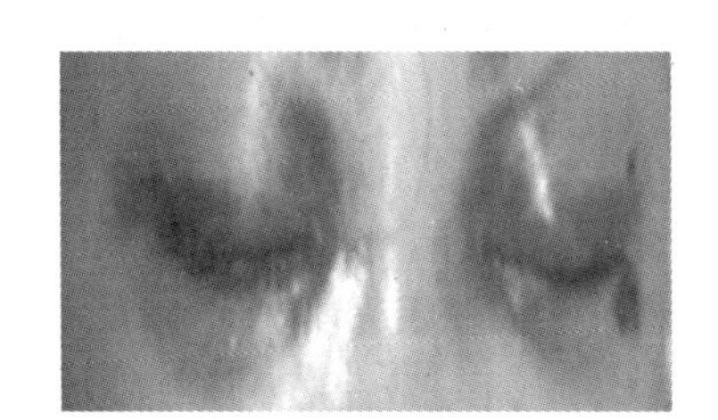

图 11-13　熊猫眼征

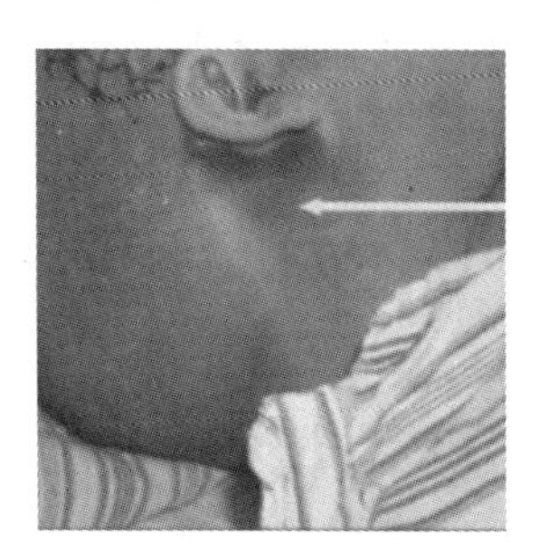

图 11-14　Battle 征

表 11-3　颅底骨折的临床表现比较

骨折部位	瘀斑部位	脑脊液漏	颅神经损伤
颅前窝骨折	眼眶青紫，球结膜下出血，呈熊猫眼征	鼻漏	嗅神经、视神经
颅中窝骨折	突部皮下淤血斑(Battle 征)	鼻漏和耳漏	面神经、听神经
颅后窝骨折	出现 Battle 征或咽后壁、枕部皮下淤血	无	少见

【辅助检查】

1. X 线检查　颅盖骨骨折的诊断主要依靠的是 X 线检查确诊。凹陷性骨折 X 线可显示骨折碎片凹陷的深度。

2. CT 检查　有助于了解骨折情况及是否合并脑损伤。

【治疗原则】

1. 颅盖骨折

(1) 单纯线性骨折：无须特殊处理，病人卧床休息，对症止痛、镇静。关键在于积极处理因骨折引起的脑损伤或颅内出血，特别是硬膜外血肿。

(2) 凹陷性骨折：出现下列情况立即手术取出骨折碎片(图 11-15)。①合并脑损伤或骨折面积直径＞5 cm，骨折片陷入颅腔，导致颅内压升高；②骨折片压迫脑重要部位引起神经功能障碍；③非功能区部位的小面积凹陷骨折，无颅内压增高，但深度超过 1 cm 可考虑择期手术；④开放性粉碎性凹陷骨折。

2. 颅底骨折　本身无须特殊治疗，重点处理合并的脑损伤、脑脊液漏。出现脑脊液漏时即属开放性损伤，应使用 TAT 及抗菌药物预防感染，病人取头高位休息，避免填塞或冲洗耳

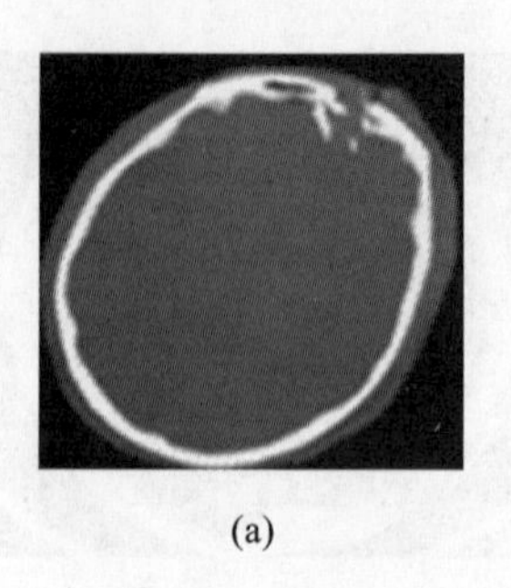
(a)

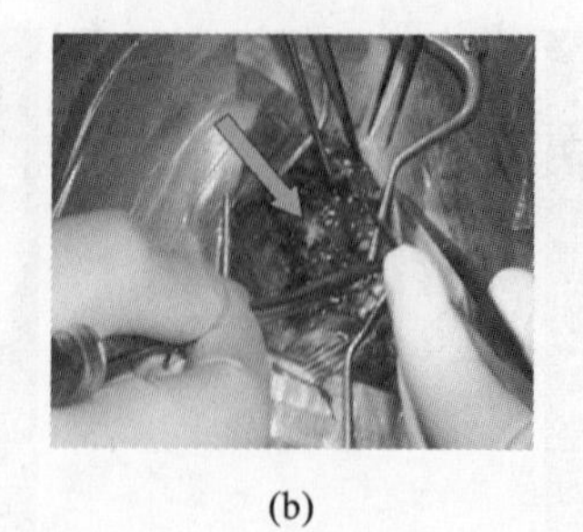
(b)

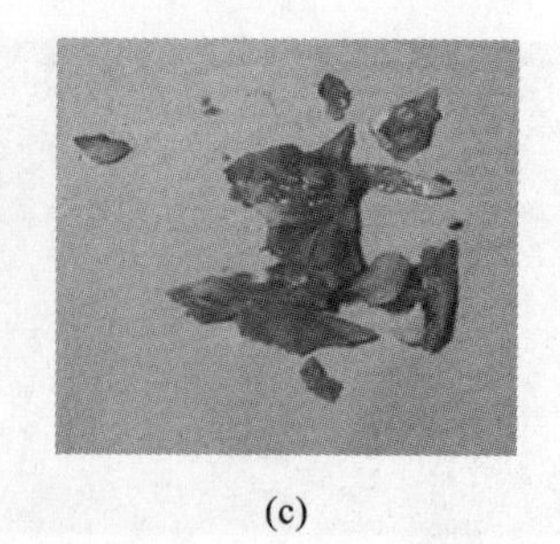
(c)

图 11-15 手术清除骨折碎片

道及鼻腔，避免用力咳嗽、打喷嚏或擤鼻涕。大部分脑脊液漏在伤后 1～2 周可自愈。若超过 4 周仍有脑脊液漏，可行手术修补硬脑膜。若骨折片压迫视神经，应尽早手术减压。

三、脑损伤

脑损伤是指脑膜、脑组织、脑血管以及脑神经受到外力作用后发生的损伤。

【病因及分类】

1. 脑损伤根据脑损伤病理改变的先后分类 分为原发性和继发性脑损伤。

(1) 原发性脑损伤：指暴力作用于头部后立刻出现的脑损伤，如脑震荡、脑挫裂伤等。

(2) 继发性脑损伤：指头部受伤后一段时间出现的脑受损病变、脑水肿和颅内血肿。

2. 脑损伤根据伤后脑组织是否和外界相通分类 分为闭合性脑损伤和开放性脑损伤。

(1) 闭合性损伤：颅脑于外界不相通。

(2) 开放性损伤：头皮裂伤、颅骨骨折、硬脑膜破裂并存。

3. 脑损伤根据脑损伤机制分类 分直接损失、间接损失和旋转损伤。

(1) 直接损伤：①加速性损伤：运动的物体敲击静止的头部，导致头部加速运动出现损伤，损伤多出现在受损部位(图 11-16)。②减速性损伤：运动的头部撞击到静止的物体，使头部突然停止产生损伤，损伤多出现在受损的对侧(图 11-17)。③挤压伤：两个相反方向的力同时作用在头部，导致颅骨变形颅内压骤升。

(2) 间接损伤：①传递性损伤：足部或臀部着地，外力通过下肢或脊柱传至颅底发生的脑损伤。②挥鞭样损伤：外力导致躯干极速运动，头部运动落后于躯干，导致头部发生过屈过伸似挥鞭样运动，造成脑干和脊髓损伤(图 11-18)。③创伤性窒息：胸腹部受猛烈撞击或挤压胸腹腔压力骤升，上腔静脉血逆流导致脑、头面部毛细血管破裂。

(3) 旋转损伤：外力导致头颅沿着其某条轴线旋转运动出现的损伤。

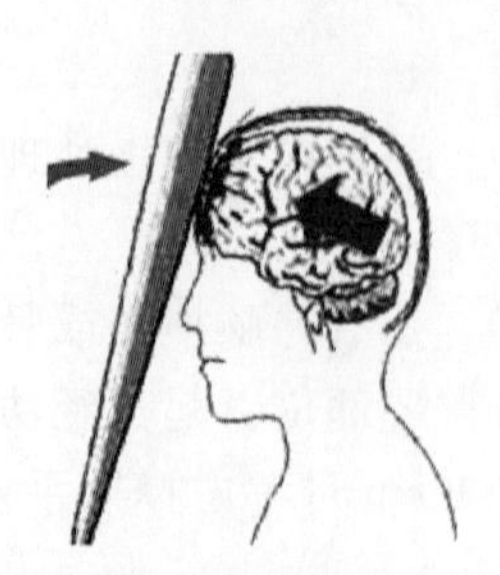
图 11-16 加速性损伤

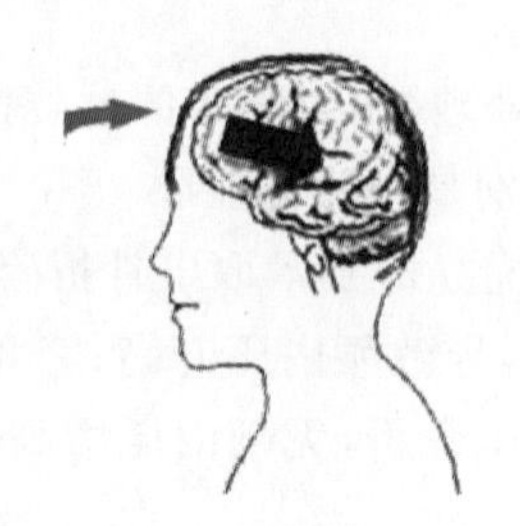
图 11-17 减速性损伤

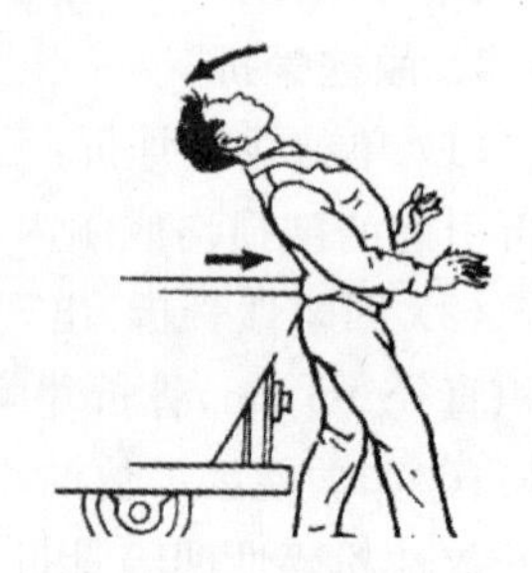
图 11-18 挥鞭样损伤

（一）脑震荡(cerebral concussion)

【临床表现】 脑震荡是最轻微、最常见的原发性脑损伤。病人在伤后立即出现短暂的意识障碍，持续数秒或数分钟，一般不超过 30 min。同时可出现头痛、头晕、恶心、呕吐、皮肤苍白、出汗、血压下降、心动过缓、呼吸微弱、肌张力减低、各生理反射迟钝或消失等症状。清醒后大多不能回忆受伤前及当时的情况，称为逆行性遗忘。

【辅助检查】 神经系统检查无阳性征，CT 检查无异常，脑脊液无红细胞。

【治疗要点】 无须特殊治疗，卧床休息 1～2 周，期间可给予镇静对症处理，病人一般 2 周后痊愈，不留后遗症。

（二）脑挫裂伤(cerebral contusion and laceration)

常见的原发性脑损伤，分为脑挫伤和脑裂伤。脑挫伤脑组织受损轻，软脑膜完整；脑裂伤时软脑膜、脑血管、脑组织同时裂开并伴外伤性蛛网膜下隙出血。由于两者常同时存在，合称为脑挫裂伤。

【临床表现】

(1) 意识障碍：脑挫裂伤最突出的症状，伤后立即出现，多数病人超过半小时，严重者可出现长期昏迷。

(2) 局灶症状和体征：伤及脑皮质功能区可出现相应的神经功能障碍或体征。如语言中枢受损出现失语，运动区损伤出现锥体束征，肢体抽搐、偏瘫等。

(3) 蛛网膜下腔出血：出现脑膜刺激征，脑脊液检查有红细胞。

(4) 颅内压增高：因继发脑水肿，病人恶心、呕吐，严重者可出现脑疝。

【辅助检查】 CT 是首选，MRI 检查也有助于确诊。

【治疗要点】 非手术治疗为主，防治脑水肿，促进脑复苏，预防并发症。

(1) 非手术治疗：①一般处理：卧床休息，头部抬高 15°～30°。保持呼吸道通畅，必要时可做气管切开。营养支持，维持水、电解质、酸碱平衡。应用抗菌药物。对症处理，如镇静、止痛、抗癫痫等。②防治脑水肿：是关键措施。可给予脱水治疗、糖皮质激素治疗、冬眠低温疗法等降颅压。③促进脑功能恢复：可用神经营养药改善细胞代谢和促进脑细胞功能恢复。如辅酶 A、细胞色素 C、三磷酸腺苷等。

(2) 手术治疗：非手术治疗无效，出现脑疝迹象时，应做脑减压或局部病灶清除术。

（三）颅内血肿(intracranialhematoma)

颅内血肿是颅脑损伤中最危险、最多见却又是可逆的继发性病变。由于血肿直接压迫脑组织，常引起局部脑功能障碍的占位性病变症状和体征以及颅内压增高的病理生理改变，若未及时处理，可导致脑疝危及生命，早期发现和及时处理可在很大程度上改善预后。

【分类】

(1) 根据血肿来源和部位：分为硬膜外血肿、硬膜下血肿、脑内血肿。

(2) 根据血肿引起颅内压增高及早期脑疝所需时间：分为急性(3 天内)、亚急性(3 天至 3 周)、慢性(3 周以上)血肿。

【临床表现】

1. 硬膜外血肿 发生在颅骨与硬脑膜之间(图 11-19(a))，发生率占外伤性颅内血肿的 30%。

(1) 意识障碍：伤后当时有短暂的意识障碍，随即清醒或好转，继之因颅内出血导致颅内压增高，再度出现意识障碍，并进行性加重。两次昏迷之间称为中间清醒期。若原发性脑损伤较严重或血肿形成较迅速，可能不出现中间清醒期。

(2) 颅内压增高及脑疝：头痛、恶心、呕吐剧烈。一般成人幕上血肿超过 20 mL、幕下血肿超过 10 mL，可引发颅内压增高症状。幕上血肿者大多先经历小脑幕切迹疝，后合并枕骨大孔疝，故先有意识障碍和瞳孔改变继而出现严重的呼吸循环障碍。幕下血肿者可直接发生枕骨大孔疝，早期发生呼吸骤停。

2. 硬膜下血肿　最常见，占颅内血肿的 50%，血肿位于硬脑膜下腔(图 11-19(b))。表现为意识障碍进行性加重，多不存在中间清醒期。较早出现颅内压增高和脑疝的症状。急性亚急性硬膜下血肿常继发于对冲性脑挫裂伤。慢性硬膜下血肿多见于老年人，大多有轻微头部外伤史，与脑萎缩及桥静脉撕裂有关。

3. 脑内血肿　发生率较低，占颅内血肿的 5%。血肿位于脑实质内(图 11-19(c))。以进行性意识障碍为主，若血肿累及重要脑功能区，可出现偏瘫、失语、癫痫等症状。

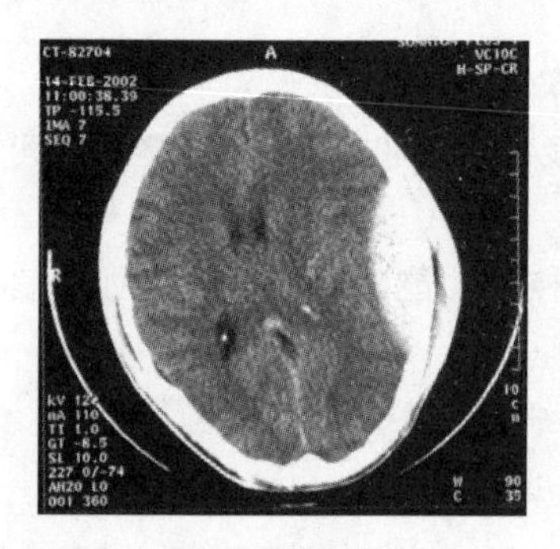
(a)硬膜外血肿

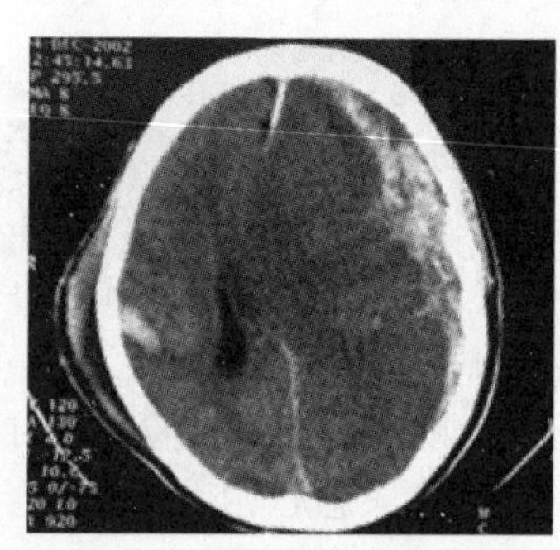
(b)硬膜下血肿

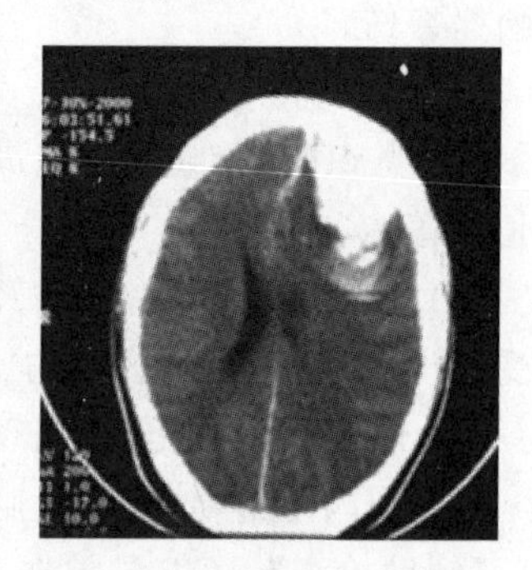
(c)脑内血肿

图 11-19　颅内血肿

【辅助检查】 CT、MRI 可协助诊断。

【治疗要点】 一经确诊，尽早通过手术清除血肿。如钻孔引流术、开颅血肿清除术、血肿碎吸或脑室外引流术等。

四、颅脑损伤患者的护理

【护理评估】

1. 健康史　了解病人的受伤过程，包括受伤的部位、时间、因素、伤后的处理情况。了解病人一般资料和既往病史。

2. 身体状况　①呼吸系统：呼吸道是否出现梗阻，有无血液、呕吐物、分泌物或异物阻塞呼吸道或出现舌后坠。②生命体征：监测病人的体温、脉搏、呼吸、血压，注意病情变化。③意识状况：评估病人意识障碍程度和持续时间。有无逆行性遗忘或中间清醒期。④神经系统：检查双侧瞳孔的大小及对光反射，双侧肢体的肌力和肌张力以及自主运动、感觉、生理反射和病理反射。⑤头皮及五官：检查病人是否存在头皮损伤，伤口的大小、位置、波动感，有无口鼻腔漏出脑脊液或血液。⑥其他：检查是否合并其他部位损伤。如四肢或脊柱骨折、胸腹部损伤等。

3. 辅助检查　评估 CT、X 线、MRI 检查的结果。

4. 心理-社会支持状况　了解意识清醒的病人是否存在焦虑、恐惧；评估病人家属对疾病的认知及治疗的信心。

【常见护理诊断/问题】

1. 意识障碍　与颅脑损伤、颅内压增高有关。

2. 感知觉的改变　与脑神经损伤有关。

3. 清理呼吸道无效　与意识障碍有关。

4. 恐惧/焦虑　与颅脑损伤及担心预后有关。

5. 营养失调:低于机体需要量　与颅脑损伤机体处于高代谢状态、中枢性高热、呕吐有关。

6. 有感染的危险　与头皮损伤、开放性颅骨骨折、误吸有关。

7. 有受伤的危险　与意识障碍、感知觉障碍、癫痫发作等有关。

8. 潜在并发症　应激性溃疡、颅内出血、脑疝、癫痫等。

【护理措施】

1. 现场急救

(1) 保持呼吸道通畅:是现场急救的首要措施,颅脑损伤的病人发生意识障碍,正常的咳嗽和吞咽功能受抑制,呼吸道内分泌物不能有效排出。病人口咽部的血液、漏出的脑脊液或呕吐物等可能导致误吸引发窒息。现场应将病人摆侧卧或平卧头偏向一侧,头后仰托下颌,尽快清除口鼻腔分泌物、呕吐物、异物等。并立即给氧,必要时协助医生放置口咽通气管、气管插管或气管切口。呼吸减弱或潮气量不足者应该尽早使用呼吸机。

(2) 妥善处理伤口:单纯头皮裂伤,予以加压包扎止血,头皮撕脱伤要妥善保管好撕脱的头皮,将头皮用无菌纱布包裹放入密闭的塑料袋中并扎紧袋口,放入冰水混合物的容器中和病人一起尽快转送医院。开放性的颅脑损伤,修剪伤口周围毛发,避免冲洗伤口,不用药,用无菌纱布卷保护外露脑组织,外加干纱布包扎,避免受压。不可随意将插入颅腔内的致伤物拔出,需手术清创取出。尽早使用抗生素和TAT。

(3) 防治休克:尽快查明休克原因,立即平卧、补液、保暖。

(4) 做好记录:记录受伤经过、现场急救处理并记录生命体征、意识、瞳孔、肢体活动等,以便发现病情变化,为进一步处理提供依据。

2. 术前护理

1) 热情接待病人　对意识清醒的病人介绍病区的环境及主管的医生、护士。

2) 心理护理　了解病人及其家属对疾病的认识和治疗方案的想法,告知手术的方式、术后的康复过程及预后情况,缓解其恐惧、焦虑的情绪。

3) 病情观察　病情观察是伤后3天左右的护理的重点。

(1) 意识:意识障碍是颅脑损伤病人最重要的观察内容。意识障碍出现的早晚、是否存在进行性加重是区别原发性和继发性脑损伤的重要依据。意识障碍的程度可以判断脑损伤的轻重。如采用Glasgow评分法或传统的方法观察。

(2) 瞳孔:瞳孔变化是颅脑损伤病人的重要体征之一,应15～30 min观察一次,观察瞳孔的大小、形态、对光反射。

①伤后一侧瞳孔进行性散大,对侧肢体瘫痪、意识障碍,提示脑受压或脑疝。②双侧瞳孔缩小,光反应迟钝伴有中枢性高热、深昏迷多为脑桥损伤。③双侧瞳孔散大、对光反应消失、眼球固定伴深昏迷或去皮质强直,多为原发性脑干损伤或临终表现。④双侧瞳孔大小形状多变、对光反应消失,多为中脑损伤。⑤眼球不能外展,提示展神经损伤。⑥有无间接对光反射可以

鉴别视神经损伤与动眼神经损伤。⑦眼球震颤常见于小脑或脑干损伤。

(3) 生命体征:为避免病人烦躁引起测量不准,应先测呼吸和脉搏后测血压。出现“两慢一高”提示颅内压增高,应警惕脑疝发生。枕骨大孔疝的病人早期出现呼吸骤停。若损伤累及脑干或间脑,可出现体温调节紊乱,体温不升或中枢性高热。

(4) 肢体活动:观察肢体是否存在自主运动,是否对称。有无瘫痪及瘫痪的程度。

(5) 颅内压增高:观察病人有无剧烈头痛、喷射性呕吐、烦躁不安等。头痛可加重病人的烦躁,但禁用吗啡类药物。及时发现脑疝及时处理。

4) 对症护理　高热、躁动、昏迷病人的护理,保持呼吸道通畅、预防尿路感染及皮肤压疮。

5) 术前准备　对颅骨凹陷性骨折范围大于 5 cm、深度大于 1 cm、颅内血肿或出现脑疝迹象的应立即做好急诊术前准备。如备皮、配血、药物过敏试验等。

3. 术后护理

1) 体位　麻醉未清醒或伴休克症状取平卧位,麻醉清醒后应抬高床头 15°～30°,有利于颅内静脉回流,减轻脑水肿。对于深昏迷病人可采取侧卧位,注意定时翻身,防止压疮。

2) 加强营养　创伤后应激状态下人体的分解代谢增强,合成减少,导致血糖增高、乳酸堆积,加重脑水肿。因此补充能量和蛋白质十分必要。急性期 72 h 内应给予肠外营养。肠蠕动恢复后,无消化道出血的病人,可尽早逐步过渡到肠内营养。但当病人癫痫发作或肌张力高时,应预防肠内营养液反流导致呕吐、误吸诱发肺部感染。

3) 病情观察　观察意思状况、瞳孔、生命体征、肢体活动、尿量等,及时发现病情变化,及时通知医生做出处理。

4) 治疗护理

(1) 降颅压减轻脑水肿:20%甘露醇或 25%山梨醇 250 mL 静脉滴注, 15～30 min 内滴完,观察尿量。血压过低、心力衰竭、肾功能障碍者禁用脱水疗法。

(2) 保护脑组织促进脑苏醒:遵医嘱应用营养神经的药物,如神经节苷脂、胞磷胆碱等,有助于促进脑苏醒。

5) 并发症的预防和护理

(1) 肺部感染:加强呼吸道管理,保持呼吸道通畅,定期翻身拍背,防止呕吐物误吸引起窒息和呼吸道感染。

(2) 尿路感染:昏迷病人常有排尿功能紊乱,长期留置导尿管是引起尿路感染的主要原因。必须导尿时,应严格无菌操作。留置尿管过程中,加强会阴部护理,拔尿管前夹闭导尿管并定时开放训练膀胱储尿功能。

(3) 蛛网膜下腔出血:因脑裂伤所致。病人可有头痛、发热、颈强直表现。可遵医嘱给予解热镇痛药物对症处理。病情稳定、排除颅内血肿以及颅内压增高、脑疝后,为解除头痛可以协助医生行腰椎穿刺,放出血性脑脊液。

(4) 消化道出血:可因创伤应激或大量使用激素类药物引起。遵医嘱补充血容量、停用激素类药物,并使用止血药和减少胃酸分泌的药物。避免消化道出血病人发生误吸,及时清理呕吐物。

(5) 外伤性癫痫:任何部位的脑损伤均可能导致癫痫,病人发作时注意保护,避免受伤。遵医嘱用药预防发作及控制抽搐。

(6) 废用综合征:脑损伤病人因意识不清或肢体功能障碍,可导致关节挛缩和肌萎缩。应保持病人肢体功能位,预防足下垂。做四肢关节被动活动及按摩肢体 2～3 次/天,防止肢体挛缩和畸形。

(7) 压疮:保持皮肤清洁、干燥,定时翻身,注意保护骨隆突部位。

6) 恢复期护理　等病情稳定后,应尽早进行语言训练和肢体功能锻炼。

3. 健康指导

(1) 功能锻炼:对存在失语、肢体功能障碍或生活不能自理的病人,病情好转后,要耐心指导病人进行功能锻炼,鼓励病人生活自理,树立信心,告知家属给予适当协助和心理支持。

(2) 安全指导:对感知觉障碍的病人要防烫伤;对存在外伤性癫痫者外出应有人陪同,并按时服药,告知禁止从事危险工作或活动,如游泳、驾驶、攀高、带电作业等,防止发作时意外。

(3) 心理指导:多与病人沟通,给予精神上的鼓励,鼓励其表达自己内心的感受,对于失语、感知觉障碍的病人可采用非语言方式沟通。并指导病人家属参与到病人的康复训练中,帮助其建立战胜疾病的信心。

【护理评价】　通过治疗与护理,病人是否:①意识障碍减轻;感知觉障碍获得改善;②呼吸道分泌物能有效排出,呼吸道是否保持通畅;③恐惧、焦虑的情绪得到缓解,能否积极配合治疗;④营养充足,消除引起营养不良的因素;⑤发生并发症或发生并发症被及时发现并得到治疗。

第三节　脑脓肿患者的护理

案例导入

李某,男,18岁。头痛近一年,进行性加重15天,伴有高热、呕吐。入院后查体:神志清楚,精神差,T 39.4 ℃,P 92次/分,R 20次/分,BP 16/10 kPa。血常规示白细胞计数 14×10^9/L,中性粒细胞占比89%。询问病人以往有中耳炎病史。

请问:1. 试分析,该病人可能的诊断是什么。

2. 对该病人的处理原则是什么?

脑脓肿(intracerebralabscess)是细菌入侵脑组织引起化脓性炎症,并形成局限性脓肿。可直接破坏脑组织,因而是一种严重的颅内感染性疾病。

【病因及分类】

1. 耳源性脑脓肿　最多见,约占脑脓肿的2/3。继发于慢性化脓性中耳炎、乳突炎。炎症多数位于同侧颞叶,少数发生在顶叶或枕叶。

2. 鼻源性脑脓肿　炎症经乳突小房顶部,岩骨后侧壁,穿过硬脑膜或侧窦血管侵入小脑。

3. 血源性脑脓肿　约占脑脓肿的1/4。多由于身体其他部位感染,细菌栓子经动脉血行播散到脑内而形成脑脓肿。原发感染灶常见于肺、胸膜、支气管化脓性感染、先天性心脏病、细菌性心内膜炎、皮肤疖痈、骨髓炎、腹腔及盆腔脏器感染等。

4. 外伤性脑脓肿 多继发于开放性脑损伤，致病菌经创口直接侵入或异物、碎骨片进入颅内而形成脑脓肿。

5. 隐源性脑脓肿 原发感染灶不明显或隐蔽，机体抵抗力弱时，脑实质内隐伏的细菌逐渐发展为脑脓肿。隐源性脑脓肿实质上是血源性脑脓肿的隐蔽型。

【病理】

(1) 急性脑膜炎、脑炎期化脓菌侵入脑实质后，病人表现出明显全身感染反应和急性局限性脑膜炎、脑炎的病理变化。脑炎中心部逐渐软化、坏死，出现很多小液化区，周围脑组织水肿。病灶部位浅表时可有脑膜炎症反应。

(2) 化脓期脑炎软化灶坏死、液化，融合形成脓肿，并逐渐增大。如融合的小脓腔有间隔，则成为多房性脑脓肿，周围脑组织水肿。病人全身感染征象有所好转和稳定。

(3) 包膜形成期一般经1～2周，脓肿外围的肉芽组织由纤维组织及神经胶质细胞的增生而初步形成脓肿包膜，3～4周或更久脓肿包膜完全形成。包膜形成的快慢与致病菌种类和毒性及机体抵抗力与对抗生素治疗的反应有关。

【临床表现】

1. 脓肿早期 出现急性化脓性感染的局部和全身症状，如畏寒、发热、头痛、呕吐及颈项强直等。

2. 脓肿形成期 脓肿作为颅内占位性病变，可出现颅内压增高及局部受压症状，可导致脑疝。脓肿靠近脑室或脑表面时，因脓肿壁薄弱，可突然破溃，造成急性化脓型脑膜炎或脑室炎，病人可突发高热、昏迷、全身抽搐、角弓反张，甚至导致病人死亡。

【辅助检查】

1. CT 可以确定脓肿位置、大小、数量及形态，是诊断脑脓肿的首选方法。

2. 实验室检查 血常规提示白细胞计数及中性粒细胞比例增高；疾病早期，脑脊液查白细胞增多，糖及氯化物含量可在正常范围降低；脓肿形成后，脑脊液压力增高，白细胞计数可正常或略增高，糖及氯化物含量正常，蛋白含量增高；若脓肿破溃，脑脊液白细胞计数增多，甚至呈脓肿。

【治疗要点】

1. 非手术治疗 急性脑炎期感染尚未局限化、脓肿包膜尚未形成的病人，应以非手术治疗为主。全身应用抗生素，因此时尚无法进行细菌学检查，无法确定病原菌及治疗敏感药物，因而应选用广谱抗生素并联合用药，剂量应用足；同时采取降颅压治疗。

2. 手术治疗 脓肿局限化，已有包膜形成时应采用外科治疗。脓肿包膜形成约需3周，因而3周以前者宜采用内科治疗，但也并不绝对，如病人颅压很高，已有脑疝迹象者，应及时采用适当的外科治疗。对与脑深部或功能区的脓肿并已出现脑疝或全身衰竭者，应紧急行颅骨穿刺抽脓，待病情稳定后再行脓肿切除术。

【护理评估】

1. 术前评估

1) 健康史 通过收集资料，评估以下内容。

(1) 基本资料。

(2) 既往史：如有无中耳炎、颅脑外伤，身体其他部位有无感染灶。

2) 身体状况

(1) 早期：畏寒、发热、头痛、呕吐及颈项强直。

（2）晚期：评估病人有无意识障碍、是否发生脑疝、全身抽搐、角弓反张等。

3）辅助检查　评估实验室检查和CT检查结果。

4）心理-社会支持状况

（1）病人会因头痛、呕吐等不适及可能面临手术产生焦虑、恐惧。

（2）亲属对病人的关心程度、支持力度，家庭对手术的经济承受能力。

2. 术后评估

（1）术中情况：了解手术、麻醉方式与效果、病变组织切除情况、术中出血、补液、输血情况和术后诊断。

（2）术后情况：着重了解病人的生命体征是否平稳、瞳孔大小、意识是否恢复；颅内压是否恢复到逐渐恢复到正常水平；评估脑室引流管是否通畅，引流液的情况。

【常见护理诊断/问题】

1. 体温过高　与感染有关。

2. 清理呼吸道无效　与意识障碍有关。

3. 营养失调：低于机体需要量　与摄入不足及大量消耗有关。

4. 语言沟通障碍　与颅内压增高有关。

5. 潜在并发症　颅内压增高、脑疝等。

【护理措施】

1. 术前护理

（1）维持正常体温：高热者按高热护理常规。

（2）饮食护理：给予高热量、高蛋白质、高维生素、易消化饮食，吞咽困难者予鼻饲饮食，以改善病人全身营养状况，增强机体抵抗力。

（3）病情观察：严密观察神志、瞳孔、生命体征变化，尤其是意识、体温的变化。

（4）按神经外科术前一般护理常规。

2. 术后护理

1）常规护理　按神经外科术后一般护理常规。

2）降颅压　遵医嘱采取降低颅内压的措施。

3）病情观察　严密观察意识、瞳孔、生命体征的变化，尤其是体温的变化，异常时及时通知医生。

4）引流管护理

（1）妥善固定：保持头部引流管通畅，观察并记录引流液的颜色、性质、量。引流袋低于创腔平面30 cm。在无菌操作下更换引流袋，防止脓液外流。

（2）冲洗：为避免感染扩散，术后24 h创口周围初步形成粘连，此后可经行囊内冲洗，先用生理盐水缓缓冲洗；接着注入抗菌药物夹闭管道2～4 h。

（3）拔管：待脓腔闭合时拔管。

3. 健康教育

（1）心理指导：给予适当心理支持，使病人及家属能面对现实，接受疾病的挑战，减轻挫折感。根据病人及家属的具体情况提供正确的、通俗易懂的指导，告知疾病类型、可能采用的治疗计划及如何配合，帮助家属学会对病人的特殊照料方法和技巧。

（2）健康指导：加强个人清洁卫生，防止口腔疾病。积极彻底治疗邻近部位慢性感染病灶，如耳、鼻部慢性炎症。加强营养，饮食宜清淡，注意劳逸结合，逐步提高活动耐受力。

(3) 出院指导:遵医嘱按时服用抗生素及抗癫痫药物,出院后一个月门诊随访。

(4) 健康促进:肢体活动障碍者坚持功能锻炼。

【护理评价】 通过治疗与护理,病人是否:①体温恢复到正常范围;②呼吸道保持通畅;③颅内压保持稳定,恢复到正常范围;④发生并发症或发生并发症被及时发现并得到治疗。

第四节 颅内和椎管内肿瘤患者的护理

一、颅内肿瘤

颅内肿瘤(intracranial tumors)可分为原发性和继发性两大类。原发性颅内肿瘤有起源于颅内各组织(如脑组织、脑膜、脑神经、垂体、脑血管及残余胚胎组织等部位)的肿瘤。继发性颅内肿瘤是身体其他部位的恶性肿瘤转转移性病变。任何年龄都可发生颅内肿瘤,多见于20～50岁的人群,40岁左右成年人是发病高峰。大脑半球多见,其次为鞍区、小脑脑桥角、小脑、脑室及脑干。

【病因及分类】 目前关于颅内肿瘤的病因尚不明确,可能与遗传、理化、生物等因素有关。常见的颅内肿瘤分为以下六种。

1. 神经胶质瘤(glioma) 来源于神经上皮,多为恶性,占颅内肿瘤的40%～50%。

(1) 多形性胶质母细胞瘤(glioblastoma multiforme):恶性程度最高,病情发展快,对放化疗不敏感。

(2) 髓母细胞瘤(medulloblastoma):高度恶性,好发于2～10岁儿童,位于后颅窝中线,常占据第四脑室、阻塞水管导致脑积水,对放疗敏感。

(3) 少突胶质细胞瘤(oligodendroglioma):生长缓慢,分界清晰,可进行手术切除,但术后易复发,需要放化疗。

(4) 室管膜瘤(ependymoma):约占12%,术后需放化疗。

(5) 心形细胞瘤(astrocytoma):是胶质瘤中最常见的一类,约占40%,恶性程度较低,生长缓慢,呈实质性者与周围组织分界不清,常不能彻底切除,术后易复发,囊性者分界清楚,若切除彻底可根治。

2. 脑膜瘤(meningioma) 约占颅内肿瘤的20%,良性居多,生长缓慢,多位于大脑半球矢状窦旁,邻近的颅骨有增生或被侵蚀的迹象。早期发现,彻底切除可预防复发。

3. 垂体腺瘤(pituitary adenoma) 起源于垂体,良性肿瘤。

(1) 催乳素腺瘤(PRL瘤):表现为女性闭经、泌乳、不孕;男性性功能下降、毛发稀少等。

(2) 生长激素瘤(GH瘤):在青春期病人表现为巨人症,成年后发病表现为肢端肥大症。

(3) 促肾上腺皮质激素腺瘤(ACTH瘤):表现为库欣综合征,如满月脸、水牛背、皮下紫斑等。

4. 听神经瘤(acoustic neuroma) 约占颅内肿瘤的10%,良性。发生于第Ⅷ神经前庭支,位于小脑脑桥角内。病人可出现患侧神经性耳聋、耳鸣、前庭功能障碍、三叉神经及面神经受累和小脑症状。

5. 颅咽管瘤(craniopharyngioma)　属于先天性颅咽管瘤内良性肿瘤，大多为囊性。多位于鞍上区，约占颅内肿瘤的5%，多见于儿童及青少年，男性多于女性。表现为视力障碍、视野缺损、尿崩症、肥胖、发育迟缓等。

6. 转移性肿瘤(metastatic tumor)　肿瘤多来自肺、乳腺、消化道等部位的恶性肿瘤。部分以脑部症状先出现，原发病灶症状发现较晚。

【临床表现】

1. 颅内压增高　90%以上的病人可出现颅内压增高的症状和体征。通常为慢性、进行性加重出现头痛、呕吐、神经乳头水肿，视力减退、复视、头晕、意识障碍等。严重者可导致脑疝。

2. 局灶症状和体征　不同部位的肿瘤对脑组织的压迫、刺激和破坏不同。压迫和破坏症状有偏瘫、失语、感觉障碍及脑神经功能障碍、小脑症状等，刺激症状有癫痫、肌肉抽搐、疼痛等。脑组织最先受损的地方对应出现首发症状和体征，有定位诊断意义。

3. 内分泌功能紊乱　垂体瘤早期出现内分泌功能紊乱现象，如女性闭经、泌乳、不孕，男性性功能障碍，巨人症、肢端肥大症、库欣综合征等。

【辅助检查】

1. X线　脑室脑池造影、头颅平片、脑血管造影等，可发生骨质变化、异物存在。

2. CT、MRI　颅内肿瘤诊断的主要依据，可判断肿瘤大小及脑室受压情况。

3. 脑电图及脑电地形图　对大脑半球凸面肿瘤及病灶有较高定位价值。

4. 内分泌激素检测　如垂体瘤导致机体内分泌紊乱。

5. 其他　颅脑超声、脑脊液等。

【治疗要点】

1. 降低颅内压　通过降低颅内压可缓解症状，争取治疗时间。常用方法有脱水治疗、激素治疗、冬眠低温疗法及脑脊液外引流等。

2. 手术切除　治疗颅内肿瘤最直接、最有效的方法。包括肿瘤切除、内减压或外减压术、脑脊液分流术、伽马刀治疗、显微镜手术等。

3. 放疗　对于位于重要功能区或位置较深不适宜手术的肿瘤、病人全身情况较差不耐受手术、肿瘤对放疗敏感可采用放疗。分为内照射和外照射。

4. 化疗　正逐渐成为重要的中和治疗手法之一。选择易通过血脑屏障、无中枢神经毒性的药物。化疗过程中注意防止颅内压增高、肿瘤坏死出血和骨髓抑制等副作用的发生。

5. 其他治疗　如免疫疗法、中医治疗、基因技术等。

【常见护理诊断/问题】

1. 疼痛　与颅内压增高和手术切口有关。

2. 清理呼吸道无效　与肿瘤导致意识障碍、肿瘤手术有关。

3. 营养失调：低于机体需要量　与肿瘤的消耗、呕吐、放化疗有关。

4. 恐惧/焦虑　与担心肿瘤的疗效有关。

5. 潜在并发症　颅内压增高、脑疝、感染、脑脊液漏、癫痫、尿崩症。

【护理措施】

1. 术前护理

1）一般护理

(1) 体位：术后头部抬高15°～30°，以利于静脉回流减轻脑水肿。

（2）加强生活护理：术前要修剪鼻毛，加强口腔和鼻腔的护理；保证充足的睡眠；加强安全护理，防跌倒；视力、听力、语言障碍的病人要多和病人沟通，了解病人的需求。

（3）加强营养：通过胃肠外或胃肠内营养的方式保证病人摄入足够的营养，确保水、电解质、酸碱平衡。

2）保持呼吸道通畅　及时清理口鼻腔分泌物，给氧，必要时放入口咽通气管或协助医生进行气管插管或气管切口。定时协助病人翻身拍背、定时雾化吸入，防止肺炎。

3）术前准备　协助病人做好各项检查工作；遵医嘱进行降颅压治疗；备皮；术前用药；留置导尿管；和病人及家属说明手术的过程及可能出现的情况，并签署手术知情同意书。

4）心理护理　给予病人心理支持，鼓励病人表达自己内心的感受。

2. 术后护理

1）一般护理

（1）体位：术后全麻未清醒的病人取去枕平卧位，头偏向一侧；意识清醒，血压平稳的病人采取头高足低位；幕上开颅术，术后采取健侧体位；垂体瘤经口鼻蝶窦路入者术后采取半坐卧位，以利于伤口引流；体积较大的肿瘤切除术后 24 h 内手术区域保持高位，避免突然翻动导致脑组织和脑干移位。

（2）疼痛护理：评估病人头疼的原因、性质及程度。手术切口疼痛多发于术后 24 h 内，可遵医嘱给止痛药。颅内压增高性头疼多发于术后 2～4 日脑水肿高峰期，可遵医嘱给脱水剂或糖皮质激素等降颅压从而缓解头疼。头疼的病人应保持安静，避免情绪紧张加重颅内压增高，可遵医嘱适当给予氯丙嗪、异丙嗪等镇静剂。

（3）加强营养：术后 24 h 内可进流质，2～3 日后过渡到半流质，以后逐步过渡到软食、普食。颅后窝或听神经术后早期病人应禁食、禁饮，采用鼻饲供给营养，吞咽功能恢复后逐渐练习进食。较大颅脑手术或全麻术后伴恶心、呕吐或消化功能紊乱病人需禁食 1～2 日。昏迷病人可经鼻饲供给营养，必要时应全胃肠外营养。

（4）控制补液量：颅脑术后病人均有脑水肿现象，可用脱水剂、糖皮质激素疗法、冬眠低温疗法缓解脑水肿。为避免水肿加重应限制补液量，以 1500～2000 mL/d 为宜。检测电解质、血气分析结果，记录 24 h 出入量，维持水、电解质和酸碱平衡。

2）病情观察　观察意识状况、生命体征、瞳孔、肢体活动状况，尤其注意颅内压增高，保持呼吸道通畅。

3）引流管的护理　术后放置引流管引流手术残腔内的血性液体、气体，减少局部积液以及假性囊肿形成的机会。妥善固定引流管，防止引流管扭曲、折叠、受压，观察引流液的颜色、性质和量，每日更换引流袋。术后 48 h 内引流管与手术切口保持一致或稍偏高，确保颅腔内有一定压力，防止脑组织移位。48 h 后引流管可放低，有利于脑组织膨出，减少局部残腔。待 3～4 日后血性液转变成透明清亮脑脊液时，可考虑拔管。预防逆行感染。

4）并发症的护理

（1）颅内压增高、脑疝：颅内出血是术后最危险的并发症，高发于术后 1～2 日，术后 3～4 日是脑水肿高发期。两者导致颅内压增高诱发脑疝。术后应该加强意识观察，生命体征、瞳孔、肢体功能等，及时发现脑疝并做好处理。

（2）脑脊液漏：垂体瘤经蝶鞍区路入术后避免用力咳嗽、打喷嚏，防止脑脊液漏。注意观察耳、鼻、口处有无脑脊液，若发现漏液及时通知医生处理。

（3）尿崩症：多见于鞍上手术，如颅咽管瘤、垂体瘤等涉及下丘脑影响血管升压素的分泌，病人出现多尿、多饮、口渴，尿量大于 4000 mL/d，注意记录每小时尿量及 24 h 出入量，多尿期注意补钾。

(4) 感染：手术切口感染高发于术后 3～5 日，局部伤口红、肿、热、痛，早期勤换药，遵医嘱使用抗菌药物；若形成脓肿要切口引流。肺部感染高发于术后 1 周左右。防治措施包括加强营养、增强抵抗力，遵医嘱使用抗菌药物，严格执行无菌操作。

(5) 中枢性高热：体温高于 40 ℃，一般物理降温效果差，可用冬眠低温疗法。

二、椎管内肿瘤

椎管内肿瘤(intraspinal tumor)又称为脊髓瘤，发生在脊髓本身及椎管内与脊髓邻近组织的原发性或转移性肿瘤。发生率较低，仅为颅内肿瘤的 10%。任何年龄段均可发生，但 20～40 岁多见。从发生的位置来看，胸椎段多见，其次是颈椎、腰椎段。

【病理】 根据肿瘤与脊髓、脊膜的关系可分为髓内、髓外硬脊膜下、硬脊膜外三大类，其中以髓外硬脊膜下肿瘤最多见，占 65%～70%，良性多见。

【临床表现】 肿瘤不断增大压迫脊髓和神经根，分为以下三期。

1. 刺激期 肿瘤较小，属于早期。表现为神经根痛，疼痛部位固定且顺着神经根分布区扩散，随牵拉或压力增高疼痛加重，如咳嗽、打喷嚏或用力排便。部分病人有夜间痛和平卧痛。

2. 脊髓部分受压期 肿瘤体积增大压迫脊髓，导致脊髓传导束受压。出现受压平面以下肢体的运动和感觉功能障碍。

3. 脊髓瘫痪期 肿瘤长期压迫脊髓，导致脊髓功能完全丧失。表现为受压平面以下肢体的运动、感觉功能完全丧失，导致完全瘫痪。

【辅助检查】

1. 影像学检查 脊髓 MRI 是目前最有价值的辅助检查。X 线平片、脊髓造影、CT 检查也可以辅助诊断。

2. 实验室检查 脑脊液检查提示蛋白质含量增高、细胞数正常称为蛋白细胞分离，是重要诊断依据。

【治疗要点】 手术切除肿瘤是唯一有效的治疗手段。良性肿瘤切除预后良好，恶性肿瘤切除后需要辅助放化疗。

【常见护理诊断/问题】

1. 疼痛 与肿瘤压迫脊髓、神经有关。

2. 有受伤的危险 与肢体感觉、运动功能障碍有关。

3. 潜在并发症 截瘫、废用综合征等。

【护理措施】

1. 体位 卧硬板床休息，防止压疮，轴线翻身避免脊髓损伤，术后采取俯卧位或侧卧位。

2. 缓解疼痛 指导病人取舒适体位，避免神经根受压。可遵医嘱适当给予镇痛剂缓解疼痛。

3. 病情观察 观察病人肢体的运动和感觉功能，观察生命体征、意识状况及瞳孔情况。

4. 生活护理 对截瘫的病人做好生活护理(参见本书第十七章第五节)。

(张 彬 袁 渊)

课后练习

A1 型题

1. 颅内压增高三主征是(　　)。

A. 血压增高、脉缓有力、呼吸深慢　　B. 头痛、眩晕、呕吐
C. 头痛、呕吐、视乳头水肿　　D. 头痛、颈项强直、复视
E. 昏迷,一侧瞳孔散大,对侧肢体痉挛性瘫痪

2. 枕骨大孔疝不同于小脑幕切迹疝的临床表现是(　　)。

A. 头痛剧烈　　B. 呕吐频繁　　C. 意识障碍
D. 呼吸骤停出现早　　E. 血压升高,脉缓有力

3. 颅内压增高病人床头抬高 15°～30°,主要目的是(　　)。

A. 有利于改善心脏功能　　B. 有利于改善呼吸功能
C. 有利于颅内静脉回流　　D. 有利于鼻饲
E. 防止呕吐物误入呼吸道

4. 急性颅内压增高的病人典型的生命体征表现是(　　)。

A. 脉快,呼吸急促　　B. 脉快,血压降低　　C. 脉快,血压高
D. 脉慢,呼吸慢,血压高　　E. 脉慢,血压低

5. 小脑幕切迹疝病人瞳孔变化及肢体瘫痪的特点是(　　)。

A. 病变同侧瞳孔变化及同侧肢体瘫痪　　B. 病变同侧瞳孔变化及对侧肢体瘫痪
C. 病变对侧瞳孔变化及同侧肢体瘫痪　　D. 病变对侧瞳孔变化及对侧肢体瘫痪
E. 双侧瞳孔变化及对侧肢体瘫痪

6. 下列关于冬眠低温治疗期间的护理的叙述错误的是(　　)。

A. 冬眠期间不宜翻身或移动体位　　B. 通常体温降至 32～34 ℃
C. 收缩压低于 80 mmHg 应停止给药　　D. 复温时应先停止使用冬眠药物
E. 降温前先给病人使用冬眠药物

7. 急性硬脑膜外血肿病人意识障碍的典型表现是(　　)。

A. 短暂昏迷　　B. 中间清醒期　　C. 持续昏迷
D. 昏迷程度时重时轻　　E. 昏迷进行性加重

8. 诊断颅底骨折最可靠的临床表现是(　　)。

A. 意识障碍　　B. 头皮出血　　C. 脑脊液漏
D. 颅底骨质凹陷　　E. 脑脊液含血

9. 下列关于颅前窝骨折病人的护理错误的是(　　)。

A. 床头抬高 15～30 cm　　B. 用抗生素溶液冲洗鼻腔
C. 禁忌堵塞鼻腔　　D. 禁止腰椎穿刺
E. 枕部垫无菌巾

10. 下列不符合颅前骨骨折临床表现的是(　　)。

A. 熊猫眼征　　B. 脑脊液鼻漏　　C. 眼球结膜下淤血
D. 周围性面神经瘫痪　　E. 一侧嗅觉丧失

11. 脑脓肿的最常见原因是(　　)。

A. 血源性　B. 外伤性　C. 鼻源性　D. 耳源性　E. 隐源性

12. 下列关于脑脓肿的叙述错误的是(　　)。

A. 耳源性脑脓肿最多见

B. 多数病人有近期感染史

C. 脓肿形成后应该手术治疗

D. 早期脑脊液检查细胞数及氯化物均明显增加

E. 脓肿形成后脑脊液检查细胞数及氯化物均可正常

13. 颅内肿瘤最好发的部位是(　　)。

A. 大脑半球　B. 鞍区　C. 小脑　D. 脑干　E. 小脑脑桥角

14. 颅内最常见的恶性肿瘤(　　)。

A. 脑膜瘤　B. 血管网状细胞瘤　C. 听神经瘤

D. 垂体瘤　E. 神经胶质瘤

15. 颅内最常见的良性肿瘤是(　　)。

A. 星形细胞瘤　B. 髓母细胞瘤　C. 垂体腺瘤

D. 听神经瘤　E. 三叉神经鞘瘤

A2 型题

16. 李某,男,65 岁。颅内压升高,医嘱给予输注 20%甘露醇 250 mL,输注时间至多(　　)。

A. 10 min　B. 30 min　C. 60 min　D. 90 min　E. 120 min

17. 李某,女,43 岁。被汽车撞倒,头部受伤,唤之睁眼,回答问题错误,检查时躲避刺痛,其格拉斯哥昏迷评分为(　　)。

A. 15 分　B. 12 分　C. 11 分　D. 8 分　E. 5 分

18. 余某,女,20 岁。颅脑损伤后,病人出现喷射性呕吐及剧烈头痛。入院 3 h 后突然呼吸停止,该病人可能发生了(　　)。

A. 小脑幕切迹疝　B. 枕骨大孔疝　C. 脑脓肿破裂

D. 脑膜炎　E. 头皮血肿

A3 型题

(19～21 题共用题干)

王某,男,45 岁。3 日前因车祸伤及头部,头痛、呕吐逐渐加重,用力咳嗽后突然不省人事,体检:病人呈昏迷状态,左侧瞳孔散大,对光反应消失,眼底视乳头水肿,右侧肢体瘫痪,呼吸血压不稳。

19. 病人最可能出现了(　　)。

A. 枕骨大孔疝　B. 右侧颞叶疝　C. 左侧颞叶疝

D. 大脑镰下疝　E. 原发性脑干损伤

20. 应立即采取的急救措施为(　　)。

A. 立即开颅减压　B. 立即行脑脊液体外引流　C. 冬眠低温疗法

D. 脑脊液分流术　E. 静脉输注高渗性利尿剂

21. 禁忌的治疗措施是(　　)。

A. 腰椎穿刺,降低颅内压　B. 开颅探查

C. 应用激素　D. 大剂量 20%甘露醇静滴

E. 脑室体外引流，降低颅内压

（22～25 题共用题干）

周某，女，35 岁。被人用铁棍击伤头部，立即出现昏迷，送医院途中清醒，并可与家人谈话，但头痛、呕吐明显。入院体检时呈昏迷状态，左侧瞳孔直径 0.5 cm，右侧瞳孔直径 0.2 cm，右侧肢体无自主活动。

22. 与病人的临床表现特点最符合的是（　　）。

A. 脑挫裂伤　　B. 原发性脑干损伤　　C. 急性硬脑膜下血肿

D. 急性硬脑膜外血肿　　E. 急性脑内血肿

23. 应立即给病人使用的最主要的急救药物是（　　）。

A. 20%甘露醇　B. 氨苯蝶啶　C. 地塞米松　D. 苯巴比妥　E. 氢氯噻嗪

24. 首要的护理措施是（　　）。

A. 取头高位　　B. 保持呼吸道通畅　　C. 导尿

D. 定时翻身　　E. 鼻饲营养物质

25. 目前禁忌的处理方法是（　　）。

A. 腰椎穿刺测定颅内压　　B. 开颅检查

C. 应用地塞米松　　D. 20%甘露醇快速静脉滴注

E. 脑室引流

第十二章　颈部疾病患者的护理

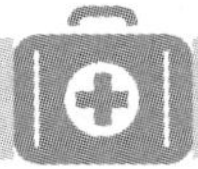

案例导入

患者，女，40 岁。颈部对称性增粗，伴失眠，易激动，食欲亢进半年，门诊以“甲状腺功能亢进”收住入院。查体：甲状腺弥漫性肿大，眼球突出。清晨空腹状态下测脉搏 110 次/分，血压 130/80 mmHg。

请问：1. 患者拟行甲状腺大部分切除术，术前主要进行哪些检查？

2. 术后应注意哪些特殊并发症的防治和护理？

第一节　常见甲状腺疾病

【甲状腺解剖生理概要】

1. 甲状腺解剖　甲状腺解剖示意图见图 12-1。

2. 甲状腺生理　甲状腺有合成、储存和分泌甲状腺素的功能。甲状腺素对能量代谢和物质代谢都有显著的影响，不但可以加速一切细胞的氧化率、全面增强人体的代谢，且同时促进蛋白质、碳水化合物和脂肪的分解，并且严重影响体内水的代谢。

一、甲状腺功能亢进

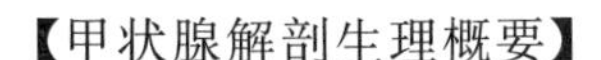

【分类】　按引起甲状腺功能亢进（甲亢）的原因，可分为以下三类。

1. 原发性甲亢　最常见，患者在甲状腺肿大同时出现功能亢进症状。以 20～40 岁之间多见。腺体多呈弥漫性肿大，两侧对称，常伴有眼球突出，故又称“突眼性甲状腺肿”。可伴胫前黏液性水肿。

2. 继发性甲亢　较少见，如继发于结节性甲状腺肿的甲亢，病人先有结节性甲状腺肿多年，以后逐渐出现功能亢进症状。年龄多在 40 岁以上。腺体呈结节状肿大，两侧不对称，无眼球突出，容易发生心肌损害。

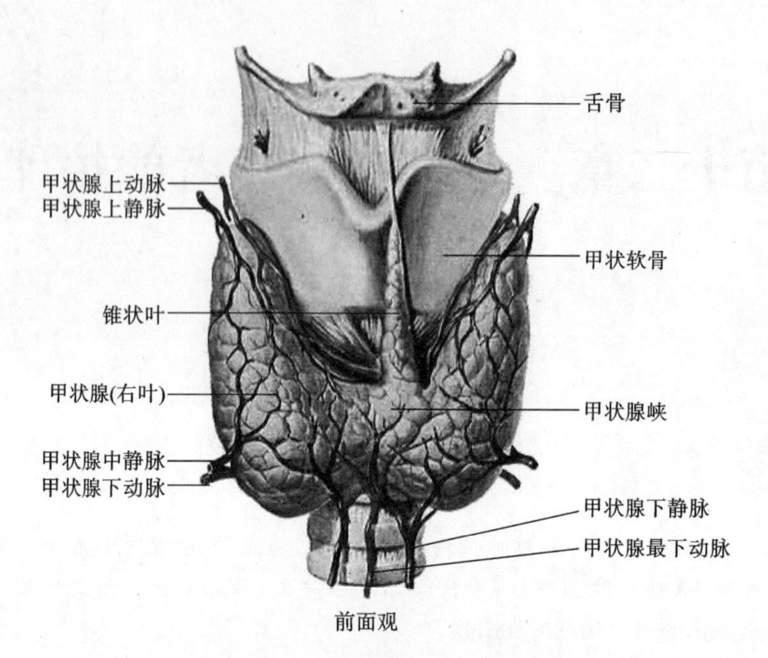

图 12-1　甲状腺解剖示意图

3. 高功能腺瘤　少见，甲状腺内有单个的自主性高功能结节，结节周围的甲状腺组织呈萎缩改变。病人无眼球突出。放射性碘扫描显示结节的聚碘量增加，呈现“热结节”。

【病因与病理】　目前认为原发性甲亢是一种自身免疫性疾病。除了自身免疫以外，精神因素、遗传、交感神经刺激等均与本病的发生有关。继发性甲亢和高功能腺瘤的发病原因未完全明确，病人血中长效甲状腺刺激激素等的浓度不高，可能与结节本身自主性分泌紊乱有关。

【临床表现】　甲亢是全身性疾病，各个系统均可有异常。典型表现有甲状腺激素分泌过多综合征、甲状腺肿大及眼征三大主要表现。

1. 甲状腺激素分泌过多综合征　由于甲状腺激素分泌增多和交感神经兴奋，病人可出现高代谢综合征和各系统功能受累，表现为性情急躁、易激动、失眠、双手细微颤动、怕热多汗、皮肤潮湿；食欲亢进却体重减轻、肠蠕动亢进和腹泻；月经失调和阳痿；心悸、脉快有力(脉率常在100 次/分以上，休息与睡眠时仍快)、脉压增大。其中脉率增快及脉压增大常作为判断病情程度和治疗效果的重要指标。如果合并甲状腺功能亢进性心脏病时，出现心律失常、心脏增大和心力衰竭。

2. 甲状腺肿大　呈弥漫性、对称性，质地不等，无压痛，多无局部压迫症状。甲状腺触诊可有震颤，听诊时闻及血管杂音。

3. 眼征　原发性甲亢病人常伴有不同程度的突眼。典型者双侧眼球突出、眼裂增宽。严重者，上、下眼睑难以闭合，甚至不能盖住角膜。除此之外尚有瞬目减少；眼向下看时上眼睑不随眼球下闭；上视时无额纹出现；两眼内聚能力差；甚至伴眼睑肿胀、结膜充血水肿等表现。

【辅助检查】

1. 基础代谢率测定　用基础代谢率测定器测定，较为可靠。临床上常根据脉压和脉率计算，较简便，计算公式为：基础代谢率％＝(脉率＋脉压)－111。正常值为±10％，＋20％～＋30％为轻度甲亢，＋30％～＋60％为中度甲亢，＋60％以上为重度甲亢。为减少误差，测定时应在清晨、空腹和静卧时测定。

2. 甲状腺摄^{131}I 率测定　正常甲状腺 24 h 内摄取的^{131}I 为人体总量的 30％～40％，如摄碘率增高，2 h 大于 25%或 24 h 大于 50%，且摄碘高峰提前出现，均可诊断为甲亢。

3. 血清中 T_3、T_4 的测定 有确诊价值。甲亢时 T_3 高于正常的 4 倍，T_4 仅为正常的 2.5 倍。T_3 测定对甲亢的诊断具有较高的敏感性。

【治疗要点】

1. 甲亢治疗的基本方法 ①以内科治疗为主；②手术治疗。

2. 手术指征 ①继发性甲亢或高功能腺瘤；②中度以上的原发性甲亢；③腺体较大，有压迫症状，或胸骨后甲状腺肿等类型的甲亢；④内科治疗无效、复发或不能坚持长期服药；⑤妊娠早、中期的甲亢病人有上述指征者。

3. 手术禁忌证 ①症状轻者；②青少年病人；③老年人或不能耐受手术者。

【护理评估】

1. 术前评估

1）健康史 通过收集资料，评估以下内容。

（1）基本资料。

（2）目前主要的症状或体征：以便判断甲状腺疾病的种类。

（3）发病的缓急、持续时间与伴随症状。

（4）家族史、疾病史。

（5）饮食习惯和居住环境。

（6）女性病人询问月经周期是否正常。

（7）了解有无影响手术效果的因素存在。

（8）了解发病后的诊疗、护理经过，从而判断病人的发病原因。

2）身体状况

（1）局部体征：如甲状腺肿大的程度；甲状腺肿块部位及患侧颈部淋巴结有无肿大和压痛；眼裂有无增宽、眼球突出等。

（2）全身表现：有无心悸，睡眠状况、进食等情况。有无体重减轻、消瘦。心、肺、肝、肾等重要器官功能等。

3）辅助检查

甲状腺疾病常用的诊断检查方法有 B 超检查，核素扫描，血清中 T_3、T_4 测定，穿刺细胞学检查，病理切片检查。除此以外还有判断病情或手术耐受力的检查：①测定基础代谢率；②心电图检查了解心脏功能；③颈部透视或 X 线了解有无气管压迫或移位；④五官科会诊，喉镜检查了解声带功能；⑤血清钙、磷测定了解甲状旁腺功能。评估病人对手术的耐受力和可能出现的并发症，以助病情判断和制订护理计划。

4）心理-社会支持状况

（1）病人对疾病的认知程度，对手术及手术可能导致的并发症，自我形象失常和生理机能改变的恐惧、焦虑程度和心理承受能力。

（2）亲属对病人的关心程度、支持力度，家庭对手术的经济承受能力。

2. 术后评估

（1）术中情况：了解手术、麻醉方式与效果、病变组织切除情况、术中出血、补液、输血情况和术后诊断。

（2）全身情况：着重了解病人的生命体征是否平稳、有无出现高热、脉快、烦躁不安、呼吸困难；全身生理恢复情况等。

(3) 颈部情况:了解颈部切口情况,切口是否干燥,有无渗液、渗血;引流是否通畅,引流量、性质与颜色等。

(4) 术后恢复情况:了解病人术后恢复是否顺利,有无并发症发生。

(5) 预后判断:根据病人的临床症状、特殊检查、手术情况和术后病理学检查结果,评估预后情况。

【常见护理诊断/问题】

1. 焦虑 与担心预后、害怕手术有关。

2. 自我形象紊乱 与突眼、甲状腺肿大等引起病人外貌改变有关。

3. 营养失调:低于机体需要量 与机体消耗量增高有关。

4. 清理呼吸道无效 与咽喉部及气管受到刺激分泌物增多,术后切口疼痛不敢咳嗽有关。

5. 潜在并发症 呼吸困难和窒息、喉返神经损伤、喉上神经损伤、甲状旁腺损伤、甲状腺危象等。

【护理措施】

1. 术前护理 充分而完善的术前准备和护理是保证手术顺利进行和预防术后并发症的关键。

1) 休息与心理护理 多与病人交谈,消除顾虑和恐惧心理,避免情绪激动。精神过度紧张或失眠者,适当应用镇静剂或安眠药物。保持病房安静,指导病人减少活动,适当卧床,以免体力消耗。

2) 配合术前检查 除常规检查外,还包括:①颈部摄片,了解气管有无受压或移位;②心电图检查;③喉镜检查,确定声带功能;④测定基础代谢率。

3) 用药护理 术前通过药物降低基础代谢率是甲亢病人手术准备的重要环节。通常有以下几种方法。

(1) 单用碘剂:①碘剂的作用:抑制蛋白水解酶,减少甲状腺球蛋白的分解,逐渐抑制甲状腺素的释放,有助于避免甲状腺危象在术后的发生。但不准备施行手术治疗的甲亢病人不宜服用碘剂。②常用的碘剂与用法:复方碘化钾溶液口服,从每次 3 滴、每日 3 次开始,逐日每次增加 1 滴至 16 滴,tid,并维持此剂量,直至手术。服药 2～3 周后甲亢症状得到基本控制,表现为病人情绪稳定,睡眠好转,体重增加,脉率稳定在每分钟 90 次以下,脉压恢复正常,基础代谢率+20%以下,便可进行手术。

(2) 硫脲类药物加用碘剂:先用硫脲类药物,待甲亢症状基本控制后停药,再单独服用碘剂 1～2 周后再行手术。由于硫脲类药物能使甲状腺肿大充血,手术时极易发生出血,增加手术困难和危险;而碘剂能减少甲状腺的血流量,减少腺体充血,使腺体缩小变硬,因此服用硫脲类药物后必须加用碘剂。

(3) 碘剂加用硫脲类药物后再单用碘剂:少数病人服碘剂 2 周后症状改善不明显,可加服硫脲类药物,待甲亢症状基本控制、停用硫脲类药物后再继续单独服用碘剂 1～2 周后手术。在此期间应严密观察用药效果与不良反应。

(4) 普萘洛尔单用或合用碘剂:对于不能耐受碘剂或硫脲类药物,或对此两类药物都不能耐受或无反应的病人,主张单用普萘洛尔或与碘剂合用做术前准备,每 6 h 服药 1 次,每次20～60 mg,一般服用 4～7 日后脉率即降至正常水平。由于普萘洛尔半衰期不到 8 h,故最末 1 次须在术前 1～2 h 服用,术后继续口服 4～7 日。术前不用阿托品,以免引起心动过速。

4）突眼护理 突眼者注意保护眼睛，常滴眼药水。外出戴墨镜以免强光、风沙及灰尘刺激；睡前用抗生素眼膏敷眼，戴黑眼罩或以油纱布遮盖，以免角膜过度暴露后干燥受损，发生溃疡。

5）饮食护理 给予高热量、高蛋白质和富含维生素的食物，加强营养支持，纠正负氮平衡，保证术前营养；给予足够的液体摄入以补充出汗等丢失的水分，但有心脏疾病病人应避免大量摄入水，以防水肿和心力衰竭。禁用对中枢神经有兴奋作用的浓茶、咖啡等刺激性饮料，戒烟、酒，勿进食富含粗纤维的食物以免增加肠蠕动而导致腹泻。

6）其他措施 术前教会病人头低肩高体位，可用软枕每日练习数次，使机体适应术时颈过伸的体位。指导病人深呼吸，学会有效咳嗽的方法，有助于术后保持呼吸道通畅。病人接往手术室后备麻醉床，床旁备引流装置、无菌手套、拆线包及气管切开包等。

2. 术后护理

1）体位和引流 术后取平卧位，待血压平稳或全麻清醒后取半坐卧位，以利呼吸和引流。指导病人在床上变换体位、起身、咳嗽时可用手固定颈部以减少震动。术野常规放置橡皮片或胶管引流 24～48 h，注意观察引流液的量和颜色，保持引流通畅，及时更换浸湿的敷料，估计并记录出血量。

2）保持呼吸道通畅 鼓励和协助病人进行深呼吸和有效咳嗽，必要时行超声雾化吸入，使痰液稀释易于排出。因切口疼痛而不敢或不愿意咳嗽排痰者，遵医嘱适当给予镇痛药。

3）并发症的观察与护理

（1）呼吸困难和窒息：是术后最危急的并发症。多因切口内出血压迫气管、喉头水肿、气管塌陷、痰液阻塞、双侧喉返神经损伤等原因引起。发生在术后 48 h 内。术后应严密观察病人的呼吸、脉搏、血压及切口渗血情况。如发现病人有颈部紧压感、切口大量渗血、呼吸费力、气急烦躁、心率加快、发绀等，应立即床边拆除切口缝线，敞开伤口，去除血块。如出血严重，应急送手术室彻底止血。指导、鼓励病人进行有效的咳嗽咳痰。当痰液黏稠不易咳出时，可行雾化吸入，必要时吸痰。床边备好气管切开包及抢救药品、器械，以备气管插管或气管切开时用。

（2）喉返神经损伤：一侧喉返神经损伤会出现声音嘶哑；双侧喉返神经损伤会导致严重呼吸困难。术后应鼓励病人及早发音，以观察病人有无声音嘶哑，根据损伤程度给予药物、理疗、针灸等方法促进康复。

（3）喉上神经损伤：喉上神经外支损伤可引起声带松弛，音调降低。如损伤内支，则喉部黏膜感觉丧失，进食时，特别是饮水时易发生呛咳、误咽。术后首次进食时应在床边指导、协助病人进食，观察病人进水及流质时有无呛咳。

（4）甲状旁腺损伤：术后 1～3 日应密切观察病人有无面部、口唇周围、手、足针刺感和麻木感或强直感。重者可出现面肌和手足阵发性、疼痛性痉挛或手足抽搐，甚至发生喉及膈肌痉挛，引起窒息死亡。给予葡萄糖酸钙及维生素 D 或双氢速变固醇油剂口服，同时分管护士耐心向病人解释，消除其紧张情绪，指导病人限制含磷较高食物，如乳制品、鱼类、蛋黄、瘦肉等的摄入。抽搐发作时，立即遵医嘱静脉注射 10％葡萄糖酸钙或氯化钙 10～20 mL。

（5）甲状腺危象：指危及生命的严重甲状腺功能亢进状态。术后 12～36 h 内体温在 39 ℃以上，一般解热措施无效；脉快而弱，在 120 次/分以上；大汗、烦躁、焦虑、谵妄甚至昏迷。处理措施：①降温：应使用物理降温、退热药物、冬眠药物等综合措施，使体温控制在 37 ℃左右。②吸氧：必要时进行辅助呼吸。③静脉输液：以保证水、电解质和酸碱平衡。④碘剂：口服复方碘化钾溶液 3～5 mL，紧急时将 10％碘化钠加入葡萄糖溶液中静脉滴注。⑤降低应激反应：

应用肾上腺皮质激素，首选氢化可的松。⑥降低组织对甲状腺素的反应：如利血平、普萘洛尔等。⑦对症治疗：镇静、抗心力衰竭等。

4）特殊药物的应用　甲亢病人术后继续服用复方碘化钾溶液，每日 3 次，从每次 16 滴开始，逐日每次减少 1 滴，直至病情平稳。年轻病人术后常口服甲状腺素，每日 30～60 mg，连服 6～12 个月，以抑制促甲状腺激素的分泌和预防复发。

5）饮食与营养　术后清醒病人，即可给予少量温水或凉水。若无呛咳、误咽等不适，可逐步给予便于吞咽的微温流质饮食，注意过热可使手术部位血管扩张，加重创口渗血。以后逐步过渡到半流质和软食。甲状腺手术对胃肠道功能影响很小，只是在吞咽时感觉疼痛不适，应鼓励病人少量多餐，加强营养，促进愈合。

3. 健康教育

(1) 康复与自我护理指导：指导病人正确面对疾病，自我控制情绪，保持心情愉快、心境平和。合理安排休息与饮食，维持机体代谢需求。鼓励病人尽可能生活自理，促进康复。

(2) 用药指导：说明甲亢术后继续服药的重要性并督促执行。教会病人正确服用碘剂的方法，如将碘剂滴在饼干、面包等食物上，一并服下，以保证剂量准确，减轻胃肠道不良反应。

(3) 复诊指导：嘱咐出院病人定期至门诊复查，以了解甲状腺的功能，出现心悸、手足震颤、抽搐等情况及时就诊。

【护理评价】

(1) 病人情绪是否稳定，焦虑是否减轻或缓解，能否安静地休息和睡眠。

(2) 病人能否正确认识疾病，积极配合治疗和护理；突眼是否得到很好的防治，是否出现角膜损伤或感染。

(3) 病人的营养需求是否得到满足，体重是否维持在标准体重的(100±10)%。

(4) 病人术后能否有效咳嗽、及时清除呼吸道分泌物，保持呼吸道通畅。

(5) 病人是否发生并发症，防治措施是否恰当及时，术后是否恢复顺利。

二、甲状腺肿瘤

(一) 甲状腺腺瘤

甲状腺腺瘤(thyroid adenoma)是最常见的甲状腺良性肿瘤，腺瘤周围有完整的包膜。按形态学可分为：滤泡状腺瘤和乳头状囊性腺瘤，临床以前者多见。

【临床表现】　本病以 40 岁以下女性多见，且多数病人无不适症状，常在无意间或体检时发现颈部有圆形或椭圆形结节，多为单发。结节表面光滑，边界清楚，包膜完整，无压痛，随吞咽上下移动。腺瘤一般生长缓慢，但乳头状囊性腺瘤因囊壁血管破裂所致囊内出血时，瘤体在短期内可迅速增大并伴局部胀痛。

【治疗要点】　因甲状腺腺瘤可诱发甲亢(发生率约 20%)和恶变(发生率约 10%)，原则上应切除。一般行患侧甲状腺大部切除(包含腺瘤在内)；如腺瘤较小，可行单纯腺瘤切除，但应做楔形切除，即腺瘤周围应裹有少量正常甲状腺组织。切除标本须即刻行冷冻切片检查，以明确肿块性质，若为恶性病变需按甲状腺癌治疗。

(二) 甲状腺癌

甲状腺癌(thyroid carcinoma)是头颈部较常见的恶性肿瘤，约占全身恶性肿瘤的 1%，女性发病率高于男性。除髓样癌外，多数甲状腺癌起源于滤泡上皮细胞。

【分类】 按肿瘤的病理类型可分为以下四种。

1. 乳头状癌(papillary carcinoma) 约占成人甲状腺癌的70%，而儿童甲状腺癌都是乳头状癌。多见于中青年女性，低度恶性，生长较缓慢，较早可出现颈淋巴结转移，但预后较好。

2. 滤泡状癌(follicular carcinoma) 约占甲状腺癌的15%。多见于50岁左右的女性，肿瘤生长较迅速，属中度恶性；可经血液转移至肺、肝、骨和中枢神经系统，预后较乳头状癌差。

3. 未分化癌(anaplastic thyroid carcinoma) 占甲状腺癌的5%～10%，多见于老年人。发展迅速，高度恶性，其中约50%早期即有颈淋巴结转移。肿瘤除侵犯气管、喉返神经或食管外，还常经血液转移至肺和骨，预后很差。

4. 髓样癌(medullary thyroid carcinoma) 约占甲状腺癌的7%，常伴家族史。来源于滤泡旁细胞(C细胞)，可分泌降钙素，瘤内有淀粉样物沉积；较早出现淋巴结转移，且可经血行转移至肺和骨，恶性程度中等。预后比乳头状癌和滤泡状癌差，但略好于未分化癌。

【临床表现】 发病初期多无明显症状，仅在颈部出现单个、质地硬而固定、表面高低不平，随吞咽上下移动的肿块。未分化癌肿块可在短期内迅速增大，并侵犯周围组织；因髓样癌组织可产生激素样活性物质，病人可出现腹泻、心悸、脸面潮红和血清钙降低等症状，并伴其他内分泌腺体的增生。晚期癌肿除伴颈淋巴结肿大外，常因喉返神经、气管或食管受压而出现声音嘶哑、呼吸困难或吞咽困难等；若颈交感神经节受压可引起Horner综合征；若颈丛浅支受累可出现耳、枕和肩等处疼痛。甲状腺癌远处转移多见于扁骨(颅骨、椎骨、胸骨、盆骨等)和肺。

【辅助检查】

1. 实验室检查 除血生化和尿常规检查外，测定甲状腺功能和血清降钙素有助于髓样癌的诊断。

2. 影像学检查

(1) B超检查：可测定甲状腺大小，探测结节的位置、大小、数目及与邻近组织的关系。结节若为实质性且呈不规则反射，则恶性可能大。

(2) X线检查：颈部X线摄片可了解有无气管移位、狭窄、肿块钙化及上纵隔增宽。胸部及骨骼摄片有助于排除肺和骨转移的诊断。

3. 细针穿刺细胞学检查 明确甲状腺结节性质的有效方法，该诊断的正确率可达80%以上。

4. 放射性核素扫描 甲状腺癌的放射性^{131}I或^{99m}Tc扫描多提示为冷结节且边缘较模糊。

【治疗要点】 手术切除是除未分化癌以外各型甲状腺癌的基本治疗方式，并辅助应用核素、甲状腺激素和放射外照射等治疗。手术治疗包括甲状腺本身的手术，以及颈淋巴结清扫术。甲状腺癌行次全切或全切除者应终身服用甲状腺素片，以预防甲状腺功能减退和抑制TSH，应注意药物不良反应。未分化型甲状腺癌恶性程度高，发展迅速，常在发病2～3个月后即出现局部压迫或远处转移症状，故对该类病人通常以外放射治疗为主，不宜手术，以免增加手术并发症和促进癌肿转移。

【护理评估】

1. 术前评估

1) 健康史和相关因素 除评估病人的一般资料，如年龄、性别等外，还应询问其是否曾患有结节性甲状腺肿或伴有其他自身免疫性疾病；了解其既往健康状况及有无手术史和相关疾病的家族史。

2）身体状况

(1) 局部：①肿块与吞咽运动的关系；②肿块的大小、形状、质地和活动度；③肿块的生长速度；④颈部有无肿大淋巴结。

(2) 全身：①有无压迫症状，如声音嘶哑、呼吸困难、吞咽困难、Horner 综合征等；②有无骨和肺转移征象；③有无腹泻、心悸、脸面潮红和血清钙降低等症状；④是否伴有其他内分泌腺体的增生。

(3) 辅助检查：包括基础代谢率，甲状腺摄^{131}I 率，血清 T_3、T_4 含量，核素扫描和 B 超等检查。

3）心理-社会支持状况

(1) 心理状态：病人常在无意中发现颈部肿块、病史短且突然，或因已存有多年的颈部肿块在短期内迅速增大，因而担忧肿块的性质和预后，表现为惶恐、焦虑和不安；故需正确了解和评估病人患病后的情绪、心情和心理变化状况。

(2) 认知程度：病人和家属对疾病、手术和预后的不同认知程度会影响病人对手术和治疗的依从性及疗效。护士对病人和家属应分别做好评估：①对甲状腺疾病的认知态度；②对手术的接受程度；③对术后康复知识的了解程度。

2. 术后评估

(1) 一般情况：包括麻醉方式、手术方式，术中情况、术后生命体征、切口和引流情况等。

(2) 呼吸和发音：加强对甲状腺术后病人的呼吸节律、频率和发音状况的评估，以利早期发现并发症。

(3) 并发症：甲状腺术后常见并发症有呼吸困难和窒息、喉返神经损伤、喉上神经损伤和手足抽搐等。

【常见护理诊断/问题】

1. 焦虑　与颈部肿块性质不明、环境改变、担心手术及预后有关。

2. 潜在并发症　呼吸困难和窒息、喉返和(或)喉上神经损伤、手足抽搐等。

3. 清理呼吸道无效　与咽喉部及气管受刺激、分泌物增多及切口疼痛有关。

【护理措施】

1. 术前护理

(1) 心理护理：热情接待病人，介绍住院环境，告知病人有关甲状腺肿瘤及手术方面的知识，说明手术必要性及术前准备的意义；多与病人交谈，消除其顾虑和恐惧；了解其对所患疾病的感受、认识和对拟行治疗方案的想法。

(2) 一般护理：指导病人进行手术体位的练习，将软枕垫于肩部，保持头低、颈过伸位，以利术中手术野的暴露。

(3) 术前准备：对精神过度紧张或失眠者，遵医嘱适当应用镇静剂或安眠药物，使其处于接受手术的最佳身心状态。

2. 术后护理

1）一般护理

(1) 体位：病人回病室后取平卧位，待其血压平稳或全麻清醒后取高坡卧位，以利呼吸和引流。

(2) 饮食：颈丛麻醉者，术后 6 h 起可进少量温或凉流质，禁忌过热流质，以免诱发手术部位血管扩张，加重创口渗血。

(3) 对手术范围较大，如行颈淋巴结清扫术者，可遵医嘱给予适量镇痛剂，以减轻病人因切口疼痛而不敢或不愿意咳嗽排痰的现象，以保持呼吸道通畅和预防肺部并发症。

2) 病情观察

(1) 监测病人的生命体征，尤其是呼吸、脉搏的变化。

(2) 了解病人术后发音和吞咽情况，及早发现甲状腺术后常见并发症，一旦发生并发症，及时通知医师并配合抢救。

(3) 保持创面敷料清洁无渗出，及时更换潮湿敷料，并估计渗血量。

(4) 妥善固定颈部引流管，保持引流通畅；观察并记录引流液的量、颜色及性状。

3) 心理护理　根据病人术后病检结果，疏导病人，调整心态，配合后续治疗。

3. 健康教育

(1) 功能锻炼：为促进颈部功能恢复，术后病人在切口愈合后可逐渐进行颈部活动，直至出院后 3 个月。颈淋巴结清扫术者，因斜方肌不同程度受损，功能锻炼尤为重要，故在切口愈合后即应开始肩关节和颈部的动能锻炼，并随时保持患侧上肢高于健侧的体位，以防肩下垂。

(2) 治疗：甲状腺全切除者应遵医嘱坚持服用甲状腺素制剂，以预防肿瘤复发；术后需加行放射治疗者应遵医嘱按时治疗。

(3) 随访：教会病人颈部自行体检的方法；病人出院后须定期随访，复诊颈部、肺部和甲状腺功能等。若发现结节、肿块或异常应及时就诊。

【护理评价】

(1) 病人情绪是否平稳，能否安静休息。病人及其家属对甲状腺手术的接受程度和治疗护理配合情况。

(2) 病人术后生命体征是否稳定，有无呼吸困难、出血、喉返和喉上神经损伤、手足抽搐等并发症出现，防治措施是否恰当及时；术后恢复是否顺利。

(3) 病人术后能否有效咳嗽、及时清除呼吸道分泌物，能否保持呼吸道通畅。

第二节　颈部常见肿块简介

颈部肿块可以是颈部或非颈部疾病的共同表现。据统计，良恶性肿瘤、甲状腺疾病及炎症、先天性疾病约各占颈部肿块的 1/3 。其中恶性肿瘤占有相当比例，所以尽早判断出颈部肿块的性质具有重要的意义。

【病因】　引起颈部肿块的常见疾病或原因有以下三点。

1. 肿瘤　有原发性和转移性肿瘤两类，以后者居多。原发病灶常位于口腔、鼻咽部、甲状腺、肺、纵隔、乳房和胃肠道等处，且以发生锁骨上区转移多见。在原发性肿瘤中，良性肿瘤有甲状腺腺瘤、腮腺瘤、舌下囊肿和血管瘤等；恶性肿瘤有甲状腺癌、恶性淋巴瘤和涎腺癌等。

2. 炎症　急、慢性淋巴结炎、淋巴结结核、涎腺炎、软组织化脓性感染等。

3. 先天性畸形　甲状腺舌骨囊肿或瘘、胸腺咽管囊肿或瘘、囊状淋巴管瘤、颏下皮样囊肿等。

【临床表现】

1. 颈淋巴结结核 多见于儿童和青年。临床表现为颈部单侧或双侧出现多个大小不等的肿大淋巴结，以单侧者居多，90%者只累及一组淋巴结。早期，肿大淋巴结较硬，无痛，且能活动，随后可融合成团或形成串珠状结节性肿块；晚期，淋巴结发生干酪样坏死、液化，形成寒性脓肿，甚或破溃形成经久不愈的窦道或慢性溃疡。少数病人可伴低热、盗汗、食欲不振和消瘦等全身症状。病人可通过胸部透视、结核菌素试验，必要时经淋巴结穿刺或活组织病理学检查有助明确诊断。

2. 慢性淋巴结炎 多为继发于头、面和颈部的炎性病灶。肿大的淋巴结常散见于颈侧区、颌下或颏下区，略硬但表面光滑、能活动，可有轻度压痛或不适。

3. 转移性肿瘤 在颈部肿块中其发病率仅次于慢性淋巴结炎和甲状腺疾病，约占颈部恶性肿瘤的3/4 。头颈部的转移性肿瘤多见于鼻咽癌和甲状腺癌的转移；锁骨上窝转移性肿瘤的原发病灶大多位于胸腹部。肿瘤转移性淋巴结质地较硬，初起常为单发、无痛，尚可被推动；以后迅速增大，肿块呈结节状、表面不平、固定，且伴局部或放射性疼痛；晚期，肿块可发生坏死、破溃、感染和出血，且分泌物带有恶臭。

4. 恶性淋巴瘤 恶性淋巴瘤是一种源于淋巴组织恶性增生的实体瘤(包括霍奇金病和非霍奇金淋巴瘤)，多见于男性青壮年。肿大淋巴结常先出现于一侧或双侧颈侧区；继之病情迅速发展，淋巴结逐渐融合成团，伴腋窝、腹股沟淋巴结和肝脾肿大及不规则高热。淋巴结病理学检查可确诊本病。

5. 甲状腺舌管囊肿 与甲状腺发育有关的先天性畸形。多见于15岁以下儿童。表现为位于颈前区中线、舌骨下方的1～2 cm圆形肿块，边界清楚，表面光滑，有囊性感，无压痛，并随吞咽或伸、缩舌而上、下活动。囊肿可多年无变化和无症状；若并发感染，可出现红、热、肿、痛及全身感染症状。感染性囊肿破溃后，便形成经久不愈的瘘管。

(吕金星　靳　婕)

课后练习

A1型题

1. 基础代谢率BMR的计算公式为(　　)。

A. BMR＝脉率＋舒张压－111　　B. BMR＝脉率＋收缩压－111
C. BMR＝脉率＋脉压－111　　D. BMR＝脉率＋脉压
E. BMR＝脉率＋收缩压

2. 判断甲亢病人病情程度和治疗效果的重要标志是(　　)。

A. 甲状腺肿大程度　　B. 病人心功能
C. 病人情绪　　D. 血压
E. 基础代谢率

3. 以下关于甲亢病人术前碘准备的选项，哪项是错误的？(　　)

A. 抑制蛋白水解酶，减少甲状腺球蛋白的分解
B. 抑制甲状腺素的合成
C. 停服碘剂后，甲状腺滤泡内的甲状腺素释放
D. 不准备手术治疗者，不宜服碘

E. 碘剂能减少甲状腺的血流量

4. 甲亢术后出现危象的原因是(　　)。

A. 术前准备不充分　B. 甲状腺切除过多

C. 甲状腺切除不够　D. 喉返神经损伤

E. 气管塌陷

5. 甲状旁腺被误切后易发生(　　)。

A. 甲状腺危象　B. 手足抽搐　C. 心动过速

D. 声音嘶哑　E. 呛咳、误咽

A2 型题

6. 余某，女，30 岁。甲状腺大部切除术后 6 h，病人烦躁不安、呼吸困难、发绀、颈部肿胀、敷料有渗血，应立即采取的措施是(　　)。

A. 气管切开　B. 气管插管　C. 吸痰、给氧

D. 剪开缝线敞开切口　E. 注射止血剂

7. 张某，女，35 岁。因甲状腺功能亢进症行甲状腺大部切除术。术后进水时出现误咽、呛咳，可能是术中损伤了(　　)。

A. 喉上神经内侧支　B. 喉上神经外侧支

C. 单侧喉返神经　D. 双侧喉返神经

E. 喉头水肿

8. 陈某，女，40 岁。行甲状腺大部切除手术后出现失声、呼吸困难，是因为手术损伤了(　　)。

A. 单侧喉返神经　B. 双侧喉返神经　C. 喉上神经内支

D. 喉上神经外支　E. 甲状旁腺

A3 型题

(9～13 题共用题干)

李某，女，28 岁，近期食欲亢进，餐后不久又感饥饿，伴消瘦，情绪易激动。查体：颈部增粗，双侧甲状腺均增大，脉搏 100 次/分，体温 37.5 ℃，BMR＋40％，^{131}I 摄取率 2 h 40％。

9. 对该病人的治疗原则为(　　)。

A. 甲状腺全切除　B. 甲状腺大部分切除

C. 抗甲状腺药物治疗　D. 糖皮质激素

E. ^{131}I 治疗

10. 若该病人需行手术治疗，下列哪项术前药物准备必不可少？(　　)

A. 普萘洛尔　B. 镇静剂　C. 碘剂　D. 甲亢平　E. 丙硫氧嘧啶

11. 若该病人行甲状腺大部分切除术，术后最重要的观察指标为(　　)。

A. 脉搏　B. 心率　C. 血压　D. 呼吸　E. 体温

12. 若该病人行甲状腺大部分切除术，术后宜采取的体位为(　　)。

A. 高坡卧位　B. 侧卧位　C. 平卧位　D. 俯卧位　E. 自由体位

13. 该病人手术后，下列哪项急救准备是必要的？(　　)

A. 继续服用碘剂　B. 常规注射氢化可的松

C. 床旁常规放置气管切开包　D. 常规服用普萘洛尔(心得安)

E. 常规使用抗菌药物

第十三章　胸部外科疾病患者的护理

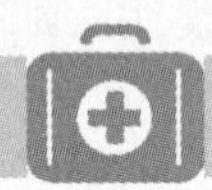

案例导入

患者，女，49岁。因发现右侧乳房一肿块2个月就诊，自诉2个月前无意中发现右乳外上象限有一肿块，无疼痛，故未在意。近来发现右乳肿块逐渐增大，遂来就诊。查体：右乳外上象限可触及一直径约3.0 cm×4.0 cm的肿块，质地硬，表面不光滑，活动性差，无压痛，右侧腋窝可触及1～2个质地较硬的淋巴结，无触痛。

请问：1. 该患者最可能的医疗诊断是什么？

2. 若患者行手术治疗，术后应注意哪些特殊并发症的防治和护理？

第一节　乳房常见疾病患者的护理

【乳房解剖生理概要】　成年女性乳房是两个半球形的性征器官，位于胸大肌浅面，约在第2肋骨和第6肋骨水平的浅筋膜浅层和深层之间。外上方形成乳腺腋尾部伸向腋窝。乳头位于乳房的中心，周围的色素沉着区称为乳晕。

每侧乳腺有15～20个腺叶，每个腺叶分成很多乳腺小叶，乳腺小叶由小乳管和腺泡组成，是乳腺的基本单位。每一腺叶有其单独的导管，腺叶和导管均以乳头为中心呈放射状排列。小乳管汇至乳管，乳管开口于乳头，乳管靠近开口处的1/3段略为膨大，称之为输乳管窦，是乳管内乳头状瘤的好发部位。腺叶、小叶和腺泡之间有结缔组织间隔，腺叶间还有与皮肤垂直的纤维束，上连浅筋膜浅层，下连浅筋膜深层，称之为Cooper韧带（图13-1）。

乳腺是许多内分泌腺的靶器官，其生理活动受垂体、卵巢和肾上腺皮质等分泌的激素影响。妊娠及哺乳时乳腺明显增生，腺管延长，腺泡分泌乳汁。哺乳期后，乳腺又处于相对静止状态。平时，育龄期妇女在月经周期的不同阶段，乳腺的生理状态在各激素影响下，呈周期性变化。绝经后腺体逐渐萎缩，被脂肪组织替代。

乳房的淋巴网非常丰富，其淋巴液输出有四个途径：①乳房大部分淋巴液经胸大肌外侧缘淋巴管回流至腋窝淋巴结,再流向锁骨下淋巴结。②部分乳房内侧的淋巴液通过肋间淋巴管流向胸骨旁淋巴结(在第1、2、3肋间比较恒定存在)。③两侧乳房间皮下存在交通淋巴管,一侧乳房的淋巴液可流向另一侧。④乳房深部的淋巴网可沿腹直肌鞘和肝镰状韧带通向肝。

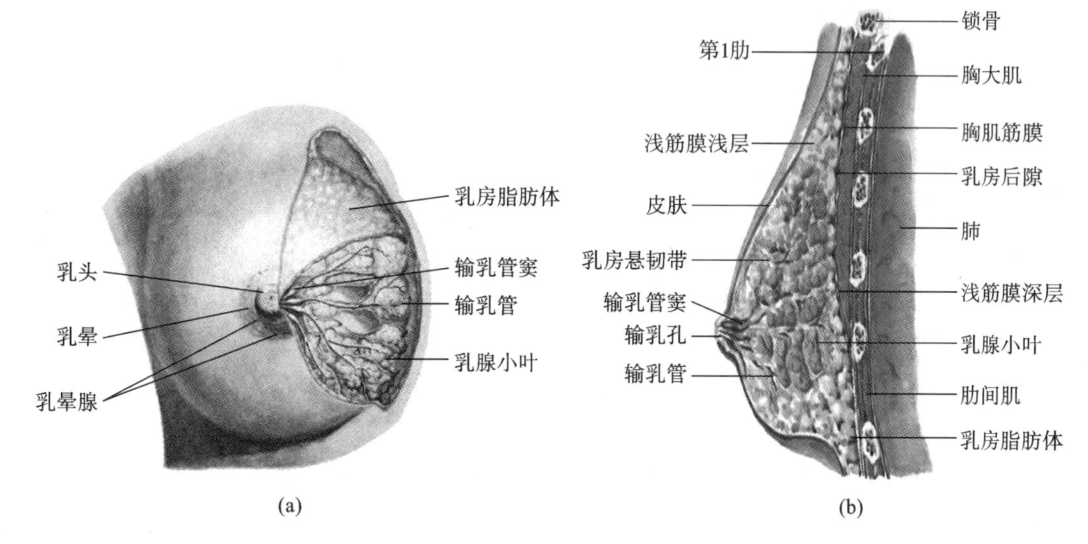

图 13-1　乳房解剖

一、急性乳房炎患者的护理

急性乳房炎(acute mastitis)指乳房的急性化脓性感染。多发生于产后哺乳期妇女,以初产妇最为常见,好发于产后3～4周。致病菌主要为金黄色葡萄球菌,少数为链球菌。

【病因】

1. 乳汁淤积　乳汁淤积有利于入侵细菌的生长繁殖。引起乳汁淤积的主要原因有以下三点。

(1) 乳头发育不良(过小或凹陷):妨碍正常哺乳。

(2) 乳汁过多或婴儿吸乳过少:以致不能完全排空乳汁。

(3) 乳管不通畅:影响乳汁排出。

2. 细菌入侵　乳头破损或皲裂是使细菌沿淋巴管入侵感染的主要原因;婴儿患口腔炎或含乳头睡眠,易使细菌直接侵入乳管,上行至腺小叶而致感染。

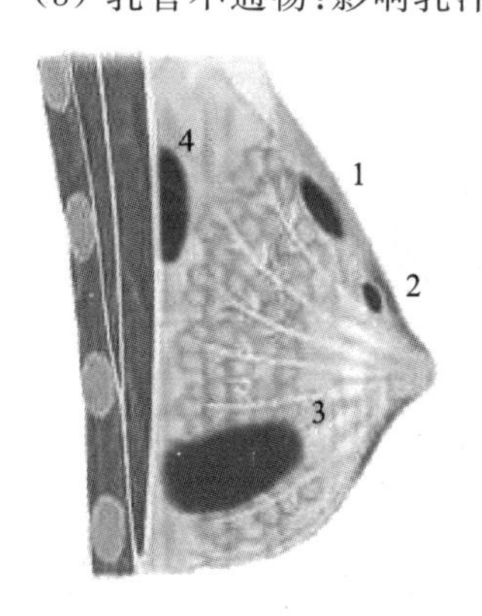

图 13-2　乳房脓肿的不同部位

1. 表浅脓肿 ;2. 乳晕下脓肿;3. 深部脓肿;4. 乳房后脓肿

【病理】　急性乳房炎局部可出现炎性肿块,一般在数天后可形成脓肿。脓肿可以是单房或多房性。表浅脓肿可向外溃破或破入乳管自乳头流出,深部脓肿除可缓慢向外溃破外,也可向深部穿至乳房与胸肌间的疏松组织中,形成乳房后脓肿(图 13-2)。感染严重者,可并发脓毒症。

【临床表现】

1. 局部　患侧乳房胀痛,局部红、肿、热,并有压痛性肿块;常伴患侧腋窝淋巴结肿大和触痛。

2. 全身　随炎症发展,病人可有寒战、高热和脉搏加快。

【辅助检查】

1. 实验室检查 血常规检查示血白细胞计数及中性粒细胞比例升高。

2. 诊断性穿刺 在乳房肿块波动最明显的部位或压痛最明显的区域穿刺，抽到脓液表示脓肿已形成，脓液应做细菌培养及药物敏感试验。

【治疗要点】 控制感染、排空乳汁。脓肿形成前主要以抗菌药物等治疗为主；脓肿形成后，则需及时行脓肿切开引流。

1. 非手术处理

1）局部处理 ①患乳停止哺乳，排空乳汁；②热敷、药物外敷或理疗，以促进炎症的消散；外敷药可用金黄散或鱼石脂软膏；局部皮肤水肿明显者，可用25%硫酸镁溶液湿热敷。

2）抗感染

(1) 抗菌药物：原则为早期、足量应用抗菌药物。首选青霉素类抗菌药物，或根据脓液的细菌培养和药物敏感试验结果选用。由于抗菌药物可被分泌至乳汁，故应避免使用对婴儿有不良影响的抗菌药物，如四环素、氨基糖苷类、磺胺药和甲硝唑等。

(2) 中药治疗：服用清热解毒类中药。

(3) 终止乳汁分泌：感染严重、脓肿引流后或并发乳瘘者应终止乳汁分泌。常用方法：①口服溴隐亭1.25 mg，每日2次，服用7～14日；或己烯雌酚1～2 mg，每日3次，共2～3日；②肌内注射苯甲酸雌二醇，每次2 mg，每日1次，至乳汁分泌停止；③中药炒麦芽，每日60 mg水煎，分2次服用，共2～3日。

2. 手术处理 脓肿切开引流。脓肿形成后，应及时做脓肿切开引流。脓肿切开引流时应注意：①切口呈放射状，以避免损伤乳管发生乳瘘；乳晕部脓肿可沿乳晕边缘做弧形切口；乳房深部或乳房后脓肿可在乳房下缘做弓形切口（图13-3）；②分离多房脓肿的房间隔膜以利引流；③为保证引流通畅，引流条应放在脓腔最低部位，必要时另加切口做对口引流（图13-4）。

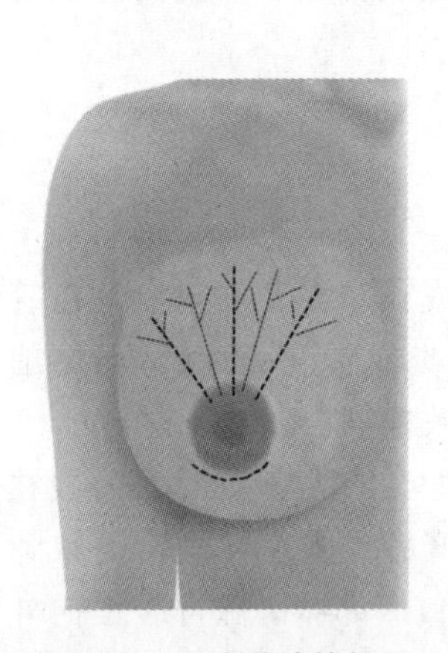
图13-3 乳房脓肿的切口

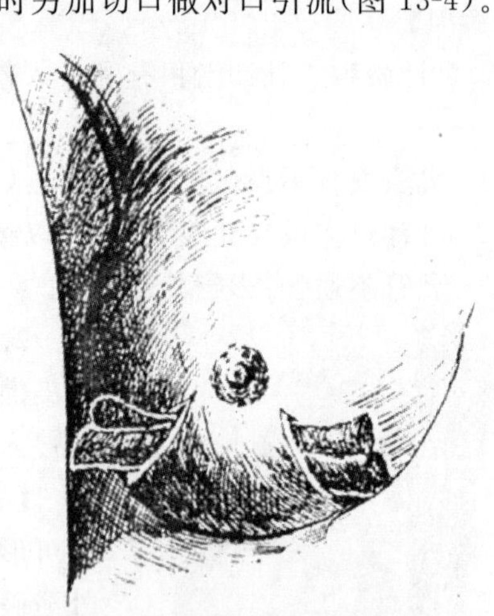
图13-4 乳房脓肿对口引流

【常见护理诊断/问题】

1. 疼痛 与乳房炎症、肿胀、乳汁淤积有关。

2. 体温过高 与乳房炎症有关。

3. 焦虑 与担心婴儿喂养有关。

【护理措施】

1. 缓解疼痛

(1) 防止乳汁淤积:患乳暂停哺乳,定时用吸乳器吸净或挤净乳汁。

(2) 局部托起:用宽松的胸罩托起乳房,以减轻疼痛和减轻肿胀。

(3) 局部热敷、药物外敷或理疗:以促进局部血循环和炎症的消散;局部皮肤水肿明显者,可用25%硫酸镁溶液湿热敷。

2. 控制体温和感染

(1) 控制感染:遵医嘱早期应用抗菌药物。

(2) 病情观察:定时测量体温、脉搏、呼吸,监测血白细胞计数及分类变化,必要时做血培养及药物敏感试验。

(3) 采取降温措施:高热者,予以物理降温,必要时遵医嘱应用解热镇痛药物。

(4) 脓肿切开引流后的护理:保持引流通畅,定时更换切口敷料。

3. 心理护理　向患者及家属说明病情变化及有关治疗方法、护理措施的意义,进行有效沟通及心理疏导,稳定患者的情绪,使其能积极配合治疗。

4. 健康教育

(1) 保持乳头和乳晕清洁:在孕期经常用肥皂及温水清洗两侧乳头,妊娠后期每日清洗一次;产后每次哺乳前、后均需清洗乳头,保持局部清洁和干燥。

(2) 纠正乳头内陷:经常挤捏、提拉乳头以矫正乳头内陷。

(3) 养成良好的哺乳习惯:定时哺乳,每次哺乳时应将乳汁吸净,如有乳汁淤积,应及时用吸乳器或手法按摩排空乳汁。养成婴儿不含乳头睡眠的良好习惯。

(4) 保持婴儿口腔卫生,及时治疗婴儿口腔炎。

(5) 及时处理乳头破损:乳头、乳晕破损或皲裂时暂停哺乳,用吸乳器吸出乳汁哺乳婴儿;局部用温水清洗后涂以抗菌药软膏,待愈合后再行哺乳;症状严重时应及时诊治。

二、乳腺囊性增生病患者的护理

乳腺囊性增生病(mastopathy)是女性多发病,常见于育龄妇女,是乳腺组织的良性增生,病理形态复杂,增生可发生于腺管周围并伴有大小不等的囊肿形成;也可发生于腺管内,表现为不同程度的乳头状增生伴乳管囊性扩张,也有发生在小叶实质者,主要为乳管及腺泡上皮增生。本病是否有癌变可能,目前尚有争议,但有明确资料表明,乳腺上皮不典型增生属于癌前病变,与部分乳腺癌的发生有关。

【病因】　本病的发生与内分泌失调有关。一是体内雌、孕激素比例失调,黄体素分泌减少、雌激素量增多导致乳腺实质增生过度和复旧不全;二是部分乳腺实质中女性雌激素受体的质与量的异常,致乳腺各部分发生不同程度的增生。

【临床表现】

1. 乳房疼痛　特点是胀痛,具有周期性,表现为月经来潮前疼痛加重,月经来潮后减轻或消失,有时整个月经周期都有疼痛。

2. 乳房肿块　一侧或双侧乳腺有弥漫性增厚,可呈局限性改变,多位于乳房外上象限,轻度触痛;也可分散于整个乳腺。肿块呈结节状或片状,大小不一,质韧而不硬,增厚区与周围乳腺组织分界不明显。

3. 乳头溢液　少数患者可有乳头溢液,呈黄绿色或血性,偶为无色浆液。

【辅助检查】 钼钯 X 线摄片、B 型超声波或活组织病理学检查等均有助于本病的诊断。

【治疗要点】

1. 非手术治疗 主要是观察、随访和药物治疗。观察期间可用中医中药调理，或口服乳康片、乳康宁等；抗雌激素治疗仅在症状严重时采用，可口服他莫昔芬。由于本病有恶变可能，应嘱患者每隔 2～3 个月到医院复查，有对侧乳腺癌或有乳腺癌家族史者应密切随访。

2. 手术治疗 病变局限者，可予以局部切除；对有乳癌家族史者，或病理检查发现上皮细胞增生活跃者，则以乳房单纯切除为宜；已证实癌变者，须立即行乳癌根治术或根据病理分型、疾病分期及辅助治疗条件综合确定处理方式。

【常见护理诊断/问题】

1. 疼痛 与内分泌失调致乳腺实质过度增生有关。

2. 焦虑或恐惧 与担心癌变及疾病预后有关。

3. 知识缺乏 缺乏乳房保健知识。

【护理措施】

1. 减轻疼痛

(1) 心理护理：解释疼痛发生的原因，消除患者的思想顾虑，保持心情舒畅。

(2) 用宽松乳罩托起乳房。

(3) 按医嘱服用中药调理或其他对症治疗药物。

2. 健康指导 定期复查和乳房自我检查，以便及时发现恶变。

三、乳房肿瘤患者的护理

(一) 乳腺纤维腺瘤患者的护理

乳腺纤维腺瘤是女性常见的乳房良性肿瘤，好发年龄为 20～25 岁。

【病因】 本病的发生与雌激素的作用活跃密切相关。

【临床表现】 主要为无痛性乳房肿块。肿块多发生于乳房外上象限，约 75%为单发，少数为多发。肿块增长缓慢，质似硬橡皮球的弹性感，表面光滑，易于推动。月经周期对肿块大小的影响不大。患者常无自觉症状，多为偶然扪及。

【治疗要点】 乳腺纤维腺瘤虽属良性，但有恶变可能，故手术切除是唯一有效的治疗方法。由于妊娠可使纤维腺瘤增大，所以妊娠前后发现的乳腺纤维腺瘤一般应手术切除。手术切除的肿块必须常规做病理学检查。

【常见护理诊断/问题】

1. 知识缺乏 缺乏乳腺纤维腺瘤诊治的相关知识。

2. 焦虑或恐惧 与担心发生乳腺癌有关。

【护理措施】

(1) 告知患者乳腺纤维腺瘤的病因及治疗方法。

(2) 行肿瘤切除术后，嘱患者保持切口敷料清洁、干燥。

(3) 暂不手术者应密切观察肿块的变化，明显增大者应及时到医院诊治。

(二) 乳管内乳头状瘤患者的护理

乳管内乳头状瘤多见于 40～50 岁妇女。75%发生在乳管近乳头的壶腹部，瘤体很小，且有很多壁薄的血管，容易出血。乳管内乳头状瘤属良性，但有恶变的可能，恶变率为6%～8%。

【临床表现】　一般无自觉症状，乳头溢血性液为主要表现。因瘤体小，常不能触及；偶可在乳晕区扪及质软、可推动的小肿块，轻压此肿块，常可见乳头溢出血性液。

【治疗要点】　诊断明确者以手术治疗为主，行乳腺区段切除并做病理学检查，若有恶变应施行根治性手术。

【常见护理诊断/问题】

1. 知识缺乏　缺乏乳管内乳头状瘤诊治的相关知识。

2. 焦虑　与担心发生乳腺癌有关。

【护理措施】

(1) 告知患者乳头溢液的病因、手术治疗的必要性，解除患者的思想顾虑。

(2) 术后保持切口敷料清洁、干燥，按时回院换药。

(3) 定期回院复查。

(三) 乳腺癌患者的护理

乳腺癌(breast cancer)是女性最常见的恶性肿瘤之一。在我国占全身各种恶性肿瘤的7%～10%。据国家癌症中心2017年最新统计数据表明，乳腺癌已成为女性发病率第一的恶性肿瘤。

【病因】　乳腺癌的病因尚不清楚。目前认为与下列因素有关：①雌酮和雌二醇：与乳腺癌的发生直接相关。20岁以前本病少见，20岁以后发病率迅速上升，45～50岁较高，绝经后发病率继续上升，可能与年老者雌酮含量升高相关。②乳腺癌家族史：一级亲属中有乳腺癌病史者，发病危险性是普通人群的2～3倍。③内分泌因素：月经初潮早、绝经年龄晚、不孕、初次足月产年龄较大、未哺乳者发病机会增加。④乳房良性疾病：乳房良性疾病与乳腺癌的关系尚有争论，多数认为乳腺小叶上皮高度增生或不典型增生可能与乳腺癌发病有关。⑤饮食因素：营养过剩、肥胖、高脂肪饮食可增加乳腺癌的发病机会。⑥环境因素和生活方式：北美、北欧地区乳腺癌的发病率为亚洲地区的4倍。

【病理】

1. 病理分型　根据乳腺癌的病理特点分型。

(1) 非浸润性癌：包括导管内癌(癌细胞未突破导管壁基底膜)、小叶原位癌(癌细胞未突破末梢乳管或腺泡基底膜)及乳头湿疹样乳腺癌。此型属早期，预后较好。

(2) 早期浸润性癌：包括早期浸润性导管癌(癌细胞突破管壁基底膜，向间质浸润)，早期浸润性小叶癌(癌细胞突破末梢乳管或腺泡基底膜：向间质浸润，但未超过小叶范围)。此期仍属早期，预后较好。

(3) 浸润性特殊癌：包括乳头状癌、髓样癌(伴大量淋巴细胞浸润)、小管癌(高分化腺癌)、腺样囊性癌、黏液腺癌、大汗腺样癌、鳞状细胞癌等。此型一般分化较高，预后尚好。

(4) 浸润性非特殊癌：包括浸润性小叶癌、浸润性导管癌、硬癌、髓样癌(无大量淋巴细胞浸润)、单纯癌、腺癌等。此型一般分化较低，预后较上述类型差，且是乳腺癌中最常见的类型，占70%～80%。

(5) 其他罕见癌或特殊类型乳腺癌：炎性乳腺癌(inflammatory breast cancer)和乳头湿疹样乳腺癌(Paget's carcinoma of the breast)。

2. 转移途径

1) 局部浸润　癌细胞沿导管或筋膜间隙蔓延，继而浸润皮肤、胸肌、胸膜等周围组织。

2) 淋巴转移　主要途径有以下两条。

(1) 癌细胞经胸大肌外侧淋巴管→同侧腋窝淋巴结→锁骨下淋巴结→锁骨上淋巴结→胸导管(左)或右淋巴导管→静脉→远处转移。

(2) 癌细胞沿内侧淋巴管→胸骨旁淋巴结→锁骨上淋巴结,再经同样途径侵入静脉血流而发生远处转移。

3) 血运转移:癌细胞可经淋巴途径进入静脉,也可直接侵入血循环而致远处转移。早期乳腺癌亦可发生血运转移。最常见的远处转移部位依次为肺、骨和肝。

【临床表现】

1. 乳房肿块 早期表现为患侧乳房无痛性、单发小肿块,病人多在无意中(洗澡、更衣)发现。肿块多位于乳房外上象限,质硬、表面不甚光滑,与周围组织分界不清,不易推动。

2. 乳房外形改变 乳房肿瘤增大可致乳房局部隆起。若肿瘤累及乳房 Cooper 韧带,可使其缩短而致肿瘤表面皮肤凹陷,即所谓"酒窝征"。邻近乳头或乳晕的癌肿因侵及乳管使之缩短,将乳头牵向癌肿一侧,可使乳头扁平、回缩、内陷。若皮下淋巴管被癌细胞堵塞,可引起淋巴回流障碍,出现真皮水肿,乳房皮肤呈"橘皮样改变"。乳腺癌发展至晚期,癌肿侵入胸膜和胸肌时,使得肿块固定于胸壁而不易推动。若癌细胞侵犯大片乳房皮肤时,皮肤表面出现多个坚硬小结或条索,如卫星一般围绕原发病灶,称为"卫星结节"。有时癌肿侵犯皮肤并破溃形成溃疡,常有恶臭,易出血。

3. 转移征象

(1) 淋巴转移:最初多见于患侧腋窝。肿大淋巴结先是少数散在,质硬、无痛、可被推动,继之数目增多并融合成团,甚至与皮肤或深部组织粘连。

(2) 血运转移:乳腺癌转移至肺、骨、肝时,可出现相应受累器官的症状。肺转移者可出现胸痛、气急,骨转移者可出现局部疼痛,肝转移者可出现肝大或黄疸。

4. 特殊类型乳腺癌的临床表现

(1) 炎性乳腺癌:多见于年轻女性。表现为患侧乳房皮肤红、肿、热且硬,犹似急性炎症,但无明显肿块。癌肿迅速浸润整个乳房,常可累及对侧乳房。该型乳腺癌恶性程度高,早期即发生转移,预后极差,病人常在发病数月内死亡。

(2) 乳头湿疹样乳腺癌(Paget 病):少见,恶性程度低,发展慢。乳头有瘙痒、烧灼感,之后出现乳头和乳晕区皮肤发红、糜烂、潮湿,如同湿疹样,进而形成溃疡;有时覆盖黄褐色鳞屑样痂皮,病变皮肤较硬。部分病人于乳晕区可扪及肿块。腋窝淋巴转移晚。

【临床分期】 乳腺癌的临床分期多采用国际抗癌联盟(UICC)建议的 T(原发癌肿)、N(区域淋巴结)、M(远处转移)分期法。简要如下。

1. 原发肿瘤

T_x:原发肿瘤情况不详细。

T_0:原发肿瘤未扪及。

Tis:原位癌包括导管内癌、小叶原位癌、无肿块的乳头 Paget 病(伴有肿块的 Paget 病根据肿瘤大小分类)。

T_1:肿瘤最大直径≤2 cm。

T_2:肿瘤最大直径>2 cm,但≤5 cm。

T_3:肿瘤最大直径>5 cm。

T_4:任何大小的肿瘤,直接侵犯胸壁或皮肤(胸壁包括肋骨、肋间肌、前锯肌,不包括胸肌)。炎性乳癌亦属之。

2. 区域淋巴结

N_x:局部淋巴结情况不详。

N_0:同侧腋窝淋巴结未扪及。

N_1:同侧腋窝淋巴结肿大,尚可活动。

N_2:同侧腋窝淋巴结肿大,相互融合或与其他组织粘连固定。

N_3:同侧胸骨旁淋巴结转移,或同侧锁骨上淋巴结转移。

3. 远处转移

M_0:无远处转移。

M_1:有远处转移。

4. 分期

0期:$TisN_0M_0$。

Ⅰ期:$T_1N_0M_0$。

Ⅱ期:$T_{0\sim1}N_1M_0$,$T_2N_{0\sim1}M_0$,$T_3N_0M_0$。

Ⅲ期:$T_{0\sim2}N_2M_0$,$T_3N_{1\sim2}M_0$,T_4任何NM_0,任何TN_3M_0。

Ⅳ期:包括M_1的任何TN。

【辅助检查】

1. 影像学检查

(1) X线检查:乳房钼靶X线摄片可作为乳腺癌的普查方法,是早期发现乳腺癌最有效的方法。可发现乳房内密度增高的肿块影,边界不规则,或呈毛刺状,或见细小钙化灶。

(2) B型超声检查:能清晰显示乳房各层次软组织结构及肿块的形态和质地,能显示直径在0.5 cm以上的乳房肿块。

2. 细胞学和活组织病理学检查　对疑为乳腺癌者,可用以下方法。

(1) 细针穿刺肿块:将抽吸出的细胞做细胞学诊断。

(2) 用空芯针穿刺肿块:将取出的肿瘤组织条做病理学检查。

(3) 完整切下肿块连同周围乳腺组织做快速病理学检查。

3. 乳腺导管内镜检查　可直接观察患者乳腺导管上皮及导管腔内的情况,提高了乳头溢液患者病因诊断的准确性,并对病变导管准确定位,给手术治疗提供极大的帮助。

【治疗要点】　手术治疗为主,辅以化学药物、放射、内分泌、生物等综合治疗措施。

1. 手术治疗　最根本的治疗方法。手术适应证为TNM分期的0、Ⅰ、Ⅱ期及部分Ⅲ期病人。已有远处转移、全身情况差、主要脏器有严重疾病及不能耐受手术者属手术禁忌。1894年Halsted提出的乳腺癌根治术是治疗乳腺癌的标准术式,20世纪50年代扩大根治术问世,但发现扩大手术范围对术后生存率并无明显改善,目前主张缩小手术范围,同时加强术后综合辅助治疗。

(1) 乳腺癌改良根治术:有两种术式,一是保留胸大肌,切除胸小肌;二是保留胸大、小肌。该术式适用于Ⅰ、Ⅱ期乳腺癌病人。由于该术式保留了胸肌,术后外观效果好,目前已成为常用的手术方式。

(2) 保留乳房的乳腺癌切除术:完整切除肿块及肿块周围1～2 cm的组织,并行腋窝淋巴结清扫。术后必须辅以放疗、化疗。适用于Ⅰ、Ⅱ期乳腺癌病人。

(3) 乳腺癌根治术:切除整个乳房、胸大肌、胸小肌、腋窝及锁骨下淋巴结。适用于局部晚期乳腺癌,中、高位腋窝淋巴结转移或肿瘤浸润胸大、小肌的病人。

(4) 单纯乳房切除术：切除整个乳房，包括腋尾部及胸大肌筋膜。适宜于原位癌、微小癌及年迈体弱不宜做根治术或晚期乳腺癌尚能局部切除者。

(5) 乳腺癌扩大根治术：在传统根治术的基础上再行胸廓内动、静脉及其周围淋巴结（即胸骨旁淋巴结）清除术。该术式目前较少应用。

2. 化学药物治疗 重要的全身性辅助治疗，可以提高生存率。一般主张术后早期应用，治疗期为6个月左右，能达到杀灭亚临床转移灶的目的。常用的化疗药物有环磷酰胺(C)、氨甲蝶呤(M)、氟尿嘧啶(F)、阿霉素(A)、表柔比星(E)、紫杉醇类如紫杉醇(T)等。传统联合化疗方案有CMF、CAF，目前临床常用CAF、CEF、AT等。术前化疗（新辅助化疗）目前多用于Ⅲ期病例，可探测肿瘤对化疗药物的敏感性，并使肿瘤缩小，降低临床分期。

3. 内分泌治疗

(1) 他莫昔芬：最常用的药物，可降低乳腺癌术后复发及转移，同时可减少对侧乳腺癌的发生率；适用于雌激素受体(ER)、孕酮受体(PgR)阳性的绝经妇女。他莫昔芬的用量为每日20 mg，至少服用3年，一般为5年。该药的主要不良反应有潮热、恶心、呕吐、静脉血栓形成、眼部不良反应、阴道干燥或分泌物多。

(2) 芳香化酶抑制剂（如来曲唑等）：能抑制肾上腺分泌的雄激素转变为雌激素过程中的芳香化环节，从而降低雌二醇，达到治疗乳腺癌的目的。适用于ER受体阳性的绝经后妇女。

(3) 卵巢去势治疗：包括药物、手术或放射去势，目前临床少用。

4. 放射治疗 属局部治疗手段。可降低Ⅱ期以上病人的局部复发率。

5. 生物治疗 近年临床上推广应用的曲妥珠单抗注射液，通过转基因技术，对HER2过度表达的乳腺癌病人有一定效果。

【护理评估】

1. 术前评估

1) 健康史及相关因素 病人的月经史、孕育史、哺乳情况、饮食习惯、生活环境等；既往有无患乳房良性肿瘤；有无乳腺癌家族史。

2) 身体状况

(1) 局部：①乳房外形和外表：两侧乳房的形状、大小是否对称，乳头是否在同一水平，近期有无出现一侧乳头内陷的现象；乳房浅表静脉是否扩张；乳房皮肤有无红、肿及橘皮样改变，乳头和乳晕有无糜烂。②乳房肿块：了解有无乳房肿块，肿块大小、质地和活动度，肿块与深部组织的关系，表面是否光滑、边界是否清楚；有无局限性隆起或凹陷等改变情况。

(2) 全身：①有无癌症远处转移的征象，如锁骨上、腋窝淋巴结和其他部位有无肿大淋巴结，淋巴结的位置、大小、数目、质地及活动性；有无肺、骨和肝转移的征象。②全身的营养状况以及心、肺、肝、肾等重要器官的功能状态。

(3) 辅助检查：包括特殊检查及与手术耐受性有关的检查结果。

3) 心理-社会支持状况 病人面对恶性肿瘤对生命的威胁、不确定的疾病预后、乳房缺失致外形受损、各种复杂而痛苦的治疗（手术、放疗、化疗、内分泌治疗等）、婚姻生活可能受影响等问题所产生的心理反应，如焦虑、恐惧程度，能否很好地应对；病人对拟采取的手术方式以及手术后康复锻炼知识的了解和掌握程度；家属尤其是配偶对本病及其治疗、疾病预后的认知程度及心理承受能力。

2. 术后评估 皮瓣和切口愈合情况；有无皮下积液；患侧上肢有无水肿、肢端血循环情况、患肢功能锻炼计划的实施情况及肢体功能恢复情况；病人对康复期保健和疾病相关知识的了解和掌握程度。

【常见护理诊断/问题】

1. 焦虑或恐惧　与对癌症的恐惧、担心预后、担心乳房缺失、害怕死亡等有关。

2. 自我形象紊乱　与手术切除乳房和术后瘢痕形成等有关。

3. 有组织完整性受损的危险　与留置引流管、患侧上肢淋巴引流不畅、头静脉被结扎、腋静脉栓塞或感染有关。

4. 知识缺乏　缺乏有关术后患肢功能锻炼等的知识。

【护理措施】

1. 做好心理护理，让患者正确对待手术引起的自我形象改变　护理人员应有针对性地进行心理护理，多了解和关心病人，向病人和家属耐心解释手术的必要性和重要性，鼓励病人表述手术创伤对自己今后角色的影响，介绍病人与曾接受过类似手术且已经痊愈的妇女联系，通过成功者的现身说法帮助病人度过心理调适期，使之相信一侧乳房切除将不影响正常的家庭生活、工作和社交；告知病人今后行乳房重建的可能，鼓励其树立战胜疾病的信心，以良好的心态面对疾病和治疗。对已婚病人，应同时对其丈夫进行心理辅导，鼓励夫妻双方坦诚相待，让丈夫认识其手术的必要性和重要性以及手术对病人的影响，取得丈夫的理解、关心和支持，并能接受妻子手术后身体形象的改变。

2. 促进伤口愈合，预防术后并发症

1）术前严格备皮　对手术范围大、需要植皮的病人，除常规备皮外，同时做好供皮区（如腹部或同侧大腿区）的皮肤准备。乳房皮肤溃疡者，术前每日换药至创面好转，乳头凹陷者应清洁局部。

2）体位　术后麻醉清醒、血压平稳后取半坐卧位，以利呼吸和引流。

3）加强病情观察　术后严密观察生命体征的变化，观察切口敷料渗血、渗液情况，并予以记录。乳腺癌扩大根治术有损伤胸膜可能，病人若感胸闷、呼吸困难，应及时报告医师，以便早期发现和协助处理肺部并发症，如气胸等。

4）加强伤口护理

（1）保持皮瓣血供良好。

①手术部位用弹性绷带加压包扎，使皮瓣紧贴胸壁，防止积液积气。包扎松紧度以能容纳一手指、维持正常血运、不影响病人呼吸为宜。

②观察皮瓣颜色及创面愈合情况。正常皮瓣的温度较健侧略低，颜色红润，并与胸壁紧贴；若皮瓣颜色暗红，则提示血循环欠佳，有可能坏死，应报告医生及时处理。

③观察患侧上肢远端血循环情况，若手指发麻、皮肤发绀、皮温下降、动脉搏动不能扪及，提示腋窝部血管受压，应及时调整绷带的松紧度。

④绷带加压包扎一般维持 7～10 日，包扎期间告知病人不能自行松解绷带，瘙痒时不能将手指伸入敷料下搔抓。若绷带松脱，应及时重新加压包扎。

（2）维持有效引流：乳腺癌根治术后，皮瓣下常规放置引流管并接负压吸引，以便及时、有效地吸出残腔内的积液、积血，并使皮肤紧贴胸壁，从而有利于皮瓣愈合。护理时应注意以下五点。

①保持有效的负压吸引：负压吸引的压力大小要适宜。若负压过高会使引流管腔瘪陷，导致引流不畅；过低则不能达到有效引流的目的，易致皮下积液、积血。若引流管外形无改变，但未闻及负压抽吸声，应观察连接是否紧密，压力调节是否适当。

②妥善固定引流管：引流管的长度要适宜，病人卧床时将其固定于床旁，起床时固定于上身衣服。

③保持引流通畅：防止引流管受压和扭曲。引流过程中若有局部积液、皮瓣不能紧贴胸壁且有波动感，应报告医师，及时处理。

④观察引流液的颜色和量：术后 1～2 日，每日引流血性液 50～200 mL，以后颜色量逐渐变淡、减少。

⑤拔管：术后 4～5 日，每日引流液转为淡黄色、量少于 10～15 mL、创面与皮肤紧贴，一手指按压伤口周围皮肤无空虚感，即可考虑拔管。若拔管后仍有皮下积液，可在严格消毒后抽液并局部加压包扎。

5）预防患侧上肢肿胀　患侧上肢肿胀是患侧腋窝淋巴结切除、头静脉被结扎、腋静脉栓塞、局部积液或感染等因素导致的上肢淋巴回流不畅、静脉回流障碍引起的。护理方法如下。

（1）勿在患侧上肢测血压、抽血、做静脉或皮下注射等。

（2）指导病人保护患侧上肢：平卧时患肢下方垫枕抬高 10°～15°，肘关节轻度屈曲；半坐卧位时屈肘 90°放于胸腹部；下床活动时用吊带托或用健侧手将患肢抬高于胸前；需他人扶持时只能扶健侧，以防腋窝皮瓣滑动而影响愈合；避免患肢下垂过久。

（3）按摩患侧上肢或进行握拳、屈、伸肘运动，以促进淋巴回流。肢体肿胀严重者，可戴弹力袖促进淋巴回流；局部感染者，及时应用抗菌药物治疗。

3. 指导病人做患侧肢体功能锻炼　由于手术切除了胸部肌肉、筋膜和皮肤，使患侧肩关节活动明显受限制。随时间推移，肩关节挛缩可导致冰冻肩。术后加强肩关节活动可增强肌肉力量，松解和预防粘连，最大限度地恢复肩关节的活动范围。为减少和避免术后残疾，鼓励和协助病人早期开始患侧上肢的功能锻炼。

（1）术后 24 h 内：活动手指及腕部，可做伸指、握拳、屈腕等锻炼。

（2）术后 1～3 日：进行上肢肌肉的等长收缩，利用肌肉泵作用促进血液、淋巴回流；可用健侧上肢或他人协助患侧上肢进行屈肘、伸臂等锻炼，逐渐过渡到肩关节的小范围前屈、后伸运动（前屈小于 30°，后伸小于 15°）。

（3）术后 4～7 日：病人可坐起，鼓励病人用患侧手洗脸、刷牙、进食等，并做以患侧手触摸对侧肩部及同侧耳朵的锻炼。

（4）术后 1～2 周：术后 1 周皮瓣基本愈合后，开始做肩关节活动，以肩部为中心，前后摆臂。术后 10 日左右皮瓣与胸壁黏附已较牢固，循序渐进地做抬高患侧上肢（将患侧的肘关节伸屈、手掌置于对侧肩部，直至患侧肘关节与肩平）、手指爬墙（每日标记高度，逐渐递增幅度，直至患侧手指能高举过头）、梳头（以患侧手越过头顶梳对侧头发、扪对侧耳朵）等的锻炼。指导病人做患肢功能锻炼时应注意锻炼的内容和活动量应根据病人的实际情况而定，一般以每日 3～4 次，每次 20～30 min 为宜；应循序渐进，功能锻炼的内容应逐渐增加；术后 7～10 日内不外展肩关节，不要以患侧肢体支撑身体，以防皮瓣移动而影响创面愈合。

4. 健康教育

1）活动　术后近期避免用患侧上肢搬动、提取重物，继续行功能锻炼。

2）避孕　术后 5 年内应避免妊娠，以免促使乳腺癌复发。

3）放疗或化疗　放疗期间应注意保护皮肤，出现放射性皮炎时及时就诊；放疗、化疗期间因抵抗力低，应少到公共场所，以减少感染机会；加强营养，多食高蛋白质、高维生素、高热量、低脂肪的食物，以增强机体的抵抗力。

4) 义乳或假体　为病人提供改善自我形象的方法。

(1) 介绍假体的作用和应用。

(2) 出院时暂佩戴无重量的义乳(有重量的义乳在治愈后佩带)，乳房硕大者，为保持体态匀称，待伤口一期愈合后即可佩带有重量的义乳。

(3) 避免衣着过度紧身。

(4) 根治后3个月可行乳房再造术，但有肿瘤转移或乳腺炎者，严禁假体植入。

5) 乳房自我检查　20岁以上的女性应每月自查乳房一次，宜在月经干净后4～7日进行。乳房自查方法如下。

(1)视诊：站在镜前取各种姿势(两臂放松垂于身体两侧、向前弯腰或双手上举置于头后)，观察双侧乳房的大小和外形是否对称；有无局限性隆起、凹陷或皮肤橘皮样改变；有无乳头回缩或抬高。

(2)触诊：仰卧，肩下垫软薄枕，被查侧的手臂枕于头下，使乳房完全平铺于胸壁。对侧手指并拢平放于乳房，从乳房外上象限开始检查，依次为外上、外下、内下、内上象限，然后检查乳头、乳晕，最后检查腋窝注意有无肿块，乳头有无溢液。若发现肿块和乳头溢液，应及时到医院做进一步检查。

【护理评价】

(1) 病人焦虑、恐惧有否缓解，情绪是否稳定，病人及家属能否正确接受手术所致的乳房外形改变。

(2) 置引流管期间病人有否出现感染征象，创面是否愈合良好，患侧肢体有否出现肿胀，功能有否障碍。

(3) 病人是否掌握患肢功能锻炼的方法。

第二节　胸部损伤患者的护理

一、肋骨骨折患者的护理

肋骨骨折(rib fracture)是指肋骨的完整性和连续性中断，是最常见的胸部损伤。肋骨骨折可分为单根或多根骨折，同一肋骨也可有一处或多处骨折。肋骨骨折多见于第4～7肋，因其长而薄，最易折断；第1～3肋因较粗短，且有锁骨、肩胛骨及胸肌保护而较少发生骨折，但一旦骨折，常提示致伤暴力巨大；第8～10肋虽然长，但其前端肋软骨形成肋弓，与胸骨相连，弹性大，不易骨折；第11～12肋前端不固定而且游离，弹性也较大，故也较少发生骨折。

【病因】

1. 外来暴力　多数肋骨骨折为外来暴力所致。外来暴力又分为直接和间接两种。直接暴力是打击力直接作用于骨折部位，间接暴力则是胸部前后受挤压而导致的骨折。

2. 病理因素　多见于恶性肿瘤发生肋骨转移的病人或严重骨质疏松者。此类病人可因咳嗽、打喷嚏或病灶肋骨处轻度受力而发生骨折。

【病理生理】 单根或数根肋骨单处骨折时，其上、下仍有完整肋骨支撑胸廓，对呼吸影响不大；但若尖锐的肋骨断端内移刺破壁胸膜和肺组织时，可导致气胸、血胸、皮下气肿、血痰、咯血等；若刺破肋间血管，尤其撕破动脉，可引起大量出血，致病情迅速恶化。

多根、多处肋骨骨折，尤其是前侧胸的肋骨骨折时，局部胸壁因失去完整肋骨的支撑而软化，可出现反常呼吸运动，又称为连枷胸，表现为吸气时软化区胸壁内陷，呼气时外凸（图 13-5）。若软化区范围大，呼吸时双侧胸腔内压力不均衡，则可致纵隔左右扑动，影响换气和静脉血回流，导致体内缺氧和二氧化碳滞留，重者发生呼吸和循环衰竭。

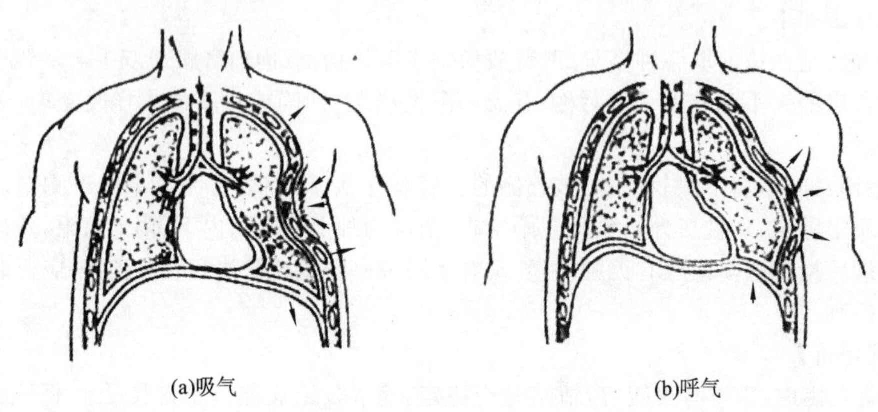
(a)吸气　　(b)呼气

图 13-5　胸壁软化区的反常呼吸运动

【临床表现】

1. 症状　骨折部位疼痛，深呼吸、咳嗽或体位改变时加重；部分病人可有咯血。多根、多处肋骨骨折者可出现气促、呼吸困难、发绀或休克等。

2. 体征　受伤胸壁肿胀，可有畸形；局部压痛；有时可触及骨折断端和骨摩擦感；多根多处肋骨骨折者，伤处可有反常呼吸运动；部分病人可有皮下气肿。

【辅助检查】

1. 实验室检查　肋骨骨折伴血管损伤致大量出血者的血常规检查可示血红蛋白容量和血细胞比容下降。

2. 影像学检查　胸部 X 线检查可显示肋骨骨折的断裂线或断端错位、血气胸等，但不能显示前胸肋软骨折断征象。

【治疗要点】

1. 闭合性肋骨骨折

(1) 固定胸廓：目的是限制肋骨断端活动，减轻疼痛。可用多条胸带、弹性胸带或宽胶布条叠瓦式固定。

(2) 止痛：必要时给予口服吲哚美辛、布洛芬、地西泮、可待因、曲马朵、吗啡等镇痛镇静药，或中药三七片、云南白药等；也可用 1% 普鲁卡因做肋间神经阻滞或封闭骨折部位。

(3) 处理合并症：处理反常呼吸。主要是牵引固定，即在伤侧胸壁放置牵引支架，或用厚棉垫加压包扎以减轻或消除胸壁的反常呼吸运动，促进患侧肺复张。

(4) 建立人工气道：对有闭合性多根多处肋骨骨折、咳嗽无力、不能有效排痰或呼吸衰竭者，应实施气管插管或切开、呼吸机辅助呼吸。

(5) 应用抗菌药物，预防感染。

2. 开放性肋骨骨折　此类病人除经上述相关处理外，还需及时处理伤口。

(1) 清创与固定：彻底清洁胸壁骨折处的伤口，缝合后包扎固定。多根多处肋骨骨折者，清创后可用不锈钢丝对肋骨断端行内固定术。

(2) 胸膜腔闭式引流术：用于胸膜穿破者。

(3) 预防感染：应用敏感的抗菌药物。

【护理评估】

1. 健康史　①一般情况：病人的性别、年龄、职业、文化背景等。②受伤史：了解病人受伤部位、时间、经过，暴力大小、方向，受伤后意识状况，是否接受过处理等。③既往史：包括手术史、过敏史、用药史等。

2. 身体状况

(1) 局部：评估受伤部位及性质；有无开放性伤口；有无活动性出血，是否有肿胀淤血；骨折端是否外露；有无反常呼吸运动和纵隔扑动。

(2) 全身：评估生命体征是否平稳，是否有呼吸困难或发绀，有无意识障碍；是否有咳嗽、咳痰，痰量和性质；有无咯血，咯血次数和量等。

(3) 辅助检查：根据胸部 X 线等检查结果，评估骨折的部位、类型、数量；评估有无气胸、血胸或胸腔内其他脏器损伤。

【常见护理诊断/问题】

1. 气体交换受损　与肋骨骨折导致的疼痛、胸廓运动受限、反常呼吸运动有关。

2. 疼痛　与胸部组织损伤有关。

3. 潜在并发症　肺部和胸腔感染。

【护理措施】

1. 维持有效气体交换

(1) 现场急救：采取紧急措施对危及生命的病人给予急救。对于出现反常呼吸的病人，可用厚棉垫加压包扎以减轻或消除胸壁的反常呼吸运动，促进患侧肺复张。

(2) 清理呼吸道分泌物，鼓励病人咳出分泌物和血性痰，对气管插管或切开者，应用呼吸机辅助呼吸者，加强呼吸道护理，包括吸痰和湿化。

(3) 密切观察生命体征、神志、胸腹部活动以及气促、发绀、呼吸困难等情况，若有异常，及时报告医师并协助处理。

2. 减轻疼痛　遵医嘱行胸带或宽胶布条固定，后者固定时必须由下向上叠瓦式固定，后起健侧脊柱旁，前方越过胸骨；遵医嘱应用镇痛、镇静剂或用 1% 普鲁卡因做肋间神经封闭；病人咳痰时，协助或指导其用双手按压患侧胸壁。

3. 预防感染

(1) 密切观察体温，若体温超过 38.5 ℃，应通知医师及时处理。

(2) 鼓励并协助病人有效咳痰。

(3) 对开放性损伤者，及时更换创面敷料，保持敷料洁净、干燥和引流管通畅。

(4) 遵医嘱合理使用抗菌药物。

二、气胸患者的护理

气胸(pneumothorax)即指胸膜腔内积气。多由于肺组织、气管、支气管、食管破裂，空气逸入胸膜腔，或因胸壁伤口穿破胸膜，外界空气进入胸膜腔所致。在胸部损伤中气胸的发生率仅次于肋骨骨折。

【分类】 根据胸膜腔压力情况，一般分为闭合性气胸、开放性气胸和张力性气胸三类。

1. 闭合性气胸 多并发于肋骨骨折，由于肋骨断端刺破肺，空气进入胸膜腔所致。

2. 开放性气胸 多并发于因刀刃、锐器、弹片或火器等导致的胸部穿透伤。胸膜腔通过胸壁伤口与外界大气相通，外界空气可随呼吸自由出入胸膜腔。

3. 张力性气胸 主要原因是较大的肺泡破裂、较深较大的肺裂伤或支气管破裂。

【病理生理】

1. 闭合性气胸 空气通过胸壁或肺的伤道进入胸膜腔后，伤道立即闭合，气体不再进入胸膜腔，胸腔内负压被抵消，但胸膜腔内压仍低于大气压，使患侧肺部分萎陷、有效气体交换面积减少，影响肺的通气和换气功能。

2. 开放性气胸 患侧胸膜腔与大气直接相通后负压消失，胸膜腔内压几乎等于大气压，伤侧肺被压缩而萎陷致呼吸功能障碍；若双侧胸膜腔内压力不平衡，患侧显著高于健侧时可致纵隔向健侧移位，使健侧肺受压、扩张受限。表现为：吸气时，健侧负压增大，与患侧的压力差增加，纵隔进一步向健侧移位；呼气时，两侧胸腔内压力差减少，纵隔又移回患侧，导致其位置随呼吸而左右摆动，称为纵隔扑动（图 13-6），可影响静脉血回流，造成严重的循环功能障碍。同时，此类病人在吸气时健侧肺扩张，不仅吸入从气管进入的空气，而且吸入由患侧肺排出的含氧量低的气体；而呼气时健侧肺气体不仅排出体外，同时亦排至患侧支气管和肺内，使低氧气体在双侧肺内重复交换而致病人严重缺氧。

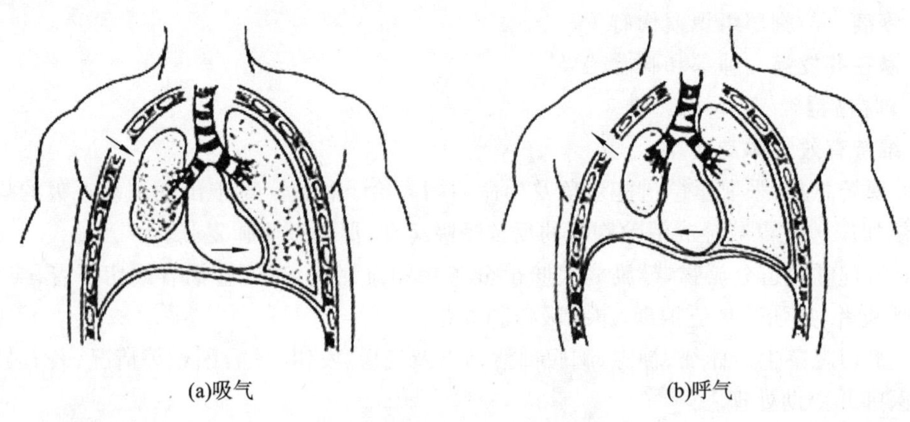

(a)吸气　　(b)呼气

图 13-6　开放性气胸的纵隔扑动

3. 张力性气胸 气管、支气管或肺损伤裂口与胸膜腔相通，且形成活瓣，气体随每次吸气时从裂口进入胸腔，而呼气时活瓣关闭，气体只能入不能出，致使胸膜腔内积气不断增多，压力不断升高，导致胸膜腔压力高于大气压，又称为高压性气胸。胸腔内高压使患侧肺严重萎陷，纵隔显著向健侧移位，并挤压健侧肺组织，影响腔静脉回流，导致严重的呼吸和循环障碍。有些病人，由于高于大气压的胸膜腔内压，驱使气体经支气管、气管周围疏松结缔组织或壁层胸膜裂伤处进入纵隔或胸壁软组织，并向皮下扩散，导致纵隔气肿或颈、面、胸部等处的皮下气肿（图 13-7）。

【临床表现】

1. 闭合性气胸

（1）症状：胸闷、胸痛、气促和呼吸困难，其程度随胸膜腔积气量和肺萎陷程度而不同。肺萎陷在 30％以下者为小量气胸，病人可无明显呼吸和循环功能紊乱的症状；肺萎陷在 30％～50％者为中量气胸；肺萎陷在 50％以上者为大量气胸。后两者均可出现明显的低氧血症的

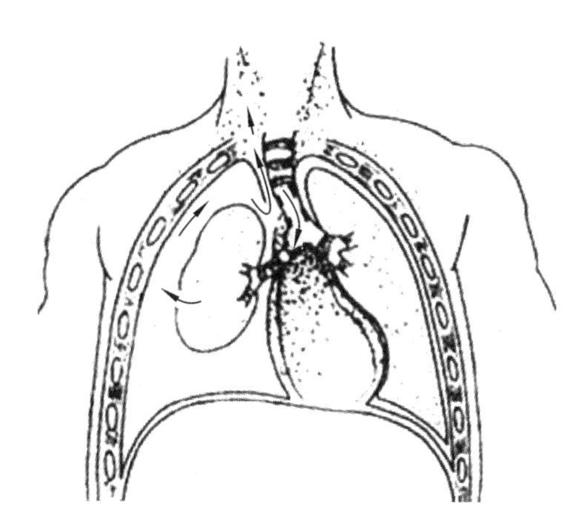

图 13-7　张力性气胸和纵隔、皮下气肿

症状。

（2）体征：可见气管向健侧移位，患侧胸部饱满，叩诊呈鼓音，听诊呼吸音减弱甚至消失。

2. 开放性气胸

（1）症状：表现为气促、明显呼吸困难、鼻翼扇动、口唇发绀，重者伴有休克症状。

（2）体征：可见患侧胸壁的伤道，呼吸时可闻及空气进出胸腔伤口的吸吮样音；颈静脉怒张；患侧胸部叩诊呈鼓音，听诊呼吸音减弱甚至消失；气管向健侧移位。

3. 张力性气胸

（1）症状：病人表现为严重或极度呼吸困难、发绀、烦躁、意识障碍、大汗淋漓、昏迷、休克，甚至窒息。

（2）体征：气管明显向健侧偏移，颈静脉怒张，患侧胸部饱满，肋间隙增宽，呼吸幅度减低，多有皮下气肿；叩诊呈鼓音；听诊呼吸音消失。

【辅助检查】

1. 影像学检查　主要通过胸部 X 线检查显示肺压缩和胸膜腔积气及纵隔移位情况，并可反映伴随的肋骨骨折、血胸等情况。

2. 诊断性胸腔穿刺　既能明确有无气胸的存在，又能抽出气体降低胸膜腔内压力，缓解症状。

【处理原则】　以抢救生命为首要原则。处理包括封闭胸壁开放性伤口，通过胸膜腔闭式引流排除胸腔内积气和防治感染。

1. 不同类型气胸的处理

（1）闭合性气胸：①小量气胸者的积气一般可在 1～2 周内自行吸收，无须处理；②中量或大量气胸者，可先行胸腔穿刺抽尽积气减轻肺萎陷，必要时行胸腔闭式引流术，排出积气，促使肺尽早膨胀；③应用抗菌药物防治感染。

（2）开放性气胸：①紧急封闭伤口：使开放性气胸立即转变为闭合性气胸，赢得抢救生命的时间。可用无菌敷料如凡士林纱布、纱布、棉垫或其他清洁器材封盖伤口，再用胶布或绷带包扎固定，然后迅速转送至医院。②行胸膜腔穿刺抽气减压，暂时解除呼吸困难。③清创、缝合胸壁伤口，并做胸膜腔闭式引流。④开胸探查：对疑有胸腔内器官损伤或进行性出血者，经手术止血、修复损伤或清除异物。⑤预防和处理并发症：吸氧，补充血容量，纠正休克，应用抗菌药物预防感染。

(3) 张力性气胸:是可迅速致死的危急重症,需紧急抢救处理。①迅速排气减压:危急者可在患侧锁骨中线第2肋间,用粗针头穿刺胸膜腔排气减压,并外接单向活瓣装置。②胸膜腔闭式引流:目的是排出气体,促使肺膨胀。放置胸腔引流管的位置是在积气最高部位(通常于锁骨中线第2肋间)。③开胸探查:若胸腔引流管内持续不断逸出大量气体,呼吸困难未改善,提示可能有肺和支气管的严重损伤,应手术探查并修补裂口。④应用抗菌药物防治感染。

2. 胸膜腔闭式引流目的 ①引流胸腔内积气、积血和积液;②重建负压,保持纵隔的正常位置;③促进肺膨胀。

1) 适应证 外伤性或自发性气胸、血胸、脓胸或心胸外科手术后引流。

2) 置管和置管位置 通常在手术室置管,紧急情况下可在急诊室或病人床旁进行。可根据体征和胸部X线检查结果决定置管位置(图13-8):①积气:由于积气多向上聚集,宜在前胸膜腔上部引流,因此常选锁骨中线第2肋间置管引流。②低位积液:一般于腋中线和腋后线之间第6~7肋间插管引流。③脓胸:常选择脓液积聚的最低位置置管。

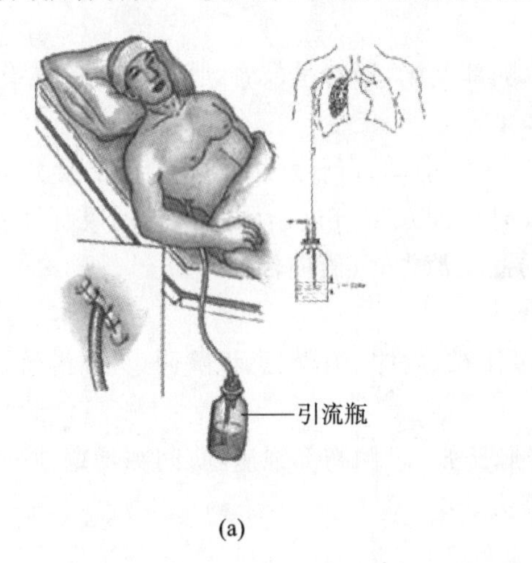

(a)

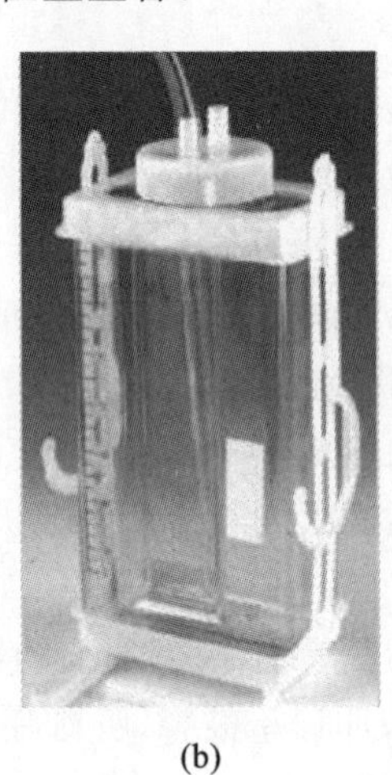

(b)

图13-8 闭式胸膜腔引流术

3) 胸管种类 ①用于排气:引流管应选择质地较软,既能引流,又可减少局部刺激和疼痛的、管径为1 cm的塑胶管。②用于排液:引流管应选择质地较硬,不易折叠和堵塞,且利于通畅引流的、管径为1.5~2 cm的橡皮管。

4) 胸膜腔引流的装置 传统的胸膜腔闭式引流装置有单瓶、双瓶和三瓶三种(图13-9),目前临床广泛应用的是各种一次性使用的胸膜腔引流装置。

(1) 单瓶水封闭式引流:集液瓶的橡胶瓶塞上有两个孔,分别插入长、短塑料管。瓶中盛有无菌生理盐水约500 mL,长管的下口插至液面下3~4 cm,短管下口则远离液面,使瓶内空气与外界大气相通。使用时,将长管上的橡皮管与病人的胸膜腔引流管相连接,接通后即可见长管内水柱升高,高出液平面8~10 cm,并随着病人呼吸上下波动;若无波动,则提示引流管道不通畅,有阻塞。

(2) 双瓶水封闭式引流:包括上述收集瓶和一个水封瓶,在引流胸膜腔内液体时,水封下的密闭系统不会受到引流量的影响。

(3) 三瓶水封闭式引流:在双瓶式基础上增加一个施加抽吸力的测压瓶。抽吸力通常取决于通气管没入液面的深度。若没入液面的深度是15~20 cm,则对该病人所施加的负压抽吸力为1.47~1.96 kPa(15~20 cmH_2O)。若抽吸力超过没入液面的通气管的高度时,就会

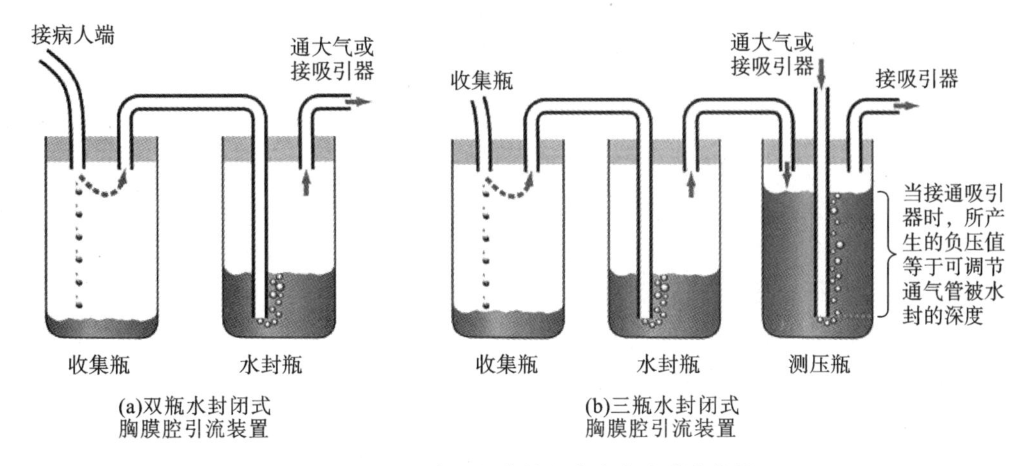

图 13-9　双瓶或三瓶水封闭式胸膜腔引流装置

将外界空气吸入此引流系统中，所以压力控制瓶中必须始终有水泡产生方表示其具有功能并处于工作状态。

【护理评估】

1. 术前评估

1）健康史和相关因素　①一般情况：病人的年龄、性别、婚姻、职业、经济状况、社会、文化背景等。②受伤史：受伤时间和经过、暴力大小、受伤部位，有无昏迷、恶心、呕吐等；接受过何种处理。③有无胸部手术史、服药史和过敏史等。

2）身体状况

（1）局部：①受伤部位及性质、有无肋骨骨折；是否有开放性伤口，伤口是否肿胀，有无活动性出血。②有无反常呼吸运动，气管位置有否偏移。③有无颈静脉怒张或皮下气肿。④有无肢体活动障碍。

（2）全身：①生命体征是否平稳，是否有呼吸困难或发绀，为何种呼吸型态，有无休克或意识障碍。②是否有咳嗽、咳痰，痰量和性质；有无咯血、咯血次数和量等。

（3）辅助检查：根据胸部 X 线等检查结果，评估气胸的程度、性质以及有无胸内器官损伤等。

3）心理-社会支持状况　病人有无恐惧或焦虑，程度如何。病人及家属对损伤及其预后的认知、心理承受程度及期望。

2. 术后评估

（1）术中情况：了解手术、麻醉方式和效果、术中出血、补液、输血情况和术后诊断。

（2）生命体征：生命体征是否平稳，麻醉是否清醒，末梢循环和呼吸状态，有无胸闷、呼吸浅快和发绀。

（3）心理状态与认知程度：有无紧张，能否配合进行术后早期活动和康复锻炼，对出院后的继续治疗是否清楚。

【常见护理诊断/问题】

1. 气体交换受损　与疼痛、胸部损伤、胸廓活动受限或肺萎陷有关。

2. 疼痛　与组织损伤有关。

3. 潜在并发症　肺或胸腔感染。

【护理措施】

1. 维持有效气体交换

(1) 现场急救:胸部损伤病人若出现危及生命的征象时,护士应协同医师施以急救。

(2) 维持呼吸功能:①对开放性气胸者,立即用敷料(最好是凡士林纱布)封闭胸壁伤口,使之成为闭合性气胸,阻止气体继续进入胸腔。②闭合性或张力性气胸积气量多者,应立即行胸膜腔穿刺抽气或闭式引流。③供氧:及时给予气促、呼吸困难和发绀病人吸氧。④体位:病情稳定者取半坐卧位,以使膈肌下降,有利呼吸。⑤人工呼吸机辅助呼吸:密切观察呼吸机工作状态和各项参数,根据病情及时调整参数。

(3) 加强观察:密切观察、记录生命体征。观察病人有无气促、呼吸困难、发绀和缺氧等症状;呼吸的频率、节律和幅度等;气管移位或皮下气肿有无改善。

2. 减轻疼痛与不适

(1) 当病人咳嗽咳痰时,协助或指导病人及其家属用双手按压患侧胸壁,以减轻咳嗽时疼痛。

(2) 遵医嘱给予止痛剂。

3. 预防肺部和胸腔感染

(1) 密切监测体温:每 4 h 测量 1 次,若有异常,及时通知医师并配合处理。

(2) 严格无菌操作:①及时更换引流瓶,避免胸腔引流管受压、扭曲,保持胸腔闭式引流通畅;②及时更换和保持胸壁伤口敷料清洁、干燥。

(3) 协助病人咳嗽咳痰:帮助病人翻身、坐起、拍背、咳嗽,指导其做深呼吸运动,以促进肺扩张,减少肺不张或肺部感染等并发症。

(4) 遵医嘱合理使用抗菌药物。

(5) 加强对气管插管或切开的护理:对于做气管插管或气管切开、人工呼吸机辅助呼吸的病人做好呼吸道护理,包括清洁、湿化和保持通畅,以维持有效气体交换。

4. 做好胸膜腔闭式引流的护理

(1) 保持管道密闭:①随时检查引流装置是否密闭、引流管有无脱落;②保持水封瓶长管没入水中 3～4 cm 并直立;③用油纱布严密包盖胸膜腔引流管周围;④搬动病人或更换引流瓶时,应双重夹闭引流管,防止空气进入;⑤若引流管连接处脱落或引流瓶损坏,应立即用双钳夹闭胸壁引流导管,并更换引流装置;⑥若引流管从胸腔滑脱,应立即用手捏闭伤口处皮肤,消毒处理后,用凡士林纱布封闭伤口,并协助医师进一步处理。

(2) 严格无菌技术操作,防止逆行感染:①保持引流装置无菌;②保持胸壁引流口处敷料清洁、干燥,一旦渗湿应及时更换;③引流瓶应低于胸壁引流口平面 60～100 cm,防止瓶内液体逆入胸膜腔;④按时更换引流瓶,更换时严格遵守无菌技术操作规程。

(3) 保持引流通畅:①体位:病人取半坐卧位和经常改变体位,依靠重力引流。②定时挤压胸膜腔引流管,防止其阻塞、扭曲和受压。③鼓励病人咳嗽和深呼吸,以便胸腔内气体和液体排出,促进肺扩张。

(4) 观察和记录:①密切观察长管中水柱随呼吸上下波动的情况,有无波动是提示引流管是否通畅的重要标志。水柱波动幅度反映无效腔的大小和胸膜腔内负压的情况。一般情况下,水柱上下波动的范围为 4～6 cm。若水柱波动过大,提示可能存在肺不张;若无波动,提示引流管不通畅或肺已经完全扩张;若病人表现为气促、胸闷、气管向健侧偏移等肺受压症状,则提示血块阻塞引流管,应积极采取措施,捏挤或用负压间断抽吸引流瓶中的短管,促使其通畅,并及时通知医师处理。②观察并准确记录引流液的颜色、性质和量。

(5) 拔管:①拔管指征:置管引流 48～72 h 后,临床观察引流瓶中无气体溢出且颜色变浅、24 h 引流液量少于 50 mL、脓液少于 10 mL、胸部 X 线摄片显示肺膨胀良好无漏气、病人无呼吸困难或气促时,即可终止引流,考虑拔管。②协助医师拔管:嘱病人先深吸一口气,在其吸气末迅速拔管,并立即用凡士林纱布和厚敷料封闭胸壁伤口并包扎固定。③拔管后观察:拔管后 24 h 内应密切观察病人是否有胸闷、呼吸困难、发绀、切口漏气、渗液、出血和皮下气肿等,若发现异常及时通知医师处理。

5. 健康教育

1) 急救知识

(1) 变开放性气胸为闭合性气胸:即在发生胸腔开放性损伤的危急情况下,立即用无菌或清洁的敷料或棉织物加压包扎,阻止外界空气通过伤口不断进入胸腔内而压迫心肺和大血管、危及生命。

(2) 采取合适体位:当胸部损伤病人合并昏迷或休克时取平卧位。

2) 出院指导

(1) 注意安全,防止发生意外事故。

(2) 肋骨骨折病人在 3 个月后应复查胸部 X 检查,以了解骨折愈合情况。

(3) 合理休息,加强营养的摄入。

【护理评价】

(1) 患者呼吸功能是否恢复正常,有无气促、呼吸困难或发绀等。

(2) 患者疼痛是否减轻或消失。

(3) 患者的病情变化是否被及时发现和处理,并发症是否得到有效预防或控制。

三、血胸患者的护理

血胸指胸部损伤导致的胸膜腔积血。血胸可与气胸同时存在,称为血气胸。

【病因】　多数因胸部损伤所致。肋骨断端或利器损伤胸部均可能刺破肺、心脏、血管而导致胸膜腔积血。大量持续出血所导致的胸膜腔积血称为进行性血胸。

【病理生理】　随损伤部位、程度和范围而有不同的病理生理变化。肺裂伤出血时,常因循环压力低,出血量少而缓慢,多能自行停止;肋间血管、胸廓内血管或压力较高的动脉损伤出血时,常不易自行停止;心脏和大血管受损破裂,出血量多且急,易造成有效循环血量减少而致循环障碍或衰竭,甚至短期内死于失血性休克。

随着胸膜腔内血液积聚和压力的增高,使伤侧肺受压萎陷,纵隔被推向健侧,致健侧肺也受压,从而阻碍腔静脉血回流,严重影响呼吸和循环。由于心包、肺和膈肌的运动具有去纤维蛋白作用,故积血不易凝固。但短期内胸腔内迅速积聚大量血液时,去纤维蛋白作用不完善,即可凝固成血块,形成凝固性血胸。凝血块机化后形成的纤维组织束缚肺和胸廓,并影响呼吸运动和功能。由于血液是良好的培养基,细菌可通过伤口或肺破裂口进入,在积血中迅速滋生繁殖,并发感染,引起感染性血胸,最终形成脓胸。

【临床表现】　血胸的临床表现与出血速度和出血量有关。

(1) 小量血胸胸腔内积血量≤500 mL,症状不明显。

(2) 中量血胸(胸腔内积血量 500～1000 mL)和大量血胸(胸腔内积血量>1000 mL),特别是急性出血时,可出现以下两种症状。

① 低血容量性休克表现，表现为面色苍白、脉搏快弱、血压下降、四肢湿冷、末梢血管充盈不良等。

② 伴有胸水表现，如呼吸急促、肋间隙饱满、气管移向健侧、患侧胸部叩诊呈浊音、心界向健侧移位、呼吸音减低或消失等。

(3) 感染症状：血胸病人多可并发感染，表现为高热、寒战、出汗和疲乏。

【辅助检查】

1. 实验室检查 血常规检查显示血红蛋白含量和血细胞比容下降。继发感染者，血白细胞计数和中性粒细胞比例增高。

2. 影像学检查

(1) 胸部X线检查：小量血胸者，胸部X线检查仅显示肋膈角消失；大量血胸时，显示胸膜腔内大片阴影，纵隔移向健侧；合并气胸者可见液平面。

(2) 胸部B型超声检查：可明确胸部积液的位置和量。

3. 胸膜腔穿刺 抽得血性液体时即可确诊。

【治疗要点】 包括非手术和手术处理。

1. 非进行性血胸 小量积血可自行吸收；积血量多者，应早期行胸腹腔穿刺抽除积血，必要时行胸腹腔闭式引流，以促进肺膨胀，改善呼吸。

2. 进行性血胸 及时补充血容量，防治低血容量性休克；立即开胸探查、止血。

3. 凝固性血胸 为预防感染或血块机化，于出血停止后数日内经手术清除积血和血块；对于已机化血块，于病情稳定后早期行血块和胸膜表面纤维组织剥除术；血胸已感染应按脓胸处理，及时做胸腔引流。

4. 抗感染 合理有效应用抗菌药物防治感染。

【常见护理诊断/问题】

1. 组织灌注量改变 与失血引起的血容量不足有关。

2. 气体交换受损 与肺组织受压有关。

3. 潜在并发症 感染。

【护理措施】

1. 维持有效的心排出量和组织灌注量

(1) 建立静脉通路并保持其通畅，积极补充血容量和抗休克；遵医嘱合理安排和输注晶体和胶体溶液，根据血压和心肺功能状态等控制补液速度。

(2) 密切监测生命体征：重点监测生命体征和观察胸腹腔引流液的量、色和性质，若每小时引流量超过200 mL并持续3 h及以上，引流出的血液很快凝固，胸部X线显示胸腔大片阴影，说明有活动性出血的可能，应积极做好开胸手术的术前准备。

2. 促进气体交换，维持呼吸功能

(1) 观察：密切观察呼吸型态、频率、呼吸音变化和有无反常呼吸运动。

(2) 吸氧：根据病情给予鼻导管或面罩吸氧，观察血氧饱和度。

(3) 体位：若生命体征平稳，可取半坐卧位，以利呼吸。

(4) 排痰：协助病人拍背、咳痰，有效清除呼吸道分泌物；指导病人有效呼吸和深呼吸。

(5) 镇痛：对因胸部伤口疼痛影响呼吸者，按医嘱予以镇痛。

3. 预防并发症

(1) 合理足量使用抗菌药物，并保持药物的有效浓度。

(2) 指导和协助病人咳嗽、咳痰，排除呼吸道分泌物，保持呼吸道通畅，预防肺部并发症。

(3) 密切观察体温、局部伤口和全身情况的变化。

(4) 在进行胸腹腔闭式引流护理过程中，严格无菌操作，保持引流通畅，以防胸部继发感染。

第三节　肺癌患者护理

肺癌(lung cancer)多数起源于支气管黏膜上皮，因此也称支气管肺癌。近 50 年来，全世界肺癌的发病率明显增高，发病年龄大多在 40 岁以上，以男性多见，男女之比为(3～5)：1。但近年来，女性肺癌的发病率也明显增加。

【病因】　肺癌的病因尚不完全明确，现认为与下列因素有关。

(1) 长期大量吸烟：是肺癌的一个重要致病因素。资料表明，多年每日吸烟达 40 支以上者，肺鳞癌和小细胞癌的发病率比不吸烟者高 4～10 倍。

(2) 某些化学物质、放射性物质：长期接触石棉、铬、镍、铜、锡、砷、放射性物质等致癌物质，肺癌的发病率较高。

(3) 人体内在因素：如免疫状态、代谢活动、遗传因素、肺部慢性感染等，也可能对肺癌的发生产生影响。

(4) 其他：近年来，在肺癌分子生物学方面的研究表明，如 P53 基因、nm23-H1 基因等表达的变化及基因突变与肺癌的发病有密切的联系。

【病理和分类】

1. 分类

1) 按解剖学部位分类　①中央型肺癌：起源于主支气管、肺叶支气管的癌肿，位置靠近肺门；②周围型肺癌：起源于肺段支气管以下的癌肿，位置在肺的周围。

2) 组织学分类　目前较为常用的是国际肺癌研究协会(IASLC)与世界卫生组织(WHO)对肺癌进行的病理分类，临床最常见的为下列四种类型。

(1) 鳞状细胞癌(鳞癌)：在肺癌中约占 50%，大多起源于较大的支气管，常为中心型；生长速度较缓慢，病程较长，通常先经淋巴转移，血行转移发生较晚。

(2) 小细胞未分化癌：是肺癌中恶性程度最高的一种。小细胞癌发病率比鳞癌低，一般起源于较大支气管，多为中心型；恶性程度高，生长快，较早出现淋巴和血行转移，在各型肺癌中预后较差。

(3) 腺癌：多数起源于较小的支气管上皮，多为周围型肺癌，少数则起源于大支气管。一般生长较慢，少数在早期即发生血行转移，淋巴转移则较晚发生。

(4) 大细胞癌：较少见，约半数起源于大支气管，多为中心型；癌细胞分化程度低，常在发生脑转移后才被发现，预后很差。

2. 转移途径

(1) 直接扩散：癌肿沿支气管管壁并向支气管腔内生长，可造成支气管腔部分或全部阻塞;亦可直接扩散侵入邻近肺组织,并穿越肺叶间裂侵入相邻的其他肺叶。还可侵犯胸壁、胸内其他组织和器官。

(2) 淋巴转移:是常见的扩散途径。癌细胞先由局部浸润,然后转移至肺门、气管隆嵴下、纵隔、气管旁淋巴结;最后转移至锁骨上淋巴结。

(3) 血行转移:多发生在肺癌的晚期。小细胞癌和腺癌的血行转移较鳞癌更为常见。通常癌细胞直接侵入肺静脉,然后经左心随体循环血流转移到全身各处器官和组织,常见有肝、骨骼、脑、肾上腺等。

【临床表现】 肺癌的临床表现与肺癌的部位、大小、是否压迫和侵犯邻近器官以及有无转移等密切相关。

1. 早期 特别是周围型肺癌多无症状。癌肿增大后,常出现以下症状。

(1) 刺激性咳嗽:最常见,抗感染治疗无效。当癌肿继续长大引起支气管狭窄时,咳嗽加重,呈高调金属音。

(2) 血性痰:痰中可带血点、血丝或断续地少量咯血;侵蚀血管可引起大咯血。

(3) 部分肺癌病人,由于肿瘤造成较大支气管不同程度的阻塞,可出现胸闷、哮鸣、气促、发热和胸痛等症状。

2. 晚期 除食欲减退、体重减轻、倦怠及乏力等全身症状外,还出现癌肿压迫、侵犯邻近器官、组织或发生远处转移时的征象。

(1) 压迫或侵犯膈神经:同侧膈肌麻痹。

(2) 压迫或侵犯喉返神经:声带麻痹、声音嘶哑。

(3) 压迫上腔静脉:面部、颈部、上肢和上胸部静脉怒张,皮下组织水肿,上肢静脉压升高。

(4) 侵犯胸膜:胸膜腔积液,常为血性;大量积液可引起气促。

(5) 癌肿侵犯胸膜及胸壁:有时可引起持续性剧烈胸痛。

(6) 侵入纵隔,压迫食管,引起吞咽困难。

(7) Horner 综合征:位于肺尖部的肺癌可压迫颈部交感神经,引起同侧上眼睑下垂、瞳孔缩小、眼球内陷、面部无汗等颈交感神经综合征。

少数病人可出现非转移性的全身症状:如骨关节病综合征(杵状指、骨关节痛、骨膜增生等)、Cushing 综合征、重症肌无力、男性乳腺肥大、多发性肌肉神经痛等。

【辅助检查】

1. 胸部 X 线和 CT 检查 在肺部可见块状阴影,边缘不清或呈分叶状,周围有毛刺。若有支气管梗阻,可见肺不张;若肿瘤坏死液化可见空洞。

2. 痰细胞学检查 痰细胞学检查是肺癌普查和诊断的一种简便有效的方法,尤其较大支气管的中央型肺癌,表面脱落的癌细胞随痰咳出,故痰中找到癌细胞即可明确诊断。但周围型肺癌痰检的阳性率仅有 50%左右,因此痰细胞学检查阴性者不能排除肺癌的可能性。

3. 纤维支气管镜检查 诊断中心型肺癌的阳性率较高,可直接观察到肿瘤大小、部位及范围,并可钳取或穿刺组织做病理学检查,亦可经支气管取肿瘤表面组织或取支气管内分泌物进行细胞学检查。

4. 其他 有纵隔镜、放射性核素扫描、经胸壁穿刺活组织检查、转移病灶活组织检查、胸水检查等。

【治疗要点】 综合治疗。以手术治疗为主,结合放射、化学药物、中医中药以及免疫治疗等方法。

1. 手术治疗　目的是彻底切除肺部原发癌肿病灶和局部及纵隔淋巴结，尽可能保留健康的肺组织。据统计，我国目前肺癌的手术切除率为 85％～97％，总的 5 年生存率为 30％～40％。肺切除术的范围取决于病变的部位和大小。对周围型肺癌，一般施行肺叶切除加淋巴结切除术；对中央型肺癌，施行肺叶或一侧全肺切除加淋巴结切除术。

2. 放射治疗　在各种类型的肺癌中，小细胞癌对放射疗法敏感性较高，鳞癌次之，腺癌和细支气管肺泡癌最低。放射疗法可引起疲乏、食欲减退、低热、骨髓造血功能抑制、放射性肺炎、肺纤维化和癌肿坏死液化空洞形成等放射反应和并发症，应给予相应的处理。

3. 化学治疗　对分化程度低的肺癌，特别是小细胞癌，疗效较好。亦可单独用于晚期肺癌病人以缓解症状，或与手术、放射疗法综合应用，以防止癌肿转移复发，提高治愈率。

4. 中医中药治疗　按病人临床症状、脉象、舌苔等辨证论治，一部分病人的症状可得到改善并延长生存期。

5. 免疫治疗

(1) 特异性免疫疗法：用经过处理的自体肿瘤细胞或加用佐剂后做皮下接种治疗。

(2) 非特异性免疫疗法：用卡介苗、短小棒状杆菌、转移因子、干扰素、胸腺素等生物制品，或左旋咪唑等药物激发和增强人体免疫功能。

【护理评估】

1. 术前评估

(1) 健康史及相关因素：①一般情况：年龄、性别、婚姻和职业、有无吸烟史、吸烟的时间和数量等。②家庭史：家庭中有无肺部疾病、肺癌或其他肿瘤病人。③既往史：有无其他部位肿瘤病史或手术治疗史，有无其他伴随疾病，如糖尿病、冠心病、高血压、慢性支气管炎等。

(2) 身体状况：①全身：病人有无咳嗽、是否为刺激性；有无咳痰，痰量及性状；有无痰中带血、咯血，咯血的量、次数；有无疼痛，部位和性质，如有无放射痛、牵扯痛；有无呼吸困难；营养状况。②局部：病人有无发绀、贫血；有无杵状指(趾)。③辅助检查：有无低蛋白血症；X 线胸片、CT、各种内镜及其他有关手术耐受性检查等有无异常发现。

(3) 心理-社会支持状况：①病人对疾病的认知程度，对手术有何顾虑，有何思想负担；②亲属对病人的关心程度、支持力度，家庭对手术的经济承受能力。

2. 术后评估　术后有无大出血、感染、肺不张、支气管胸膜瘘等并发症。

【常见护理诊断/问题】

1. 气体交换受损　与肺组织病变、手术、麻醉、肿瘤阻塞支气管、肺膨胀不全、呼吸道分泌物潴留、肺换气功能降低等因素有关。

2. 营养失调：低于机体需要量　与疾病消耗、手术创伤等有关。

3. 焦虑　与恐惧、担心手术、疼痛、疾病的预后等因素有关。

4. 潜在并发症　出血、感染、肺不张、心律失常、哮喘发作、支气管胸膜瘘、肺水肿、成人呼吸窘迫综合征。

【护理措施】

1. 改善肺泡的通气与换气功能

(1) 戒烟：指导并劝告病人停止抽烟。因为吸烟会刺激肺、气管及支气管，使气管支气管分泌物增加，妨碍纤毛的清洁功能，使支气管上皮活动减少或丧失活力而致肺部感染。

(2) 保持呼吸道通畅：若有大量支气管分泌物，应先行体位引流。痰液黏稠不易咳出者，可行超声雾化，必要时经支气管镜吸出分泌物。同时注意观察痰液的量、颜色、黏稠度及气味；

遵医嘱给予支气管扩张剂、祛痰剂等药物，以改善呼吸状况。

(3) 机械通气治疗：对呼吸功能失常的病人，根据需要应用机械通气治疗。

(4) 预防及治疗并发症：注意口腔卫生，若有龋齿或上呼吸道感染应先治疗，以免手术后并发肺部感染。遵医嘱给予抗菌药物。

(5) 手术前指导：①练习腹式深呼吸、有效咳嗽和翻身，可促进肺扩张，利于术后配合；②练习使用深呼吸训练器，以便在手术后能有效配合术后康复，预防肺部并发症的发生；③介绍胸腔引流的设备，并告诉病人在手术后安放引流管(或胸管)的目的及注意事项。

(6) 加强手术后呼吸道护理：①氧气吸入。②观察呼吸频率、幅度及节律，双肺呼吸音；有无气促、发绀等缺氧征象以及动脉血氧饱和度等情况，若有异常及时通知医师予以处理。③对术后带气管插管返回病房者，应严密观察导管的位置，防止滑出或移向一侧支气管，造成通气量不足。④鼓励并协助病人深呼吸及咳嗽：每 1～2 h 1 次。定时给病人叩背，叩背时由下向上，由外向内轻叩震荡，使存在肺叶、肺段处的分泌物松动流至支气管中并咳出。病人咳嗽时，固定胸部伤口，减轻疼痛。手术后最初几日由护士协助完成，以后可指导病人自己固定。⑤稀释痰液：若病人呼吸道分泌物黏稠，可用糜蛋白酶、地塞米松、氨茶碱、抗菌药物行药物超声雾化，以达到稀释痰液、解痉、抗感染的目的。

2. 纠正营养和水分的不足

(1) 建立令人愉快的进食环境、提供色香味齐全的均衡饮食，注意口腔清洁以促进食欲。

(2) 伴营养不良者，经肠内或肠外途径补充营养，以改善其营养状况。

(3) 术后维持液体平衡和补充营养：①严格掌握输液的量和速度，防止前负荷过重而导致肺水肿。全肺切除术后应控制钠盐摄入量，24 h 补液量宜控制在 2000 mL 内，速度以 20～30 滴/分为宜；②记录出入液量，维持体液平衡；③当病人意识恢复且无恶心现象，拔除气管插管后即可开始饮水；④肠蠕动恢复后，即可开始进食清淡流质、半流质饮食；若病人进食后无任何不适可改为普食，饮食宜为高蛋白质、高热量、丰富维生素、易消化，以保证营养，提高机体抵抗力，促进伤口愈合。

3. 减轻焦虑

(1) 给病人发问的机会，认真耐心地回答病人所提出的任何问题，以减轻其焦虑不安或害怕的程度。

(2) 向病人及家属详细说明手术方案及手术后可能出现的问题，各种治疗护理的意义、方法、大致过程、配合要点及注意事项，让病人有充分的心理准备。

(3) 给予情绪支持，关心、同情、体贴病人，动员亲属给病人以心理和经济方面的全力支持。

4. 观察病情，预防和治疗并发症

1) 观察和维持生命体征平稳　①手术后 2～3 h 内，每 15 min 测生命体征 1 次。②脉搏和血压稳定后改为 30 min 至 1 h 测量 1 次。③注意有无呼吸窘迫的现象。若有异常，立即通知医师。④手术后 24～36 h，血压常会有波动，需严密观察。若血压持续下降，应考虑是否为心脏疾病、出血、疼痛、组织缺氧或循环血量不足所造成。

2) 予以合适体位　①麻醉未清醒时取平卧位，头偏向一侧，以免呕吐物、分泌物吸入而致窒息或并发吸入性肺炎；②血压稳定后，采用半坐卧位；③肺叶切除者，可采用平卧或侧卧位；④肺段切除术或楔形切除术者，应避免手术侧卧位，尽量选择健侧卧位，以促进患侧肺组织扩张；⑤全肺切除术者，应避免过度侧卧，可采取 1/4 侧卧位，以预防纵隔移位和压迫健侧肺而导致呼吸循环功能障碍；⑥有血痰或支气管瘘管者，应取患侧卧位；⑦避免采用头低足高仰卧位，以防因横膈上升而妨碍通气。若有休克现象，可抬高下肢及穿弹性袜以促进下肢静脉血液回流。

3）活动与休息

（1）鼓励病人早期下床活动：目的是预防肺不张，改善呼吸循环功能，增进食欲，振奋精神。术后第 1 日，生命体征平稳，鼓励及协助病人在床上坐起，坐在床边、双腿下垂或在床旁站立移步；带有引流管者要妥善保护；严密观察病人病情变化，出现头晕、气促、心动过速、心悸和出汗等症状时，应立即停止活动。术后第 2 日起，可扶持病人围绕病床在室内行走 3～5 min，以后根据病人情况逐渐增加活动量。

（2）促进手臂和肩关节的运动：预防术侧胸壁肌肉粘连、肩关节强直及失用性萎缩。病人麻醉清醒后，可协助病人进行臂部、躯干和四肢的轻度活动，每 4 h 1 次；术后第 1 日开始做肩、臂的主动运动。全肺切除术后的病人，鼓励取直立的功能位，以恢复正常姿势。

4）伤口护理　检查敷料是否干燥，有无渗血，发现异常，及时通知医师。

5）维持胸腔引流通畅　①按胸腔闭式引流常规进行护理；②密切观察引流液的量、色和性状，当引流出多量血液（每小时 100～200 mL）时，应考虑有活动性出血，需立即通知医师；③对全肺切除术后所置的胸腔引流管一般呈钳闭状态，以保证术后患侧胸腔内有一定的渗液，减轻或纠正明显的纵隔移位。一般酌情放出适量的气体或引流液，维持气管、纵隔于中间位置。每次放液量不宜超过 100 mL，速度宜慢，避免快速多量放液引起纵隔突然移位，导致心搏骤停。

6）采用相应的护理措施　预防肺部感染、出血、肺水肿及心律失常等并发症的发生。

5. 健康教育

1）早期诊断　对 40 岁以上者应定期进行胸部 X 线普查；中年以上，久咳不愈或出现血痰者，应提高警惕，做进一步的检查。

2）戒烟　使病人了解吸烟的危害，建议戒烟。

3）出院前指导

（1）告诉病人出院回家后数星期内，仍应进行呼吸运动及有效的咳嗽。

（2）保持良好的口腔卫生，避免出入公共场所或与上呼吸道感染者接近，避免居住或工作于布满灰尘、烟雾及化学刺激物品的环境。

（3）保持良好的营养状况，注意每日保持充分休息与活动。

（4）若有伤口疼痛，剧烈咳嗽及咯血等症状，或有进行性倦怠情形，应返院复诊。

（5）接受化学药物治疗者，在治疗过程中应注意血象的变化，定期回医院复查血细胞和肝功能等。

【护理评价】

（1）病人呼吸功能是否改善，有无气促、发绀等缺氧征象。

（2）病人营养状况是否已改善。

（3）病人焦虑是否减轻。

（4）病人有无并发症，如出血、感染、肺不张、心律失常、哮喘发作、支气管胸膜瘘、肺水肿、成人呼吸窘迫综合征等的发生，是否能及时发现和得到恰当处理。

第四节　食管癌患者的护理

食管癌是一种常见的消化道癌肿，男多于女，发病年龄多在40岁以上。食管癌发病率在消化道恶性肿瘤中仅次于胃癌，而死亡率各国差异很大，我国是世界上食管癌高发地区之一，尤以河南省林县食管癌的发病率最高，此外，江苏、山西、河北、福建、陕西、安徽、湖北、山东、广东均为高发区。

【病因】　至今尚未明确，可能与下列因素有关。

1. 化学物质　如长期进食亚硝胺含量较高的食物。

2. 生物因素　如真菌，某些真菌能促使亚硝胺及其前体形成。

3. 缺乏微量元素　缺乏如铜、铁、锌、氟、硒等微量元素。

4. 缺乏维生素　缺乏维生素A、B_2、C等。

5. 饮食习惯　嗜好烟、酒，喜食过烫、过快、过硬的食物。

6. 慢性疾病　慢性食管炎、食管良性狭窄、食管黏膜白斑等。

7. 遗传易感因素　有数据显示，食管癌高发区，有家族史者达27%～61%。

【病理和分型】　以胸中段食管癌较多见，下段次之，上段较少；大多为鳞癌。贲门部腺癌可向上延伸累及食管下段。

1. 分型　按病理形态，食管癌可分为四型。

(1) 髓质型：管壁明显增厚并向腔内外扩展，使癌瘤的上下端边缘呈坡状隆起，多数累及食管周径的全部或大部分，恶性程度高。切面呈灰白色，为均匀致密的实体肿块。

(2) 蕈伞型：瘤体呈卵圆形扁平肿块状，腔内呈蘑菇样突起。

(3) 溃疡型：瘤体的黏膜面呈深陷而边缘清楚的溃疡，溃疡大小、形状不一，深入肌层。

(4) 缩窄型(硬化型)：瘤体形成明显的环行狭窄，累及食管全部周径，较早出现阻塞症状。

2. 转移途径　主要通过淋巴转移，血行转移发生较晚。

(1) 直接扩散：癌肿最先向黏膜下层扩散，继而向上、下及全层浸润，很容易穿过疏松的外膜侵入邻近器官。

(2) 淋巴转移：首先进入黏膜下淋巴管，通过肌层到达与肿瘤部位相关的区域淋巴结。

(3) 血行转移：发生较晚，可通过血液循环向远处转移，如肺、肝、骨等。

【临床表现】

1. 早期　常无明显症状，在吞咽粗硬食物时有不同程度的不适感觉，包括哽噎感，胸骨后烧灼样、针刺样或牵拉摩擦样疼痛。食物通过缓慢，并有停滞感或异物感。哽噎、停滞感常通过饮水而缓解消失。症状时轻时重，进展缓慢。

2. 中晚期　进行性吞咽困难为其典型症状，先是难咽干硬食物，继而只能进半流质、流质，最后滴水难进。病人逐渐消瘦、贫血、无力及营养不良。癌肿侵犯喉返神经者，可发生声音嘶哑；侵入主动脉、溃烂破裂时，可引起大量呕血；侵入气管，可形成食管气管瘘；食管梗阻时可致食物反流入呼吸道，引起进食时呛咳及肺部感染。持续胸痛或背痛为晚期症状；最后出现恶病质。中晚期病人可有锁骨上淋巴结肿大，肝转移者可触及肝肿块，严重者有腹水征。

【辅助检查】

1. 影像学检查

(1) 食管吞钡X线双重对比造影检查：①食管黏膜皱襞紊乱、粗糙或有中断现象；②充盈缺损；③局限性管壁僵硬，蠕动中断；④龛影；⑤食管有明显的不规则狭窄，狭窄以上食管有不同程度的扩张。

(2) CT、超声内镜检查(EUS)等可用于判断食管癌的浸润层次、向外扩展深度以及有无纵隔、淋巴结或腹内脏器转移等。

2. 脱落细胞学检查　我国首创的带网气囊食管细胞采集器，做食管拉网检查脱落细胞；早期病变阳性率可达90%～95%。是一种简便易行的普查筛选方法。

3. 纤维食管镜检查　可直视肿块部位、大小及取活组织做病理组织学检查。

【治疗要点】　以手术为主，辅以放射、化学药物等综合治疗。

1. 手术治疗　全身情况和心肺功能储备良好、无明显远处转移征象者，可考虑采用手术治疗。对估计切除可能性不大的较大的鳞癌而全身情况良好的病人，可先做术前放疗，待瘤体缩小后再手术。食管下段癌切除后与代食管器官的吻合多在主动脉弓水平以上；而食管中段或上段癌切除后吻合口多在颈部(图13-10)。代食管的器官大多为胃，有时为结肠或空肠(图13-11)。

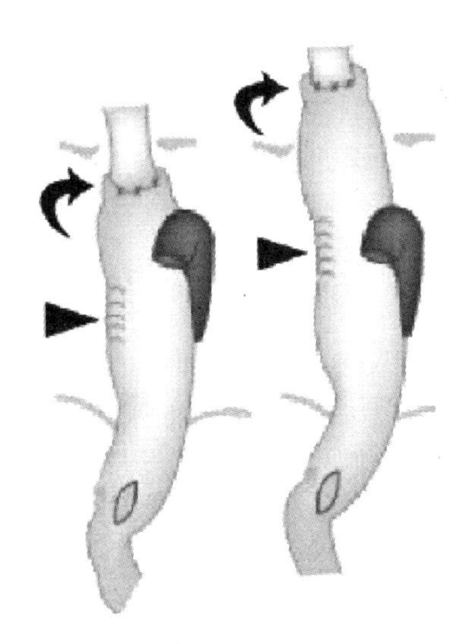

图13-10　食管癌切除后胃代食管

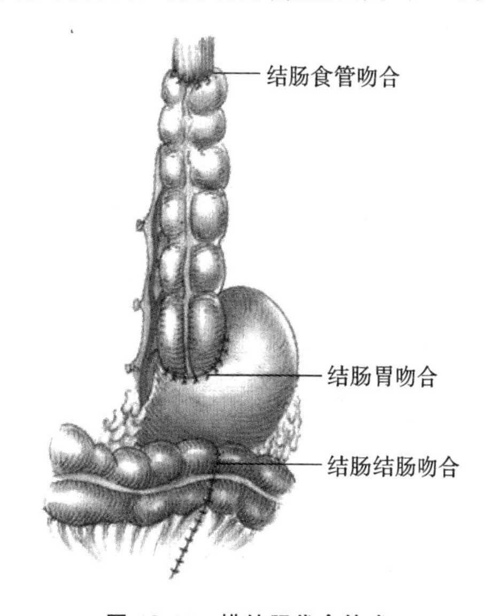

图13-11　横结肠代食管术

2. 放射疗法

(1) 放射和手术综合治疗，可增加手术切除率，也能提高远期生存率。术前放疗后，间隔2～3周再做手术较为合适。对手术中切除不完全的残留癌组织处做金属标记，一般在手术后3～6周开始术后放疗。

(2) 单纯放射疗法适用于食管颈段、胸上段癌或晚期癌。

3. 化学药物治疗　作为术后辅助治疗。

【护理评估】

1. 术前评估

(1) 健康史及相关因素：①一般情况：病人的年龄、性别、婚姻、职业、居住地和饮食习惯

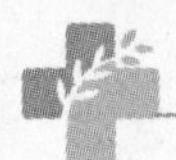

等。②疾病史：病人有无吞咽困难、呕吐；能否正常进食，饮食的性质等；病人有无疼痛，疼痛的部位和性质；是否因疼痛而影响睡眠。③既往史：病人有无糖尿病、冠心病、高血压等病史。④家族史：家族中有无肿瘤病人等。

(2) 身体状况：①全身：病人有无体重减轻；有无消瘦、贫血、脱水或衰弱。②有无触及锁骨上淋巴结和肝肿块。③辅助检查：了解食管吞钡X线双重对比造影、脱落细胞学检查、纤维食管镜检查、CT、超声内镜检查(EUS)等结果，以判断肿瘤的位置、有无扩散或转移。

(3) 心理-社会支持状况：①病人对该疾病的认知程度，有无心理问题；②病人家属对病人的关心程度、支持力度、家庭经济承受能力等。

2. 术后评估 有无吻合口瘘、乳糜胸、出血、感染等并发症。

【常见护理诊断/问题】

1. 营养失调：低于机体需要量 与进食量减少或不能进食、消耗增加等有关。

2. 体液不足 与吞咽困难、水分摄入不足有关。

3. 焦虑 与对癌症的恐惧和担心疾病预后等有关。

4. 潜在并发症 肺不张、肺炎、吻合口瘘、出血、乳糜胸等。

【护理措施】

1. 营养支持和维持水、电解质平衡

(1) 手术前：大多数食管癌病人因不同程度吞咽困难而出现摄入不足、营养不良、水电解质失衡，使机体对手术的耐受力下降。故术前应保证病人的营养素的摄入：①口服：能口服者，进食高热量、高蛋白质、丰富维生素的流质或半流质饮食；若病人进食时感食管黏膜有刺痛，可给予清淡无刺激的食物；不宜进食较大、较硬的食物，可食半流质或水分多的软食。②若病人仅能进食流质而营养状况较差，可补充液体，电解质或提供肠内、肠外营养(参见第三章相关内容)。

(2) 手术后饮食护理：①术后吻合口处于充血水肿期，需禁饮、禁食3～5日。②禁食期间持续胃肠减压，注意经静脉补充营养。③术后3～5日待肛门排气、胃肠减压引流量减少后，拔除胃管。④停止胃肠减压24 h后，若无呼吸困难、胸内剧痛、患侧呼吸音减弱及高热等吻合口瘘的症状时，可开始进食。先试饮少量水，术后5～6日可给全清流质，每2 h给100 mL，每日6次，如无不适，逐渐增加至全量；流食1周后改半流质饮食；半流质饮食1周后改普食。应注意少食多餐，细嚼慢咽，进食量不宜过多、速度过快。⑤避免进食生、冷、硬食物(包括质硬的药片和带骨刺的鱼肉类、花生、豆类等)，以免导致后期吻合口瘘。⑥因吻合口水肿导致进食时呕吐者应禁食，给予静脉营养，待3～4日后水肿消退后再继续进食。⑦食管癌、贲门癌切除术后，可发生胃液反流至食管，病人可有反酸、呕吐等症状，平卧时加重，嘱病人饭后2 h内勿平卧，睡眠时将床头抬高。⑧食管胃吻合术后病人，可由于胃拉入胸腔、肺受压而出现胸闷、进食后呼吸困难，应建议病人少食多餐，经1～2个月后，症状多可缓解。

2. 心理护理 食管癌病人往往对进行性加重的进食困难、日渐减轻的体重焦虑不安；对所患疾病有部分认识，求生的欲望十分强烈，迫切希望能早日手术，恢复进食。但对手术能否彻底切除病灶、今后的生活质量、麻醉和手术意外，术后伤口疼痛及可能出现的术后并发症等表现出日益紧张、恐惧，甚至明显的情绪低落、失眠和食欲下降。护士应注意以下四点。

(1) 加强与病人及家属的沟通，仔细了解病人及家属对疾病和手术的认知程度，了解病人的心理状况。根据病人的具体情况，实施耐心的心理疏导。讲解手术和各种治疗与护理的意义、方法、大致过程、配合与注意事项，尽可能减轻其不良心理反应。

（2）为病人营造安静舒适的环境，以促进睡眠。

（3）必要时使用安眠、镇静、镇痛类药物，以保证病人充分休息。

（4）争取亲属在心理上、经济上的积极支持和配合，解除病人的后顾之忧。

3. 并发症的预防和护理

1）呼吸道护理　预防肺部并发症。

（1）术前呼吸道准备：对吸烟者，术前劝其严格戒烟。指导并训练病人有效咳痰和腹式深呼吸，以利减少术后呼吸道分泌物、有利排痰、增加肺部通气量、改善缺氧、预防术后肺炎和肺不张。

（2）术后呼吸道护理：食管癌术后病人易发生呼吸困难、缺氧，并发肺不张、肺炎，甚至呼吸衰竭。护理措施包括：①密切观察呼吸型态、频率和节律，听诊双肺呼吸音是否清晰，有无缺氧征兆；②气管插管者，及时吸痰，保持气道通畅；③术后第 1 日每 1～2 h 鼓励病人深呼吸、吹气球、使用深呼吸训练器，促使肺膨胀；④痰多、咳痰无力的病人若出现呼吸浅快、发绀、呼吸音减弱等痰阻塞现象时，应立即行鼻导管深部吸痰，必要时行纤维支气管镜吸痰或气管切开吸痰；⑤胸腔闭式引流者，注意维持引流通畅，观察引流液量、性状并记录。

2）胃肠道护理　避免吻合口瘘和出血。吻合口瘘是食管癌手术后极为严重的并发症，死亡率高达 50%。发生吻合口瘘的原因有：①食管的解剖特点，如无浆膜覆盖、肌纤维呈纵形走向，易发生撕裂；②食管血液供应呈节段性，易造成吻合口缺血；③吻合口张力太大；④感染、营养不良、贫血、低蛋白血症等。

（1）术前胃肠道准备：①食管癌出现梗阻和炎症者，术前 1 周遵医嘱给予病人分次口服抗菌药物溶液可起到局部抗感染作用；②术前 3 日改流质饮食，术前 1 日禁食；③对进食后有滞留或反流者，术前 1 日晚遵医嘱予以生理盐水 100 mL 加抗菌药物经鼻胃管冲洗食管及胃，可减轻局部充血水肿、减少术中污染、防止吻合口瘘；④拟行结肠代食管手术病人术前 3～5 日口服肠道抗生素，如甲硝唑、庆大霉素或新霉素等；术前 2 日进食无渣流质，术前晚行清洁灌肠或全肠道灌洗后禁饮、禁食；⑤手术日晨常规置胃管，胃管通过梗阻部位时不能强行进入，以免穿破食管，可置于梗阻部位上端，待手术中直视下再置于胃中。

（2）术后胃肠减压的护理：①术后 3～4 日内持续胃肠减压，妥善固定胃管，防止脱出。②严密观察引流量、性状、颜色并准确记录。术后 6～12 h 内可从胃管内抽吸出少量血性液或咖啡色液，以后引流液颜色将逐渐变浅。若引流出大量鲜血或血性液，病人出现烦躁、血压下降、脉搏增快、尿量减少等，应考虑吻合口出血，需立即通知医师并配合处理。③经常挤压胃管，勿使管腔堵塞。胃管不通畅者，可用少量生理盐水冲洗并及时回抽，避免胃扩张使吻合口张力增加而并发吻合口瘘。④胃管脱出后应严密观察病情，不应盲目再插入，以免戳穿吻合口，造成吻合口瘘。

（3）结肠代食管（食管重建）术后护理：①保持置于结肠袢内的减压管通畅；②注意观察腹部体征，发现异常及时通知医师；③若从减压管内吸出大量血性液或呕吐大量咖啡样液伴全身中毒症状，应考虑代食管的结肠袢坏死，应立即通知医师并配合抢救；④结肠代食管后，因结肠逆蠕动，病人常嗅到粪便气味，需向病人解释原因，并指导其注意口腔卫生，一般此情况于半年后能逐步缓解。

（4）胃肠造瘘术后的护理：①观察造瘘管周围有无渗出液或胃液漏出。由于胃液对皮肤刺激性较大，应及时更换渗湿的敷料并在瘘口周围涂氧化锌软膏或置凡士林纱布保护皮肤，防止发生皮炎。②妥善固定用于管饲的暂时性或永久性胃造瘘管，防止脱出或阻塞。

3）严密观察病情

（1）吻合口瘘：多发生在术后5～10日，应注意观察病人有无吻合口瘘的临床表现，呼吸困难、胸水和全身中毒症状，如高热、寒战、甚至休克等。一旦出现上述症状，应立即通知医师并配合处理。包括：①嘱病人立即禁食；②协助行胸腔闭式引流并常规护理；③遵医嘱予以抗感染治疗及营养支持；④严密观察生命体征，若出现休克症状，应积极抗休克治疗；⑤需再次手术者，应积极配合医师完善术前准备。

（2）乳糜胸：食管、贲门癌术后并发乳糜胸是比较严重的并发症，多因伤及胸导管所致。乳糜胸多发生在术后2～10日，少数病人可在2～3周后出现。术后早期由于禁食，乳糜液含脂肪甚少，胸腔闭式引流可为淡血性或淡黄色液，但量较多；恢复进食后，乳糜液漏出量增多，大量积聚在胸腔内，可压迫肺及纵隔并使之向健侧移位。由于乳糜液中95%以上是水，并含有大量脂肪、蛋白质、胆固醇、酶、抗体和电解质，若未及时治疗，可在短时期内造成全身消耗、衰竭而死亡，故须积极预防和及时处理。措施包括：①加强观察：注意病人有无胸闷、气急、心悸，甚至血压下降。②协助处理：若诊断成立，迅速处理，即置胸腔闭式引流，及时引流胸腔内乳糜液，并使肺膨胀。可用负压持续吸引，以利胸膜形成粘连。③给予肠外营养支持治疗。

4. 健康教育

1）饮食指导

（1）少量多餐，由稀到干，逐渐增加食量，并注意进食后的反应。

（2）避免进食刺激性食物与碳酸饮料，避免进食过快、过量及硬质食物；质硬的药片可碾碎后服用，避免进食花生、豆类等，以免导致吻合口瘘。

（3）病人餐后取半坐卧位，以防止进食后反流、呕吐，利于肺膨胀和引流。

2）活动与休息　保证充分睡眠，劳逸结合，逐渐增加活动量。活动时应注意掌握活动量，术后早期不宜下蹲大小便，以免引起体位性低血压或发生意外。

3）加强自我观察　若术后3～4周再次出现吞咽困难时，可能为吻合口狭窄，应及时就诊。

4）其他　定期复查，坚持后续治疗。

【护理评价】

（1）病人的营养状况是否改善，体重是否增加。

（2）病人的水、电解质是否维持平衡，尿量是否正常，有无脱水或电解质紊乱的表现。

（3）病人的焦虑是否减轻或缓解，睡眠是否充足，能否配合治疗和护理。

（4）病人有无并发症发生及是否得到及时处理。

（吕金星　靳　婕）

课后练习

A1型题

1. 急性乳房炎的主要病因是（　　）。

A. 产后首次哺乳时间推迟　　B. 乳汁淤积和细菌入侵

C. 过早终止哺乳　　D. 每次哺乳时间太短

E. 乳汁经常溢出

2. 急性乳腺炎的主要致病菌是(　　)。
A. 金黄色葡萄球菌　B. 溶血性链球菌　C. 大肠杆菌
D. 绿脓杆菌　E. 变形杆菌
3. 急性乳腺炎的早期表现中,下述哪项是错误的?(　　)
A. 局部胀痛　B. 表面红、热　C. 囊性肿块　D. 体温升高　E. 明显压痛
4. 乳癌最易发生于乳腺的哪个部位?(　　)
A. 内上象限　B. 外上象限　C. 内下象限　D. 外下象限　E. 乳头
5. 乳癌病人乳房皮肤出现"橘皮样"改变是由于(　　)。
A. 癌细胞堵塞皮下淋巴管　B. 癌肿侵犯乳房 Cooper 韧带
C. 癌肿与胸肌粘连　D. 癌肿与皮肤粘连
E. 癌肿侵犯乳房
6. 反常呼吸运动常见于(　　)。
A. 多根、多处肋骨骨折　B. 开放性气胸　C. 闭合性气胸
D. 张力性气胸　E. 血胸
7. 开放性气胸病人现场急救的首要措施是(　　)。
A. 吸氧、输液　B. 镇静、止痛　C. 清创与缝合
D. 封闭胸壁伤口　E. 应用抗生素
8. 张力性气胸的紧急处理是(　　)。
A. 剖胸探查,修补损伤　B. 输血、输液　C. 吸氧
D. 抗休克　E. 穿刺排气
9. 闭合性气胸无明显症状,说明肺萎陷在(　　)。
A. 15%以下　B. 30%以下　C. 45%以下　D. 60%以下　E. 75%以下
10. 观察闭式胸膜腔引流是否通畅的方法是(　　)。
A. 观察水封瓶内有无引流液　B. 检查引流管内是否有血块
C. 观察长管内水柱有否波动　D. 检查引流管是否受压
E. 观察病人呼吸
11. 外伤性血胸胸膜腔内积血不凝固的原因主要是(　　)。
A. 肺、膈肌运动的去纤维蛋白作用　B. 胸膜腔内有抗凝物质
C. 胸腔内渗出液的稀释作用　D. 凝血因子减少
E. 有效循环血量减少
12. 肺癌早期症状是(　　)。
A. 胸闷、胸痛　B. 咯血　C. 刺激性咳嗽
D. 气促　E. 呼吸困难
13. 肺癌中最常见的组织类型有(　　)。
A. 鳞状上皮细胞癌　B. 小细胞未分化癌
C. 大细胞未分化癌　D. 腺癌
E. 髓样癌
14. 全肺切除术者应采取(　　)。
A. 1/4 侧卧位　B. 半坐卧位　C. 侧卧位
D. 仰卧位　E. 端坐卧位

15. 食管癌的早期症状是(　　)。

A. 进行性吞咽困难　　B. 进食后呕吐　　C. 进食时有哽噎感

D. 体重减轻　　E. 进食后呛咳

A2 型题

16. 患者,女,29 岁。产后哺乳期,她向护士咨询预防急性乳房炎的方法。护士下述内容中,最重要的是哪项?(　　)

A. 保持乳头清洁　　B. 养成定时哺乳习惯

C. 每次授乳排空乳汁　　D. 及时治疗乳头破损

E. 婴儿睡觉时不含乳头

17. 患者,女,42 岁。右乳腺外上象限触及一个 4 cm×4 cm×5 cm 大小的肿块,质硬,基底固定,界限不清,应首先考虑(　　)。

A. 慢性乳腺炎　　B. 纤维腺瘤

C. 纤维囊性乳腺病　　D. 乳腺癌

E. 纤维血管瘤

18. 患者,女,48 岁。因左侧乳房肿块、乳头内陷就诊,诊断为乳腺癌。患者出现乳头内陷是(　　)。

A. 癌肿堵塞皮下淋巴管　　B. 癌肿侵犯 Cooper 韧带

C. 癌肿与皮肤粘连　　D. 癌肿侵犯与胸肌粘连

E. 癌肿侵犯乳管

19. 患者,男,40 岁。右胸外伤后出现极度呼吸困难、发绀、胸壁皮下气肿,伤侧叩诊鼓音,呼吸消失,诊断首先考虑(　　)。

A. 闭合性多根、多处肋骨骨折　　B. 闭合性气胸

C. 开放性气胸　　D. 张力性气胸

E. 进行性血胸

20. 患者,男,26 岁。右前胸部损伤后,有胸痛、轻度呼吸困难。X 线片示右侧第 3、4 肋骨骨折,无移位,肺压缩 20%,治疗应选(　　)。

A. 镇静、止痛、对症治疗　　B. 胸膜腔穿刺抽气

C. 输血、输液　　D. 胸腔闭式引流

E. 牵引固定

21. 患者,男,35 岁。胸外伤引起血气胸,护理人员判断胸腔内是否存在持续性出血的重要依据是(　　)。

A. 体温升高

B. 胸腔闭式引流每小时引流量超过 200 mL

C. 患者经补液治疗后,血压回升

D. 胸部叩诊呈鼓音

E. 白细胞计数升高

22. 患者,男,27 岁。外伤后出现休克、昏迷、脾破裂、开放性气胸、开放性胫腓骨骨折等危急情况,抢救时首先应(　　)。

A. 输血、输液　　B. 胸腔穿刺减压排气

C. 立即开胸手术　　D. 气管插管辅助呼吸

E. 封闭胸壁伤口

23. 关于食管癌术前护理措施错误的是(　　)。

A. 术前应纠正营养不良　　B. 因是食管手术,无须戒烟

C. 每日刷牙、漱口,保持口腔清洁　　D. 嘱病人术前练习深呼吸

E. 教会病人有效咳痰方法

24. 食管癌手术后护理,错误的是(　　)。

A. 麻醉清醒病情平稳后取半坐卧位　　B. 术后1～2日内应吸氧

C. 重点观察胸膜腔引流液的量及性质　　D. 胃肠蠕动恢复后即可进饮食

E. 鼓励病人咳嗽、咳痰

25. 患者,男,64岁。食道癌术后,行闭式胸膜腔引流,巡回护士发现水封瓶长管内水柱无波动,让患者做深呼吸后仍无波动,提示(　　)。

A. 胸膜腔内负压未恢复　　B. 胸膜腔内负压已恢复

C. 胸膜腔内负压恢复,引流管不通畅　　D. 胸膜腔负压未恢复,引流管阻塞

E. 引流管阻塞

A3型题

(26～28题共用题干)

患者,女,49岁。胸部外伤致开放性气胸,出现呼吸困难和发绀。给予立即封闭伤口,行胸膜腔闭式引流术。

26. 行闭式胸膜腔引流时,导管安放位置应在患侧的(　　)。

A. 第2肋间隙锁骨中线处　　B. 第7～8肋间腋中线处

C. 第6～7肋间腋前线处　　D. 第5～6肋间腋中线处

E. 第9～10肋间腋后线处

27. 该患者闭式胸膜腔引流护理中,促使胸内气体排出的措施是(　　)。

A. 取半坐卧位　　B. 水封瓶低于引流口60 cm

C. 保持长管在水面下3 cm　　D. 鼓励患者咳嗽和深呼吸

E. 定时挤捏引流管

28. 此患者目前最主要的护理问题是(　　)。

A. 低效性呼吸型态　　B. 心输出量减少

C. 营养失调:低于机体需要量　　D. 舒适的改变

E. 焦虑或恐惧

(29～30题共用题干)

患者,男,50岁。以“进行性吞咽困难半年”的主诉入院,X线钡餐透视疑诊为食管癌。

29. 护理评估时,此患者最初期症状应是(　　)。

A. 食管内异物感　　B. 吞咽困难

C. 持续性胸背部痛　　D. 声音嘶哑

E. 喝水时呛咳

30. 该患者手术后下列护理措施中哪项不正确?(　　)

A. 术后48 h内吸氧　　B. 止痛

C. 尽量防止咳嗽　　D. 病情平稳后取半坐卧位

E. 拔除胸腔引流管后尽早下床活动

第十四章　腹部疾病患者的护理

第一节　腹外疝患者的护理

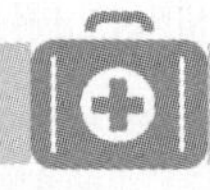

案例导入

急诊来了一位哭闹不止的小孩，约2岁，家长代诉患儿哭闹时患儿右侧腹股沟区经常出现一鸡蛋大小包块，坠入阴囊，安静或平卧时，该包块消失。此次突出后，包块不能消失。

请问：1. 该患儿当前的主要护理问题是什么？

2. 当前对患儿应采取哪些护理措施？

一、概述

体内某个脏器或组织离开其正常解剖部位，通过先天或后天形成的薄弱点、缺损或孔隙、进入另一部位，即称为疝(hernia)。全身各部位均可出现疝，但以腹外疝(abdominal external hernia)最为多见。腹外疝是由腹腔内的脏器或组织连同腹膜壁层，经腹壁薄弱点或孔隙，向体表突出所形成的。根据其发生部位不同，分为腹股沟疝(斜疝和直疝)、股疝、脐疝、切口疝等。腹股沟疝发生于男性者占大多数，男、女发病率之比约为15∶1。腹股沟斜疝最多见，占全部腹外疝的75%～90%。

【病因及分类】　腹壁强度降低和腹内压力增高是腹外疝发病的两个主要原因。

1. 腹壁强度降低

(1) 先天性因素：某些组织穿过腹壁的部位，如精索或子宫圆韧带穿过腹股沟管、股动静脉穿过股管、脐血管穿过脐环，以及腹股沟三角区均为腹壁薄弱区。

(2) 后天性因素：腹部手术切口愈合不良，腹壁外伤或感染，老年体弱和过度肥胖致肌肉萎缩等，均导致腹壁强度降低。

2. 腹内压力增高　腹内压力增高既可引起腹壁解剖结构的改变，有利于疝的形成，也可促进腹腔内脏器经薄弱处突出形成疝。腹内压力增高的常见原因有慢性咳嗽、慢性便秘、排尿困难（如前列腺增生）、腹水、妊娠、举重、婴儿经常啼哭等。

【病理解剖】　典型的腹外疝由疝环、疝囊、疝内容物和疝外被盖等组成。疝囊是壁腹膜的憩室样的突出部，由疝囊颈、疝囊体和疝囊底组成。疝囊颈是疝囊较狭窄的部分，其位置为疝环所在。疝环，又称疝门，是疝突向体表的门户，即腹壁薄弱区或缺损所在。各种疝通常以作为命名依据，如腹股沟疝、股疝、脐疝、切口疝等。疝内容物是进入疝囊的腹内脏器或组织，以小肠为最多见，大网膜次之。较少见的，如盲肠、阑尾、乙状结肠、膀胱等也可作为疝内容物进入疝囊。疝外被盖指疝囊以外的各层组织。

【临床分型】　腹外疝有易复性、难复性、嵌顿性、绞窄性等临床类型。

1. 易复性疝(reducible hernia)　凡腹外疝在病人站立、行走或腹内压增高时突出，半卧、休息或用手向腹腔推送时疝内容很容易回纳入腹腔的，称为易复性疝。

2. 难复性疝(irreducible hernia)　疝内容不能或不能完全回纳入腹腔内者，称难复性疝。常见原因是疝内容物反复突出，致疝囊颈受摩擦而损伤，并产生粘连，导致内容物不能回纳，内容物多数是大网膜。

3. 嵌顿性疝(incarcerated hernia)　疝门较小而腹内压突然增高时，疝内容物可强行扩张疝环而向外突出，随后因疝环的弹性收缩，又将内容物卡住，使其不能回纳，称为嵌顿性疝。疝发生嵌顿后，如其内容物肠壁及系膜在疝门处受压，先使静脉回流受阻，导致肠壁淤血和水肿，疝囊内肠壁及系膜渐增厚，颜色由正常的淡红逐渐转为深红，囊内可有淡黄色渗液积聚。肠管受压情况加重，更难回纳。肠管嵌顿后，可导致急性机械性肠梗阻。

4. 绞窄性症(stangulated hernia)　嵌顿如不能及时解除，疝内容物受压情况不断加重可使动脉血流减少，最终导致完全阻断，即为绞窄性疝。如疝内容物为肠管，此时肠系膜动脉搏动消失，肠壁逐渐失去光泽、弹性和蠕动能力，终于坏死变黑。疝囊内渗液变为淡红色或暗红色。如继发感染，疝囊内的渗液则为脓性。感染严重时，可引起的疝外被盖组织的蜂窝组织炎。

二、常见的腹外疝

腹股沟斜疝和腹股沟直疝，其中以斜疝多见，约占全部腹外疝的90%。

（一）腹股沟斜疝

疝囊经过腹壁下动脉外侧的腹股沟管深环（内环）突出，向内、向下、向前斜行经过腹股沟管，再穿出腹股沟管浅环（皮下环）并进入阴囊，称为腹股沟斜症。腹股沟区可触及肿块，多呈带蒂柄的梨形，并降至阴囊和大阴唇；肿块向腹腔回纳后，手指通过阴囊皮肤伸入浅环，可感觉浅环扩大、腹壁软弱，此时嘱患者咳嗽，指尖能感受到冲击感。

（二）腹股沟直疝

疝囊经腹壁下动脉内侧的直疝三角区直接由后向前突出，不经过内环，也不进入阴囊，称为腹股沟直疝。当患者直立时，在腹股沟内侧端、耻骨结节上方出现一半球形肿块，不伴有疼痛或其他症状；平卧后自行消失，一般不需用手推送复位。

腹股沟斜疝与腹股沟直疝的鉴别见表14-1。

表 14-1 腹股沟斜疝与腹股沟直疝的鉴别

类型	腹股沟斜疝	腹股沟直疝
发病年龄	多见于儿童和青壮年	多见于老年
突出途径	经腹股沟管突出，可进阴囊	由直疝三角突出，不进阴囊
疝块外形	椭圆形或梨形，上部呈蒂柄状	半球形，基底较宽
回纳疝块压住深环	疝块不再突出	疝块仍可突出
精索与疝囊的关系	精索在疝囊后方	精索在疝囊前外方
疝囊颈与腹壁下动脉的关系	疝囊颈在腹壁下动脉外侧	疝囊颈在腹壁下动脉内侧
嵌顿机会	较多	极少

（三）股疝

疝囊通过股环、经股管向卵圆窝突出的疝，称为股疝（femoral hernia）。其发病率约占腹外疝的5%，多见于40岁以上女性。平时多无症状，多偶然发现，疝块往往不大，表现为腹股沟韧带下方卵圆窝处有一个半球形的突起，股疝由于其解剖位置的特殊性，极易发生嵌顿，因此一旦确诊，应及时手术。

（四）切口疝

切口疝（incisional hernia）是指腹腔内器官或组织自腹壁手术切口突出的疝。主要表现是患者腹壁切口处逐渐膨隆，有肿块出现，站立或用力时更为明显，平卧时缩小或消失；较大的切口疝有腹部牵拉感，伴食欲减退、恶心、便秘、腹部隐痛等表现；疝环宽大，很少发生嵌顿。以手术治疗为主。

（五）脐疝

疝囊通过脐环突出的疝称为脐疝（umbilical hernia）。临床上分为婴儿型脐疝和成人型脐疝，以前者多见。患者多无不适，主要表现为脐部可复性肿块，多在咳嗽、啼哭时和站立时脱出，安静时肿块消失。婴儿型脐疝在2岁之前多采用非手术治疗。

【治疗要点】 腹股沟疝一般均应尽早施行手术治疗。

1. 非手术治疗 半岁以下婴幼儿可暂不手术。可采用棉线束带或绷带压住腹股沟管深环，防止痴块突出。年老体弱或伴有其他严重疾病而禁忌手术者，白天可在回纳疝内容物后，将医用疝带一端的软压垫对着疝环顶住，阻止疝块突出。

2. 手术治疗 基本原则是关闭疝门即内环口，加强或修补腹股沟管管壁。术前应积极处理引起腹内压力增高的情况，如慢性咳嗽、排尿困难、便秘等，否则术后易复发。疝手术主要可归为两大类，即单纯疝囊高位结扎术和疝修补术。①单纯疝囊高位结扎术：因婴幼儿的腹肌在发育中可逐渐强壮而使腹壁加强，单纯疝囊高位结扎常能获得满意的疗效，无须施行修补术；②疝修补术：成年腹股沟疝病人都存在程度不同的腹股沟管前壁或后壁的薄弱或缺损，只有在疝囊高位结扎后，加强或修补薄弱的腹股沟管前壁或后壁，治疗才彻底。常用的手术方法有传统的疝修补术、新兴的无张力疝修术及经腹腔镜疝修补术。

嵌顿性疝和绞窄性疝的处理有其特殊性，嵌顿性疝在下列情况下可先试行手法复位：①嵌顿时间在3～4 h内，局部压痛不明显，也无腹部压痛或腹肌紧张等腹膜刺激征者；②年老体弱或伴有其他较严重疾病而估计肠袢尚未绞窄坏死者。复位手法须轻柔，切忌粗暴；复位后还需

严密观察腹部情况，如有腹膜炎或肠梗阻的表现，应尽早手术探查。除上述情况外，嵌顿性疝原则上需紧急手术治疗。绞窄性疝的内容物已坏死，更需手术。术前应纠正缺水和电解质紊乱。

【常见护理诊断/问题】

1. 焦虑　与疝块突出影响日常生活有关。

2. 知识缺乏　缺乏腹外疝成因、预防腹内压升高及术后康复知识。

3. 潜在并发症　术后阴囊水肿、切口感染。

【护理目标】

(1) 病人能说出预防腹内压升高、促进术后康复的相关知识。

(2) 病人焦虑程度减轻，配合治疗。

(3) 病人并发症得到有效预防，或得到及时发现和处理。

【护理措施】

1. 术前护理

1) 休息与活动　疝块较大者减少活动，多卧床休息；建议病人离床活动时使用疝带压住疝环口，避免腹腔内容物脱出而造成疝嵌顿。

2) 病情观察　病人若出现明显腹痛，伴疝块突然增大、紧张发硬且触痛明显，不能回纳腹腔，应高度警惕嵌顿疝发生的可能，立即报告医生，并配合紧急处理。

3) 消除引起腹内压升高的因素　择期手术的病人，若术前有咳嗽、便秘、排尿困难等内压升高的因素，应相应处理，控制症状后再手术。指导病人注意保暖，预防呼吸道感染；多饮水、多吃蔬菜等粗纤维食物，保持排便通畅。吸烟者应在术前两周戒烟。

4) 术前训练　对年老、腹壁肌肉薄弱者、复发性疝的病人，术前应加强腹壁肌肉锻炼并练习卧床排便、使用便器等。

5) 术前准备

(1) 一般护理：术前备皮至关重要，既要剃净又要防止损伤皮肤，术日晨需再检查一遍有无毛囊炎等炎症表现，必要时应暂停手术。便秘者，术前晚灌肠，清除肠内积粪，防止术后腹胀及排便困难。病人进手术室前，嘱其排尿，以防术中误伤膀胱。

(2) 特殊护理：嵌顿性疝及绞窄性疝病人多需急诊手术。除上述一般护理外，应予禁食、输液、抗感染，纠正水、电解质及酸碱平衡失调，必要时胃肠减压、备血。

6) 心理护理　向病人解释造成腹外疝的原因和诱发因素、手术治疗的必要性，了解病人的顾虑所在，尽可能地予以解除，使其安心配合治疗。

2. 术后护理

(1) 休息与活动：病人回病房后取平卧位，膝下垫一软枕，使髋关节微屈，以降低腹股沟区切口的张力和减少腹腔内压力，利于切口愈合和减轻切口疼痛。次日可改为半坐卧位。术后1～2 日卧床期间鼓励床上翻身及两上肢活动，一般术后 3～5 日可考虑离床活动。采用无张力疝修补术的病人可早期离床活动。年老体弱、复发性疝、绞窄性疝、巨大疝等病人可适当延迟下床活动。

(2) 饮食护理：术后 6～12 h，若无恶心、呕吐，可根据病人食欲进流食，逐步改为半流质、软食及普食。行肠切除吻合术者术后应禁食，待肠功能恢复后，方可进食。

(3) 病情观察：注意体温和脉搏的变化，观察切口有无红、肿、疼痛，阴囊部有无出血、血肿。

(4) 伤口护理:术后切口一般不需加沙袋压迫,但如有切口血肿,应予适当加压。保持切口敷料清洁、干燥不被大小便污染,预防切口感染。

(5) 预防腹内压升高:术后仍需注意保暖,防止受凉引起咳嗽;指导病人在咳嗽时用手掌扶持、保护切口,在增加腹压(如咳嗽动作)时用手掌稍加压于切口。保持排便通畅。便秘者给予通便药物,避免用力排便。因麻醉或手术刺激引起尿潴留者,可肌内注射卡巴胆碱或针灸,促进膀胱平滑肌的收缩,必要时导尿。

(6) 预防并发症:为避免阴囊内积血、积液和促进淋巴回流,术后可用丁字带托起阴囊,并密切观察阴囊肿胀情况,预防阴囊水肿。切口感染是引起疝复发的主要原因之一。绞窄性疝行肠切除、肠吻合术,易发生切口感染。术后须应用抗生素,及时更换污染或脱落的敷料,一旦发现切口感染征象,应尽早处理。

3. 健康指导

(1) 活动指导:病人出院后应逐渐增加活动量,3 个月内应避免重体力劳动或提举重物等。

(2) 预防复发:减少和消除引起腹外疝复发的因素,并注意避免增加腹内压的动作,如剧烈咳嗽、用力排便等,防止术后复发。调整饮食习惯,保持排便通畅。

(3) 出院指导:定期随访,若疝复发,应及早诊治。

第二节　急性化脓性腹膜炎患者的护理

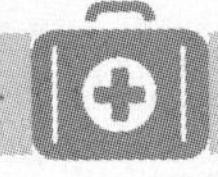

案例导入

陈先生,45 岁。有多年有胃溃疡病史,今日突然出现上腹部疼痛并在短时间内扩散至全腹,伴有腹胀、恶心、发热。门诊拟"胃溃疡穿孔"急收入院。

请问:1. 陈先生当前的护理诊断/问题有哪些?

2. 术前应对陈先生采取哪些护理措施?

急性化脓性腹膜炎是由化脓性细菌,包括需氧菌和厌氧菌或两者混合引起的腹膜的急性炎症。急性化脓性腹膜炎累及整个腹膜腔称为急性弥漫性腹膜炎,若仅局限于病灶局部称为局限性腹膜炎,并可形成脓肿。根据发病机制分为原发性腹膜炎(primary peritonitis)和继发性腹膜炎。腹膜腔内无原发病灶,细菌经血行泌尿道、女性生殖道等途径播散至腹膜腔,引起腹膜炎,称为原发性腹膜炎。原发性腹膜炎占 2%,病原菌多为溶血性链球菌、肺炎双球菌或大肠杆菌,多见于儿童,患者常伴有营养不良或抵抗力低下。临床所称急性腹膜炎多指继发性的化脓性腹膜炎,是急性化脓性腹膜炎中最常见的一种,占 98%,也是一种常见的外科急腹症。

【病因】

1. 继发性腹膜炎　最常见，占 98%。腹腔内有原发病灶，主要的致病菌是胃肠道内的常驻菌群，其中以大肠杆菌最多见，其次为厌氧拟杆菌、链球菌等，大多为混合感染（图 14-1）。

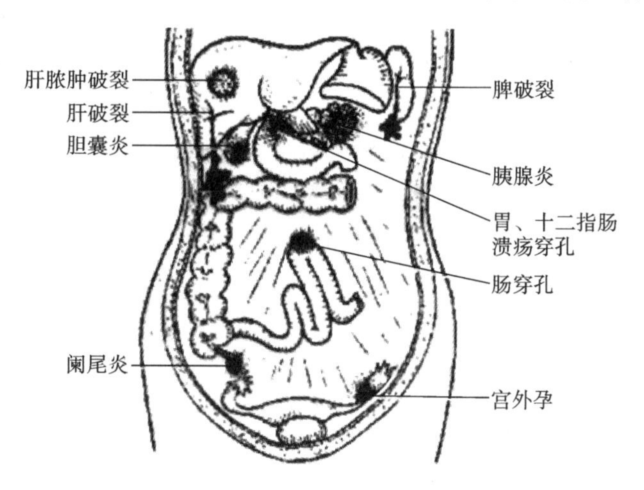

图 14-1　急性腹膜炎的常见病因

（1）腹内脏器穿孔、破裂：急性阑尾炎穿孔和胃、十二指肠溃疡穿孔是继发性腹膜炎最为常见的原因，其他原因有如急性胆囊炎并发穿孔、胃肠道肿瘤坏死穿孔等；腹部损伤引起内脏破裂也是常见原因。

（2）腹内脏器炎症扩散：见于绞窄性疝、绞窄性肠梗阻、急性阑尾炎、急性胰腺炎，由于含有细菌的渗出液在腹腔内扩散，引起继发性腹膜炎。

（3）其他：如手术后腹腔污染、吻合口瘘及医源性损伤等。

2. 原发性腹膜炎　不多见。腹腔内无原发病灶，细菌多由血源性感染进入腹腔而引起腹膜炎，多见于儿童、肝硬化并发腹水或肾病等，患者常伴有营养不良或抵抗力低下。

【病理】　腹膜受胃肠内容物或细菌刺激后，立即发生充血、水肿，随之产生大量浆液性渗出液。一方面可以稀释腹腔内毒素及消化液，以减轻对腹膜的刺激；另一方面也可以导致严重脱水，蛋白质丢失和电解质紊乱。渗出液中逐渐出现大量中性粒细胞、吞噬细胞，可吞噬细菌及微细颗粒。坏死组织、细菌和凝固的纤维蛋白，可使渗出液变为混浊，继而成为脓液。腹膜炎形成后，根据患者的防御能力和感染的严重程度，产生不同转归。轻者，依靠邻近肠管及大网膜的粘连，使病变局限成为局限性腹膜炎；重者，炎症迅速扩散，形成弥漫性腹膜炎。腹膜严重充血、广泛水肿并渗出大量的液体引起脱水和电解质紊乱，肠管麻痹，肠腔内大量积液使血容量明显减少，广泛的毒素吸收可引起感染性休克、全身衰竭甚至死亡。

【临床表现】　随着腹膜炎的不同阶段而有所不同，早期常仅为腹膜炎的表现，后期则可能因并发腹腔脓肿而有不同表现。

1. 急性腹膜炎

（1）腹痛：最主要的症状。疼痛剧烈，呈持续性，患者常难以忍受；深呼吸、咳嗽、转动身体时，疼痛加剧，故患者多不愿改变体位。疼痛以原发部位最显著，随炎症扩散而延及全腹。

（2）恶心、呕吐：在发病早期常有反射性的恶心、呕吐，较轻微，吐出物多为胃内容物；并发麻痹性梗阻时，吐黄绿色胆汁，甚至粪样肠内容物。

（3）中毒症状：多数患者有发热、脉搏加快，随着病情发展有高热、脉速、呼吸浅快、大汗、口干等全身表现，病情严重者出现代谢性酸中毒及感染性休克，甚至死亡。

(4) 腹部体征：腹胀明显，腹式呼吸减弱或消失，腹部膨隆。腹肌紧张、腹部压痛、反跳痛为急性化脓性腹膜炎患者的重要体征，称为腹膜刺激征。压痛最明显的区域常为原发病灶所在处。突发而剧烈的刺激，如胃酸和胆汁。幼儿或极度虚弱的患者，腹肌紧张可以很轻微而被忽视。当腹腔内积液较多时，有移动性浊音。腹部听诊肠鸣音减弱或消失。

2. 腹腔脓肿

(1) 膈下脓肿(subphrenic abscess)：脓液积聚在膈肌以下、横结肠及其系膜以上的间隙内，称为膈下脓肿。膈下脓肿是腹腔内脓肿最为重要的一种。其临床特点是全身中毒症状明显，而局部症状隐匿。患者有发热，初期为弛张热，脓肿形成后可为持续高热或中等发热，逐渐出现乏力、消瘦。可有肋缘下或剑突下持续钝痛，深呼吸是疼痛加重，脓肿刺激膈肌时可引起呃逆。

(2) 盆腔脓肿(pelvic abscess)：盆腔位于腹腔最低点，腹膜炎时，腹腔内炎性渗出物易积聚于此而形成盆腔脓肿。因盆腔面积小，吸收能力弱，所以它的特点是局部症状明显而全身中毒症状轻。典型的表现是直肠或膀胱刺激征，如里急后重、排便次数增加而量少等，直肠指检时直肠前壁饱满并有触痛。

【辅助检查】

1. 实验室检查　白细胞计数和中性粒细胞比例增高，甚至出现中毒颗粒。但病情严重或机体反应低下时，白细胞计数并不高，仅有中性粒细胞比例升高或中毒性颗粒出现。

2. 影像学检查

(1) 腹部X线检查：可见肠胀气、多个气液平面等肠麻痹征象；如空腔脏器穿孔，膈下可见游离气体。

(2) B超检查：显示腹腔内有不等量液体。

(3) CT检查：对腹腔内实质性脏器的病变有确诊价值，有助于原发病的诊断。

3. 腹腔穿刺及腹腔灌洗　根据抽出的液体性质、气味、混浊度，进行涂片、细菌培养以及淀粉酶的测定等有助判断病因。

【处理原则】　积极处理原发病灶，消除病因，清理或引流脓腔，促使炎症局限；形成脓肿者做脓腔引流。

1. 非手术治疗　对病情较轻或病程较长，已经超过24 h、腹部体征已减轻或炎症已出现局限化趋势的继发性腹膜炎及原发性腹膜炎者可行非手术治疗。非手术治疗也为手术前的准备工作，包括：禁食、胃肠减压，静脉输液纠正水和电解质紊乱，合理使用抗生素，以及镇静、止痛、吸氧等。

2. 手术治疗　继发性腹膜炎患者病情严重，或经非手术治疗无效者，采取手术治疗。适应证：①经非手术治疗6～8 h后(一般不超过12 h)，腹膜炎症状和体征无缓解或反而加重者；②腹腔内原发病严重，如胃肠穿孔、绞窄性肠梗阻或腹腔内器官破裂等；③腹腔内原发病严重，出现严重的肠麻痹或中毒症状，或合并休克。具体措施有处理原发病灶、彻底清理腹腔、充分引流。

【常见护理诊断/问题】

1. 疼痛　与腹膜受炎症刺激有关。

2. 体温过高　与腹膜炎毒素吸收有关。

3. 体液不足　与大量腹腔渗出、高热、体液丢失过多有关。

4. 焦虑　与病情严重、躯体不适、担心术后康复及预后等有关。

5. 潜在并发症　腹腔脓肿、切口感染。

【护理目标】

(1) 患者腹痛程度减轻或缓解。

(2) 患者体温得以控制,逐渐降至正常范围。

(3) 患者水、电解质维持平衡,未发生酸碱平衡失调。

(4) 患者焦虑程度减轻,情绪稳定,配合治疗和护理。

(5) 患者未发生并发症,或发生时得到及时发现和处理。

【护理措施】

1. 非手术治疗患者的护理

(1) 病情观察:定时测量生命体征,必要时监测尿量、中心静脉压、血清电解质以及血气分析等指标,记录液体出入量。加强巡视,多询问患者主诉,观察患者腹部症状和体征的变化,注意治疗前后对比,动态观察。

(2) 体位:无休克情况下一般取半坐卧位。尽量减少搬动和按压腹部。病情稳定时,鼓励患者活动双腿,预防血栓性静脉炎的发生。休克患者取平卧位或头、躯干和下肢均抬高 20°。

(3) 禁食、胃肠减压:胃肠穿孔患者必须禁食,并留置胃管持续胃肠减压。胃肠减压的目的:抽出胃肠内容物和气体;减少消化道内容物继续流入腹腔;减少胃肠内积气;改善胃肠壁的血运;利于炎症的局限和吸收;促进胃肠功能恢复。禁食期间,做好口腔护理,2 次/日。留置胃管期间应妥善固定胃管,注意观察引流物的量、颜色、性状。

(4) 营养支持:迅速建立静脉输液通道,遵医嘱补液,纠正水、电解质及酸碱平衡失调,保持患者每小时尿量达 30 mL 以上,维持液体出入量平衡,必要时输血、血浆,维持有效的循环血量。由于炎症、应激状态下,分解代谢增强,营养素补充不足易致营养不良,影响患者的抵抗力和愈合能力。长时间禁食时,可考虑经肠外途径补给人体所需的营养素。

(5) 控制感染:继发性腹膜炎多为混合性感染,根据细菌培养及药敏结果选用抗生素。

(6) 对症护理:高热患者,给予物理降温。已确诊的患者,可用哌替啶类止痛剂、减轻患者的痛苦与恐惧。诊断不明或病情观察期间,暂不用止痛药物,以免掩盖病情。

(7) 心理护理:做好患者、家属的解释安慰工作,稳定患者情绪;介绍有关腹膜炎的疾病知识,使其积极配合治疗和护理。

2. 术后的护理

(1) 病情观察:术后密切监测生命体征的变化,定时监测生命体征。经常巡视、倾听患者主诉,观察腹部体征的变化,了解有无膈下或盆腔脓肿的表现,若发现异常,及时通知医师,配合治疗处理。对于危重患者,尤其注意其循环、呼吸、肾功能的监测和维护。

(2) 体位:患者回病室后,给予平卧位。全麻未清醒者头偏向一侧,注意观察有无呕吐,保持呼吸道通畅。全麻清醒或硬膜外麻醉患者平卧 6 h,血压、脉搏平稳后改为半坐卧位,并鼓励患者翻身、床上活动,预防肠粘连。

(3) 饮食护理:术后继续禁食、胃肠减压,待肠蠕动恢复,拔除胃管后,逐步恢复经口饮食。禁食期间口腔护理每日 2 次,给予肠外营养支持,提高防御能力。

(4) 维持体液平衡:根据医嘱合理补充液体、电解质和维生素,必要时输新鲜血、血浆,维持水、电解质及酸碱平衡。

(5) 控制感染:继续应用有效抗生素,进一步控制腹腔内感染。

(6) 切口护理:观察切口敷料是否干燥,有渗血、渗液时及时更换敷料,观察切口愈合情况,及早发现切口感染的征象。

(7) 引流管护理:正确连接各引流装置,有多根腹腔引流管时,贴上标签标明各管以免混淆。①妥善固定:妥善固定腹腔引流管,防止脱出或受压。②观察记录引流情况:观察记录引流液的量、颜色、性状。③保持引流通畅:对负压引流者及时调整负压,维持有效引流,经常挤捏引流管以防血块或脓痂堵塞,保持腹腔引流通畅,预防腹腔内残余感染。④适时拔管:当引流量减少、引流液颜色澄清、患者体温及白细胞计数恢复正常,可考虑拔管。

3. 健康指导

(1) 知识宣教:提供疾病护理、治疗知识,向患者说明非手术期间禁食、胃肠减压、半坐卧位的重要性。

(2) 饮食指导:讲解术后饮食恢复的知识,指导其从流质→半流质→软食→普食,循序渐进、少量多餐,促进手术创伤的修复和切口愈合。

(3) 康复指导:解释术后早期活动对于促进肠功能恢复,防止术后肠粘连的重要性,鼓励患者卧床期间进行床上活动,体力恢复后尽早下床走动。做好出院患者的健康指导,定期门诊随访。

【护理评价】 通过治疗和护理,患者是否:①腹痛减轻或消失;②体温恢复正常,腹腔内感染得到控制;③体液维持平衡;④焦虑减轻,情绪稳定,能配合治疗和护理;⑤未发生腹腔脓肿或切口感染等并发症,或发生时得到及时发现和积极处理。

第三节 腹部损伤患者的护理

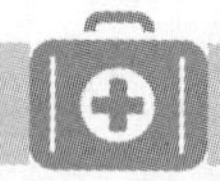

案例导入

马先生,35 岁。2 h 前左上腹部被汽车撞伤,伤后左上腹部剧痛,由他人急送入院,现马先生有口渴、头晕、心慌等不适。

请问:1. 应协助医生对马先生采取哪些检查措施?

2. 当前应积极对马先生采取哪些护理措施?

腹部损伤(abdominal injury)在平时和战时都较多见,其发病率在平时占各种损伤的0.4%～1.8%,战时发生率明显增高,占各种损伤的50%。近年来随着我国交通运输业的发展,事故增多,各种创伤有增加的趋势,其中腹部伤亦增多。根据腹壁有无伤口可分为开放性损伤和闭合性损伤两大类。其中,开放性损伤根据腹壁伤口是否穿破腹膜分为穿透伤(多伴内脏损伤)和非穿透伤(偶伴内脏损伤)。穿透伤又可分为致伤物既有入口又有出口的贯通伤和仅有入口的非贯通伤。闭合性损伤可能仅局限于腹壁,也可同时兼有内脏损伤。

开放性损伤的致伤物常为各种锐器，如刀、弹丸或弹片等，闭合性损伤的致伤因素常为钝性暴力，如撞击、挤压、坠落、冲击、拳打脚踢或突然减速等。无论开放性还是闭合性，都可导致腹部内脏损伤。开放性损伤中受损部位以肝、小肠、胃、结肠、大血管多见，闭合性损伤以脾、小肠、肝、肠系膜受损居多。

腹部损伤的严重程度是否涉及内脏、涉及何内脏等，很大程度上取决于暴力的强度、速度、着力部位、作用方向等外在因素，以及受损脏器的解剖特点、原有病理情况和功能状态等内在因素的影响。

【病因和病理】

1. 实质性器官

(1) 脾破裂：脾脏血运丰富，组织结构脆弱，易于钝性打击、剧烈震荡、挤压和术中牵拉而发生破裂，病理性脾脏更易发生损伤。脾破裂约占所有腹部脏器损伤的40%，是最常见的腹部损伤。脾损伤可分为中央破裂、被膜下破裂和真性破裂三型。前两型脾包膜完整，出血限于脾实质内或包膜下，出血量较小，不做影像学检查易被漏诊，部分病例可继发包膜破裂出现大出血，使得诊治措手不及。临床上绝大多数脾损伤为真性脾破裂，伤口穿过脾包膜达脾实质，导致不易自行停止的腹腔内出血。

(2) 肝破裂：肝脏是腹腔内最大的实质性器官，血供丰富，质地柔软而脆弱，在外界致伤因素的作用下，易发生损伤。占腹部脏器损伤的第二位。肝外伤时，不但损伤肝内血管导致出血，还常同时损伤肝内胆管，引起胆汁性腹膜炎。肝内血肿和包膜下血肿，可继发性向包膜外或肝内穿破，出现活动性大出血，也可向肝内胆管穿破，引起胆道出血。肝内血肿可继发细菌感染形成肝脓肿。

(3) 胰腺损伤：胰腺位于上腹部腹膜后脊柱前，损伤常为上腹部强力挤压暴力直接作用于脊柱所致，损伤常位于胰的颈、体部，占腹腔脏器损伤的1%～2%，因位置深在，早期不易发现。胰腺损伤后常并发为液漏或胰瘘。因胰液侵蚀性强，进入腹腔后，可出现弥漫性腹膜炎，又影响消化功能，故胰腺损伤的死亡率较高，部分病例渗液被局限在网膜囊内，形成胰腺假性囊肿。

2. 空腔脏器损伤

(1) 胃、十二指肠损伤：腹部闭合性损伤时胃很少受累，上腹或下胸部的穿透伤则常导致胃损伤。十二指肠大部分位于腹膜后，损伤的发病率很低，但因与胰、胆总管、胃、肝等重要脏器和结构相毗邻，局部解剖关系复杂，十二指肠损伤的诊断和处理存在不少困难，故死亡率和并发症发生率都相当高。而腹腔内部分的十二指肠损伤破裂时，胰液、胆汁流入腹腔则引起严重的腹膜炎。

(2) 小肠损伤：成人小肠全长5～6 m，占据中下腹大部分空间，发生损伤的机会较多。闭合性损伤时，钝性致伤因素常导致小肠破裂、小肠系膜血肿，且小肠多部位穿孔在临床上较为多见。小肠破裂后，大量肠内容物进入腹腔，引起急性弥漫性化脓性腹膜炎，一部分病人的小肠裂口不大，或穿破后被食物渣、纤维蛋白素，甚至突出的黏膜所堵塞，可能无弥漫性腹膜炎的表现。

(3) 结肠及直肠损伤：结肠、直肠损伤的发生率较低。但由于其内容物含有大量细菌，而液体成分少，受伤后早期腹膜炎较轻，后期会出现严重的细菌性腹膜炎，处理不及时常可危及生命。医源性致伤因素占有一定的比例。

【护理评估】

1. 健康史　了解受伤史，包括受伤的时间、部位、原因、受伤时的姿势和体位，暴力的性质、强度、方向；伤前有否饮酒、进食；受伤后的神志变化，有无腹痛、腹胀、恶心、呕吐，有无排尿；受伤到就诊时的病情变化及采取的救治措施，效果如何等。如果病人有意识障碍或是儿童，可向护送人员、监护人或目击者询问有关情况。

2. 身体状况

1）实质脏器损伤

（1）症状：①休克：实质性器官或大血管的损伤，临床表现以腹腔内出血症状为主，可表现为面色苍白，脉搏细速、脉压变小，尿量减少、神情淡漠等，可危及生命。②腹痛：程度一般较轻，呈持续性，肝、胰的损伤，具有强烈刺激作用的胆汁、胰液溢入腹腔，腹痛剧烈；脾或腹腔血管破裂以血液刺激为主，腹痛稍轻，早期多表现隐痛、钝痛或胀痛。③其他表现：恶心、呕吐为腹部损伤常见的早期表现之一，肝破裂者，血液可通过胆管进入十二指肠而出现黑便或呕血，肝、脾损伤可伴有肩部放射痛。

（2）体征：实质器官如肝脾损伤，如无胆汁外溢，腹膜刺激症状较轻。随着病情发展，腹腔感染形成和加剧，逐渐出现发热、腹胀，腹部移动性浊音阳性，肠鸣音减弱或消失。

2）空腔脏器损伤

（1）症状：①腹痛：空腔脏器损伤的主要症状，为持续性剧痛，伤后立即发生，一般以受伤处最明显。通常胃液、胆汁、胰液的刺激最强，肠液次之，血液最轻。②胃肠道症状：恶心、呕吐为腹部损伤常见的早期表现，发生麻痹性肠梗阻时可吐出棕褐色液体，甚至粪水样内容物，消化道损伤可伴有呕血或便血。③感染中毒症状：病人可出现高热、脉速、呼吸浅快、大汗等。随着病情进展，可出现面色苍白或发绀、呼吸急促、四肢发凉、脉搏微弱、体温骤升或下降、血压降低或神志不清等休克征象。

（2）体征：空腔脏器破裂以腹膜炎为主要表现，最突出的是腹膜刺激征，其程度因空腔器官内容物不同而异。

3. 辅助检查

（1）实验室检查：红细胞、血红蛋白与血细胞比容下降，表示有大量失血；空腔脏器破裂时，白细胞计数及中性粒细胞比例明显升高；血、尿淀粉酶升高，提示胰腺、胃或十二指肠损伤；出现血尿，提示泌尿系统损伤。

（2）X线检查：立位腹部平片显示膈下新月形阴影，提示腹腔游离气体，为胃肠道破裂的特征性改变。

（3）B超检查：对肝、脾、胰、肾等实质性脏器的损伤确诊率高，可显示腹腔内积血和腹水。

（4）CT检查：比超声检查结果更为精确，能清晰地显示肝、脾、肾等实质性脏器的包膜是否完整，大小及形态是否正常、出血量的多少等，诊断意义较大。

（5）诊断性腹腔穿刺术和腹腔灌洗术：诊断阳性率达90%以上，观察穿刺液性状，如为不凝固血液为实质性脏器破裂，如为混浊的液体并可见肠内容物，则为空腔脏器破裂，如疑有胰腺损伤时，可测定其淀粉酶含量。诊断性腹腔穿刺术进针点见图14-2。

【处理原则】

1. 非手术治疗　单纯性闭合性腹壁损伤病人、闭合性腹壁损伤合并轻度的实质性脏器损伤病人、暂时不能确定有无内脏损伤病人，行非手术治疗，但需严密观察病情，综合分析，以便尽早明确诊断，抓住手术时机。观察期间需要特别注意的是：不要随便搬动伤者，以免加重伤情；不注射止痛剂（诊断明确者例外），以免掩盖伤情。其措施包括禁食、禁灌肠、禁用泻药、禁用吗啡类药物等。

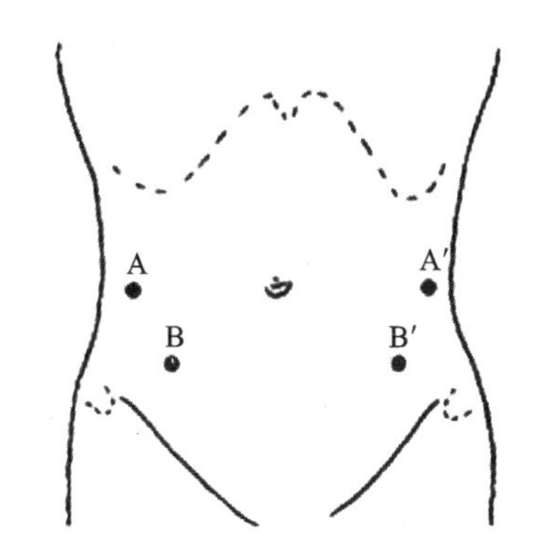

图 14-2　诊断性腹腔穿刺术进针点

2. 手术治疗　开放性腹部损伤病人及时行清创手术。闭合性腹部损伤病人，若已确诊或高度怀疑合并有腹内脏器损伤，及时手术治疗；手术的基本原则是先处理出血性损伤脏器，后处理穿孔性脏器。对实质性脏器破裂所致的腹腔内大出血，应当边抗休克、边手术。对行非手术治疗无效、病情加重的病人，及时行剖腹探查术。其措施包括全面探查、止血、修补、切除或引流有关病灶等。

【常见护理诊断/问题】

1. 体液不足　与损伤致腹腔内出血、渗出及呕吐致体液丢失过多有关。

2. 急性疼痛　与腹部损伤、消化液刺激腹膜及手术有关。

3. 有感染的危险　与脾切除术后免疫力降低、腹膜炎等有关。

4. 焦虑　与意外创伤的刺激、出血、内脏脱出、担心术后康复及预后等有关。

5. 潜在并发症　损伤器官再出血、腹腔脓肿、休克。

【护理目标】

(1) 病人体液平衡能得到维持。

(2) 病人疼痛缓解。

(3) 病人体温得以控制，未出现继发感染的症状。

(4) 病人焦虑程度缓解或减轻。

(5) 病人未发生损伤器官再出血、腹腔脓肿、休克等并发症，或发生时得到及时发现和处理。

【护理措施】

1. 现场急救　腹部损伤常合并多发性损伤，急救时应分清轻重缓急。首先检查呼吸情况，保持呼吸道通畅；包扎伤口，控制外出血，将患肢妥善外固定；有休克表现者应尽快建立静脉通路，快速输液。开放性腹部损伤者，妥善处理，伴有肠管脱出者，可用消毒碗反扣覆盖保护，勿予强行回纳。

2. 非手术治疗病人的护理

(1) 严密观察病情：每 15～30 min 监测脉搏、呼吸、血压 1 次。观察腹部体征的变化，尤其注意腹膜刺激征的程度和范围、肝浊音界范围、移动性浊音的变化等。有下列情况之一者，考虑有腹内脏器损伤：①受伤后短时间内即出现明显的失血性休克表现者；②腹部持续性剧痛且进行性加重伴恶心、呕吐者；③腹部压痛、反跳痛、肌紧张明显且有加重的趋势者；④肝浊音界缩小或消失，有气腹表现者；⑤腹部出现移动性浊音者；⑥有便血、呕血或尿血者；⑦直肠指检盆腔触痛明显、波动感阳性，或指套染血者。注意事项：①尽量减少搬动，以免加重伤情；

②诊断不明者不予注射止痛剂，以免掩盖伤情；③怀疑结肠破裂者严禁灌肠。

（2）一般护理：①病人绝对卧床休息，给予吸氧，床上使用便盆；若病情稳定，可取半坐卧位；②病人禁食，防止加重腹腔污染。怀疑空腔脏器破裂或腹胀明显者应进行胃肠减压。禁食期间全量补液，必要时输血，积极补充血容量，防止水、电解质及酸碱平衡失调。待肠蠕动功能恢复后，可开始进流质饮食。

（3）用药护理：遵医嘱应用广谱抗生素防治腹腔感染，注射破伤风抗毒素。必要时，进行肠外营养支持。

（4）术前准备：除常规准备外，还应包括交叉配血试验，有实质性脏器损伤时，配血量要充足；留置胃管；补充血容量，血容量严重不足的病人，在严密监测中心静脉压的前提下，可在15 min内输入液体1000～2000 mL。

（5）心理护理：主动关心病人，提供人性化服务。向病人解释腹部损伤后可能出现的并发症、相关的治疗和护理知识，缓解其焦虑和恐惧，稳定情绪。积极配合各项治疗和护理。

3. 手术治疗病人的护理 根据手术种类做好术后病人的护理，包括监测生命体征、观察病情变化、禁食、胃肠减压，口腔护理。遵医嘱静脉补液、应用抗生素和进行营养支持，保持腹腔引流的通畅，积极防治并发症。

4. 健康指导 ①加强安全教育：宣传劳动保护、安全行车、遵守交通规则的知识，避免意外损伤的发生；②普及急救知识：在意外事故现场，能进行简单的急救或自救；③出院指导：适当休息，加强锻炼，增加营养，促进康复。若有腹痛、腹胀、肛门停止排气排便等不适，应及时到医院就医。

第四节　胃、十二指肠疾病患者的护理

案例导入

刘某，男，46岁。自述近半月来反复呕吐隔夜食，有7年胃、十二指肠溃疡病史，反复药物治疗至今。现刘先生前来医院就诊。查体：体形消瘦、皮肤干燥、弹性下降。门诊拟"胃、十二指肠溃疡瘢痕性幽门梗阻"收入院。

请问：1. 刘先生当前的主要护理问题是什么？

2. 当前应对刘先生采取哪些护理措施？

胃、十二指肠溃疡是指胃、十二指肠局限性圆形或椭圆形的全层黏膜缺损，也称消化性溃疡（peptic ulcer）或溃疡病。外科治疗的主要指征包括急性穿孔、大出血、瘢痕性幽门梗阻、药物治疗无效的顽固溃疡以及胃溃疡恶性变等情况。

急性穿孔是胃、十二指肠溃疡严重的并发症。起病急、病情重、变化快，需要紧急处理，若

诊治不当可危及生命。胃、十二指肠溃疡出血是上消化道出血中最常见的原因。溃疡大出血是指溃疡侵蚀动脉引起明显出血症状，表现为大量呕血和柏油样便，甚至发生休克前期或很快进入休克状态。幽门管、幽门溃疡或十二指肠球部溃疡反复发作可形成瘢痕狭窄，合并幽门痉挛水肿时，能引起幽门梗阻。

【病因和病理】

1. 胃、十二指肠溃疡急性穿孔　活动期的胃、十二指肠溃疡可以逐渐加深侵蚀胃或十二指肠肠襞，由黏膜至肌层，穿破浆膜而形成穿孔。十二指肠溃疡穿孔好发于十二指肠球部前壁，而胃溃疡穿孔好发于胃窦部小弯侧。急性穿孔时，有强烈刺激性的胃酸、胆汁、胰液等消化液和食物流入腹腔，引起化学性腹膜炎。导致剧烈腹痛和大量腹腔渗出液，6～8 h后细菌开始繁殖并逐渐转变为化脓性腹膜炎。因强烈的化学刺激、细胞外液的丢失及细菌毒素吸收等因素，可导致病人休克。活动期的溃疡深达肌层，若溃疡向深层侵蚀，可引起出血或穿孔，多为单发。

2. 胃、十二指肠溃疡大出血　溃疡基底部的血管壁被侵蚀并导致破裂出血。胃溃疡大出血好发于胃小弯，出血源自胃左、右动脉及其分支。十二指肠溃疡大出血好发于球部后壁，出血源自胰十二指肠上动脉或胃十二指肠动脉及其分支。大出血后血容量减少、血压降低、血流缓慢，可在血管破裂处形成凝血块而暂时止血。由于胃肠道蠕动和胃、十二指肠内容物与溃疡病灶的接触，暂时停止的出血可能再次出血。

3. 胃、十二指肠溃疡瘢痕性幽门梗阻　溃疡引起幽门梗阻的原因有痉挛、炎症水肿及瘢痕三种。前两种梗阻是暂时的、可逆的，在炎症消退、痉挛缓解后梗阻解除。瘢痕性幽门梗阻则是永久性的，必须手术治疗。瘢痕性幽门梗阻是由溃疡愈合过程中瘢痕收缩所致。早期部分梗阻，胃排空受阻，胃蠕动增强而使胃壁肌肉代偿性肥厚，胃轻度扩大。后期，胃代偿功能减退，失去张力，胃高度扩大，蠕动消失。胃内容物滞留，促使胃泌素分泌增加及胃酸分泌亢进而致胃黏膜糜烂、充血、水肿和溃疡。胃内容物滞留，食物不能进入十二指肠，导致病人吸收不良而引起贫血、营养不良等；呕吐引起水、电解质丢失，导致脱水、低氯低钾性碱中毒。

【护理评估】

1. 健康史　了解病人的年龄、性别、职业及饮食习惯等；了解病人发病过程、治疗及用药情况，特别是非甾体抗炎药如阿司匹林、吲哚美辛，以及肾上腺皮质激素、胆汁酸盐等。了解病人既往是否有溃疡病史及胃手术病史等。

2. 身体状况

1）胃、十二指肠溃疡急性穿孔

（1）症状：多数突然发生于夜间空腹或饱食后，表现为骤起上腹部刀割样剧痛，迅速扩散至全腹，疼痛难以忍受，常伴面色苍白、出冷汗、脉搏细速、血压下降等表现。当胃内容物沿右结肠旁沟向下流注时，可出现右下腹疼痛，疼痛可向肩部放射。继发细菌感染后，腹痛加重。

（2）体征：病人表情痛苦，仰卧微屈膝、不愿移动，腹式呼吸减弱或消失；全腹有明显的压痛、反跳痛，肌紧张呈“板样”强直，以左上腹部最为明显；叩诊肝浊音界缩小或消失，可有移动性浊音；听诊，肠鸣音减弱或消失。随着感染加重，病人可出现发热、脉速，甚至麻痹、感染性休克。

2）胃、十二指肠溃疡大出血

（1）症状：①呕血、黑便：是上消化道出血的主要症状，具体表现取决于出血量和出血的速度。主要症状为呕血和解柏油样黑便，多数病人仅有黑便而无呕血，迅猛的出血而出现大呕血和紫黑血便。呕血前常有恶心，便血前后可有心悸、头晕、目眩，甚至晕厥。多数病人曾有典型溃疡病史，近期常有服用阿司匹林等药物的情况。②循环系统改变：若出血缓慢，病人血压、脉搏改变不明显。若短时间内失血量超过 800 mL，可出现休克症状，表现为焦虑不安、四肢湿冷、脉搏细速、呼吸浅快、血压降低等。

(2) 体征：腹部体征不明显。腹部稍胀，上腹部可有轻度深压痛，肠鸣音亢进。腹痛严重者，应注意伴发穿孔。

3) 十二指肠溃疡瘢痕性幽门梗阻早期　病人有上腹部膨胀。

(1) 症状：①呕吐宿食与腹部胀痛：是幽门梗阻的主要表现。早期、病人有上腹部膨胀不适、阵发性胃收缩痛，伴有嗳气、恶心与呕吐。呕吐多在下午或夜间发生，量大，一次可达 1000～2000 mL，呕吐物含大量宿食，有腐败酸臭味，但不含胆汁。呕吐后自觉胃部饱胀改善，故病人常自行诱发呕吐以减轻症状。②水、电解质及酸碱平衡失调及营养不良：病人常有少尿、消瘦、便秘、贫血等慢性消耗表现以及合并有脱水、低钾低氯性碱中毒。

(2) 体征：营养不良性消瘦，皮肤干燥、弹性消失，上腹部隆起可见胃型和蠕动波，上腹部可闻及振水声。

3. 辅助检查

(1) 胃、十二指肠溃疡急性穿孔：①实验室检查：血常规检查可发现白细胞计数及中性粒细胞比例增加。②影像学检查：腹部 X 线检查 80％见膈下游离气体，是协助明确诊断的重要检查。③诊断性腹腔穿刺可抽出草绿色混浊液体或含食物残渣。

(2) 胃、十二指肠溃疡大出血：①实验室检查：血常规检查可出现红细胞计数、血红蛋白值、血细胞比值进行性下降。②胃镜：急诊胃镜可以明确出血部位和原因，出血 24 h 内，胃镜检查阳性率可达 80％。

(3) 胃、十二指肠溃疡瘢痕性幽门梗阻：①盐水负荷试验：空腹情况下置胃管，注入 0.9 氧化钠溶液 700 mL，30 min 后经胃管回吸，若回吸液体超过 350 mL，提示幽门梗阻。②纤维胃镜：可确定梗阻及梗阻原因。③X 线钡餐检查：如 6 h 胃内尚有 1/4 钡剂存留者，提示胃潴留，24 h 仍有钡剂存留者可诊断瘢痕性幽门梗阻。

4. 心理-社会支持状况　了解病人对疾病的态度：情绪是否稳定；对疾病、检查、治疗及护理是否配合；对医院环境是否适应，对手术是否接受及程度；是否了解康复知识及掌握程度。是否了解家属及亲友的心理状态、家庭经济承受能力等。

【处理原则】　绝大多数胃、十二指肠溃疡以内科治疗为主。

适应证：①发生严重并发症，如大出血、急性穿孔、瘢痕性幽门梗阻和恶变。②内科治疗无效者。胃、十二指肠溃疡的两种主要手术方法有胃大部切除术和迷走神经切断术。

1. 胃大部切除术　适用于治疗胃、十二指肠溃疡。此法切除胃的远侧 2/3～3/4，包括胃的远侧部分，整个胃窦部，幽门和十二指肠球部。其主要理论根据：①切除了大部分胃体，使可以分泌胃酸和胃蛋白酶的腺体大为减少；②切除了整个胃窦部黏膜，减少 G 细胞分泌胃泌素所引起的胃酸分泌；③切除了十二指肠球部、胃小弯附近及胃窦部等溃疡病好发部位。

胃切除后胃肠道重建有多种方式，其基本方式是胃、十二指肠吻合术和胃空肠吻合术，即毕罗(Billroth)Ⅰ式和毕罗Ⅱ式(图 14-3)，毕罗Ⅰ式是在远端胃大部切除后，将残胃直接与十二指肠吻合，其优点是手术操作简单，吻合后的胃肠道接近正常解剖生理状态，术后由胃肠道功能紊乱引起的并发症较少，多用于治疗胃溃疡。毕罗Ⅱ式是在远端胃大部切除后，将残胃与上端空肠端侧吻合，其优点是适用于各种情况的胃、十二指肠溃疡，特别用于十二指肠溃疡，且术后溃疡复发率低。缺点为胃空肠吻合改变了正常解剖生理关系，术后发生并发症和后遗症的可能性较毕罗Ⅰ式大。

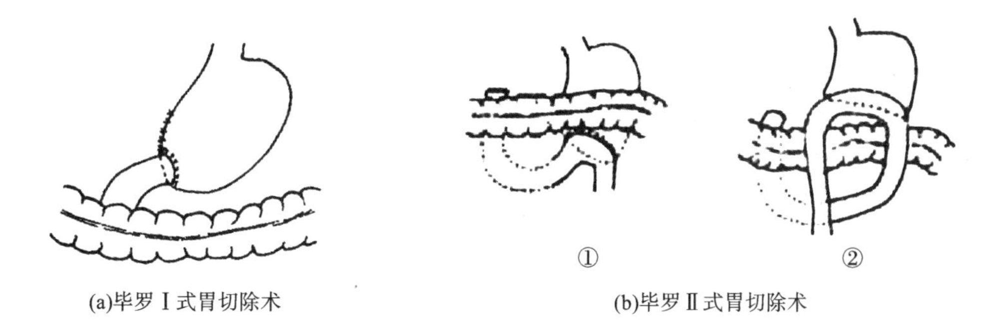

(a)毕罗Ⅰ式胃切除术　　(b)毕罗Ⅱ式胃切除术

图 14-3　胃大部切除术

①结肠后胃空肠吻合；②结肠前胃空肠吻合

2. 迷走神经切断术　此法在国外应用广泛，主要用于治疗十二指肠溃疡。其原理是通过消除神经性胃酸分泌，达到治愈十二指肠溃疡的目的。手术类型有：①迷走神经干切断术；②高选择性胃迷走神经切断术；③选择性迷走神经切断术。

【常见护理诊断/问题】

1. 焦虑　与疾病知识缺乏、环境改变及担心手术有关。

2. 急性疼痛　与胃、十二指肠黏膜受侵蚀或胃肠内容物对腹膜的刺激及手术创伤有关。

3. 营养失调：低于机体需要量　与摄入不足及消耗增加有关。

4. 有体液不足的危险　与溃疡大出血、禁食、穿孔后大量腹腔渗出液、幽门梗阻病人呕吐致水、电解质丢失等有关。

5. 潜在并发症　出血、感染、吻合口破裂或瘘、术后梗阻、倾倒综合征等。

【护理目标】

(1) 病人焦虑减轻或缓解。

(2) 病人疼痛减轻或缓解。

(3) 病人营养状况得到改善。

(4) 病人水、电解质维持平衡，未发生酸碱平衡失调。

(5) 病人并发症得到有效预防，或得到及时发现和处理。

【护理措施】

1. 术前护理

(1) 饮食护理：根据病人情况，指导病人饮食应少量多餐，给予高蛋白质、高热量、高维生素、易消化、无刺激的食物。

(2) 用药护理：督促病人按时应用减少胃酸分泌、解痉及抗酸的药物，并观察药物疗效。

(3) 急性穿孔病人的护理：病人应立即禁食、禁饮，胃肠减压，减少胃内容物继续流入腹腔；监测生命体征、腹痛、腹膜刺激征及肠鸣音等变化。若病人有休克症状，应平卧。根据医嘱及时补充液体和应用抗生素，维持水、电解质平衡和抗感染治疗；做好急症手术前的准备工作。

(4) 溃疡大出血病人的护理：严密观察呕血、便血情况，并判断记录出血量，监测生命体征变化，观察有无口渴、四肢发冷、尿少等循环血量不足的表现；病人应取平卧位，禁食、禁饮；若病人过度紧张，应给予镇静剂，遵医嘱及时输血、补液、应用止血药物，以纠正贫血和休克；同时，做好急症手术前的准备工作。

(5) 幽门梗阻病人的护理：完全性梗阻病人禁食、禁饮，不完全性梗阻者，给予无渣半流质，以减少胃内容物潴留。遵医嘱输血补液，改善营养状况，纠正低氯低钾性碱中毒。做好术前准备，术前3日，每晚用300～500 mL温生理盐水洗胃，以减轻胃壁水肿和炎症，以利于术后吻合口愈合。

(6) 对拟行迷走神经切除术病人的护理：术前测定病人的胃酸，包括夜间12 h分泌量、最大分泌量及胰岛素试验分泌量，以供选择手术方法参考。

(7) 心理护理：对于急性穿孔和大出血的病人，及时安慰病人，缓解紧张、恐惧情绪，解释相关的疾病和手术的知识。

2. 术后护理

1) 一般护理　病人应取平卧位、术后血压平稳后给予半坐卧位，可使腹肌松弛，减轻疼痛，以利于呼吸和循环。密切监测生命体征并记录。保持胃肠减压通畅并禁饮食，观察引流量及性状，并做好口腔护理。待胃肠功能恢复后，可拔除胃管。拔管后当日可少量饮水，第2日进半量流质饮食，第3日进全量流质饮食，第4日可进半流质饮食，术后10～14日可进软食，但应注意少量多餐，避免生、冷、硬、辣及不易消化的食物。鼓励病人深呼吸，有效咳嗽、排痰，协助病人翻身拍背，鼓励病人早期活动，促进肠蠕动恢复和预防肠粘连。

2) 术后并发症的观察和护理

(1) 术后吻合口出血：手术后24 h内从胃管中可引流出少量暗红色或咖啡色胃液，属手术后正常现象。如果胃管内流出鲜血每小时100 mL以上，甚至呕血或黑便，应密切观察出血量及病人生命体征的变化，多数病人可给予止血药、抗酸药或输入鲜血，如病人经上述处理出血不止，则需要再次进行手术止血。

(2) 十二指肠残端破裂：多发生在毕罗Ⅱ式术后3～6日，表现为右上腹突发剧痛和局部明显压痛，腹肌紧张等急性弥漫性腹膜炎症状，类似溃疡急性穿孔，需立即进行手术治疗。术后妥善固定引流管，持续负压吸引，观察并记录引流的性状、颜色和量。纠正水、电解质失衡，抗感染，胃肠外营养支持，用氧化锌软膏保护引流处周围皮肤。

(3) 术后梗阻：根据梗阻部位可分为输入段肠袢梗阻，吻合口梗阻和输出段肠袢梗阻三种，共同的症状是大量呕吐，不能进食。表现如下。①输入段肠袢梗阻：急性完全性输入段肠袢梗阻的典型症状是上腹部剧烈疼痛，呕吐频繁，不含胆汁，量也少。上腹部偏右有压痛及可疑包块。病情险恶，病人烦躁，脉速和血压下降，应紧急手术。慢性不完全性输入段肠袢梗阻，表现为进食后数分钟至30 min，上腹阵发性胀痛，一阵恶心后，大量喷射状呕吐胆汁，而不含食物，呕吐后症状缓解需早期手术。②吻合口梗阻：主要症状为上腹饱胀、呕吐，呕吐物为食物，不含胆汁。可能是机械性梗阻所致，通常需手术治疗。③输出段肠袢梗阻：表现为上腹饱胀，呕吐食物和胆汁，非手术疗法如不能缓解，应及时手术治疗。

(4) 倾倒综合征与低血糖综合征：表现为进食高渗性食物后，特别是进甜的流质饮食10～20 min后发生，病人感觉剑突下不适，乏力、出汗、头晕、恶心、腹泻、呕吐甚至虚脱，平卧短暂时间后即可缓解。预防方法：指导病人术后早期少量多餐，避免进食甜的过热流质饮食，进餐后平卧10～20 min。低血糖综合征多发生在进食后2～4 h，表现为心慌、无力、眩晕、出汗、手颤、嗜睡，也可能导致虚脱，少食多餐可预防此并发症。

3. 健康指导

(1) 用药指导：遵医嘱指导病人服用药物时间、方法、剂量及药物副作用。避免服用对胃

黏膜有损害性的药物，如阿司匹林、吲哚美辛、皮质类固醇等药物。

(2) 饮食指导：告诉病人术后一年胃内容量受限，饮食应定时、定量、少量多餐、营养丰富，逐步过渡为正常饮食。少食腌、熏制食品，避免进食过冷、过硬、过烫、过辣及油煎炸的食物。

(3) 出院指导：告知病人出院后注意休息、避免过劳，保持乐观的情绪，同时劝告病人放弃喝酒、吸烟等对身体有危害性的不良习惯。告知病人及家属有关手术后期可能出现的并发症的相关知识。

第五节　肠梗阻患者的护理

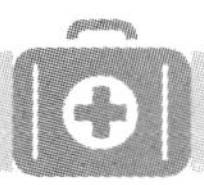

案例导入

杨先生，30 岁。因胃溃疡穿孔行“毕罗Ⅰ式胃大部切除术”，术后 4 日，病人出现腹部胀痛，恶心，肛门停止排气、排便。查体：全腹膨隆，未见肠型，全腹压痛，以中上腹最为显著，轻度肌紧张，肠鸣音消失。T 37.8 ℃，P 90 次/分，BP 112/78 mmHg。血常规：白细胞计数 12×10^9/L，中性粒细胞比例为 86%。

请问：1. 杨先生发生了什么情况？

2. 杨先生的首要护理诊断是什么？应对杨先生采取哪些护理措施？

肠内容物不能正常运行、顺利通过肠道，称为肠梗阻(intestinal obstruction)，是外科常见的急腹症。

【病因及发病机制】

1. 根据肠梗阻发生的基本原因分类

(1) 机械性肠梗阻(mechanical intestinal obstruction)：最常见的类型。这是由于各种原因导致的肠腔缩窄和肠内容物通过障碍。主要原因有：①肠腔内堵塞：如寄生虫、粪石、异物、结石等。②肠管外受压：如粘连带压迫、肠管扭转、嵌顿疝或受肿瘤压迫等。③肠壁病变：如肿瘤、炎症性狭窄、先天性肠道闭锁等。

(2) 动力性肠梗阻(dynamic intestinal obstruction)：是由于神经反射或毒素刺激引起肠壁肌肉功能紊乱，使肠蠕动丧失或肠管痉挛，以致肠内容物无法正常通行，但肠管本身无器质性肠腔狭窄。可分为麻痹性肠梗阻(paralytic ileus)和痉挛性肠梗阻(spastic ileus)两种类型。麻痹性肠梗阻较常见，见于急性弥漫性腹膜炎、腹部大手术，腹膜后血肿或感染等。痉挛性肠梗阻较少，可见于肠道功能紊乱、慢性铅中毒或尿毒症。

(3) 血运性肠梗阻：由于肠系膜血管栓塞或血栓形成，使肠管血运障碍，继而发生肠麻痹，使肠内容物不能运行，随着人口老龄化，动脉硬化等疾病增多，此类肠梗阻亦比较常见。

2. 根据肠壁有无血运障碍分类

(1) 单纯性肠梗阻：只有肠内容物通过受阻，而无肠管血运障碍。

(2) 绞窄性肠梗阻(strangulated intestinal obstruction)：指梗阻伴有肠壁血运障碍，可因肠系膜血管受压、血栓形成或栓塞等引起。

3. 其他分类 按梗阻的部位，肠梗阻可分为高位(如空肠上段)和低位(如回肠末段和结肠)两种。按梗阻的程度，可分为完全性和不完全性肠梗阻。按发展过程的快慢，分为急性和慢性肠梗阻。

【病理生理】 各种类型肠梗阻的病理变化不全一致。

1. 肠管局部的变化

(1) 肠蠕动增强：单纯性机械性肠梗阻一旦发生，梗阻以上肠蠕动增强，以克服肠内容物通过障碍。

(2) 肠腔积气、积液、扩张：液体主要来自胃肠道分泌液；气体大部分是咽下的空气，部分由血液弥散至肠腔内和肠道内容物经细菌分解或发酵产生。梗阻以上肠腔因气体和液体的积聚而扩张、膨胀。梗阻部位愈低，时间愈长，肠膨胀愈明显。梗阻以下肠管瘪陷、空虚或仅存积少量粪便。

(3) 肠壁充血水肿、血运障碍：肠管膨胀，肠壁变薄，肠腔压力升高到一定程度时可使肠壁血运障碍。最初为静脉回流受阻，肠壁的毛细血管及小静脉淤血，肠壁充血、水肿、增厚、呈暗红色。由于组织缺氧，毛细血管通透性增加，肠壁上有出血点，并有血性渗出液渗入肠腔和腹腔。继而出现动脉血运受阻，血栓形成，肠壁失去活力，肠管呈紫黑色，腹腔内出现带有粪臭的渗出物。肠管最终可因缺血坏死而破溃、穿孔。

2. 全身性改变

(1) 水、电解质、酸碱平衡失调：正常情况下胃肠道每日约有 8000 mL 的分泌液，分泌液绝大部分被再吸收。高位肠梗阻时，由于不能进食及频繁呕吐，丢失大量胃肠道液，使水分及电解质大量丢失；低位肠梗阻时，胃肠道液体不能被吸收而潴留在肠腔内。此外，肠管过度膨胀，影响肠壁静脉回流，使肠壁水肿和血浆向肠壁、肠腔和腹腔渗出。肠绞窄存在时，会丢失大量血液。从而造成严重的缺水，血容量减少和血液浓缩，以及酸碱平衡失调。十二指肠梗阻，可因丢失大量氯离子和酸性胃液而产生碱中毒。一般小肠梗阻，丧失的体液多为碱性或中性，钠、钾离子的丢失较氯离子多，以及酸性代谢物增加，可引起严重的代谢性酸中毒。

(2) 感染和中毒：梗阻以上的肠腔内细菌大量繁殖，产生多种强烈毒素。由于肠壁血运障碍、通透性改变，细菌和毒素渗入腹腔，可引起严重的腹膜炎和脓毒症。

(3) 休克和多器官功能障碍：严重水、电解质紊乱以及酸碱平衡失调、细菌感染、中毒等，可引起严重休克。肠腔高度膨胀，腹压增高，膈肌上升，影响肺内气体交换，腹式呼吸减弱，同时阻碍下腔静脉血液回流，而致呼吸、循环功能障碍。

【护理评估】

1. 健康史 询问病史，注意病人的年龄，有无感染、饮食不当、过度劳累等诱因，尤其注意腹部疾病史、手术史、外伤史。

2. 身体状况

1) 症状

(1) 腹痛：阵发性腹部绞痛是机械性肠梗阻的特征，由于梗阻部位以上强烈肠蠕动导致，疼痛多在腹中部，也可偏于梗阻所在的部位。持续性伴阵发性加剧的绞痛提示绞窄性肠梗阻或机械性肠梗阻伴感染。麻痹性肠梗阻时表现为持续性胀痛，无绞痛。

(2) 呕吐：梗阻早期，呕吐呈反射性，吐出物为食物或胃液。此后，呕吐随梗阻部位高低而有所不同，高位梗阻呕吐早、频繁，呕吐物主要为胃及十二指肠内容物。低位便阻呕吐迟而少、可吐出粪臭样物。结肠梗阻呕吐迟，以腹胀为主。绞窄性肠梗阻时呕吐物呈咖啡样或血性。

(3) 腹胀：高位梗阻，一般无腹胀，可有管型。低位梗阻及麻痹性肠梗腹胀显著，遍及全腹，可有肠型。绞窄性肠梗阻表现为不均匀腹胀。

(4) 停止肛门排便、排气：见于急性完全性肠梗阻。但梗阻初期、高位梗阻、不完全性梗阻可有肛门排便排气。血便或果酱样便见于绞窄性肠梗阻、肠套叠、肠系膜血管栓塞等。

2) 体征

(1) 全身表现：单纯性肠梗阻早期，病人全身情况多无明显改变。梗阻晚期或绞窄性肠梗阻病人，可有口唇干燥、眼窝内陷、皮肤弹性消失，尿少或无尿等明显缺水征，以及脉搏细速、血压下降、面色苍白、四肢发冷等中毒和休克征象。机械性肠梗阻腹腔内有渗液，移动性浊音阳性。

(2) 腹部情况：机械性肠梗阻时，腹部膨隆，见肠蠕动波、肠型；麻痹性肠梗阻时，呈均匀性腹胀，肠扭转时有不均匀腹胀。单纯性肠梗阻者有轻度压痛；绞窄性肠梗阻有固定压痛和腹膜刺激征，可扪及痛性包块。绞窄性肠梗阻腹腔内有渗液，移动性浊音阳性。机械性肠梗阻肠鸣音亢进，有气过水声或金属音；麻痹性肠梗阻或绞窄性肠梗阻后期腹膜炎时肠鸣音减弱或消失。直肠指检：触及肿块提示肿瘤或肠套叠，指套染血提示肠套叠或绞窄。

3) 几种常见肠梗阻

(1) 粘连性肠梗阻：最为常见，其发生率占各类肠梗阻的 20%～40%，因肠管粘连成角度腔内粘连带压迫肠管所致。多由腹部手术、炎症、创伤、出血、异物等引起。临床上以腹部手术后所致的粘连性肠梗阻为最多(图 14-4)。

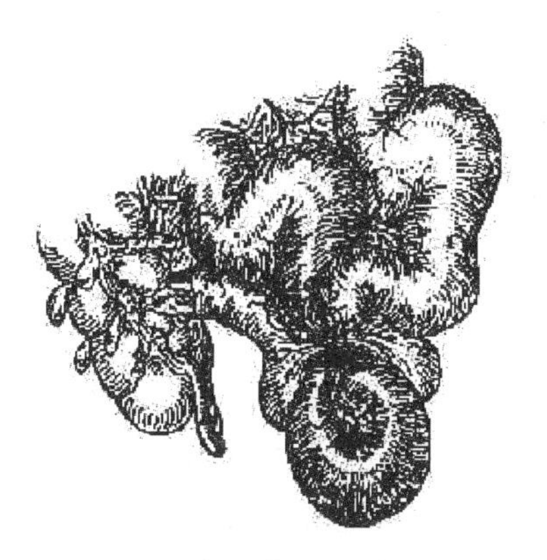

(a)粘连带压迫肠管

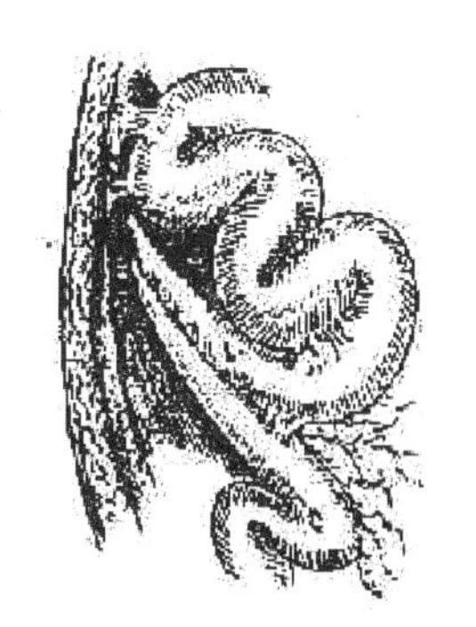

(b)粘连牵扯肠管成角

图 14-4　粘连性肠梗阻

(2) 肠扭转：一段肠袢沿其系膜长轴旋转所形成的闭袢型肠梗阻，称为肠扭转。常见小肠扭转和乙状结肠扭转。前者多见于青壮年，常有饱食后剧烈活动等诱因；后者多与老年人便秘有关，X 线钡灌肠呈“鸟嘴样”改变(图 14-5、图 14-6)。

(3) 肠套叠：一段肠管套入其相连的肠腔内，称为肠套叠，是小儿肠梗阻的常见病因，80%发生于 2 岁以下的儿童，以回盲部回肠套入结肠最为常见，临床以腹部绞痛、腹部腊肠样肿块、

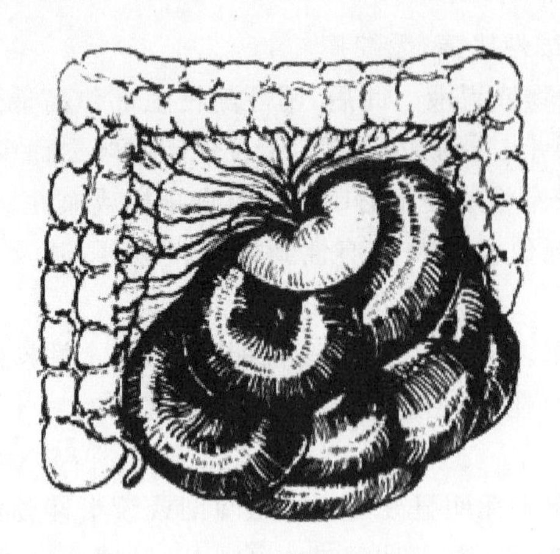

图 14-5　小肠扭转

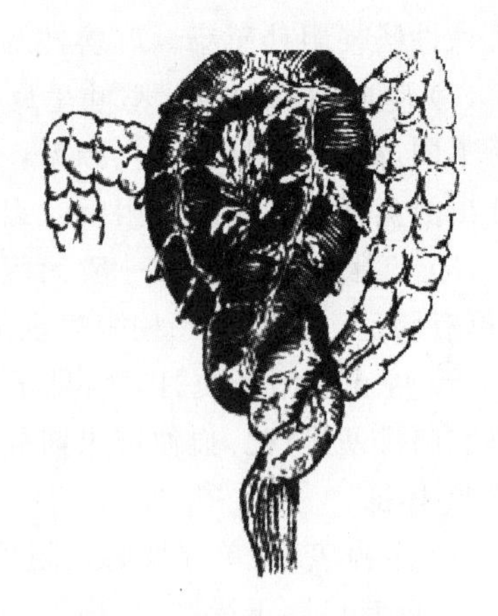

图 14-6　乙状结肠扭转

果酱样血便三大症状为特征，X 线钡灌肠呈“杯口状”改变。早期空气或钡剂灌肠疗效可达 90% 以上。

(4) 蛔虫性肠梗阻：指肠蛔虫聚集成团引起的肠道堵塞。多见于儿童，农村的发病率较高。其诱因常为发热或驱虫不当，多为单纯性不完全性肠梗阻。表现为脐周阵发性腹痛，伴呕吐，腹胀较轻，腹部柔软，扪及变形、变位的条索状包块，无明显压痛。腹部 X 线检查可见成团的蛔虫阴影。

3. 辅助检查

(1) 实验室检查：单纯性肠梗阻后期，白细胞计数增加；血液浓缩后，红细胞计数增高、血细胞比容增高、尿比重增高。绞窄性肠梗阻早期即有白细胞计数增加。水、电解质紊乱及酸碱平衡失调时可伴 K^+、Na^+、Cl^- 及血气分析等改变。

(2) 影像学检查：在梗阻 4～6 h 后 X 线立位平片可见到梗阻近段多个气液平面及气胀肠袢，梗阻远段肠内无气体。空肠梗阻时平片示“鱼肋骨刺”征；结肠梗阻平片示结肠袋。麻痹性梗阻时 X 线示小肠、结肠均扩张。腹部平片结肠和直肠内含气体提示不全性肠梗阻或完全性肠梗阻早期。肠梗阻，尤其当有坏疽、穿孔的可能时，一般不做钡灌肠检查，因为钡剂溢入腹腔会加重腹膜炎。结肠梗阻和肠套叠时低压钡灌肠可提高确诊率。

4. 心理-社会支持状况　了解病人和家属有无因肠梗阻的急性发生而引起的焦虑、对疾病的了解程度、治疗费用的承受能力等。

5. 处理原则　解除梗阻，纠正水及电解质紊乱、酸中毒、感染和休克等合并症。

(1) 手术治疗：包括禁食、胃肠减压，以及纠正水、电解质失衡。应用抗生素防治腹腔内感染。必要时给予输血浆、全血。对起病急伴缺水者应留置尿管观察尿量。禁用强导泻剂，禁用强镇痛剂，防止延误病情。可给予解痉剂、低压灌肠、针灸等非手术治疗措施，并密切观察病情变化。

(2) 手术治疗：①去除病因：如松解粘连、解除疝环压迫、扭转复位、切除病变肠管等。排尽梗阻肠道内的积气积液、减少毒物吸收。②肠切除肠吻合术：如肠肿瘤、炎症性狭窄或局部肠袢已坏死，则行肠切肠吻合术。③短路手术，如晚期肿瘤已浸润固定，或肠粘连成团与周围组织粘连，可做梗阻近端与远端肠袢的短路吻合术。④肠造口或肠外置术：如病人情况极严重，或局部病变所限，不能耐受和进行复杂手术者，可行此术式解除梗阻。

【常见护理诊断/问题】

1. 疼痛　与肠蠕动增强或手术创伤有关。

2. 体液不足　与呕吐、禁食、肠腔积液及腹水、胃肠减压致体液丢失过多有关。

3. 腹胀　与肠梗阻致肠腔积液、积气有关。

4. 知识缺乏　缺乏术前、术后相关配合知识。

5. 潜在并发症　肠坏死、腹腔感染、感染性休克。

【护理目标】

(1) 病人腹痛程度减轻。

(2) 病人体液平衡得以维持。

(3) 病人腹胀缓解，舒适增加。

(4) 病人能说出相关手术配合知识和术后康复知识。

(5) 病人的并发症得到有效的预防，或并发症得到及时发现和处理。

【护理措施】

1. 非手术治疗病人的护理

(1) 一般护理：①休息和体位：病人卧床休息，生命体征稳定者给予半坐卧位，以减轻腹胀对呼吸循环系统的影响，促进舒适。②禁食、胃肠减压：病人应禁食，若梗阻缓解，肠功能恢复，可逐步进流质饮食，忌食产气的甜食和牛奶等。胃肠减压期间，观察记录胃液的性质和量。

(2) 病情观察：注意观察病人神志、精神状态、生命体征、呕吐、排气、排便、腹痛、腹胀、腹膜刺激征及肠蠕动情况，观察期间慎用或禁用止痛药，以免掩盖病情。出现下列情况应考虑绞窄性梗阻，及时报告医师：①病情发展迅速，早期出现休克，抗休克治疗后改善不显著。②腹痛发作急骤，起始即为持续性剧烈疼痛，或在阵发性加重之间仍有持续性疼痛，肠鸣音可不亢进。呕吐出现早、剧烈而频繁。③有明显腹膜刺激征，体温上升、脉率增快、白细胞计数增高。④腹胀不均匀，腹部局部隆起或触及有压痛的肿块(肿大的肠袢)。⑤呕吐物、胃肠减压抽出液、肛门排出物为血性，或腹腔穿刺抽出血性液体。⑥经积极的非手术治疗而症状体征无明显改善。⑦腹部 X 线见孤立、突出胀大的肠袢，不因时间而改变位置，或有假肿瘤状阴影；或肠间隙增宽，提示有腹水。

(3) 维持体液平衡：遵医嘱静脉输液，准确记录液体出入量，结合血清电解质和血气分析结果，合理安排输液种类和调节输液量，维持水、电解质及酸碱平衡。

(4) 呕吐的护理：呕吐时嘱病人坐起或头侧向一边，以免误吸引起吸入性肺炎或窒息；及时清除口腔内呕吐物，给予漱口，保持口腔清洁，并观察记录呕吐物的颜色、性状和量。

(5) 用药护理：遵医嘱应用抗生素，防治感染，减少毒素产生。应注意观察用药效果和副作用。给予解痉剂等药物治疗，解除胃肠道平滑肌痉挛，还可热敷腹部，针灸双侧足三里，缓解腹痛和腹胀。

(6) 术前准备：除常规术前准备外，酌情备血。

(7) 心理护理：在与病人和家属建立良好沟通的基础上，做好解释安慰工作，稳定病人的情绪，减轻其焦虑；向病人和家属介绍有关肠梗阻的知识，如需手术治疗。应认真讲解手术的必要性和重要性，提高他们的认识，消除不必要的紧张和担忧，使之积极配合治疗和护理。

2. 手术治疗病人的护理

1) 手术前病人的护理　同非手术治疗病人的护理。

2) 手术后病人的护理

(1) 一般护理：①体位：手术后病人取平卧位，全麻病人头偏向一侧，保持呼吸道通畅。麻醉清醒、生命体征平稳后取半坐卧位。②禁食与胃肠减压：术后病人仍禁食保持胃肠减压通畅

(用生理盐水 5～10 mL 冲管,每 4 h 1 次)。观察和记录引流液的颜色、性状及量。③饮食护理:胃管拔除、肠蠕动恢复后逐步进食。先少量饮水,无不适可进食流质、半流质饮食,逐渐改为软食。原则是少量多餐,禁食油腻,逐渐过渡。④活动:鼓励病人早期下床活动,促进肠蠕动恢复,防止粘连性肠梗阻发生。

(2) 病情观察:注意观察神志、精神恢复情况,每 30～60 min 监测生命体征至平稳,准确记录 24 h 出入量。观察有无腹胀及腹痛,肛门排气、排便、粪便性质等情况,有腹腔引流管者,妥善固定、保持引流通畅,观察并记录腹腔引流液的性状、量,发现异常,及时报告。

(3) 输液护理:禁食期间给予静脉补液,合理安排输液顺序,遵医嘱应用抗生素。

(4) 并发症的观察与护理:绞窄性肠梗阻术后,若出现腹部胀痛、持续发热、白细胞计数增高、腹壁切口处红肿或腹腔引流管周围流出较多带有粪臭味的液体时,应警惕腹腔内感染、切口感染及肠瘘的可能,应及时报告医师,并协助处理。

(5) 心理护理:解释术后恢复过程,安放各种引流管的意义,以及积极配合治疗和护理对康复的意义。

3. 健康指导

(1) 饮食指导:注意饮食卫生,预防肠道感染;进食易消化食物,保持排便通畅,忌暴饮暴食及生冷饮食。

(2) 预防指导:避免腹部受凉和饭后剧烈运动,防止发生肠扭转。

(3) 出院指导:出院后若有腹胀、腹痛等不适,应及时到医院检查。

【护理评价】 通过治疗和护理,病人是否:①疼痛减轻;②体液维持平衡,生命体征稳定;③腹胀缓解;④能说出相关疾病和康复知识;⑤未发生肠坏死、腹腔感染、休克等并发症,或发生时得到及时发现和处理。

第六节　急性阑尾炎患者的护理

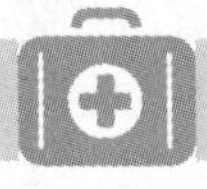

案例导入

陈某,女,17 岁。4 h 前出现脐周疼痛,现疼痛发展到右下腹,伴发热、恶心、呕吐 1 次。查体:T 38.7 ℃,右下腹麦氏点压痛明显,肌紧张,有明显压痛及反跳痛。初步诊断为急性阑尾炎,准备行手术治疗。

请问:1. 术前应对该病人采取哪些护理措施?

2. 术后应注意观察哪些并发症?

急性阑尾炎(acate appendicitis)是外科常见病,是最多见的急腹症之一,多发生于青壮年,男性发病率高于女性。

【病因及发病机制】

1. 阑尾管腔阻塞 阑尾管腔阻塞是急性阑尾炎最常见的病因。引起阻塞的最常见原因是淋巴滤泡的明显增生,约占60%,多见于年轻人。其次是粪石阻塞,约占35%。较少见的是由异物炎性狭窄、食物残渣、蛔虫、肿瘤等引起。另外,阑尾管腔细小,开口狭窄,系膜短,使阑尾卷曲是阑尾容易阻塞的解剖基础。阑尾管腔阻塞后阑尾黏膜仍继续分泌黏液,导致腔内压力进一步上升,血运发生障碍,使阑尾炎症加剧。

2. 细菌入侵 由于阑尾管腔阻塞,细菌繁殖,分泌内毒素和外毒素,黏膜上皮受损并形成溃疡,细菌穿透溃疡进入肌层。阑尾壁间质压力升高,动脉血流受阻,导致阑尾缺血,最终造成梗死和坏疽。致病菌多为肠道内的革兰阴性杆菌和厌氧菌。

【病理生理】

1. 急性单纯性阑尾炎 为轻型阑尾炎或病变早期。病变多只限于黏膜和黏膜下层,阑尾外观轻度肿胀,浆膜充血并失去正常光泽,表面有少量纤维素性渗出物。临床症状和体征均较轻。

2. 急性化脓性阑尾炎 由单纯性阑尾炎发展而来。阑尾肿胀明显,浆膜高度充血,表面覆以纤维素性(脓性)渗出物。阑尾周围的腹腔内有稀薄脓液,形成局限性腹膜炎,临床症状和体征较重。

3. 坏疽性及穿孔性阑尾炎 阑尾管壁坏死或部分坏死,呈暗紫色或黑色。阑尾腔内积脓,压力升高,阑尾壁血液循环障碍。多在阑尾根部和尖端穿孔,如未被包裹,感染继续扩散,可引起急性弥漫性腹膜炎。

4. 阑尾周围脓肿 如果急性阑尾炎化脓、坏疽或穿孔的过程进展较慢,大网膜可移至右下腹部,将阑尾包裹、粘连,形成炎性肿块或阑尾周围脓肿。

急性阑尾炎的转归有:①炎症消退;②炎症局限化;③炎症扩散。

【护理评估】

1. 健康史 了解病人既往病史,尤其注意有无急性阑尾炎发作史,了解有无与急性阑尾炎鉴别的其他脏器病变如十二指肠溃疡穿孔、右侧输尿管结石、胆石症、急性胰腺炎及妇产科疾病等。了解病人发病前是否有剧烈运动、不洁饮食等诱因。

2. 身体状况

1)症状

(1)腹痛:腹痛常始于上腹,逐渐移向脐部,数小时(6~8 h)后转移并局限于右下腹痛。70%~80%的病人具有这种典型的转移性右下腹痛的特点。部分病例发病开始即出现右下腹痛。腹痛的性质和程度依阑尾炎的不同类现而有差异:单纯性阑尾炎表现为轻度隐痛;化脓性阑尾炎呈阵发性胀痛和剧痛;坏疽性阑尾炎则表现为持续性剧烈腹痛,穿孔性阑尾炎因阑尾腔内压力骤减,腹痛可暂时减轻,但出现腹膜炎后,腹痛又会持续加剧。不同位置的阑尾炎,因炎症累及的部位不同,其腹痛部位也略有区别。

(2)胃肠道症状:发病早期可有厌食、恶心、呕吐,但程度较轻。有的病人可发生腹泻。病情发展致弥漫性腹膜炎时可引起麻痹性肠梗阻。

(3)全身表现:病变早期病人常乏力,炎症重时出现中毒症状。表现为心率加快,发热,达38 ℃左右。阑尾穿孔时体温可高达39 ℃。若发生门静脉炎可出现寒战、高热和轻度黄疸。

2)体征

(1)右下腹固定压痛:是急性阑尾炎最常见的重要体征。压痛点常位于脐与右髂前上棘连线中外 1/3 交界处，即麦氏(McBurney)点，也可随阑尾位置的变异而有改变，但压痛点始终在一个固定位置上。

(2) 腹膜刺激征：包括压痛、反跳痛、腹肌紧张，是壁腹膜受炎症刺激出现的防御性反应，提示阑尾炎症加重，出现渗出、化脓、坏疽或穿孔等病理改变。

(3) 右下腹包块：如体检发现右下腹饱满，扪及一压痛性包块，边界不清，固定，应考虑有阑尾周围脓肿。

(4) 其他：结肠充气试验、腰大肌试验、闭孔内肌试验及肛门直肠指检等可作为辅助诊断依据。①结肠充气试验：病人仰卧，用左手挤压近侧结肠，结肠内气体可传至盲肠和阑尾，引起右下腹疼痛者为阳性。②腰大肌试验：病人取左侧卧位，使右大腿后伸，引起右下腹疼痛者为阳性。说明阑尾位置靠后，位于腰大肌前方。③闭孔内肌试验：病人取仰卧位，使右髋和右大腿屈曲，然后被动向右旋转，引起右下腹疼痛者为阳性。提示阑尾靠近闭孔内肌。④直肠指检：盆腔阑尾炎时，直肠右前方可有压痛。当阑尾穿孔时直肠前壁压痛广泛，当形成阑尾周围脓肿时，可触及痛性肿块。

3) 几种特殊类型的阑尾炎

(1) 小儿急性阑尾炎：小儿阑尾壁薄，管腔小，一旦发生梗阻，易发生血运障碍，引起坏疽和穿孔；大网膜发育不全，不能起到保护作用，穿孔后炎症不容易局限，容易形成弥漫性腹膜炎。临床特点：①病情发展快且较重，表现为全腹疼痛，早期即出现高热、呕吐等症状；②右下腹体征不明显，不典型，但有局部明显压痛和肌紧张；③极易穿孔继发腹膜炎。

(2) 老年人急性阑尾炎：老年人痛觉迟钝，大网膜萎缩，又由于老年人阑尾动脉硬化，易导致阑尾缺血坏死。临床特点：①腹痛不强烈，体征不典型，体温和血白细胞升高不明显；②临床表现轻而病理改变重，容易延误诊断和治疗；③老年人常伴有心血管疾病等各种器质性疾病，病情复杂。

(3) 妊娠期急性阑尾炎：临床特点如下。①在妊娠过程中，子宫逐渐增大，盲肠和阑尾的位置也随着向上、向外、向后移位，阑尾炎的压痛部位也随着上移；②妊娠后期子宫增大，阻碍大网膜趋近发炎的阑尾，所以阑尾穿孔后感染不易局限，常引起弥漫性腹膜炎；③炎症发展易致流产或早产，威胁胎儿和孕妇的安全。

(4) 慢性阑尾炎：多由急性阑尾炎迁延形成。主要病理改变有阑尾壁不同程度的纤维化和慢性炎症细胞浸润。临床特点：①既往有急性阑尾炎发作史；②经常有右下腹局限性固定压痛；③X 线钡灌肠检查，阑尾不充盈或充盈不全。

3. 辅助检查

(1) 实验室检查：大多数急性阑尾炎病人血常规检查有白细胞计数和中性粒细胞比例的增高。白细胞计数可高达$(10\sim20)\times10^9$/L，可发生核左移现象。尿检一般无阳性发现，可作为与输尿管结石的鉴别依据。

(2) 影像学检查：腹部 X 线平片可见盲肠扩张和液气平面。B 超有时可发现肿大的阑尾或脓肿。CT 扫描可获得与 B 超相似的效果，可靠性更高，尤其有助于阑尾周围脓肿的诊断。但这些特殊检查只在诊断不明确时才选用。

4. 心理-社会支持状况　本病发病急，腹痛明显，需急诊手术治疗，病人常感突然而焦虑、不安。应了解病人的心理状态、病人和家属对疾病及治疗的认知和心理承受能力，了解其家庭的经济承受能力。

5. 处理原则

(1) 手术治疗：绝大多数急性阑尾炎一经确诊，应早期施行阑尾切除术。如阑尾穿孔已被包裹，阑尾周围脓肿形成，病情较稳定者，应用抗生素治疗或联合中药治疗，促进脓肿吸收消退，也可在超声引导下穿刺抽脓或置管引流。如脓肿扩大无局限趋势，定位后行手术切开引流。

(2) 非手术治疗：部分急性单纯性阑尾炎，可经非手术治疗而获痊愈。措施包括禁食、补液、大剂量抗生素治疗，中药以清热、解毒、化瘀为主。若病情有发展趋势，应改为手术治疗。

【常见护理诊断/问题】

1. 疼痛　与阑尾炎症刺激、手术创伤等有关。

2. 体温过高　与感染有关。

3. 潜在并发症　术后出血、切口感染、粘连性肠梗阻、腹腔脓肿、门静脉炎等。

【护理目标】

(1) 病人疼痛减轻或缓解。

(2) 病人体温恢复正常。

(3) 病人未发生并发症或并发症被及时发现并有效处理。

【护理措施】

1. 术前护理

(1) 病情观察：加强巡视、观察病人精神状态，定时测量体温、脉搏、血压和呼吸；观察病人的腹部症状和体征，尤其注意腹痛的变化。病人体温一般低于 38 ℃，高热则提示阑尾穿孔；若病人腹痛加剧，出现腹膜刺激征，应及时通知医师。

(2) 对症处理：疾病观察期间，病人禁食；按医嘱静脉输液，保持水、电解质平衡，应用抗生素控制感染。为减轻疼痛，病人可取半坐卧位，使腹肌松弛，减轻腹部张力，缓解疼痛。禁服泻药及灌肠，以免肠蠕动加快，增高肠内压力，导致阑尾穿孔或炎症扩散。诊断未明确之前禁用镇静止痛剂如吗啡等，以免掩盖病情。

(3) 术前准备：做好血、尿、便常规，出凝血时间以及肝、肾、心、肺功能等检查。清洁皮肤。遵医嘱行手术区备皮。做好药物过敏试验并记录。嘱病人术前禁食 12 h，禁饮 4 h，按手术要求准备麻醉床、氧气及监护仪等用物。

(4) 心理护理：在与病人和家属建立良好沟通的基础上，做好解释安慰工作，稳定病人的情绪，减轻其焦虑；向病人和家属介绍有关急性阑尾炎的知识，讲解手术的必要性和重要，提高他们的认识，消除不必要的紧张和担忧，使之积极配合治疗和护理。

2. 术后护理　积极配合治疗和护理。

1) 一般护理

(1) 体位与活动：病人回病房后，应根据不同麻醉，选择适当体位。6 h 后，血压、脉搏平稳者，改为半坐卧位，利于呼吸和引流。鼓励病人术后在床上翻身、活动肢体，术后 24 h 可起床活动，促进肠蠕动恢复，防止肠粘连，同时可增进血液循环，加速伤口愈合。老年病人术后注意保暖，经常拍背帮助咳嗽，预防坠积性肺炎。

(2) 饮食护理：病人手术当日禁食，经静脉补液。待肠蠕动恢复后，逐步恢复饮食。正常情况下，若进食后无不适，第 3～4 日可进易消化的普食。少数病情重的坏疽、穿孔性阑尾炎，术后饮食恢复较缓慢。

(3) 病情观察：密切监测生命体征及病情变化，遵医嘱定时测量体温、脉搏、血压及呼吸，并准确记录；加强巡视，倾听病人的主诉，观察病人腹部体征的变化，尤其注意观察有无粘连性肠梗阻、腹腔感染或脓肿等术后并发症的表现，及时发现异常，通知医生并积极配合治疗。

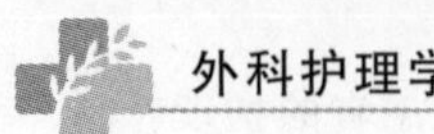

2）切口和引流管的护理　保持切口敷料清洁、干燥，及时更换渗血、渗液污染的敷料；观察切口愈合情况，及时发现出血的征象。对于腹腔引流的病人，应妥善固定引流管，防止扭曲、受压，保持通畅；经常从近端至远端方向挤压引流管，防止因血块或脓液而造成引流管的堵塞；观察并记录引流液的量、颜色、性状等。当引流液量逐渐减少、颜色逐渐变淡至浆液性，病人体温及血象正常，可考虑拔管。

3）用药护理　遵医嘱术后应用有效抗生素，控制感染，防止并发症发生。

4）并发症的预防和护理

(1) 切口感染：是阑尾术后最常见的并发症。多见于化脓或穿孔性急性阑尾炎，表现为术后 2～3 日体温升高，切口胀痛或跳痛，局部红肿、压痛等，可先行试穿抽出脓汁，或于波动处拆除缝线，排出脓液，放置引流，定期换药。手术中加强切口保护、排出脓液，放置引流，定期换药。手术中加强切口保护、彻底止血、消灭无效腔等措施可预防切口感染。

(2) 粘连性肠梗阻：较常见的并发症。病情重者须手术治疗。术后病人早期离床活动可预防此并发症。

5）心理护理　术后给予病人和家属心理上的支持，解释术后恢复过程，术后疼痛、各种治疗的意义，以及积极配合治疗和护理对康复的意义。

3. 健康指导

(1) 知识宣教：对于非手术治疗的病人，应向其解释禁食的目的和重要性，教会病人自我观察腹部症状和体征变化的方法。

(2) 饮食与活动指导：对于手术治疗的病人，指导病人术后饮食的种类及量，鼓励病人循序渐进，避免暴饮暴食；向病人介绍术后早期离床活动的意义，鼓励病人尽早下床活动，促进肠蠕动恢复，防止术后肠粘连。

(3) 出院指导：若出现腹痛、腹胀等不适，应及时就诊。

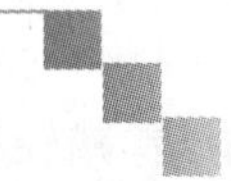

第七节　结、直肠和肛管疾病患者的护理

案例导入

刘先生，39 岁。肛周疼痛 5 日，加重 2 日。病人 5 日前开始，肛门右侧部疼痛，排便时明显，近 2 日来加重，为持续性跳痛，行动不便，坐卧不安。查体：T 37.2 ℃，发育、营养良好，心肺腹未见异常。肛门指检：肛门右侧边缘皮肤红肿，范围约 6 cm，触之稍热，可触及硬结和压痛，中心部位似有波动感。

请问：1. 该病人最可能的临床诊断是什么？需要与哪些疾病鉴别？

2. 该病人的主要护理措施有哪些？

一、直肠、肛管疾病

(一) 解剖生理概要

1. 直肠　直肠位于盆腔的后部，上接乙状结肠，下连肛管，长 12～15 cm，上段直肠前面的腹膜返折成为直肠膀胱陷凹或直肠子宫陷凹。直肠的主要功能是吸收、分泌和排便。

2. 肛管　肛管上至齿状线，下至肛门缘，全长 3～4 cm。直肠与肛管周围以肛提肌为界有数个间隙，包括骨盆直肠间隙、坐骨肛管间隙，直肠后间隙和肛门周围间隙。这些间隙是肛周脓肿的常见部位。肛管的主要功能是排便。

(二) 直肠、肛管疾病的检查方法及记录

1. 检查方法　①体位，截石位、胸膝位、蹲位、侧卧位；②视诊；③直肠指检；④肛镜检查。

2. 记录方法　时钟定位法。

(三) 直肠、肛管疾病

1. 痔　痔是齿状线上下的静脉迂曲、扩张所形成的团块。

(1) 病因：①解剖因素：位置低、静脉内没有静脉瓣、周围支撑力差，回流不好。②腹内压增高：便秘、妊娠等。③其他因素：周围组织感染、年老体弱、营养不良等。

(2) 临床表现：①内痔：位于齿状线以上，由直肠上静脉迂曲、扩张所致，表面覆盖黏膜。主要表现为无痛性便血和痔核脱出。可分为四期：第一期主要表现为排便时无痛性出血但是不伴有痔核脱出；第二期主要是便血加重，同时伴有痔块脱出，但便后能自行还纳；第三期便血减轻，主要以痔核脱出为主，脱出的痔核不能自行还纳，必须用手扶才能回纳，还纳后不再复出；第四期有便血或无便血，痔核反复脱出，甚至嵌顿。②外痔：位于齿状线以下，由直肠下静脉迂曲、扩张所致，表面覆盖皮肤。常无明显的症状，但容易形成血栓性外痔，引起肛门周围疼痛。③混合痔：由直肠上下静脉迂曲、扩张所致，表面覆盖皮肤和黏膜。兼有两者特点。

(3) 治疗：①一般治疗，适用于一期内痔。主要方法是预防便秘、温水坐浴、药物的使用对症疗法和手法治疗。②注射治疗，使用硬化剂使静脉闭塞。③冷冻治疗，适用于较小的出血性外痔。④手术治疗：适用于上述方法无效的。

2. 肛裂　肛裂是肛管皮肤全层裂开，多见于肛管后正中线。

(1) 病因：长期便秘是主要的病因。

(2) 临床表现：①疼痛，是主要的症状，表现为排便时及便后肛门疼痛；②便秘，因为疼痛不敢排便所以使便秘加重；③出血，多为鲜血不与粪便混合(主要为大便表面附着新鲜血液)；④肛门指检可见肛裂“三联征”。

(3) 治疗：①一般治疗，保持排便通畅、温水坐浴，封闭疗法、麻醉下扩张肛管等；②手术治疗。

3. 直肠肛管周围脓肿

(1) 病因：多由肛腺感染引起。

(2) 临床表现：①肛门周围脓肿，最常见。要表现为肛周持续性跳痛、排便、受压或咳嗽时加重，局部红肿、触痛。常自行破溃形成低位肛瘘。②坐骨肛管间隙脓肿：初期局部体征不明显，以全身感染中毒症状为主，肛周疼痛加重。直肠指检：患处有触痛性肿块，脓肿破溃后可形成高位肛瘘。③骨盆直肠间隙脓肿：较少见。位置较深，全身感染中毒症状重而局部表现不明显。诊断主要靠穿刺。

(3) 治疗:①脓肿未形成前,早期使用抗生素、局部理疗或热敷、温水坐浴、润肠通便;②脓肿形成后,切开引流。

4. 肛瘘　肛瘘是肛管或直肠远端与肛周皮肤间形成的慢性感染性瘘管。

(1) 病因:多由直肠肛管周围脓肿处理不当引起。

(2) 分类:①按瘘管和瘘口的多少分为单纯性肛瘘、复杂性肛瘘;②按的瘘位置分为低位瘘、高位瘘;③按瘘管外口的位置分为外瘘、内瘘。

(3) 临床表现:典型症状是肛周外口流脓、肛门周围湿疹和瘙痒。局部检查可见肛周皮肤上有单个或多个瘘口,呈红色乳头状隆起。直肠指检可以扪及条索状瘘管。

(4) 治疗原则:肛瘘不能自愈,必须手术治疗。低位单纯性肛瘘行切开术,高位单纯性肛瘘行挂线疗法。

5. 直肠脱垂　直肠脱垂也称脱肛,是直肠壁部分或全部脱出肛门外。

(1) 病因:①解剖因素,幼儿发育不全或年老体弱造成盆底软组织薄弱。②腹内压增高因素。③其他:如痔反复脱出,引起黏膜脱垂。

(2) 临床表现:主要症状是有肿物自肛门脱出。尤其是蹲位检查时明显,脱出的多是直肠。

(3) 治疗原则:①非手术治疗,加强营养;消除腹压增高因素;养成定时排便的习惯;一旦脱出及时复位。②注射疗法:适用于轻度直肠脱垂者。③手术治疗:适用于非手术治疗无效者。

二、直肠、肛管疾病患者的护理

【护理评估】

1. 健康史　如询问饮食情况、排便情况等。

2. 常见症状　便秘、疼痛、便血等。

3. 检查　根据病情采用不同的体位、直肠指检、直肠镜。

【护理措施】

1. 一般护理

(1) 饮食:多饮水,多进食富有纤维素的食物。忌饮酒及辛辣饮食。

(2) 保持排便通畅。

(3) 坚持每日适当的运动。

(4) 保持肛门清洁。

(5) 肛门坐浴。

(6) 注意病情观察和症状护理。

2. 术前护理　手术前一日进少渣饮食,每晚肛门坐浴,手术前排空大便,必要时灌肠。

3. 术后护理

(1) 病情观察:观察生命体征、并发症、切口情况,发现情况及时处理。

(2) 对症治疗:止痛等。

(3) 饮食和排便:术后一日进流食,注意润肠通便。

(4) 处理尿潴留。

(5) 正确处理伤口。

第八节 门静脉高压症患者的护理

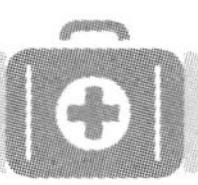

案例导入

某女，55岁，反复呕血2年，1天前进食粗糙食物后突发呕血800 mL。患者精神紧张。

贫血貌，T 36.8 ℃，P 96次/分，BP 82/60 mmHg，心肺(—)，腹软，蛙状腹，脾肋下3 cm，移动性浊音(+)。

实验室检查：肝功能：SGPT 120U；A/G 0.82∶1；总胆红素35 μmol/L。

纤维胃镜检查：食管曲张静脉出血。

请问：

1. 胃底、食管下段曲张静脉出血有哪些特点？
2. 此时患者存在哪些主要护理诊断/问题？
3. 应给予哪些护理措施？

正常门静脉压力为13～24 cmH_2O(1.27～2.35 kPa)，平均约18 cmH_2O。当门静脉血流受阻、血液淤滞、造成门静脉及其分支压力增高，持续超过24 cmH_2O时，将导致脾大伴脾功能亢进、食管胃底静脉曲张破裂大出血、腹水等一系列临床表现，称门静脉高压症(portal hypertension)。

【病因和病理】 门静脉高压症约90%以上由肝硬化引起。在我国主要是肝炎后肝硬化，部分南方血吸虫流行地区，以血吸虫病性肝硬化为主。亦可见于肝外门静脉阻塞，如门静脉主干的先天性畸形、Budd-Chiari综合征、海绵窦样变等，但较少见。

门静脉系统无静脉瓣膜，其压力通过流入的血量和流出阻力形成并维持。门静脉血流阻力增加，常是门静脉高压症的始动因素。按引起阻力增加的部位将门静脉高压症分为肝前、肝内和肝后三型。肝内型又可分为窦前、窦后和窦型。在我国，肝炎后肝硬化是引起肝窦和窦后阻塞性门静脉高压症的常见病因。肝内窦前性阻塞的病因主要是血吸虫性肝硬化。血吸虫卵直接沉积在汇管区门静脉小分支内，引起这些小分支栓塞，周围呈现肉芽肿反应，致门静脉血流受阻和压力增高。

门静脉高压症主要有以下病理改变：①脾大、脾功能亢进。②交通支扩张：门静脉压力升高，导致消化系统器官淤血，最突出的改变是4处门腔静脉曲张，最重要的是食管下段及胃底交通支，其他有肛管及直肠下段交通支、前腹壁交通支、腹膜后交通支。③腹水：门静脉系毛细血管滤过压增加、肝硬化使肝内淋巴回流受阻并从肝脏表面渗出、肝合成白蛋白减少使血浆胶体渗透压降低、体内醛固酮和ADH增加等因素，导致腹水发生。

【护理评估】

1. 健康史 注意询问病人有无病毒性肝炎病史、酗酒、血吸虫病病史。既往有无出现肝性脑病、上消化道出血的病史，以及诱发的原因。对原发病是否进行治疗。

2. 身体状况

(1) 脾大、脾功能亢进：门静脉高压症的早期即可有脾脏充血、肿大，程度不一，在左肋缘下可扪及；早期质软、活动；晚期，脾内纤维组织增生而变硬，活动度减少，常伴有脾功能亢进。主要表现为白细胞、血小板减少。

(2) 呕血和黑便：食管胃底曲张静脉破裂出血，是门静脉高压症最危险的并发症，一次出血量可达 1000～2000 mL，表现为呕血或便血，呕吐鲜红色血液，排出柏油样黑便。由于肝功能损害引起凝血功能障碍、脾功能亢进导致血小板减少以及门静脉高压。因此，出血不易自止。大出血、休克和贫血导致肝细胞严重缺氧易诱发肝性脑病。

(3) 腹水：是肝功能严重受损的表现，大出血后可形成"顽固性腹水"，常伴有腹胀、食欲减退和下肢水肿。

(4) 其他：可伴有肝大、黄疸、蜘蛛痣、腹壁静脉曲张、痣、肝掌等。

3. 辅助检查

(1) 实验室检查：①血常规检查：脾功能亢进时，全血细胞计数减少，白细胞计数可降至 3×10^9/L 以下，血小板计数可降至 $(70\sim80)\times10^9$/L 以下。②肝功能检查：常有血浆白蛋白降低，白蛋白与球蛋白比例倒置，凝血酶原时间延长。肝炎后肝硬化病人血清转氨酶和血胆红素增高较血吸虫性肝硬化者明显。应行乙型肝炎病原免疫学和 AFP 检查。

(2) 影像学检查：①B 超检查：可了解肝脏和脾脏的形态、大小、有无腹水及门静脉扩张。②食管吞钡 X 线检查和内镜检查：在食管为钡剂充盈时，可见食管黏膜呈虫蚀状改变；排空时，黏膜像则表现为蚯蚓样或串珠状负影。内镜可见黏膜下曲张静脉或血管团。③腹腔动脉(静脉相)或肝静脉造影：造影剂使门静脉系统和肝静脉显影后，可明确门静脉受阻部位及其侧支回流情况；为选择手术方式提供参考。

(3) 食道镜检查：既可明确诊断，又可用于急诊止血治疗。

4. 心理-社会支持状况 因导致门静脉高压症的肝硬化是一个慢性疾病过程，迁延不愈，病人多有不同程度的焦虑，如哭泣、易躁易怒、忧郁、失眠、意志消沉、悲观等。尤其是合并上消化道大出血时，精神紧张，有恐惧感。

5. 处理原则

1) 食管胃底静脉曲张、破裂出血的治疗

(1) 非手术治疗：①常规处理：绝对卧床休息；立即建立有效的静脉通道，输液、输血扩充血容量；维持呼吸道通畅，防止呕吐物引起窒息或吸入性肺炎；严密监测病人生命体征。②药物止血：应用内脏血管收缩剂，可使门静脉血流量减少，降低门静脉压力。常用药物有垂体后叶素、三甘氨酰赖氨酸加压素和生长抑素，急性出血控制率可达 80%，与三腔管压迫合用可达 95%。③内镜治疗：经纤维内镜将硬化剂直接注入曲张静脉内，使之闭塞及其黏膜下组织硬化，达到止血和预防再出血目的，成功率可达 80%～90%。主要并发症是食管黏膜溃疡、狭窄和穿孔。④三腔管压迫止血：利用充气的气囊分别压迫胃底和食管下段的曲张静脉，达到止血目的，以此争取时间做紧急手术准备。⑤经颈静脉肝内门体分流术(TPS)：经颈静脉途径在肝静脉与门静脉的主要分支间建立通道，并置入支架，实现门体分流。适用于食管胃底静脉曲张破裂出血经药物和硬化剂治疗无效、肝功能失代偿、不宜行急诊手术的病人，或等待肝移植的病人。

(2) 手术治疗:有分流术和断流术两种手术方法。

2) 腹水的外科治疗　对肝硬化引起的顽固性腹水,有效的治疗方法是肝移植。其他疗法包括 TIPS 和腹腔一静脉转流术。

3) 单纯脾大、脾功能亢进的外科治疗　多见于晚期血吸虫病病人,因肝功能较好,单纯脾切除效果良好。该类病人若同时伴有食管胃底静脉曲张破裂出血史者,应考虑在脾切除的同时做贲门周围血管离断术。

4) 肝移植　适应证有:终末期肝病伴有静脉曲张出血、难治性腹水、肝性脑病、肝合成功能低下等。标准术式有:原位肝移植和背驮式肝移植等。

【常见护理诊断/问题】

1. 体液不足　与上消化道大量出血有关。

2. 体液过多(腹水)　与肝功能损害致低蛋白血症、血浆胶体渗透压降低及醛固酮分泌增加等有关。

3. 营养失调:低于机体需要量　与肝功能损害、营养摄入不足、消化吸收障碍有关。

4. 潜在并发症　上消化道大出血、术后出血、肝性脑病、静脉血栓形成。

5. 知识缺乏　缺乏预防上消化道出血、肝脏疾病的有关知识。

【护理目标】

(1) 病人体液不足能及时得到纠正。

(2) 病人腹水经治疗后消退,体液平衡得到维持。

(3) 病人营养得到及时补充,肝功能及全身营养状况得到改善。

(4) 病人无上消化道大出血、肝性脑病等并发症发生。

(5) 病人了解预防上消化道出血、肝脏疾病的有关知识。

【护理措施】

1. 非手术治疗病人的护理

1) 一般护理　①绝对卧床休息:迅速将病人安置于有抢救设备、安静的病房,头偏向一侧以防误吸,给予吸氧;②口腔护理,及时清理血迹和呕吐物,保持口腔清洁。

2) 恢复血容量　迅速建立有效静脉通道,输液、输血,恢复血容量。给予配血,宜输新鲜血。病人出血量较多输血有困难时,可给予白蛋白、血浆、代血浆,以提高胶体渗透压并维持循环血容量。

3) 止血　①局部灌洗:用冰盐水或冰盐水加血管收缩剂(如肾上腺素)可进行胃内灌洗;②药物止血:遵医嘱应用止血药,并密切观察其疗效,注意药物副作用;③三腔管压迫止血。

4) 病情观察　严密观察生命体征、准确记录尿量及中心静脉压的变化,注意有无水、电解质及酸碱平衡失调。

5) 三腔管压迫止血的护理

(1) 准备:向病人解释放置三腔管止血的目的、意义、方法和注意事项,以取得病人的配合。将食管气囊和胃气囊分别注气约 150 mL 和 200 mL,观察充盈后气囊是否膨胀均匀、弹性良好,有无漏气,然后抽空气囊,并分别做好标记备用。

(2) 插管方法:管壁涂液状石蜡,经病人一侧鼻孔或口腔轻轻插入,边插边嘱病人做吞咽动作,直至插入 50～60 cm;用注射器从胃管内抽得胃液后向胃气囊注入 150～200 mL 空气,用止血钳夹闭管口,将三腔管向外提拉,感到不再被拉出并有轻度弹力时,利用滑车装置在管

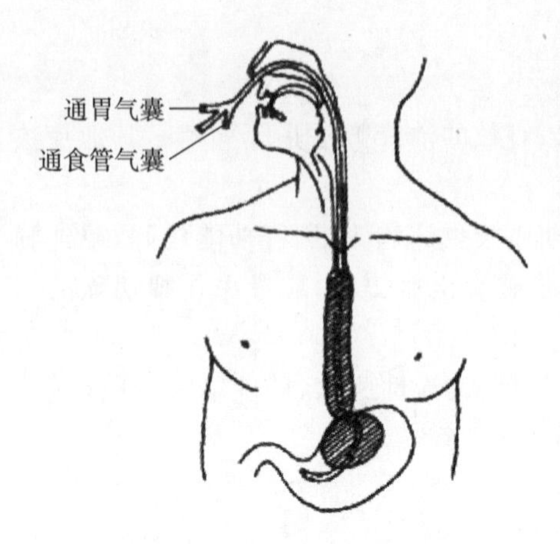

图 14-7　三腔管压迫止血法

端悬以 0.5 kg 重物做牵引压迫。然后抽取胃液观察止血效果,若仍有出血,再向食管气囊注入 100～150 mL 空气以压迫食管下端。置管后,胃管接胃肠减压器或用生理盐水反复灌洗,观察胃内有无新鲜血液吸出。若无出血,同时脉搏、血压渐趋稳定,说明出血已得到控制;反之,表明三腔管压迫止血失败(图 14-7)。

置管后护理:①病人取半坐卧位或头偏向一侧,及时清除口腔、鼻咽腔分泌物,防止吸入性肺炎。②保持鼻腔黏膜湿润,观察调整牵引绳松紧度,防止鼻黏膜口腔黏膜长期受压发生糜烂、坏死;三腔管压迫期间应每 12 h 放气 10～20 min,使胃黏膜局部血液循环暂时恢复,避免黏膜因长期受压而糜烂、坏死。③观察、记录胃肠减压引流液的量、颜色,判断出血是否停止,以决定是否需要紧急手术;若气囊压迫 48 h 后,胃管内仍有新鲜血液抽出,表明压迫止血无效,应紧急手术止血。④床旁备剪刀,若气囊上移阻塞呼吸道,可引起呼吸困难甚至窒息,应立即剪断三腔管。⑤拔管:三腔管放置时间不宜超过 3～5 日,以免食管、胃底黏膜长时间受压而缺血、坏死。气囊压迫 24 h 如出血停止,可考虑拔管。放松牵引,先抽空食管气囊、再抽空胃气囊,继续观察 12～24 h,若无出血,让病人口服液状石蜡 30～50 mL,缓慢拔出三腔管;若再次出血,可继续行三腔管压迫止血或手术。

6) 预防肝性脑病　为减少肠道细菌数量,避免胃肠道残血被分解产生氨,诱发肝性脑病,可服用新霉素或链霉素等肠道非吸收抗生素、用缓泻剂或生理盐水灌肠刺激排泄。

7) 心理护理　耐心、细致地做好病人的心理护理,关心、体贴病人,减轻病人的焦虑,稳定其情绪。每次检查及护理前给予解释,取得病人和家属的理解,使之能够积极配合各项治疗和护理。

2. 手术治疗病人的护理

1) 术前准备　除常规护理措施外,术前 2～3 日口服肠道不吸收的抗生素,以预防术后肝性脑病;术前 1 日晚用中性弱酸性液体做清洁灌肠;脾-肾静脉分流术前应明确肾功能是否正常;术前 1 周应用维生素 K;纠正低蛋白血症等。

2) 术后护理

(1) 一般护理:①体位与活动:分流术后 48 h 内,病人取平卧位或 15°低坡卧位,2～3 日后改半坐卧位;避免过多活动,翻身时动作要轻柔;手术后不宜过早下床活动,一般需卧床 1 周,以防血管吻合口破裂出血。②饮食:指导病人从流质开始逐步过渡到正常饮食,保证热量供给。分流术后病人应限制蛋白质和肉类摄入,忌食粗糙和过热食物;禁烟、酒。

(2) 病情观察:密切观察病人神志,严密监测病人生命体征等变化。

(3) 引流管的护理:观察胃肠减压和腹腔引流液的性状与量,若引流出新鲜血液量较多,应考虑是否发生出血;若腹腔引流量较多且清晰,应考虑低蛋白血症。

(4) 保护肝脏:术后应予吸氧,保肝治疗,禁用或慎用对肝脏有损害的药物,如吗啡、巴比妥类、盐酸氯丙嗪等。

(5) 并发症的观察和预防:①肝性脑病:分流术后部分门静脉血未经肝脏解毒直接进入体循环,同时肝脏功能受损解毒功能下降,使血氨含量升高,术后易诱发肝性脑病。若发现病人

出现神志淡漠、嗜睡、谵妄、应立即通知医师；遵医嘱测定血氨浓度，应用谷氨酸制剂降低血氨水平；限制蛋白质的摄入，减少血氨的产生，给予导泻，弱酸性溶液灌肠减少氨的吸收。②静脉血栓形成：脾切除术后血小板迅速增高，有诱发静脉血栓形成的危险；术后勿用维生素 K 和其他止血药物，以防促使血栓形成。术后 2 周内每日或隔日复查 1 次血小板，若血小板超过 600×10^9/L 应立即通知医师，协助抗凝治疗。注意应用抗凝药物前、后凝血时间变化。

3）心理护理　解释手术治疗的必要性和重要性，消除病人及家属的思想顾虑，以取得配合。解释术后卧床 1 周的目的，安放各种引流管的意义，以及积极配合治疗和护理对康复的重要性。

3. 健康指导

（1）休息与活动：合理休息与适当活动，避免过度劳累，一旦出现头晕、心慌和出汗等不适，立即卧床休息。

（2）饮食指导：禁烟、酒，少喝咖啡和浓茶，避免进食粗糙、干硬、带刺、油炸及辛辣食物，饮食不宜过热，以免损伤食管黏膜而诱发上消化道出血。

（3）防止腹压升高：如剧烈咳嗽、打喷嚏、便秘用力排便等，以免腹内压升高诱发引起静脉曲张、破裂出血。

（4）病情观察指导：指导病人观察有无黑便，皮肤、牙龈等出血征兆。

第九节　肝脓肿患者的护理

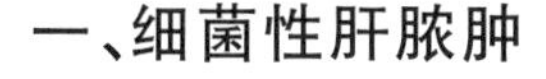

一、细菌性肝脓肿

【概述】

1. 病因　因化脓性细菌侵入肝脏形成的肝化脓性病灶，称为细菌性肝脓肿。细菌性肝脓肿的主要病因是继发于胆管结石、胆管感染，尤其是肝内胆管结石并发化脓性胆管炎时，在肝内胆管结石梗阻的近端部位可引起散在多发小脓肿。此外，在肝外任何部位或器官的细菌性感染病灶，均可因脓毒血症的血行播散而发生本病。总之，不论何种病因引起细菌性肝脓肿，绝大多数为多发性，其中可能有一个较大的脓肿，单个细菌性脓肿很少见。

2. 病理　化脓性细菌侵入肝脏后，正常肝脏在巨噬细胞作用下不发生脓肿。当机体抵抗力下降时，细菌在组织中发生炎症，形成脓肿。血源性感染通常为多发性，胆源性感染脓肿也为多发性，且与胆管相通。肝脓肿形成发展过程中，大量细菌毒素被吸收而引起败血症、中毒性休克、多器官功能衰竭或形成膈下脓肿、腹膜炎。

【护理评估】

1. 健康史　了解患者、饮食、活动等一般情况，是否有胆管病史及胆管感染病史，体内部位有无化脓性病变，是否有肝外伤史。

2. 临床表现

（1）寒战和高热：是最常见的症状。往往寒热交替，反复发作，多呈一日数次的弛张热，体温 38～41 ℃，伴有大量出汗，脉率增快。

(2) 腹痛：为右上腹肝区持续性胀痛，如位于肝右叶膈顶部的脓肿，则可引起右肩部放射痛。

(3) 肝肿大：肝肿大而有压痛，如脓肿在肝脏面的下缘，则在右肋缘下可扪到肿大的肝或波动性肿块，有明显触痛及腹肌紧张；如脓肿浅表，则可见右上腹隆起；如脓肿在膈面，则横膈抬高，肝浊音界上升。

(4) 乏力、食欲不振、恶心和呕吐：少数患者还出现腹泻、腹胀以及难以忍受的呃逆等症状。

(5) 黄疸：可有轻度黄疸；若继发于胆管结石胆管炎，可有中度或重度黄疸。

3. 辅助检查

(1) 实验室检查：血常规检查提示白细胞计数明显升高，中性粒细胞比例在 0.90 以上，有核左移现象或中毒颗粒。肝功能、血清转氨酶、碱性磷酸酶升高。

(2) 影像学检查：X 线检查分辨肝内直径 2 cm 的液性病灶，并明确性部位与大小，CT、磁共振检查有助于诊断肝脓肿。

(3) 诊断性穿刺：B 超可以测定脓肿部位、大小及距体表深度，为确定脓肿穿刺点或手术引流提供了方便，可作为首选的检查方法。

4. 治疗原则 非手术治疗，应在治疗原发病灶的同时，使用大剂量有效抗生素和全身支持疗法。手术治疗，可行脓肿切开引流术和肝切除术。

【常见护理诊断/问题】

1. 疼痛 与腹腔内感染、手术切口、引流管摩擦牵拉有关。

2. 体温过高 与感染、手术损伤有关。

3. 焦虑 与环境改变及不清楚疾病的预后、病情危重有关。

4. 口腔黏膜改变 与高热、进食、进水量少有关。

5. 体液不足 与高热后大汗、液体摄入不足、引流液过多有关。

6. 潜在并发症 腹腔感染。

【护理目标】

1. 患者疼痛减轻或缓解 表现为能识别并避免疼痛的诱发因素，能运用减轻疼痛的方法自我调节，不再应用止痛药。

2. 患者体温降低 表现为体温恢复至正常范围或不超过 38.5 ℃，发热引起的心身反应减轻或消失，舒适感增加。

3. 患者焦虑减轻 表现为能说出焦虑的原因及自我表现；能运用应对焦虑的有效方法；焦虑感减轻，生理和心理上舒适感有所增加：能客观地正视存在的健康问题，对生活充满信心。

4. 患者口腔黏膜无改变 表现为患者能配合口腔护理；口腔清洁卫生，无不适感；口腔黏膜完好。

5. 患者组织灌注良好 表现为患者循环血容量正常，皮肤黏膜颜色、弹性正常；生命体征平稳，体液平衡，无脱水现象。

6. 患者并发症 不发生并发症或并发症能及时被发现和处理。

【护理措施】

1. 减轻或缓解疼痛

(1) 观察、记录疼痛的性质、程度、伴随症状，评估诱发因素。

(2) 咳嗽、深呼吸时用手按压腹部，以保护伤口，减轻疼痛。

(3) 妥善固定引流管，防止引流管来回移动所引起的疼痛。

(4) 指导患者使用松弛术、分散注意力等方法，如听音乐、相声或默默数数，以减轻患者对疼痛的敏感性，减少止痛药物的用量，在疼痛加重前，遵医嘱给予镇痛药，并观察、记录用药后的效果。

2. 降低体温，妥善保暖

(1) 观察生命体征、意识状态变化及食欲情况，以便及时处理；调节病室温度、湿度，保持室温在 18～20 ℃，湿度在 50%～70%，保证室内通风良好。

(2) 给予清淡、易消化的高热量、高蛋白质、高维生素的流质或半流质饮食，鼓励患者多饮水或饮料。

(3) 嘱患者卧床休息，保持舒适体位，保持病室安静，以免增加烦躁情绪。

(4) 物理降温。体温超过 38.5 ℃，根据病情选择不同的降温方法，如冰袋外敷、温水或乙醇擦浴、冰水灌肠等，降温半小时后测量体温 1 次，如降温时出现颤抖等不良反应，立即停用。药物降温。经物理降温无效，可遵医嘱给予药物降温，并注意用药后反应，防止因大汗致虚脱发生。定时测量并记录体温，观察、记录降温效果。

(5) 高热患者给予吸氧，氧浓度不超过 40%，氧流量为 2～4 L/min，可保证各重要脏器有足够的氧供应，减轻组织缺氧。

(6) 保持口腔、皮肤清洁，口唇干燥涂抹液状石蜡或护肤油，预防口腔、皮肤感染。

3. 减轻焦虑　帮助患者减轻情绪反应：①鼓励患者诉说自己的感觉，让其发泄愤怒、焦虑情绪；②理解、同情患者，耐心倾听，帮助其树立战胜疾病的信心，帮助患者正确估计目前病情，配合治疗及护理；③分散患者注意力，如听音乐、与人交谈等；④消除对患者干扰的因素，如解决失眠等问题。

4. 做好口腔护理

(1) 评估口腔黏膜完好程度，讲解保持口腔清洁的重要性，使其接受。

(2) 保持口腔清洁、湿润，鼓励进食后漱口，早、晚刷牙，必要时口腔护理。

(3) 鼓励患者进食、饮水，温度要适宜，避免过烫、过冷饮食以防损伤黏膜。

5. 纠正体液不足

(1) 密切观察生命体征，准确记录出入液量，及时了解每小时尿量。若尿量＜30 mL/h，表示体液或血容量不足，应及时报告医师给予早期治疗。

(2) 告诉患者体液不足的症状及诱因，使之能及时反映并配合治疗、护理。

6. 腹腔感染的防治

(1) 严密监测患者体温、外周血白细胞计数、腹部体征，定期做引流液或血液的培养、抗生素敏感试验，以指导用药。

(2) 指导患者妥善固定引流管的方法，活动时勿拉扯引流管，保持适当的松度，防止滑脱而使管内脓液流入腹腔。保持引流管通畅，避免扭曲受压，如有堵塞，可用少量等渗盐水低压冲洗及抽吸；观察引流液的量、性质及颜色，并做好记录。

(3) 注意保护引流管周围皮肤，及时更换潮湿的敷料，保持其干燥，必要时涂以氧化锌软膏。

(4) 在换药及更换引流袋时，严格执行无菌操作，避免逆行感染。

(5) 告诉患者腹部感染时的腹痛变化情况，并应及时报告。

【健康教育】

(1) 合理休息，注意劳逸结合，保持心情舒畅，增加患者适应性反应，减少心理应激，从而促进疾病康复。

(2) 合理用药，有效使用抗生素，并给予全身性支持治疗。

(3) 向患者讲解疾病相关知识，了解疾病病因、症状及注意事项，指导患者做好口腔护理，多饮水，预防并发症发生。

二、阿米巴性肝脓肿

【概述】 肠道阿米巴感染后，阿米巴原虫从结肠溃疡破口处随门静脉血液进入肝脏，可并发阿米巴性肝脓肿，其好发部位在肝右叶，阿米巴性肝脓肿可发生于溶组织内阿米巴感染数月至数年之后。多因机体免疫力下降而诱发。寄生在肠襞的溶组织内阿米巴大滋养体可经门静脉直接侵入肝脏。其中，大部分被消灭，少数存活的大滋养体继续繁殖，可引起小静脉炎和静脉周围炎。在门静脉分支内，大滋养体的不断分裂繁殖可引起栓塞，并通过伪足运动、分泌溶组织酶的作用造成局部液化性坏死，形成小脓肿。随着时间的延长，病变范围逐渐扩大，使许多小脓肿融合成较大的肝脓肿。从大滋养体侵入肝脏至脓肿形成常历时1个月以上。肝脓肿通常为单个大脓肿。由于大滋养体可到达肝脏的不同部位，故亦可发生多发性肝脓肿。肝脓肿大多位于肝的右叶，这与盲肠及升结肠的血液汇集于肝右叶有关。少数病例可位于肝的左叶，亦可左、右两叶同时受累，形成局限性病变，其他肝组织正常。

【护理评估】

1. 临床表现 临床表现的轻重与脓肿的位置、大小及有无继发细菌感染等有关。起病大多缓慢，体温逐渐升高，热型以弛张型居多，常伴食欲减退、恶心、呕吐、腹胀、腹泻、肝区疼痛及体重下降等。当肝脓肿向肝脏顶部发展时，刺激右侧膈肌，疼痛可向肩部放射。若压迫右肺下部，可有右侧反应性胸膜炎或胸水。脓肿位于右肝下部时，可出现右上腹痛，体检可发现肝肿大，边缘多较钝，有明显的叩痛、压痛。脓肿位于肝的中央部位时症状常较轻，靠近肝包膜者常较疼痛，而且较易发生穿破。肝脓肿向腹腔穿破可引起急性腹膜炎，向右胸腔穿破可致脓胸，此外，尚可引起膈下脓肿、肾周脓肿、心包积液等，患者可出现相应的临床表现。

2. 辅助检查

(1) 实验室检查：急性感染者白细胞计数及中性粒细胞比例均增高。病程较长者白细胞计数常仅轻度升高，但贫血、消瘦则较明显，血沉增快。粪便检查提示溶组织内阿米巴原虫阳性率为30%，以包囊为主。

(2) 脓肿穿刺液检查：典型脓液为棕褐色，如巧克力糊状，黏稠、带腥味。当合并细菌感染时，可见土黄色脓液伴恶臭。由于有活力的溶组织内阿米巴大滋养体常处于脓肿周围的组织内，故在抽出脓液中的阿米巴滋养体多已死亡。取最后抽出的脓液做检查，有可能发现有活动能力的阿米巴滋养体。采用普通镜检法时，溶组织内阿米巴滋养体的形态较难与其他细胞相辨别，检出率常低于30%。然而，采用特异性抗体的荧光技术做荧光显微镜检查，则检出率可提高至90%以上。

(3) 肝功能检查：大部分病例都有轻度肝功能受损表现，如血清白蛋白下降、碱性磷酸酶增高、丙氨酸转氨酶升高、胆碱酯酶活力降低等，其余项目多在正常范围。个别病例可出现血清胆红素升高。

(4) X线检查：右侧横膈抬高，呼吸运动减弱，右侧肺底有云雾状阴影，胸膜增厚或胸水。

(5) 超声波检查:B型超声黑白或彩色显像检查,可在肝内发现液性病灶;CT、磁共振成像(MRI)、放射性核素肝扫描等检查均可发现肝内液性占位性病变。在这些影像学检查中,由于B型超声显像检查不但可显示肝内占位性病变的数量、大小、位置和是否液性,而且即使多次检查都对身体无明显伤害,故最为常用。

(6) 免疫学检查:可用间接荧光抗体试验、酶联免疫吸附试验等检测血清中抗溶组织内阿米巴滋养体的IgG和IgM抗体,阳性有助于本病的诊断。

(7) 分子生物学检查:采用PCR技术可在肝脓液中检出溶组织内阿米巴滋养体的DNA。

3. 治疗原则　首先应考虑非手术治疗,以抗阿米巴药物治疗和反复穿刺吸脓以及支持疗法为主。外科治疗方法有闭式引流术、切开引流术、肝切除术。

【护理措施】

(1) 观察、记录疼痛的性质、程度、伴随症状,评估诱发因素,并告之病人。

(2) 加强心理护理,给予精神安慰。

(3) 咳嗽、深呼吸时用手按压伤口。

(4) 妥善固定引流管,防止引流管来回移动所引起的疼痛。

(5) 严重时注意生命体征的改变及疼痛的演变。

(6) 指导病人使用松弛术、分散注意力等方法,如听音乐、相声或默默数数,以减轻病人对疼痛的感受性,减少止痛药物的用量。

(7) 在疼痛加重前,遵医嘱给予镇痛药,并观察、记录用药后的效果。

(8) 教给病人用药知识,如药物的主要作用、用法及用药间隔时间,疼痛时及时用止痛药效果较好。

第十节　原发性肝癌患者的护理

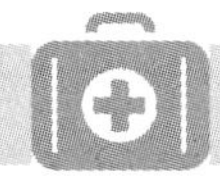

案例导入

何先生,60岁。原有病毒性肝炎病史,近半个月来感觉肝区疼痛,以“腹痛待查”收治入院,治疗期间突然出现腹部剧痛。查体:腹肌紧张,腹部有压痛及反跳痛。

请问:1. 何先生可能发生了什么情况?做哪种检查可以迅速协助诊断?

2. 何先生的首要护理诊断是什么,应采取哪些护理措施?

原发性肝癌(primary liver cancer)是我国常见的恶性肿瘤之一,以原发性肝细胞癌(又称肝癌)最常见,居恶性肿瘤的第三、四位,高发于东南沿海地区,以40～50岁多见,男性多于女性。

【病因及发病机制】　原发性肝癌的病因和发病机制尚未阐明。一般认为病毒性肝炎、肝硬化是其主要原因，临床上肝癌病人常有急性肝炎→慢性肝炎→肝硬化→肝癌的病史；其他有黄曲霉素、亚硝胺类致癌物、水土等因素。

【病理生理】

1. 大体病理类型 可分为三类：①结节型：多见，常为单个或多个大小不等结节散分布于肝内，多伴有肝硬化，恶性程度高，预后较差。②巨块型：常为单发，也可由多个结节融合而成，癌块直径较大常有假被膜，易出血、坏死；肝硬化程度较轻，手术切除率高，预后较好；③弥漫型：少见，结节大小均等，呈灰白色散在分布于全肝，常伴有肝硬化，肉眼难与肝硬化区别，病情发展迅速，预后极差。根据肿瘤直径大小，又可分为微小肝癌（≤2 cm）、小肝癌（2～5 cm，含 5 cm）、大肝癌（5～10 cm，含 10 cm）、巨大肝癌（>10 cm）。

2. 组织学类型 可分为肝细胞癌、肝内胆管细胞癌和二者同时出现的混合型肝癌三类；我国以肝细胞癌为主，约占 91.5%，男性多见。

3. 转移途径 常见的转移途径有：①直接蔓延：癌肿直接侵犯邻近组织、脏器，如膈肌、胸腔等。②血行转移：门静脉系统内转移是最常见的途径，多为肝内转移，癌细胞在生长过程中极易侵犯门静脉分支，形成门静脉内癌栓，癌栓经门静脉系统在肝内直接播散，甚至阻塞静脉主干，导致门静脉高压；肝外血行转移常见于肺，其次为骨、脑等。③淋巴转移：主要累及肝门淋巴结，其次为胰腺周围、腹膜后及主动脉旁淋巴结，晚期可至锁骨上淋巴结。④种植转移：癌细胞脱落可发生腹腔、盆腔种植转移，引起血性腹水。

【护理评估】

1. 健康史 了解是否居住于肝癌高发区，饮食和生活习惯，有无进食被黄曲霉素污染的食物史，有无亚硝胺类等致癌物接触史。了解家族中有无肝癌或其他肿瘤病人。了解有无肝炎、肝硬化其他部位肿瘤病史，有无其他系统伴随疾病。

2. 身体状况 早期缺乏典型症状和体征，多在普查或体检时被发现。晚期可有明显局部和全身症状。

1）症状

（1）肝区疼痛：为最常见的主要症状，半数以上病人以此为首发症状。多呈持续性钝痛、刺痛或胀痛，夜间或劳累后加重。疼痛部位常与肿瘤部位密切相关，位于肝右叶顶部的肿瘤累及膈肌，疼痛可牵涉至右肩背部。当癌结节发生坏死、破裂时，可引起大出血，表现为突发性右上腹剧痛和腹膜刺激征等急腹症表现。

（2）消化道症状：主要表现为食欲减退，部分病人出现腹胀、恶心、呕吐或腹泻等，易被忽视。

（3）全身症状：①可有不明原因持续性低热或不规则发热，抗生素治疗无效，而吲哚美辛栓常可退热。②早期病人消瘦、乏力不明显；晚期体重呈进行性下降，可伴有贫血、黄疸、腹水、出血、水肿等恶病质表现。

2）体征

（1）肝大与肿块：为中、晚期肝癌常见临床体征。肝脏呈进行性肿大，质地较硬，表面高低不平，有明显结节或肿块。肿瘤位于肝右叶顶部者，肝浊音界上移，甚至出现胸水。有时肝大被病人自己偶然发现，肝大显著者可见右上腹或右季肋部明显隆起。

（2）黄疸与腹水：晚期肝癌病人均可出现。

3）其他 可有癌旁综合征的表现，如低血糖、红细胞增多症、高胆固醇血症及高钙血症；如发生肺、骨、脑等肝外转移，出现相应的临床症状和体征，合并肝硬化者，常有肝硬化门静脉高压症表现：晚期肝癌还可出现肝性脑病、上消化道出血、癌肿破裂出血及继发性感染等并发症。

3. 辅助检查

1）实验室检查

（1）血清甲胎蛋白（AFP）测定：属肝癌血清标志物，具有专一性，可用于普查，有助于发现无症状的早期病人，但有假阳性出现，故应做动态观察。AFP 持续阳性或定量＞400 μg/L，并排除妊娠、活动性肝病、生殖腺胚胎性肿瘤等，应高度怀疑为肝细胞肝癌。30％的肝癌病人AFP 为阴性。如同时检测 AFP 异质体，可提高诊断率。

（2）血清酶学检查：缺乏专一性和特异性，只作为辅助指标；如血清碱性磷酸酶、γ-谷氨酰转肽酶、乳酸脱氢酶同工酶、血清 5′-核苷酸磷酸二酯酶、α-抗胰蛋白酶、酸性同工铁蛋白等。

2）影像学检查

（1）B 超检查：是诊断肝癌的首选检查方法，适用于普查。可显示肿瘤的部位、大小形态及肝静脉或门静脉有无栓塞等情况。能发现直径 1～3 cm 的病变，诊断符合率可达 90％以上。

（2）CT 和 MRI 检查能显示肿瘤的位置、大小、数目及与周围脏器和重要血管的关系，能检出直径 1.0 cm 左右的微小肝癌，诊断符合率达 90％以上，可协助制订手术方案。

（3）X 线检查：一般不作为肝癌的诊断依据。腹部摄片可见肝脏阴影扩大。肝右叶顶部的肿瘤，可见右侧膈肌抬高或局限性隆起：位于肝左叶或巨大的肝癌，可见胃和横结肠被推压现象。

（4）放射性核素肝扫描：应用^{198}AU、^{99m}T$_{C}$、^{131}I 玫瑰红、^{113m}In 同位素示踪肝扫描，诊断符合率 85％～90％，但不易显示直径＜3 cm 的肿瘤。采用放射性核素断层扫描（ECT）可提高诊断符合率。

（5）选择性腹腔动脉或肝动脉造影：肝动脉造影可明确病变的部位、大小、数目和分布范围。对直径＜2.0 cm 的微小肝癌，诊断符合率可达 90％；对血管丰富的肿瘤，可分辨直径＞1.0 cm 的肿瘤；选择性肝动脉造影或数字减影血管造影（DSA），可发现直径 0.5 cm 的肿瘤。有助于评估手术的可切除性和选择治疗方法。

3）腹腔镜探查　经各种检查未能确诊而临床又高度怀疑肝癌者，必要时可行腹腔镜探查以明确诊断。

4）肝穿刺活组织检查　可进行病理切片检查，具有确诊意义；多在 B 超或 CT 引导下行细针穿刺活检，但有出血、肿瘤破裂和肿瘤沿针道转移的危险。

4. 心理-社会支持状况　评估病人对拟采取的治疗方法、疾病预后及手术前有关知识的了解和掌握程度，病人对手术过程，手术可能导致的并发症及疾病预后所产生的恐惧、焦虑程度和心理承受能力。家属对本病及其治疗方法、预后的认知程度及心理承受能力。家庭对病人手术、化疗、放疗等的经济承受能力。

5. 处理原则　以手术治疗为主，辅以其他综合治疗。

（1）手术治疗：手术是目前治疗肝癌最有效的方法。常用手术方式有：①肝切除术；②不能切除的肝癌，可先考虑单独或联合应用肝动脉结扎，肝动脉栓塞，冷冻，激光，微波热凝等；肿瘤缩小后部分病人可获得二期手术切除的机会；③根治性切除术后复发肝癌部分可二次手术治疗；④目前有学者认为原发性肝癌可行肝移植治疗，其疗效有待于进一步讨论。小肝癌的手术切除率可达 80％以上，手术死亡率低于 2％，术后 5 年生存率可达 60％～70％。根治术后复发性肝癌再手术,5 年生存率可达 53.2%。

(2) 非手术治疗:综合治疗的方法如下。①放射治疗;②化学药物治疗;③中医中药治疗;④生物治疗;⑤基因治疗等。

(3) 肝癌破裂出血的治疗:对全身情况良好、病变局限,可行急诊肝叶切除术;全身情况差者,可行肝动脉结扎或栓塞术、射频治疗、冷冻治疗、填塞止血等。对出血较少,生命体征平稳,估计肿瘤不能切除者,可行非手术治疗。

【常见护理诊断/问题】

1. 恐惧 与担忧疾病预后和生存期有关。

2. 疼痛 与肿瘤生长导致肝包膜张力增加,或放疗、化疗后不适,手术有关。

3. 营养失调:低于机体需要量 与食欲减退、腹泻及肿瘤导致的代谢异常和消耗有关。

4. 潜在并发症 肝性脑病、上消化道出血、肿瘤破裂出血、感染等。

【护理目标】

(1) 病人恐惧缓解或减轻,能正确面对疾病、手术和预后,积极配合治疗和护理。

(2) 病人疼痛减轻或缓解。

(3) 病人能主动进食富含蛋白质、能量、膳食纤维等营养均衡的食物或接受营养支持治疗。

(4) 病人未出现并发症,或得到及时发现和处理。

【护理措施】

1. 术前护理

(1) 改善营养状况:以富含蛋白质、热量、维生素和纤维膳食为原则,鼓励家属按病人饮食习惯,提供其喜爱的色、香、味俱全的食物,以刺激食欲。创造舒适的进餐环境,避免呕吐物及大小便的不良刺激。必要时提供肠内、外营养支持或补充蛋白质等。

(2) 疼痛护理:半数肝癌病人出现疼痛,遵医嘱给予止痛剂或采用镇痛治疗。

(3) 预防肿瘤破裂出血:①尽量避免导致肿瘤破裂的诱因,如剧烈咳嗽、用力排便等导致腹内压骤然增高的因素。②改善凝血功能:肝硬化病人肝脏合成的凝血因子减少,且脾功能亢进导致血小板减少,因此需了解病人的出凝血时间、凝血酶原时间和血小板等,术前 3 日补充维生素 K,以改善凝血功能。③密切观察腹部情况,若病人突发腹痛加重,伴腹膜刺激征,应高度怀疑肿瘤破裂出血,应及时通知医师,积极配合抢救。④少数病人出血可自行停止,多数病人需手术治疗,应积极做好术前准备,对不能手术的晚期病人,可采用补液、输血、应用止血剂等综合治疗处理。

(4) 心理护理:通过交流和沟通,了解病人及其家属情绪和心理变化,采取诱导方法逐渐使其接受并正视现实;医护人员应热情、耐心、周到的服务,使其增强应对能力,树立战胜疾病的信心,积极接受和配合治疗;实施治疗前向病人及其家属介绍其必要性、方法和注意事项,或请成功病人现身说法,消除不良情绪。对晚期病人应给予情感上的支持,鼓励家属与病人共同面对疾病,使病人尽可能平静舒适地度过生命的最后历程。

2. 术后护理

(1) 一般护理:为防止术后肝断面出血,一般不鼓励病人早期活动。术后 24 h 内应平卧休息,避免剧烈咳嗽。接受半肝以上切除者,间歇给氧 3~4 日。

(2) 病情观察:密切观察病人的心、肺、肾、肝等重要脏器的功能变化,生命体征和血清学指标的变化。

(3) 维持体液平衡:静脉输液,补充水、电解质,维持体液平衡;对肝功能不良伴腹水者,积极保肝治疗。严格控制水和钠的摄入量,准确记录 24 h 出入液量,每日测量体重及腹围并记录。检测电解质，保持内环境稳定。

(4) 引流管的护理：肝叶和肝脏局部切除术后常放置双腔引流管。应妥善固定，避免受压、扭曲和折叠，保持引流通畅；严格遵守无菌原则，每日更换引流瓶；准确记录引流液的量、色、质。若引流液为血性且持续性增加，应警惕腹腔内出血，及时通知医师，必要时完善术前准备行手术探查止血；若引流液含有胆汁，应考虑胆瘘。

(5) 预防感染：遵医嘱合理应用抗生素。

(6) 肝性脑病的预防和护理：常发生于肝功能失代偿或濒临失代偿的原发性肝癌病人，术后应加强生命体征和意识状态的观察，若出现性格行为变化，如欣快感、表情淡漠等前驱症状时，应及时通知医师。预防措施：①避免肝性脑病的诱因，如上消化道出血、高蛋白质饮食、感染、便秘、应用麻醉剂、镇静催眠药及手术等；②禁用肥皂水灌肠，可用生理盐水或弱酸性溶液(如食醋 1～2 mL 加入生理盐水 10 mL)，使肠道 pH 保持为酸性；③口服新霉素或卡那霉素，以抑制肠道细菌繁殖，有效减少氨的产生；④使用降血氨药物，如谷氨酸钾或谷氨酸钠静脉滴注；⑤给予富含支链氨基酸的制剂或溶液，以纠正支链/芳香族氨基酸比例失调；⑥肝性脑病者限制蛋白质摄入，以减少血氨的来源；⑦便秘者可口服乳果糖，促使肠道内氨的排出。

(7) 心理护理：说明术后恢复过程，安放各种引流管的意义，以及积极配合治疗和护理对康复的意义。

【健康指导】 避免进食霉变食物，特别是豆类；积极治疗肝炎、肝硬化。原有肝硬化病史的病人应定期行 AFP 监测、B 超，发现异常早期诊断、早期治疗。肝切除术后的病人应加强肝脏保护，定期复查 AFP、B 超，发现异常及时就诊。

第十一节　胆道疾病患者的护理

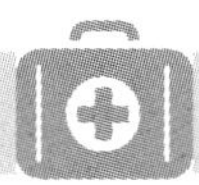

案例导入

罗女士，急性腹痛，来外科门诊就诊。自述于昨晚餐后突然出现右上腹阵发性剧烈疼痛，向右肩、背部放射，并伴有腹胀、恶心、呕吐。查体：T 38.5 ℃，P 110 次/分，BP 112/88 mmHg。右上腹压痛、肌紧张、反跳痛，Murphy 征阳性。

请问：1. 为了进一步完善资料，罗女士应该做哪些辅助检查？

2. 应对罗女士采取哪些护理措施？

(一) 解剖生理概要

胆道系统包括肝内和肝外胆管、胆囊及 Oddi 括约肌。可分为肝内和肝外两大胆道系统。

1. 肝内胆管　起始于肝内毛细胆管，汇集成小叶间胆管，肝段，肝叶胆管和肝内左、右肝管。其行径与肝内动脉、门静脉分支基本一致，三者同由一结缔组织鞘(Glisson)包裹。

2. 肝外胆管 包括肝外左、右肝管,肝总管,胆囊,胆囊管和胆总管(图 14-8)。

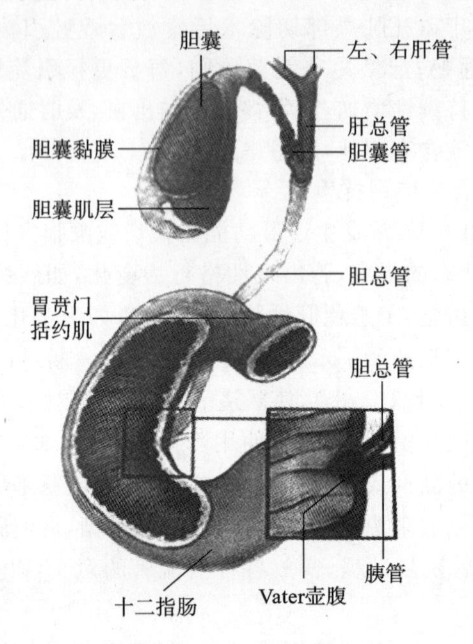

图 14-8 肝外胆管系统

(1) 左、右肝管和肝总管:肝内左、右肝管出肝后形成肝外左、右肝管,两者在肝门下方汇合成肝总管,与胆囊管汇合形成胆总管。

(2) 胆总管:长 7～9 cm,直径 0.6～0.8 cm。80%～85%的人胆总管下端与主胰管在十二指肠襞内汇合成一个共同的通道,并膨大形成壶腹,称为法特(Vater)壶腹。其周围有 Oddi 括约肌围绕,具有调节和控制胆汁和胰液的排放,防止十二指肠液反流的作用。

(3) 胆囊:位于肝脏脏面的胆囊窝内,外观呈梨形,胆囊颈上部呈囊性膨大,称 Hartmann 袋,是胆囊结石易嵌顿的部位。

(4) 胆囊管:由肝总管、胆囊管与肝脏下缘构成的三角区称为胆囊三角(Calot 三角),其中有胆囊动脉、副右肝管等穿行,是手术时易误伤的部位。

(二) 胆道系统的生理功能

胆道系统具有分泌、储存、浓缩和输送胆汁的功能。

1. 胆汁的生成、分泌和代谢

(1) 胆汁的生成:肝细胞、胆管每天分泌胆汁 800～1200 mL。以肝细胞分泌为主。

(2) 胆汁的生理功能:①乳化脂肪;②协助脂溶性维生素 A、D、E、K 的吸收;③抑制肠内致病菌生长和内毒素形成;④刺激小肠和结肠蠕动;⑤中和胃酸。

2. 胆囊的生理功能

(1) 浓缩和储存胆汁:由肝细胞和胆管分泌的胆汁部分直接进入肠道,绝大部分进入胆囊。胆囊黏膜有很强的选择性吸收胆汁中的水和电解质的功能,胆汁中 90%的水分被胆囊吸收后,能使胆汁浓缩 5～10 倍并储存于胆囊。

(2) 排出胆汁:随进食而持续进行,每次排胆汁的时间长短和量与进食的食物种类和量有关,并受体液因素和神经系统的调节。

(3) 分泌功能:胆囊黏膜可分泌黏液性物质,约 20 mL/h。主要作用是保护胆囊黏膜不受胆汁侵蚀；润滑胆囊黏膜，以利于胆汁的排出。

一、疾病的特殊检查和护理

（一）影像学检查

1. B超检查　在胆囊结石、胆囊炎、胆道肿瘤、胆道蛔虫、胆道畸形及黄疸的鉴别诊断中有重要的价值，是诊断胆道疾病的首选方法。检查胆囊时，需空腹 8 h 以上，前 1 天晚餐宜进清淡素食。超声检查应在钡餐造影和内镜检查之前或钡餐检查 3 天之后进行，以免影响检查效果。肠道气体过多者，事先可服缓泻剂或灌肠排便后再检查以减少气体干扰。小儿或不合作者可给予安眠药后在睡眠状态下检查。指导患者严格按照预约单上的要求进行检查前准备。检查时常规取仰卧位。左侧卧位有利于显示胆囊颈及肝外胆管；半坐卧位用于胆囊位置较高者。

2. 放射学检查

1）腹部X线平片　15%的胆囊结石可在腹部平片上显影。因其显示率较低，一般不作为常规检查手段。

2）口服法胆囊造影（oral cholecystography，OC）　口服碘番酸经肠道吸收后进入肝脏并随胆汁排入胆囊，含有造影剂的胆汁浓缩后使胆囊在X线下显影；脂肪餐后可观察胆囊的收缩情况。由于该检查结果受多种因素影响，故近年来已逐渐被超声波检查所替代。

（1）目的：检查胆囊有无结石、肿瘤或息肉等；观察有无胆囊、胆道形态和功能的变化。

（2）适应证：慢性胆囊炎、胆囊结石、胆囊息肉、胆囊肿瘤。

（3）患者准备：造影前 2～3 天少食产气食物。造影前 1 天午餐进高脂肪餐，以排空胆囊内胆汁，晚餐以无脂饮食为宜。造影前 1 天晚 8 时起服碘番酸片 1 片（0.5 g），以后每隔 5 min 服 1 片，共服 6 片，服药后除可少量饮水外，予以禁食。检查当天禁早餐，清晨最好能排便，以免粪便阴影干扰胆囊的显示。

（4）操作及配合：向患者解释检查方法及目的，以减轻其紧张、焦虑。服造影剂后 12 h 开始摄第一片，观察胆囊显影情况，14 h 后摄第二片，观察胆汁浓缩情况。随后吃两个油煎蛋（脂肪餐），餐后 30～60 min 摄第三片，观察胆囊收缩功能。若第二片不显影，则不必吃脂肪餐和再摄片。

（5）注意事项：急性胆囊炎、严重肝功能损害者禁用该方法。准备及检查过程中禁服泻剂，以免妨碍造影剂的吸收和显影。

3）静脉法胆道造影（intravenous cholangiography，IVC）　造影剂经静脉输入体内后随肝脏分泌的胆汁排入胆道，可使胆道在X线下显影。该方法可受多种因素影响而显影率较低，故现已基本上被核造影、内镜逆行胰胆管造影、经皮肝穿刺胆管造影等方法所取代。

（1）目的：检查胆道系统有无结石、蛔虫、肿瘤、梗阻等，亦可检查胆囊、胆道形态和功能变化。

（2）适应证：胆管疾病，如胆管结石、肿瘤、蛔虫、狭窄和畸形；胆囊疾病口服胆囊造影失败者；胆囊已切除者。

（3）患者准备：检查前少进产气食物，前 1 天午餐进脂肪餐（胆囊已切除者进普食）；检查前晚服缓剂泻，如番泻叶或蓖麻油；检查当天晨禁食。检查前做碘过敏试验：将 1 mL 造影剂胆影葡胺经静脉缓慢注射，观察 10～15 min，注意有无过敏或头痛现象。

（4）操作及配合：碘过敏试验为阴性者，将造影剂 30%胆影葡胺 20 mL 于 10 min 内均匀、缓慢经静脉注射完。患者取俯卧位右侧稍高，或取仰卧位左侧稍抬高，于注射后 20 min、40 min、60 min、120 min 分别摄片。若观察胆囊排泄情况，可在显影后进食脂肪餐，餐后 30～60 min 摄片。

(5) 注意事项：该方法对造影剂过敏、急性胆囊炎、严重肝功能损害、甲状腺功能亢进症者禁忌。造影失败者可改做静脉滴注胆道造影检查。

4) 经皮肝穿刺胆管造影(percutaneous transhepatic cholangiography，PTC)　在 X 线透视或 B 超引导下，利用特制穿刺针经皮肤经肝穿刺将造影剂直接注入肝内胆管，显示整个胆道系统，该法为有创检查，有发生胆漏、出血、胆道感染等并发症的可能，故术前应做充分的检查和准备，术后注意观察并发症的发生。

(1) 目的：了解胆道梗阻情况及病变部位。必要时可行置管引流。

(2) 适应证：①原因不明的梗阻性黄疸行 ERCP 失败者。②术后黄疸，疑有残余结石或胆管狭窄者。③B 超检查提示有肝内胆管扩张者。

(3) 患者准备：①术前检查出血时间和凝血时间、血小板计数、凝血酶原时间。②有出血倾向者，注射维生素 K，待出血倾向纠正后再检查。③30％泛影葡胺 1 mL 做碘过敏试验。④做普鲁卡因过敏试验。⑤检查前 3 天全身应用抗生素。⑥术前晚服缓泻剂，术晨禁食。

(4) 注意事项：①经肋间穿刺时患者取仰卧位，经腹膜外肝穿刺时取俯卧位。②嘱患者在穿刺过程中平稳呼吸，避免憋气或做深呼吸。③术后平卧 4～6 h，每小时测血压、脉搏 1 次，共 6 次，或至平稳为止。密切观察腹部情况，注意有无出血。有引流者注意观察引流是否通畅，有无胆道出血，必要时用生理盐水冲洗。遵医嘱应用抗生素及止血药。出血时间和凝血时间异常、碘过敏、心功能不全、急性胆道感染者禁忌做此项检查。

5) 内镜逆行胰胆管造影(endoscopic retrograde cholangiopancreatography，ERCP)

(1) 目的：诊断胆道及胰腺疾病，取活体组织，收集十二指肠液、胆汁和胰液做理化及细胞学检查，取出胆道结石。

(2) 适应证：①胆道疾病伴有黄疸。②疑为胆源性胰腺炎、胆胰或壶腹部肿瘤。③胆胰先天性异常。④ 可经内镜治疗的胆管及胰腺疾病，如 Oddi 括约肌切开术等。

(3) 患者准备：基本上同其他纤维内镜检查前的准备，包括检查前 15 min 常规注射安定 5～10 mg，东莨菪碱 20 mg。

(4) 注意事项：急性胰腺炎、碘过敏者禁忌做此检查。患者于造影后 2 min 方可进食。造影过程中发现特殊情况者，应留下观察并做相应处理。由于该方法可能诱发急性胰腺炎和胆管炎等并发症，故造影后 1～3 h 及第 2 天晨各测血淀粉酶 1 次，并观察体温及白细胞计数和分类，若有异常应及时处理。可遵医嘱预防性地应用抗生素。

6) 术中及术后胆管造影：胆道手术时，可经胆囊管插管至胆总管做胆道造影。术后拔除 T 形管前，应常规行 T 形管造影。

(1) 目的：检查胆道有无残余结石、狭窄、异物，了解胆总管下端或胆肠吻合口通畅与否。

(2) 适应证：疑有胆道残余结石、狭窄或异物；胆总管切开留置 T 形管者。

(3) 患者准备：向患者解释检查的必要性，以取得合作。一般术后造影检查在术后 2 周左右进行。嘱患者检查前排便，必要时灌肠排便，检查前禁食一餐。

(4) 操作及配合：术后造影患者取仰卧位，左侧抬高约 15°。腹壁 T 形管局部常规消毒。经 T 形管抽出一定量胆汁，以排出空气，事先抽好 20 mL。造影剂(泛影葡胺)的注射器接上 T 形管，任其自行流入胆道。注入造影剂后立即摄片。造影完毕，尽量抽出造影剂，T 形管接引流袋，以引流剩余造影剂。

(5) 注意事项：造影时切忌注入空气，以免将气泡误诊为阴性结石。因造影剂刺激胆道或逆流，可加重胆道感染，造影后出现高热、黄疸时，除注意保持引流通畅外，可遵医嘱给予抗生素治疗。

(二) 其他检查

纤维胆道镜检查(fibro-choledochoscope examination)用于协助诊断和治疗胆道结石，了解胆道有无狭窄、畸形、肿瘤、蛔虫等。

1. 术中胆道镜(intraoperative choledochoscopy,IOC) 术中经胆总管切口直接放入胆道镜进行检查和治疗。适应证：①术前胆道疾病诊断不明。②术中发现与术前诊断不符。③胆囊造瘘取石术后及腹腔镜取石术后。操作中应随时注意吸引溢出的胆汁及腹腔内渗出液。检查顺序为先肝内胆管，后肝外胆管。

2. 术后胆道镜(postoperative choledochoscopy ,POC) 适用于以下情况。①胆道术后疑有残余结石、胆道蛔虫、狭窄、肿瘤等。②胆道出血。术后单纯胆道镜检查应于术后 4 周、胆道镜取石手术后 6 周方可开始。患者取仰卧位，拔除 T 形管后立即从窦道插入胆道镜。边进边观察，检查顺序为先肝外胆管后肝内胆管。检查后应注意观察患者有无发热、恶心呕吐、腹泻、窦道穿孔、胆管出血等并发症。严重心功能不全、严重胆道感染、有出血倾向者禁忌做此项检查。

二、胆石症患者的护理

胆石症包括发生在胆囊和胆管的结石，是常见的、多发的疾病。胆管结石按结石成分分为三种：①以胆固醇为主的胆固醇结石，80%分布在胆囊；②以胆红素为主的胆色素结石，75%分布在胆管；③由胆固醇、胆红素、胆盐组成的混合性结石，60%分布在胆囊，40%分布在胆管。由于饮食结构的变化，胆固醇结石多于胆色素结石，女性发病率高于男性。

胆管结石形成的原因十分复杂，可能与阻道感染、胆汁淤滞，胆固醇代谢异常有关。高脂食物、久坐、糖尿病、肥胖、妊娠等为胆囊结石的促发因素，而胆管蛔虫等引起的胆道感染则多为胆管结石形成的原因。

【护理评估】

1. 健康史 注意了解患者是否有高脂饮食。询问是否有与饱食和高脂饮食有关的消化道症状出现。还应该了解患者的日常活动或锻炼情况，有无久坐的生活习惯，询问有无胆道疾病的家族史。

2. 身体状况

1) 胆囊结石 20%～40%的胆囊结石患者可终身无症状。有症状的胆囊结石主要表现为：①消化不良等胃肠道症状：进食后，特别是进油腻食物后，出现上腹部隐痛不适、饱胀伴嗳气、呃逆等消化不良的胃肠道症状。②胆绞痛：其典型表现，疼痛位于上腹或右上腹部，呈阵发性，可向右肩胛部或背部放射，多伴有恶心、呕吐。③Mirizi 综合征：持续嵌顿和压迫胆囊壶腹部和颈部的较大结石，可引起肝总管狭窄或胆囊胆管瘘，以及反复发作的胆囊炎、胆管类及梗阻性黄疸。④胆囊积液：胆囊结石长期嵌顿但未合并感染时，胆汁中的胆色素被胆囊黏膜吸收，并分泌黏液性物质而致胆囊积液，积液呈透明无色，称为“白胆汁”。⑤其他：小的胆囊结石可进入胆总管形成继发胆管结石；结石梗阻于壶腹部引起胰腺炎；结石和炎症反复刺激可诱发胆囊癌变。

2）肝外胆管结石取决于有无感染和梗阻　平时可无症状，一旦发生结石梗阻胆管并继发感染，可出现典型的临床表现：腹痛、寒战高热和黄疸，即查科三联征（charcot syndrome）。①腹痛：发生在剑突下及右上腹部，多为绞痛，呈阵发性或为持续性疼痛阵发性加重，可向右肩背部放射，常伴有恶心、呕吐。②寒战高热：由于胆管内压力升高，细菌及毒素经毛细胆管逆行进入肝窦及肝静脉，再进入体循环引起全身感染。表现为弛张高热，体温可达 39～40 ℃。③黄疸：黄疸程度、发生和持续的时间与梗阻程度、是否继发感染有关，若梗阻为部分或间歇性，黄疸程度较轻且呈波动性；完全梗阻，特别是合并感染时，则黄疸明显，且可呈进行性加深。黄疸时常有尿色变深，粪色变浅，有的可出现皮肤瘙痒。

3）肝内胆管结石

（1）单纯肝内胆管结石：可多年无症状或仅有肝区和胸背部胀痛不适。如发生梗阻和合并感染则出现寒战或高热，甚至出现急性梗阻性化脓性胆管炎。此外，可继发胆源性肝脓肿和胆汁性肝硬化。

（2）合并肝外胆管结石时，表现与肝外胆管结石相似。

3. 心理-社会支持状况　患者因剧烈疼痛、发热、即将面临手术、各种损伤性检查、担心预后等因素引起患者及其亲属的焦虑与恐惧。护士应评估患者的情绪反应，并了解其原因。住院患者可能因家庭、经济等原因而产生焦虑。

4. 辅助检查

（1）实验室检查：白细胞计数和中性粒细胞比例增高提示有感染和炎症，胆管梗阻患者可出现血清胆红素直接、间接试验均增高，尿胆红素阳性，尿胆原阴性。

（2）B 超检查：是首选最佳方法，可明确结石部位、数量、大小等，并可显示肝内外胆管及胆囊的大小。

（3）口服法胆囊造影：显示胆囊内充盈缺损，主要可了解胆囊功能。

（4）经皮肝穿刺胆道造影（PTC）：可了解梗阻的部位、程度和范围，适用于黄疸的鉴别和掌握胆管梗阻的部位。但可引起出血、胆汁漏和急性胆管炎，故有腹水和出血倾向的患者禁用。

（5）经内镜逆行胰胆管造影（ERCP）：可显示梗阻的部位和原因，少数可诱发胆管炎和胰腺炎。

（6）其他：CT、MRI 或磁共振胆管造影（MRCP）可作为以上检查的补充。

5. 治疗要点

1）胆囊结石

（1）胆囊切除是治疗胆囊结石的首选方法。近年来腹腔镜胆囊切除术已广泛开展，其损伤小、并发症少、患者恢复快的特点，已为广大患者所接受。

（2）老年人或合并严重的多系统功能障碍的不能耐受长时间手术的患者，可考虑溶石疗法，鹅脱氧胆酸和熊脱氧胆酸对胆固醇结石有一定效果，但此药有肝毒性，不良反应大，服药时间长、价格昂贵，且停药后结石易复发。

2）肝外胆管结石

（1）胆总管切开取石加 T 形管引流术：适用于单纯胆管结石，胆道上、下通畅，无狭窄或其他病变者。

（2）胆肠吻合术：适用于胆总管扩张＞2.5 cm，下端有梗阻性病变，上段胆管通畅无狭窄；泥沙样结石不易取尽，有结石残留或结石复发者。常采用胆管空肠 Roux-en-Y 吻合术。

(3) Oddi 括约肌成形术:适应证同胆肠吻合术。

(4) 经内镜下括约肌切开取石术:适用于结石梗阻于壶腹部和胆总管下端的良性狭窄。

3) 肝内胆管结石　可行高位胆管切开及取石术、胆肠内引流术、切除病变肝叶。残余结石时可经 T 形管窦道行纤维胆道镜取石。

【常见护理诊断/问题】

1. 焦虑　与缺乏胆石症的有关知识、病情反复发作、手术有关。

2. 急性疼痛　与疾病本身和手术伤口有关。

3. 体温升高　与结石梗阻导致感染有关。

4. 营养失调　与胆道功能失调,胆汁排出受阻,或手术后胆汁引流至体外导致消化不良,食欲不佳、肝功能受损有关。

5. 有皮肤完整性受损的危险　与梗阻性黄疸致皮肤瘙痒有关。

6. 知识缺乏　缺乏 T 型管自我护理的知识。

【护理目标】　患者情绪平稳,积极配合治疗,疼痛缓解,体温正常,营养得到改善,无皮肤损伤,了解 T 形管护理等相关知识。

【护理措施】

1. 术前护理

1) 心理护理　关心患者,宣讲胆石症的有关知识和手术效果,使之树立信心,主动接受术前检查,积极配合治疗。

2) 饮食与营养　急性期患者应禁食,其间应积极补充水、电解质和足够的热量。慢性或病情稳定患者,给予低脂、高热量、高维生素、易消化饮食,保证蛋白质的摄入。

3) 病情观察　动态观察生命体征、夏柯三联征及腹部情况,如出现腹痛加重、腹痛范围扩大等,应考虑病情加重、应及时报告医生,并积极配合处理。

4) 抗感染治疗　胆道系统致病菌主要为肠道细菌,以大肠杆菌和厌氧菌为主,宜选用敏感的抗生素进行治疗。

5) 改善凝血机制　胆道疾病患者对脂溶性维生素 K 吸收障碍,致血中凝血酶原减少而影响凝血功能,故术前均需补充维生素 K。

6) 对症处理　疼痛患者应给予解痉镇痛药,如阿托品;发热患者予以降温处理;瘙痒患者予止痒药或镇静药,每日用温水擦洗皮肤,为患者修剪指甲或戴手套以防抓伤皮肤。

7) 腹腔镜胆囊切除术术前护理

(1) 向患者解释 LC 的优缺点。LC 具有切口小、痛苦少、腹腔内脏干扰小、恢复快、并发症少、住院时间短的优点。手术多在全麻下进行。并发症有血管损伤、胆总管损伤和肠管损伤等。

(2) 向患者解释手术操作步骤和 LC 可能失败改为剖腹术的可能性,以取得患者和家属的理解配合。

(3) 饮食:入院后进食低脂饮食。

(4) 备皮:需特别注意脐部的清洁卫生。

8) 积极配合医生完成术前各项特殊检查

(1) B 超检查:检查前需禁食 12 h、禁饮 4 h。

(2) 经皮肝穿刺胆管造影(PTC):检查前需常规行碘过敏试验,检查凝血功能。检查后要求患者禁食 1 日,卧床 24 h,注意观察有无出血、胆汁漏和急性胆管炎等并发症。

9）积极完成术前其他准备　备皮、配血及药物过敏试验等，准备行胆肠吻合术的，还需使用抗生素做肠道准备。

2. 术后护理

(1) 体位、饮食与营养、切口的护理、抗生素的使用及腹腔引流管的护理按腹部手术后常规护理。

(2) 病情观察：注意观察生命体征、尿量、黄疸及腹部体征，注意引流液的量和性质，防止胆汁漏和出血。

(3) T形管引流的护理。T形管引流的目的是引流胆汁，防止胆汁外漏，支撑胆道，防止胆道狭窄。护理T形管须注意：①妥善固定：T形管需用缝线和胶布双重固定于腹壁，应避免受到牵拉而脱出。②保持引流通畅：T形管引流胆汁量平均每日200～400 mL，如超过此量，说明胆总管下端有梗阻。如引流量锐减，应检查引流管是否堵塞、受压或扭曲。如疑堵塞，可通过挤压或负压吸引解除堵塞，1周后堵塞可用少量0.9%氯化钠注射液在严格无菌操作下低压冲洗。③观察并记录引流液的量、颜色、性状：术后第24 h内T形管引流量较少，常呈淡红色血性或褐色、深绿色，有时可有少量细小结石和絮状物，以后引流量逐渐增加，呈淡黄色，逐渐加深呈橘黄色，清亮。如果引流液突然增加或减少，出现异常血性引流液、脓性引流液或结石等，应及时向医生汇报。④预防感染：每日消毒连接管，每周更换无菌引流袋1～2次，每周1次留取胆汁做细菌培养。保持皮肤引流口敷料干燥，每日清洗引流口并更换敷料。⑤拔管：T形管至少要术后2周，待T形管周围形成较坚固的窦道后才能拔管。术后10日左右，经夹管2～3日，患者无不适可先行经T形管造影，如无异常发现，开放引流1日，再夹管2～3日，仍无症状可予拔管。若疑有结石残余，应保留T形管6周后行纤维胆道镜取石。

(4) 腹腔镜胆囊切除术术后护理：①体位：返回病房麻醉清醒前去枕平卧，头偏向一侧，清醒后，血压平稳可采取半坐卧位。②饮食：术后6～24 h可进食，如有消化道症状如恶心、呕吐等，可适当延长进食时间。③活动：术后6 h后可下床活动。④并发症的观察及护理：应密切观察患者有无胆漏、出血、肠穿孔、伤口痛及腹部体征，有无高碳酸血症、酸中毒等，一旦异常立即通知医生处理。

3. 健康指导　指导患者进低脂、易消化、清淡饮食，增加摄入钙和纤维素。定时进餐，经常排空胆囊，减少胆汁在胆囊内停留的时间。增加运动量，促进能量消耗。T形管留置者，指导患者做好T形引流管的护理并告知留管的目的和意义，若有异常应及时复诊。遵医嘱服用消炎利胆片。

三、胆道感染患者的护理

胆道感染是指胆囊壁和(或)胆管壁受到细菌的侵袭而发生的炎症反应。按发病部位分为胆囊炎和胆管炎。胆道感染和胆石症互为因果关系，胆石症可引起胆道梗阻，导致胆汁淤滞，细菌繁殖，而致胆道感染。胆道感染反复发作又是胆石形成的重要致病因素和促发因素。

（一）急性胆囊炎

急性胆囊炎(acute cholecystitis)急性胆囊炎是胆囊管梗阻和细菌感染引起的急性胆囊炎症。约95%以上病人有胆囊结石，称结石性胆囊炎；约5%的病人无胆囊结石，称非结石性胆囊炎。

【病因及发病机制】

(1)胆囊管梗阻：多由结石引起。当胆囊管突然梗阻，存留在胆囊内的胆汁排出受阻、淤滞、浓缩、高浓度的胆盐可损伤胆囊黏膜，引起急性炎症改变，结石嵌顿也可直接损伤黏膜引起炎症反应。当胆囊内已有细菌存在时，则胆囊的炎症过程将加快并加重。

(2) 细菌感染：细菌主要通过胆道逆行进入胆囊，也可经血液或淋巴途径进入，在胆汁流出不畅时引起感染。主要致病菌为革兰阴性杆菌，常合并厌氧菌感染。

(3) 多因素相互作用：如严重创伤、烧伤、长期胃肠外营养，大手术后等，胆囊内胆汁淤滞和缺血可能是发病的原因。

【病理生理】 急性胆囊炎开始时均有胆囊管的梗阻，胆囊管梗阻，使胆汁淤积，胆囊内压增高，胆囊肿大，黏膜充血水肿、渗出增多，此时为急性单纯性胆囊炎，若梗阻未解除或炎症未控制，病变波及胆囊壁全层，胆囊壁充血、水肿加重，出现淤斑或脓苔，部分黏膜坏死脱落，甚至浆膜也有纤维素和脓性渗出物，即为急性化脓性胆囊炎；若梗阻仍未解除，胆囊内压力继续升高，胆囊壁血管受压导致血液循环障碍，整个胆囊呈片状缺血坏死，即为急性坏疽性胆囊炎；坏疽性胆囊炎常并发胆囊穿孔。

【身体状况】

1. 症状　①腹痛：常于饱餐、进油腻食物后，或在夜间发作。典型的表现为突发性右上腹剧烈绞痛，阵发性加重，常向右肩背部放射。②消化道症状：常伴恶心、呕吐、食欲减退、腹胀、腹部不适等消化道症状。③发热：如胆囊积脓、坏疽、穿孔，常表现为畏寒、发热。

2. 体征　墨菲征(Murphy)阳性。右上腹部可有压痛和肌紧张。若胆囊穿孔，则出现急性弥漫性腹膜炎症状和体征。

【辅助检查】

(1) 实验室检查：血常规可见白细胞计数升高，中性粒细胞比例升高。部分病人可有血清转氨酶、碱性磷酸酶、血清胆红素增高。

(2) 影像学检查：B 超检查显示胆囊增大、壁厚，大部分可探及胆囊内有结石光团。CT、MRI 可协助诊断。

【处理原则】 主要治疗措施为手术。

(1) 非手术治疗：包括禁食、胃肠减压、补液；解痉、止痛；应用抗生素控制感染。

(2) 手术治疗：①胆囊切除术：胆囊炎症较轻者可采用腹腔镜胆囊切除术(laparoscopic cholecystectomy, LC)，急性化脓性、坏疽穿孔性胆囊炎可采用开腹胆囊切除术。②胆囊造口术：病人情况极差，不能耐受胆囊切除术者，可先行胆囊造口术减压引流。③超声或 CT 引导下经皮经胆囊穿刺引流术：适用于病情危重不宜手术的化脓性胆囊炎病人。

(二) 慢性胆囊炎

慢性胆囊炎(chronic cholecystitis)是胆囊持续的反复发作的炎症过程。超过 90% 的病人有胆囊结石。

【病理生理】 由于胆囊受炎症和结石的反复刺激，胆囊壁炎性细胞浸润和纤维组织增生，胆囊壁增厚，可与周围组织粘连，最终胆囊萎缩，完全失去其生理功能。

【身体状况】 临床表现常不典型，多数病人有典型胆绞痛史。表现为腹胀不适、厌食油腻，嗳气等消化不良症状及右上腹和肩背部隐痛。体检示右上腹轻压痛。

【辅助检查】 B 超检查显示胆囊壁增厚，胆囊缩小或萎缩，排空功能减退或消失，常伴有胆囊结石。

【处理原则】 临床症状明显，并伴有胆囊结石者应行胆囊切除术。

（三）急性梗阻性化脓性胆管炎

急性梗阻性化脓性胆管炎(acute obstructive suppurative cholangitis，AOSC)又称急性重症胆管炎。其发病基础是胆道梗阻及细菌感染。最常见的梗阻原因是胆管结石，其次是蛔虫和胆管狭窄。多有胆道疾病和胆道手术史。胆道梗阻时，胆盐不能进入肠道，易造成细菌移位致急性化脓性炎症。细菌感染的途径为经十二指肠逆行进入胆道或经门静脉系统入肝到达胆道。

【病理生理】 AOSC 的基本病理变化是胆管梗阻和胆管内化脓性感染。胆管梗阻及随之而来的感染引起梗阻以上胆管扩张、黏膜肿胀，梗阻进一步加重并趋向完全性；胆管内压力升高，胆管壁充血、水肿，黏膜糜烂，形成溃疡，胆管内充满脓性胆汁；胆道内压力继续升高，当超过 30 cmH_2O 时，胆管内细菌和毒素即可逆行入肝窦，引起严重的脓毒血症、感染性休克，甚至 MODS。

【护理评估】 了解病人的年龄、性别、职业、居住地及饮食习惯。既往有无类似疾病发作史，治疗及检查情况。

【身体状况】 病人多有胆道疾病史或胆道手术史。起病急骤，病情进展快。临床表现除具有一般胆道感染的查科三联征(腹痛、寒战高热、黄疸)外，还可出现休克中枢神经系统抑制的表现，称雷诺五联征。病人为突发性剑突下或右上腹部胀痛或绞痛，继之寒战高热伴恶心、呕吐。若病情继续发展，多数病人可出现黄疸，但若为一侧肝内胆管阻塞，可不出现黄疸。近半数有人很快出现神经系统症状，如神志淡漠、烦躁、谵妄或嗜睡、神志不清，甚至昏迷，严重者可在短期内出现代谢性酸中毒、感染性休克的表现。若不及时救治可在短期内迅速死亡。

【辅助检查】

(1) 实验室检查：白细胞计数升高，可超过 $20\times10^9/L$，中性粒细胞比例明显升高。肝功能出现不同程度损害，凝血酶原时间延长。

(2) 影像学检查：B 超检查显示肝和胆囊增大，肝内、外胆管扩张，胆管内有结石光团。CT、内镜逆行胰胆管造影(ERCP)可协助诊断。

【心理-社会支持状况】

1. 心理承受能力 病人对本次发病的心理状态，有无因反复发作而焦虑、烦躁等。

2. 家庭、社会支持状况 家庭的经济承受能力及支持程度。

3. 认识程度 病人对疾病的发展，治疗、护理措施及术后康复知识的了解程度。

【处理原则】 急性梗阻性化脓性胆管炎紧急手术解除胆道梗阻，及时而有效地降低胆道压力。

(1) 非手术治疗：既是治疗的手段，又是术前准备措施。①联合应用足量有效的广谱抗生素；②纠正水、电解质及酸碱平衡失调；③恢复血容量，纠正休克；应用糖皮质激素、血管活性剂，改善通气功能。④对症给予解痉、止痛剂，应用维生素 K 等处理。

(2) 手术治疗：首要目的在于抢救病人生命，手术应力求简单有效。常采用胆总管切开减压、取石、T 形管引流。

(3) 胆管减压引流：常用方法有经皮经肝胆管引流(PTCD)经内镜鼻胆管引流术(ENBD)，当胆囊肿大时，亦可行胆囊穿刺置管引流。

【常见护理诊断/问题】

1. 急性疼痛 与结石突然嵌顿、胆囊或胆管强烈收缩及继发感染有关。

2. 体液不足 与呕吐、禁食、胃肠减压及感染性休克等有关。

3. 体温过高　与胆道感染有关。

4. 营养失调:低于机体需要量　与呕吐、进食减少或禁食、应激消耗等有关。

5. 潜在并发症　胆囊穿孔、胆道出血、胆瘘、多器官功能障碍或衰竭等。

【护理措施】

1. 术前护理

1）病情观察　观察生命体征、神志及尿量的变化，观察腹部症状及体征变化，若出现寒战、高热、腹痛加剧、腹痛范围扩大、血压下降、意识障碍等，应及时报告医生，并配合抢救及治疗。

2）缓解疼痛　嘱病人卧床休息，取舒适的体位；指导病人进行有节律的深呼吸，以达到放松和减轻疼痛的目的。对诊断明确且疼痛剧烈者，遵医嘱给予解痉、镇静和止痛，常用哌替啶 50 mg、阿托品 0.5 mg 肌内注射，但要注意不要使用吗啡，以免造成 Oddi 括约肌收缩，增加胆道压力。

3）维持体液平衡

（1）加强观察：严密监测生命体征及循环状况，如血压、脉搏、每小时尿量，准确记录 24 h 出入液量。

（2）补液扩容：有休克者，应迅速建立静脉通路，尽快恢复血容量；必要时应用血管活性药物，以改善和保证组织器官的血液灌注。

（3）纠正水、电解质及酸碱平衡失调，根据病情、中心静脉压及每小时尿量等，遵医嘱补液，合理安排输液顺序和速度，维持水、电解质及酸碱平衡。

4）降低体温　根据病人体温升高的程度，采用温水擦浴、冰敷等物理降温或药物降温。遵医嘱应用抗生素控制感染，使体温恢复正常。

5）维持营养状态　病情轻者可给予清淡饮食。病情严重需要禁食和胃肠减压者，可经肠外营养途径补充足够的热量、氨基酸、维生素、水、电解质等，维持良好的营养状态。

6）心理护理　解释各种治疗的必要性、手术方式、注意事项；鼓励病人表达自身感受。剧烈的疼痛和病情恶化常给病人心理造成很大的恐惧，用亲切适当的语言予以安慰、鼓励，并教会病人自我放松的方法；针对个体情况进行针对性心理护理；鼓励病人家属和朋友给予病人关心和支持。

2. 术后护理　同胆石症病人术后护理，急性梗阻性化脓性胆管炎病人仍需严密观察病情变化，继续积极抗休克治疗。

3. 健康指导　指导病人宜进低脂、高热量、高维生素、易消化饮食，如出现发热、腹痛、黄疸等情况，及时来医院就诊。

（四）胆道蛔虫症患者的护理

胆道蛔虫症是指肠道蛔虫上行钻入胆道后所引起的一系列临床症状。以青少年和儿童多见，随着卫生条件的改善，近年来本病发病率明显下降。

【病因和病理】　蛔虫有钻孔习性，喜碱性环境。驱蛔不当、发热、胃肠道功能紊乱等原因，使寄生在小肠中下段的蛔虫因寄生环境改变或受到刺激而向上窜动，可经十二指肠乳头钻入胆道，Oddi 括约肌受到刺激而发生强烈痉挛，导致上腹部阵发性剧烈绞痛；蛔虫将肠道细菌带入胆道，可引起胆管炎症，甚至细菌性肝脓肿；如果蛔虫阻塞胰管开口，可引起急性胰腺炎；蛔虫可经胆囊管钻入胆囊，引起胆囊穿孔；还可损伤胆道黏膜，引起胆道出血；蛔虫的虫体或虫卵均可作为核心，引起胆道结石。

【护理评估】

1. 健康史 了解病人的年龄性别、文化程度、生活环境，生活习惯、卫生观念等；了解以前是否有过肠道蛔虫病史；了解近期是否有使用驱虫药，发热、胃肠道疾病等。

2. 身体状况

(1) 症状：典型症状为突然发生在剑突右下方的阵发性“钻顶样”绞痛。绞痛发作突然。且异常剧烈，无法忍受，病人多坐卧不安，呻吟不止，面色苍白，大汗淋漓。常伴有呕吐，有时呕出蛔虫。疼痛可突然缓解，间歇期宛如正常人。如蛔虫全部进入胆道，则疼痛性质转为钝痛。继发感染时，可有畏寒、发热和白细胞计数增高。

(2) 体征：其体征轻微，腹软，仅在剑突右下方深部可有轻度压痛。如伴有梗阻和继发感染，可有肝脏肿大和轻度黄疸。

3. 辅助检查 B超检查可显示虫体，是首选的检查方法。

4. 心理-社会支持状况 了解病人对本次疾病的认识程度及心理反应。

5. 处理原则 以非手术治疗为主，仅在非手术治疗无效或出现严重并发症时才考虑手术治疗。

(1) 非手术治疗：①解痉止痛；②利胆驱蛔；③抗感染；④ERCP 取虫。

(2) 手术治疗：采用胆总管探查取虫及 T 形管引流；有合并症时选用相应术式。

【常见护理诊断/问题】

1. 急性疼痛 与蛔虫刺激致 Oddi 括约肌痉挛有关。

2. 知识缺乏 缺乏饮食卫生知识及胆道蛔虫病相关知识。

【护理措施】

1. 手术前、后护理措施 同胆石症病人的护理。

2. 健康指导

(1) 养成良好的饮食及卫生习惯：不喝生水，蔬菜要洗净煮熟，水果应洗净削皮后吃，饭前便后要洗手。

(2) 正确使用驱虫药：驱虫药应于清晨空腹或晚上临睡前服用，用药后注意观察大便中是否有蛔虫排出。

四、胰腺疾病患者的护理

(一) 急性胰腺炎

【胰腺解剖生理概要】

1. 解剖 胰腺位于腹膜后，横贴在腹后壁，相当于第 1～2 腰椎前方。分头、颈、体、尾四部分，总长 15～20 cm，头部与十二指肠第二段紧密相连，两者属同一血液供应系统。胰尾靠近脾门，这两者也属同一血液供应系统。胰管与胰腺长轴平行，主胰管直径 2～3 mm，多数人的主胰管与胆总管汇合形成共同通道开口于十二指肠第二段的乳头部，少数人胰管与胆总管分别开口在十二指肠。两者开口于十二指肠，是胆、胰发生逆行感染的解剖基础。胰腺除主胰管外，有时有副胰管。

2. 生理 胰腺具有内、外分泌的双重功能，内分泌主要由分散在胰腺实质内的胰岛来实现，其最主要的功能是调控血糖。胰腺的外分泌功能是分泌胰液，每日分泌可达 750～1500 mL。呈强碱性，含有多种消化酶，其中含有蛋白酶、淀粉酶、脂肪酶等。外分泌是由腺细胞分泌的胰液，进入胰管，经共同通道排入十二指肠，胰液的分泌受神经、体液的调节。

【病因】

1. 梗阻因素　最常见原因。常见于胆总管结石、胆管蛔虫症、Oddi 括约肌水肿和痉挛等引起的胆管梗阻以及胰管结石、肿瘤导致的胰管梗阻。

2. 乙醇中毒　乙醇引起 Oddi 括约肌痉挛，使胰管引流不畅、压力升高。同时乙醇刺激胃酸分泌，胃酸又刺激促胰液素和缩胆囊素分泌增多，促使胰腺外分泌增加。

3. 暴饮暴食　尤其是高蛋白质、高脂肪食物、过量饮酒可刺激胰腺大量分泌、胃肠道功能紊乱，或因剧烈呕吐导致十二指肠内压骤增，十二指肠液反流，共同通道受阻。

4. 感染因素　腮腺炎病毒、肝炎病毒、伤寒杆菌等经血流、淋巴进入胰腺所致。

5. 损伤或手术　胃胆管手术或胰腺外伤、内镜逆行胰管造影等因素可直接或间接损伤胰腺，导致胰腺缺血、Oddi 括约肌痉挛或刺激迷走神经，使胃酸、胰液分泌增加亦可导致发病。

6. 其他因素　内分泌或代谢性疾病，如高脂血症、高钙血症等，某些药物如利尿剂、吲哚美辛、硫唑嘌呤等均可损害胰腺。

【病理生理】　根据病理改变可分为水肿性胰腺炎和出血坏死性胰腺炎两种。基本病理改变是水肿、出血和坏死，严重者可并发休克、化脓性感染及多脏器衰竭。

【临床表现】

1. 腹痛　大多为突然发作，常在饱餐后或饮酒后发病。多为全上腹持续、剧烈疼痛伴有阵发性加重，向腰背部放射，疼痛与病变部位有关；胰头部以右上腹痛为主，向右肩部放射；胰尾部以左上腹为主，向左肩放射；累及全胰呈束带状腰背部疼痛。重型患者腹痛延续时间较长，由于渗出液扩散，腹痛可弥散至全腹，并有麻痹性肠梗阻现象。

2. 恶心、呕吐　早期为反射性频繁呕吐，多为胃、十二指肠内容物，后期因肠麻痹或肠梗阻可呕吐小肠内容物。呕吐后腹胀不缓解为其特点。

3. 发热　发热与病变程度相一致。重型胰腺炎继发感染或合并胆管感染时可持续高热，如持续高热不退则提示合并感染或并发胰周脓肿。

4. 腹胀　腹胀是重型胰腺炎的重要体征之一，其原因是腹膜炎造成麻痹性肠梗阻。

5. 黄疸　多在胆源性胰腺炎时发生。严重者可合并肝细胞性黄疸。

6. 腹膜炎体征　水肿性胰腺炎时，压痛只局限于上腹部，常无明显肌紧张；出血性坏死性胰腺炎压痛明显，并有肌紧张和反跳痛，范围较广泛或波及全腹。

7. 休克　严重患者出现休克，表现为脉细速、血压降低、四肢厥冷、面色苍白等。有的患者以突然休克为主要表现，称为暴发性急性胰腺炎。

8. 皮下淤斑　少数患者因胰酶及坏死组织液穿过筋膜与基层渗入腹壁下，可在季肋及腹部形成蓝棕色斑(Grey turner 征)或脐周皮肤青紫(Cullen 征)。

【辅助检查】

1. 胰酶测定

(1) 血清淀粉酶：90%以上的患者血清淀粉酶升高，通常在发病后 3～4 h 后开始升高，12～24 h 达到高峰，3～5 天恢复正常。

(2) 尿淀粉酶测定，通常在发病后 12 h 开始升高，24～48 h 开始达高峰，持续 5～7 天开始下降。

(3) 血清脂肪酶测定，在发病 24 h 升高至 1.5 U(正常值 0.5～1.0 U)。

2. 腹腔穿刺　穿刺液为血性混浊液体，可见脂肪小滴、腹水淀粉酶较血清淀粉酶值高 3～8 倍之多。并发感染时呈脓性。

3. B超检查 可见胰腺弥漫性均匀肿大，界限清晰，内有光点反射，但较稀少，若炎症消退。上述变化持续1～2周即可恢复正常。

4. CT检查 CT扫描显示胰腺弥漫肿大，边缘不光滑，当胰腺出现坏死时可见胰腺上有低密度、不规则的透亮区。

【临床分型】

1. 水肿性胰腺炎(轻型) 主要表现为腹痛、恶心、呕吐；腹膜炎体征、血和尿淀粉酶增高，经治疗后短期内可好转，死产率低。

2. 出血坏死性胰腺炎(重型) 除上述症状、体征继续加重外，高热持续不退，黄疸加深，神志模糊和谵妄，高度腹胀，血性或脓性腹水，两侧腰部或脐下出现青紫淤斑，胃肠出血、休克等。实验室检查：白细胞计数增多($>16\times10^9/L$)，红细胞和血细胞比容降低，血糖升高(>11.1 mmol/L)，血钙降低(<2.0 mmol/L)，$PaO_2<8.0$ kPa(<60 mmHg)，血尿素氮或肌酐增高，酸中毒等，甚至出现急性肾功能衰竭、DIC、ARDS等。死亡率较高。

【治疗原则】

1. 非手术治疗 急性胰腺炎大多采用非手术治疗。①严密观察病情；②减少胰液分泌，应用抑制或减少胰液分泌的药物；③解痉镇痛；④有效抗生素防治感染；⑤抗休克，纠正水、电解质平衡失调；⑥抗胰酶疗法；⑦腹腔灌洗；⑧糖皮质激素和中医中药治疗。

2. 手术治疗

(1) 目的：清除含有胰酶、毒性物质和坏死的组织。

(2) 指征：采用非手术疗法无效者；诊断未明确而疑有腹腔脏器穿孔或肠坏死者；合并胆管疾病；并发胰腺感染者；应考虑手术探查。

(3) 手术方式：有灌洗引流、坏死组织清除和规则性胰腺切除术、胆管探查，T形管引流和胃造瘘、空肠造瘘术等。

【护理措施】

1. 非手术期间的护理

(1) 病情观察：严密观察神志，监测生命体征和腹部体征的变化，监测血气、凝血功能、血电解质变化，及早发现坏死性胰腺炎、休克和多器官衰竭。

(2) 维持正常呼吸功能：给予高浓度氧气吸入，必要时给予呼吸机辅助呼吸。

(3) 维护肾功能：详细记录每小时尿量、尿比重、出入液量。

(4) 控制饮食、抑制胰腺分泌：对病情较轻者，可进少量清淡流质或半流质饮食，限制蛋白质摄入量，禁进脂肪。对病情较重或频繁呕吐者要禁食，行胃肠减压；遵医嘱给予抑制胰腺分泌的药物。

(5) 预防感染：对病情重或胆源性胰腺炎患者给予抗生素。为预防真菌感染，应加用抗真菌药物。

(6) 防治休克：维持水、电解质平衡，应早期迅速补充水、电解质，血浆，全血。还易发生低钾血症、低钙血症，在疾病早期应注意观察，及时矫正。

(7) 心理护理：指导患者减轻疼痛的方法，解释各项治疗措施的意义。

2. 术后护理

(1) 术后各种引流管的护理：①熟练掌握各种管道的作用，将导管贴上标签后与引流装置正确连接，妥善固定，防止导管滑脱。②分别观察记录各引流管的引流液性状、颜色、量。③严格遵循无菌操作规程，定期更换引流装置。④保持引流通畅：防止导管扭曲、重型患者常有血块、坏死组织脱落，容易造成引流管阻塞，如有阻塞可用无菌温生理盐水冲洗。经常更换体位，以利引流。⑤冲洗液、灌洗液现用现配。⑥拔管护理，当患者体温正常并稳定 10 日左右，白细胞计数正常，腹腔引流液少于每天 5 mL。引流液淀粉酶测定正常后可考虑拔管。拔管后要注意拔管处伤口有无渗漏，如有渗液应及时更换敷料。拔管处伤口可在 1 周左右愈合。

(2) 伤口护理：观察有无渗液、有无裂开，按时换药；并发胰外瘘时，要注意保持负压引流通畅，并用氧化锌糊剂保护瘘口周围皮肤。

(3) 营养支持治疗与护理：根据患者营养评定状况，计算需要量，制订计划。第一阶段，术前和术后早期，需抑制分泌功能，使胰腺处于休息状态，同时因胃肠道功能障碍，此时需完全胃肠外营养(TPN)2～3 周；第二阶段，术后 3 周左右，病情稳定，肠道功能基本恢复，可通过空肠造瘘管提供营养 3～4 周，称为肠道营养(TEN)；第三阶段，逐渐恢复经口进食，称为胃肠内营养(EN)。

(4) 做好基础生活护理和心理护理。

(5) 并发症的观察与护理：①胰腺脓肿及腹腔脓肿；术后 2 周的患者出现高热、腹部肿块，应考虑其可能。一般均为腹腔引流不畅，胰腺坏死组织及渗出液局部积聚感染所致，非手术疗法无效时应手术引流。②胰瘘：如观察到腹腔引流有无色透明腹腔液经常外漏，其中淀粉酶含量高，为胰液外漏所致，合并感染时引流液可显脓性。多数可逐渐自行愈合。③肠瘘：主要表现为明显的腹膜刺激征，引流液中伴有粪渣。瘘管形成后用营养支持治疗。长期不愈者，应考虑手术治疗。④假性胰腺囊肿：多数需手术行囊肿切除或内引流手术，少数患者经非手术治疗 6 个月可自行吸收。⑤糖尿病：胰腺部分切除后，可引起内、外分泌缺失。注意观察血糖、尿糖的变化，根据化验报告补充胰岛素。⑥心理护理：由于病情重，术后引流管多，恢复时间长，患者易产生悲观急躁情绪，因此应关心、体贴、鼓励患者，帮助患者树立战胜疾病的信心，积极配合治疗。

【健康教育】

(1) 饮食应少量多餐，注意食用富有营养、易消化的食物，避免暴饮暴食及酗酒。

(2) 有胆管疾病、病毒感染者应积极治疗。

(3) 告知会引发胰腺炎的药物种类，不得随意服药。

(4) 有高糖血症者，应遵医嘱口服降糖药或注射胰岛素，定时查血糖、尿糖，将血糖控制在稳定水平，防治各种并发症。

(5) 出院 4～6 周，避免过度疲劳。

(6) 门诊应定期随访。

(二) 胰腺癌

胰腺癌是常见消化道肿瘤之一，以男性多见，40 岁以上患者占 80%，癌肿发生在胰头部位的占 70%～80%，体尾部癌约占 12%。其转移途径有血行、淋巴途径转移和直接浸润，癌细胞还可沿胰周神经由内向外扩散。壶腹部癌是指胆总管末段壶腹部和十二指肠乳头的恶性肿瘤，在临床上与胰腺癌有不少共同点，统称为壶腹周围癌。

【临床表现】

1. 腹痛和上腹饱胀不适　初期仅表现为上腹部胀闷感及隐痛。随病情加重，疼痛逐渐剧烈，并可牵涉到背部，胰头部癌疼痛多位于上腹居中或右上腹部，胰体尾部癌疼痛多在左上腹或左季肋部。晚期可向背部放射，少数患者以此为首发症状，当癌肿侵及腹膜后神经丛时，疼痛常剧烈难受，尤以夜间为甚，以至于患者常取端坐位。

2. 消化道症状 常有食欲缺乏、恶心、呕吐、厌食油腻和动物蛋白饮食、消化不良、腹泻或便秘、呕吐和黑便。

3. 黄疸 胰腺痛侵及胆管时可出现黄疸，其特征是进行性加深并伴尿黄，大便呈陶土色及皮肤瘙痒。胰头癌因其靠近胆管，故黄疸发生较早，胰体尾部癌距胆管较远，通常到晚期才发生黄疸。

4. 乏力和消瘦 乏力和消瘦是胰腺癌较早出现的表现，常于短期内出现明显消瘦。

5. 发热 少数患者可出现持续性或间歇性低热。

6. 腹部肿块 主要表现为肝肿大、胆囊肿大，晚期患者可扪及胰腺肿大。

7. 腹水 多见于晚期患者。

【辅助检查】

1. 实验室检查

(1) 免疫学检查：癌胚抗原(CEA)、胰腺胚胎抗原(POA)、胰腺癌相关抗原(PCAA)、胰腺癌特异抗原(PaA)、糖类抗原 19-9(CA19-9)均增高。

(2) 血清生化检查：早期可有血、尿淀粉酶增高、空腹血糖增高，糖耐量试验阳性，有黄疸时，血清胆红素增高，碱性磷酸酶升高，转氨酶轻度升高，尿胆红素阳性；无黄疸的胰体尾癌可见转肽酶升高。

2. 影像学检查 主要有超声波检查、CT、内镜逆行胰胆管造影(ERCP)、腹腔镜检查、X线钡餐检查。

【治疗原则】 早期发现、早期诊断、早期手术治疗。手术切除是胰头癌最有效的治疗方法。胰腺癌无远处转移者，应争取手术切除，常用的手术方法有胰头十二指肠切除术。对不能切除的患者，应行内引流手术，即胆总管与空肠或十二指肠吻合。术后采用综合治疗包括化学、免疫和放射疗法及中医中药治疗。为控制晚期患者的疼痛可采用剖腹或经皮行腹腔神经丛无水乙醇注射治疗。

【护理措施】

1. 手术前护理

(1) 心理支持：每次检查及护理前给予解释，尊重患者心理调适的过程。

(2) 控制血糖在稳定水平：检查患者血糖、尿糖，如有高血糖，应在严密监测血糖、尿糖的基础上调整胰岛素用量，将血糖控制在稳定水平。

(3) 改善凝血功能：遵医嘱给予维生素 K。

(4) 改善营养：术前应鼓励患者进富有营养的饮食，必要时给予胃肠外营养。

(5) 术前日常规皮肤准备，术前晚灌肠。

2. 手术后护理

(1) 观察生命体征：由于胰头癌切除涉及的器官多、创伤重，术后要严密观察生命体征。

(2) 防治感染：胰头十二指肠切除术手术大、范围广，消化道吻合多，感染机会多，故术后应遵医嘱静脉加用广谱抗生素。术后更换敷料应严格遵循无菌操作规程。

(3) 维持水、电解质及酸碱平衡：手术范围大、创伤大，术后引流管多，消化液及体液丢失，易导致脱水、低钾、低钙等，应准确记录出入量。按医嘱及时补充水和电解质，以维持其平衡。

(4) 加强营养：术后给予静脉高营养，静脉输血、血浆、白蛋白及脂肪乳，氨基酸等。限制脂肪饮食，少量多餐。

(5) 引流管护理：应妥善固定引流管，保持引流通畅，并观察记录引流液的颜色、性质和量。患者无腹胀、无腹腔感染、无引流液时可去除引流管。

(6) 术后的防治与护理:观察患者有无切口出血、胆管出血及应激性溃疡出血。

(7) 低血糖监测:胰头十二指肠切除术后患者易发生低血糖,注意每日监测血糖、尿糖变化。

(8) 胰瘘的预防与护理:胰瘘多发生在术后 5～7 日。

(9) 胆瘘的预防与护理:多发生于术后 2～9 天。表现为右上腹痛、发热、腹腔引流液呈黄绿色,T 形管引流量突然减少,有局限性或弥漫性腹膜炎表现,严重者出现休克症状。术后应保持 T 形管引流畅通,将每日胆汁引流量做好记录,发现问题及时与医师联系。

(10) 化疗护理:适用于不能行根治性切除的胰腺癌,术后复发性胰腺癌和合并肝转移癌。

(11) 心理护理:给予心理支持,促进早日痊愈。

【健康教育】

(1) 出院后对于胰腺功能不足,消化功能差的患者,除应用胰酶代替剂外,同时采用高蛋白质、高糖、低脂肪饮食,给予脂溶性维生素。

(2) 定期检测血糖、尿糖,发生糖尿病时给予药物治疗。

(3) 3～6 个月复查一次,如出现进行性消瘦、乏力、贫血、发热等症状,应回医院诊治。

（严　迪）

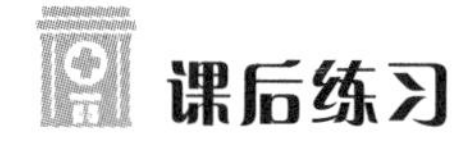

课后练习

A1 型题

1. 区别空腔脏器破裂与实质脏器破裂最重要的依据是(　　)。

A. 外伤史　B. 腹痛程度　C. 腹膜刺激征轻重
D. 有无移动性浊音　E. 腹腔穿刺液性状

2. 持续胃肠减压时间较长时应加强的护理项目有(　　)。

A. 口腔卫生　B. 预防压疮发生　C. 要服药时,由管注入
D. 记录吸出液的量和质　E. 及时更换收集瓶

3. 对腹部闭合性损伤与内出血合并休克的病人应(　　)。

A. 全力抢救休克　B. 立即手术
C. 休克改善后再行手术　D. 抢救休克同时手术
E. 手术止血后治疗休克

4. 有利于腹膜炎渗液至盆腔,减少毒素吸收的措施是(　　)。

A. 禁食、禁饮、输液　B. 胃肠减压　C. 应用抗生素
D. 安置半坐卧位　E. 保持腹腔引流通畅

5. 腹腔内实质性脏器损伤最可能的依据是(　　)。

A. 腹式呼吸消失　B. 腹肌紧张　C. 肝浊音界缩小
D. 移动性浊音阳性　E. 腹腔抽到不凝固血液

6. 下列关于胃肠减压的目的,错误的是(　　)。

A. 改善肠壁的血液循环　B. 促进胃肠吻合口愈合
C. 维持正常体液平衡　D. 促进胃肠功能恢复

E. 减轻胃肠道内压力

7. 腹腔手术后停止胃肠减压的主要依据是(　　)。

A. 术后2～3日　B. 肛门排气后　C. 无胃液抽出

D. 无腹胀、呕吐　E. 肠鸣音恢复

8. 急性腹膜炎确诊的可靠体征是(　　)。

A. 腹胀　B. 腹膜刺激征　C. 肝浊音界消失

D. 肠鸣音减弱　E. 移动性浊音

9. 患者,男,30岁。5日前被汽车撞伤左上腹,当时腹痛伴局部压痛。今日上厕所时突然昏倒,面色苍白,脉细速。可能是(　　)。

A. 肝破裂　B. 肠穿孔　C. 胆囊穿孔　D. 肾破裂　E. 脾破裂

10. 护理疝修补术后患者时,下列选项错误的是(　　)。

A. 及时处理便秘　B. 切口部位压沙袋

C. 咳嗽时注意保护切口　D. 术后3个月内避免重体力劳动

E. 鼓励患者早期下床活动

11. 斜疝修补术后早期,最适宜的卧位是(　　)。

A. 半坐卧位　B. 仰卧位,腰部垫枕　C. 俯卧位

D. 斜坡卧位　E. 侧卧位

12. 最常见的腹外疝是(　　)。

A. 股疝　B. 腹股沟直疝　C. 腹股沟斜疝

D. 脐疝　E. 切口疝

13. 腹外疝最重要的发病原因是(　　)。

A. 慢性咳嗽　B. 长期便秘　C. 排尿困难

D. 腹壁有薄弱点或腹壁缺损　E. 经常从事导致腹内压增高的工作

14. 腹外疝疝环是指(　　)。

A. 疝内容物突出的部分　B. 疝外被盖组织　C. 腹壁缺损或薄弱处

D. 壁层腹膜的一部分　E. 疝囊颈部

15. 腹外疝内容物最常见的是(　　)。

A. 小肠　B. 盲肠　C. 大网膜　D. 阑尾　E. 膀胱

16. 检查腹股沟疝时,压迫内环的部位应在(　　)。

A. 腹股沟韧带中点

B. 耻骨结节外侧

C. 肿块最突出处

D. 腹股沟韧带中点上方约一横指处

E. 精索前内方

17. 腹股沟直疝与斜疝的最有意义的鉴别之处在于(　　)。

A. 疝块的形状

B. 发病的年龄

C. 嵌顿的程度

D. 回纳疝块压迫内环,增加腹压是否出现

E. 包块的位置

18. 最容易发生嵌顿的腹外疝是(　　)。

A. 腹股沟斜疝　　B. 脐疝　　C. 腹股沟直疝

D. 股疝　　E. 切口疝

19. 患者,男,30 岁。左上腹严重挫伤,第 9、第 10 肋骨骨折,脾破裂,血压 90/60 mmHg,脉搏 100 次/分,腹部压痛。实质性脏器破裂的急救措施是(　　)。

A. 立即剖腹探查　　B. 休克好转后手术

C. 立即输血　　D. 一边抗休克、一边做好手术准备

E. 立即静脉注射抗生素

20. 患者,男,30 岁。阑尾炎穿孔弥漫性腹膜炎行阑尾切除术,术后 1 周体温复升至 38.0 ℃,下腹坠胀,大便次数增多,为脓样便,尿频,WBC 15×10^{5}/L。首先考虑(　　)。

A. 菌痢　　B. 阑尾残端脓肿　　C. 盆腔脓肿

D. 尿路感染　　E. 坐骨直肠窝脓肿

A3 型题

(21～23 题共用题干)

患者,男,50 岁。有慢性便秘多年,每次排便必须十分用力。近半年来发现,站立时阴囊出现肿块,呈梨形;平卧时可还纳。局部检查,触诊发现外环扩大,嘱患者咳嗽指尖有冲击感,手指压迫内环处,站立咳嗽,肿块不再出现,拟诊腹外疝,准备手术治疗。

21. 本病例属于(　　)。

A. 腹股沟斜疝　　B. 腹股沟直疝　　C. 股疝

D. 绞窄性疝　　E. 嵌顿性疝

22. 可避免术后疝复发的术前处理是(　　)。

A. 治疗便秘　　B. 备皮　　C. 排尿　　D. 灌肠　　E. 麻醉前用药

23. 术后预防血肿的措施是(　　)。

A. 仰卧位　　B. 保持敷料清洁、干燥

C. 托起阴囊、伤口沙袋压迫　　D. 应用抗生素

E. 不可过早下床活动

(24～26 题共用题干)

患者,男,病人,45 岁。昨晚暴饮暴食后,出现脐周阵发性腹痛,并有腹胀、呕吐、肛门停止排便排气,自诉去年曾做过阑尾切除手术。诊断为单纯性粘连性肠梗阻。

24. 与上述诊断相符的体征是(　　)。

A. 腹式呼吸消失　　B. 不对称性腹胀　　C. 肠鸣音亢进

D. 移动性浊音阳性　　E. 全腹压痛和肌紧张

25. 非手术治疗期间,说明发生了肠绞窄的腹痛性质是(　　)。

A. 持续性胀痛　　B. 腹痛突然减轻　　C. 钻顶样绞痛

D. 阵发性疼痛　　E. 持续性疼痛阵发性加剧

26. 经治疗后,肠梗阻解除的主要标志是(　　)。

A. 腹痛减轻　　B. 呕吐减少　　C. 腹胀减轻

D. 肛门排便、排气　　E. 肠鸣音减弱

B 型题

(27～29 题共用备选答案)

A. 排便时痔核不脱出肛门,便后滴血

B. 排便时痔核不脱出肛门,痔核较小

C. 排便时痔核可脱出肛门,便后痔核自行复位

D. 痔核反复脱出,且不能自行回纳

E. 肛门处有剧痛异物感,可见一暗紫色圆形肿块突出,并有触痛

27. 二期内痔的特点是(　　)。

28. 三期内痔的特点是(　　)。

29. 血栓性外痔的特点是(　　)。

(30～31 题共用备选答案)

A. 肛瘘切开术　　B. 肛瘘挂线疗法　　C. 肛瘘外口扩大术

D. 内服药物治疗　　E. 外敷药物治疗

30. 低位肛瘘治疗方法可采用(　　)。

31. 高位肛瘘治疗方法可采用(　　)。

第十五章　泌尿外科疾病患者的护理

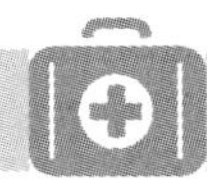

案例导入

病人，男，60岁。因“排尿困难3⁺年，加重半月”入院，病人于3年前不明原因出现排尿困难，呈分段解小便，尿线无力，伴夜尿次数增多，2～3次/晚，半个月前排尿困难的症状加重，排尿滴沥，遂来院就诊。入院后行直肠指检示前列腺增大、质韧，表面光滑，中央沟消失，无硬结及压痛，初步诊断为前列腺增生症。请问：

1. 为了确诊疾病，需要进行哪些辅助检查？
2. 该病人目前主要的护理诊断/问题有哪些？
3. 目前对该病人应采取哪些护理措施？

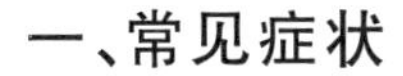

第一节　泌尿系统与男性生殖系统常见症状及检查

一、常见症状

（一）排尿改变

1. 尿频　排尿次数明显增加，严重时几分钟排尿一次，每次尿量仅几毫升。正常人的膀胱容量男性约400 mL，女性约500 mL。一般白天排尿4～6次，夜间0～1次。尿频常由泌尿及生殖道炎症、膀胱结石、肿瘤、前列腺增生等原因引起。若排尿次数增加而每次尿量不减少，甚至增多，可能为生理性因素如饮水量多、食用利尿性食物，或病理性因素如糖尿病、尿崩症或肾浓缩功能障碍等所致。有时精神因素也可引起尿频。夜尿指夜间尿频，常见于前列腺增生症。

2. 尿急　有尿意即迫不及待地要排尿而难以自控，但尿量却很少。常与尿频同时存在。多见于膀胱炎症或膀胱容量显著缩小、顺应性降低者，亦可见于无尿路病变的焦虑病人。

3. 尿痛　排尿时感到尿道疼痛，可以发生在排尿初、排尿中、排尿末或排尿后。疼痛呈烧灼感，与膀胱、尿道或前列腺感染有关。尿频、尿急、尿痛常同时存在，三者合称为膀胱刺激征。

4. 排尿困难 膀胱内尿液不能通畅地排出，可表现为排尿踌躇、费力、排尿不尽感及尿线无力、分叉、变细、滴沥等。由膀胱以下尿路梗阻所致。

5. 尿流中断 排尿中突发尿流中断伴疼痛，疼痛可放射至远端尿道，多见于膀胱结石。

6. 尿潴留 尿液潴留在膀胱内不能自行排出，分为急性和慢性两类。急性尿潴留见于膀胱出口以下尿路严重梗阻，突然不能排尿，使尿液滞留于膀胱内。腹部、会阴部手术后不敢用力排尿，常会发生尿潴留。慢性尿潴留见于膀胱颈部以下尿路不完全性梗阻或神经源性膀胱。

7. 尿失禁 尿不受控制而自主流出。可分为以下四种类型：①真性尿失禁：又称完全性尿失禁，指尿液连续从膀胱中流出，膀胱呈空虚状态。常见于因外伤、手术或先天性疾病引起的膀胱颈和尿道括约肌损伤。②假性尿失禁：又称充盈性尿失禁，指膀胱功能完全失代偿，膀胱过度充盈，当膀胱内压超过尿道阻力时，引起尿液不断溢出。见于前列腺增生等原因引起的慢性尿潴留。③急迫性尿失禁：严重的尿频、尿急而膀胱不受意识控制而发生排空，常见于膀胱严重感染。④压力性尿失禁：当腹内压突然增高(咳嗽、打喷嚏、大笑或屏气等)时，尿液不随意地流出。女性多见，特别是多次分娩或产伤者。

8. 漏尿 尿不经尿道口而由泌尿道瘘口中流出。如膀胱阴道瘘、输尿管阴道瘘、尿道阴道瘘、脐尿道瘘、膀胱外翻等。

9. 遗尿 除正常自主排尿外，睡眠中无意识地排尿。新生儿和婴幼儿遗尿为生理性，3 岁以后除功能性外，可因神经源性膀胱、感染、后尿道瓣膜等病理性因素引起，应予泌尿系统检查。

(二) 尿液改变

1. 尿量 正常人 24 h 尿量为 1000～2000 mL。24 h 尿量超过 2500 mL 为多尿，24 h 尿量少于 400 mL 或每小时尿量少于 17 mL 为少尿，少于 100 mL 为无尿。少尿或无尿是由肾排出量减少引起的，原因可有肾前性、肾性和肾后性因素，应首先注意排除由输尿管或尿道梗阻引起的少尿或无尿。

2. 血尿 尿液中含有血液。根据血液含量的多少可分为镜下血尿和肉眼血尿。血尿是泌尿系统疾病重要的症状之一，可由泌尿系统肿瘤、损伤、结石、炎症等引起。

(1) 镜下血尿：借助显微镜可见到尿液中含有红细胞。若新鲜尿离心后，尿沉渣每高倍镜视野红细胞超过 3 个即有病理意义。

(2) 肉眼血尿：肉眼能见到尿液呈血色。通常 1000 mL 尿中含 1 mL 血液即呈肉眼血尿。肉眼血尿可分为初始血尿、终末血尿、全程血尿：①初始血尿：见于排尿起始阶段，提示尿道或膀胱颈部出血。②终末血尿：见于排尿终末阶段，提示后尿道、膀胱颈部或膀胱三角区出血。③全程血尿：见于排尿全过程，提示出血部位在膀胱或其以上部位。

3. 脓尿 尿液中含有大量白细胞。离心尿沉渣每高倍镜视野中白细胞超过 5 个有病理意义，提示泌尿系统感染。

4. 乳糜尿 尿液中含有乳糜或淋巴液，使尿液呈乳白色。多见于丝虫病。

5. 晶体尿 尿液中盐类呈过饱和状态，其中有机或无机物质沉淀、结晶形成晶体尿。

(三) 尿道分泌物

大量黏稠、黄色的脓性分泌物是淋菌性尿道炎的典型症状。少量无色或白色稀薄分泌物为支原体、衣原体所致的非淋菌性尿道炎引起。慢性前列腺炎病人常在晨起排尿前或大便后尿道口出现少量乳白色、黏稠分泌物。血性分泌物提示尿道癌。

（四）疼痛

疼痛为常见的重要症状。因泌尿、男性生殖系统的实质性器官炎症使器官肿胀，包膜受牵张，病变的器官就会发生疼痛。而空腔器官梗阻造成的平滑肌痉挛或肿瘤侵犯邻近神经常引起放射痛。

1. 肾和输尿管痛　肾病变所致疼痛常位于肋脊角、腰部或上腹部，一般为持续性钝痛，也可为锐痛。肾盂输尿管连接处或输尿管急性完全性梗阻、输尿管扩张时可引起肾绞痛。其特点为突发绞痛，呈阵发性，剧烈难忍，大汗，伴恶心、呕吐。疼痛可沿输尿管放射至下腹、膀胱区、外阴、大腿内侧。

2. 膀胱痛　急性尿潴留导致膀胱过度扩张时，疼痛常位于耻骨上区域。慢性尿潴留时，可无疼痛或略感不适。膀胱炎症时，常引起锐痛或烧灼痛，男性可放射至尿道阴茎部的远端，女性则放射至整个尿道。

3. 前列腺痛　前列腺炎症可引起会阴、直肠、腰骶部疼痛，还可引起耻骨上区、腹股沟区、睾丸牵涉痛。

4. 阴囊痛　由睾丸或附睾病变引起。睾丸扭转或急性附睾炎时，可引起阴囊剧烈疼痛。肾绞痛或前列腺炎症亦可放射引起睾丸痛。鞘膜积液、精索静脉曲张和睾丸肿瘤通常也可引起阴囊不适，如坠胀。

（五）男性性功能症状

主要有性欲改变、勃起功能障碍、射精障碍（早泄、不射精、逆行射精）等。

二、常用检查

（一）实验室检查

1. 尿液检查　通常收集新鲜中段尿送检。男性包皮过长者，应翻开包皮，清洁龟头后收集。女性月经期间不应收集尿液送检。尿培养以清洁中段尿为佳，女性可采用导尿的尿标本。由耻骨上穿刺膀胱而取的尿液是无污染的膀胱尿标本，新生儿、婴幼儿尿液收集采用无菌塑料袋。

(1) 尿常规：是诊断泌尿系统疾病最基本的检查项目。正常尿液的颜色为淡黄色、清澈透明，呈弱酸性、中性或碱性。大量蔬菜饮食或感染时尿液 pH 升高，而大量蛋白质饮食时尿液 pH 降低。

(2) 尿沉渣：新鲜尿离心后，尿沉渣每高倍镜视野红细胞多于 3 个为镜下血尿；白细胞多于 5 个为脓尿，同时检查有无晶体、管型、细菌等。

(3) 尿三杯试验：以排尿最初的 5～10 mL 尿为第一杯，排尿最后 10 mL 为第三杯，中间部分为第二杯，收集时尿液应连续不断。其检验结果用于初步判断镜下血尿或脓尿的来源及病变部位。若第一杯尿液异常，提示病变在尿道；第三杯尿液异常，提示病变在后尿道、膀胱颈部或膀胱三角区；若三杯尿液均异常，提示病变在膀胱或以上部位。

(4) 尿细菌学检查：用于泌尿系统感染的诊断和临床用药参考。革兰染色尿沉渣涂片检查可初步判断细菌种类。尿沉渣抗酸染色涂片检查或结核杆菌培养有助于肾结核的诊断。清洁中段尿培养，若菌落数$>10^5$/mL，提示为尿路感染。对于有尿路症状的患者，致病菌菌落数$>10^2$/mL 就有意义。

(5) 尿细胞学检查:用以初步筛选膀胱肿瘤或术后随访。宜取新鲜尿液检查,冲洗后收集尿液检查可提高阳性率。膀胱原位癌的阳性率高。

(6) 膀胱肿瘤抗原:测定尿中有无肿瘤相关抗原,有定性和定量两种方法,定性方法简单,准确率在70%左右,阳性反应提示可能存在尿路上皮肿瘤,可作为初筛或随访。应避免严重血尿时使用。

2. 肾功能检查

(1) 尿比重:反映肾浓缩功能和排泄废物功能。肾功能受损时,肾浓缩功能进行性减弱,尿比重降低。尿比重固定或接近于1.010,提示肾浓缩功能严重受损。影响尿比重的因素较多,如缺水或尿液中多种物质如葡萄糖、蛋白质等大分子物质均使尿比重增高,尿渗透压测定较尿比重测定能更好地反映肾功能。

(2) 血肌酐和血尿素氮:二者增高提示肾功能受损,其增高的程度与肾损害程度成正比。血尿素氮测定不如血肌酐精确,血尿素氮要受分解代谢、饮食和消化道出血等多种因素影响。

(3) 内生肌酐清除率:肌酐由肾小球滤过,内生肌酐清除率接近于用菊糖测定的肾小球滤过率。测定公式:内生肌酐清除率=尿肌酐浓度/血肌酐浓度×每分钟尿量。其正常值为90~110 mL/min。

(4) 酚红排泄试验:因为94%的酚红由肾小管排泄,所以在特定的时间内,尿中酚红排出量能反映肾小管的排泄功能。

3. 前列腺液检查 正常呈乳白色,较稀薄。涂片镜检可见多量卵磷脂小体,每高倍镜视野白细胞少于10个。前列腺按摩前后做尿常规检查,比较尿白细胞数,对按摩未获前列腺液者为间接检查,对分析是否因前列腺炎引起的尿路感染有临床意义。怀疑细菌性前列腺炎时,应同时做前列腺液细菌培养和药敏试验。

4. 前列腺特异性抗原(prostate specific antigen,PSA) PSA由前列腺腺泡和导管上皮细胞分泌,是一种含有237个氨基酸的单链糖蛋白,具有前列腺组织的特异性。血清PSA正常值为0~4 ng/mL。如血清PSA>10 ng/mL应高度怀疑前列腺癌。血清PSA是目前诊断前列腺癌的生物学指标,可用于前列腺癌的筛选、早期诊断、分期、疗效评价、随访观察。

5. 精液分析 精液分析是评价男性生育能力的重要依据。精液标本的收集采用手淫、性交体外排精或取精器等方法。检查前5日避免性交或手淫。常规的精液分析包括颜色、量、pH、稠度、精子状况、精浆生化测定。

6. 流式细胞测定 利用流式细胞仪检查尿、血、精液、肿瘤组织等,定量分析细胞大小、形态、DNA含量、细胞表面标志、细胞内抗原和酶活性等。可用于泌尿、男性生殖系肿瘤的早期诊断及预后判断、肾移植急性排斥反应及男性生育能力的判断等。

(二) 器械检查

1. 检查方法

(1) 导尿管:目前最常用带有气囊的Foley导尿管,规格以法制(F)为计量单位,21F表示其周径为21 mm,直径为7 mm。成人导尿检查,常用16F导尿管。用于收集尿培养标本、诊断性检查(测定膀胱容量、压力、残余尿或注入造影剂确定有无膀胱损伤)和治疗(引流尿液、解除尿潴留或膀胱内药物灌注等)。

(2) 尿道探条:一般选用18~20F探条扩张狭窄的尿道。进入尿道须小心,不能暴力推进,动作要轻柔,以免损伤尿道。适用于探查尿道狭窄程度和尿道有无结石、治疗和预防尿道狭窄。

(3) 膀胱尿道镜(图 15-1):在表面麻醉或骶麻下进行,经尿道将膀胱镜插入膀胱内。直接窥查尿道及膀胱内有无病变,并可取活体组织做病理学检查;经输尿管插管做逆行肾盂造影或收集肾盂尿送检,亦可行输尿管套石或安置输尿管支架做内引流;膀胱碎石、取石等。但尿道狭窄、急性膀胱炎或膀胱容量小于 50 mL 不能做此检查。

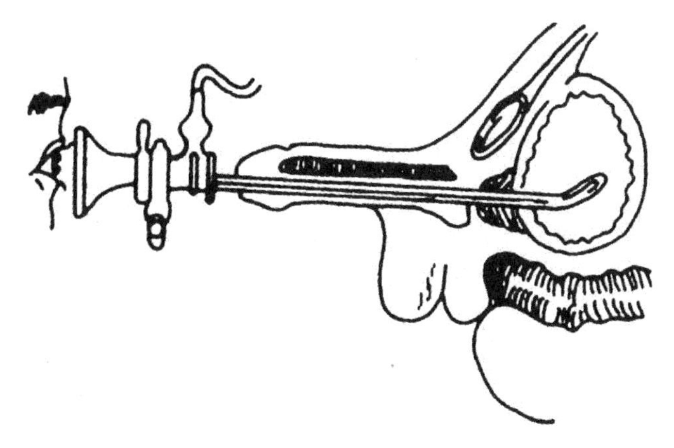

图 15-1　膀胱尿道镜检查

(4) 输尿管镜和肾镜:输尿管镜一般经尿道、膀胱置入输尿管及肾盂;肾镜通过经皮肾造瘘进入肾盏、肾盂。可直接窥查输尿管、肾盂内有无病变,亦可直视下碎石、取石,切除或电灼肿瘤,取活体组织检查。禁忌证为全身出血性疾病、前列腺增生、病变以下输尿管梗阻等。

(5) 尿流动力学测定:借助流体力学和电生理学方法研究和测定尿路输送、储存、排出尿液的功能,为分析排尿障碍原因、选择治疗方式、评定疗效提供客观依据。目前临床上主要用于诊断下尿路梗阻性疾病(如前列腺增生症)、神经源性排尿功能异常、尿失禁、遗尿症等。

(6) 前列腺细针穿刺活检:可判断前列腺结节或其他部位异常的良恶性病变。有经直肠或会阴部两种途径。

2. 护理

(1) 心理护理:器械检查属于有创性检查,检查前须做好解释、安慰,尽量消除病人的紧张、恐惧感,使其更好配合检查。

(2) 检查前的准备:准备好检查用物。根据检查目的,嘱病人排空膀胱或憋尿。检查前清洗病人的会阴部。

(3) 操作要求:侵入性检查有可能把细菌带入体内引起感染,操作过程中应严格遵守无菌操作原则。操作时动作仔细、轻柔,以减轻病人痛苦和避免损伤。

(4) 并发症的观察和护理:密切观察病人的生命体征,注意有无发热、血尿、疼痛及尿潴留等。内镜检查和尿道探查后,多数病人有肉眼血尿,应鼓励病人多饮水,以增加尿量,冲洗尿路。严重的损伤、出血、尿道热者,应留院观察,进行补液、抗感染等治疗,必要时行留置导尿或膀胱造瘘。

(三) 影像学检查

1. B 超　广泛应用于泌尿外科疾病的筛选、诊断、随访和介入治疗。B 超检查方便、无损伤,不需要用造影剂,不影响肾功能,可用于肾衰竭病人,亦用于禁忌做排泄性尿路造影或不宜接受 X 线照射的病人。临床上用于确定肾肿块性质、结石和肾积水;测定残余尿、测量前列腺体积等。多普勒超声仪可诊断肾血管疾病、睾丸扭转、肾移植排斥反应等。B 超引导下行穿刺、引流及活检等更为准确。

2. X线检查

(1) 尿路平片(plain film of kidney-ureter-bladder,KUB):是泌尿系统常用的初查方法。摄片范围包括两侧肾、输尿管、膀胱。平片可显示肾轮廓、大小、位置,腰大肌阴影,不透光阴影以及骨性改变如脊柱侧弯、肿瘤骨转移、脱钙等。腰大肌阴影消失,提示腹膜后炎症或肾周围感染。侧位片有助于判断不透光阴影(如结石)的来源。摄片前应做充分的肠道准备,确保平片质量。

(2) 排泄性尿路造影:即静脉尿路造影(intravenous urography,IVU),通过静脉注射有机碘造影剂,注射后 5 min、15 min、30 min、45 min 分别摄片。肾功能良好者 5 min 即显影,10 min 后显示双侧肾、输尿管和部分充盈的膀胱。IVU 既能显示尿路的形态有无异常,同时可了解双侧肾功能。注意事项:①肠道准备:造影前日口服缓泻剂排空肠道,以免影响显影结果。②禁食禁饮:检查前禁食禁饮 6~12 h,使尿液浓缩,增加尿路造影剂浓度,使显影更清晰。③碘过敏试验:造影前应做碘过敏试验,对离子型造影剂过敏时,可用非离子型造影剂。④造影后鼓励病人多饮水以促进造影剂排泄。⑤禁忌证:妊娠、肾功能严重损害者。

(3) 逆行肾盂造影:经膀胱尿道镜行输尿管插管注入有机碘造影剂,能清晰显示肾盂、输尿管形态;亦可注入空气作为阴性比衬,有助于判断透光结石。适用于排泄性尿路造影显示尿路不清晰或禁忌者,以及体外冲击波碎石术中帮助输尿管结石定位和碎石。注意事项:造影前行肠道准备,操作中动作轻柔,严格无菌操作。

(4) 膀胱造影:采用导尿管置入膀胱后注入有机碘造影剂,可显示膀胱形态及其病变如损伤、畸形、瘘管、神经源性膀胱及膀胱肿瘤等。

(5) 血管造影:主要有经皮动脉穿刺插管、选择性肾动脉造影、静脉造影以及数字减影血管造影(DSA)等方法。适用于诊断肾血管疾病、肾损伤、肾实质肿瘤等。亦可对晚期肾肿瘤进行栓塞治疗。注意事项:①造影前做碘过敏试验;②造影后穿刺点局部加压包扎,平卧 24 h;③造影后注意观察足背动脉搏动、皮肤温度及颜色、感觉、肢体运动情况;④造影后鼓励病人多饮水,必要时静脉输液以促进造影剂排泄。

(6) 淋巴造影:经足背淋巴管注入碘苯酯,显示腹股沟、盆腔、腹膜后淋巴结及淋巴管。可为膀胱癌、前列腺癌、阴茎癌、睾丸肿瘤的淋巴结转移和淋巴管梗阻提供依据,也可了解乳糜尿病人的淋巴系统通路。

(7) CT:有平扫和增强扫描两种方法。可用于鉴别肾囊肿和肾实质性病变,确定肾损伤范围和程度,肾上腺、肾、膀胱、前列腺等部位肿瘤的诊断和分期,还能显示腹部、盆腔转移的淋巴结。

3. 磁共振成像(MRI) 对分辨肾肿瘤的良、恶性,判定膀胱肿瘤浸润膀胱壁的深度、前列腺癌分期,确诊肾上腺肿瘤,可以提供较 CT 更为可靠的依据。磁共振血管成像(MRA)多用于明确肾动脉瘤、肾动脉狭窄、肾动静脉瘘、肾静脉血栓形成、肾癌分期以及肾移植术后血管通畅情况。磁共振尿路成像(MRU)是一种磁共振水成像,无须造影剂和插管而显示肾盏、肾盂、输尿管的形态和结构,是了解上尿路梗阻的无创检查。

4. 放射性核素显像 通过体内器官对放射性示踪剂的吸收、分泌、排泄过程而显示其形态和功能。主要的检查包括:①肾图:能测定肾小管分泌功能和显示上尿路有无梗阻。②肾显像:能显示肾形态、大小和有无占位性病变,了解肾功能、测定肾小球滤过率、有效肾血流量。其分为静态和动态显像。静态显像仅显示核素在肾内的分布图像;动态显像显示肾吸收、浓集和排出的全过程。③肾上腺显像：对肾上腺疾病，如嗜铬细胞瘤有诊断价值。④阴囊显像：常用于诊断睾丸扭转或精索静脉曲张等。⑤骨显像：显示全身骨骼系统有无肿瘤转移，尤其是肾癌、前列腺癌骨转移的情况。

第二节　泌尿系统损伤患者的护理

泌尿系统损伤以男性尿道损伤最多见，肾、膀胱损伤次之，输尿管损伤最少见。由于泌尿系统各器官受到周围组织和脏器的良好保护，通常不易受到损伤。泌尿系统损伤大多是胸、腹、腰部或骨盆严重损伤时的合并伤。因此，当有上述部位严重损伤时，应注意有无合并泌尿系统损伤；确诊泌尿系统损伤时，也要注意有无合并其他脏器的损伤。泌尿系统损伤的主要表现为出血和尿外渗。大出血可引起休克，血肿和尿外渗可继发感染，严重时导致周围脓肿、脓毒症、尿瘘等。

一、肾损伤

肾深藏于肾窝，受到肋骨、脊椎、腰肌和前面的腹壁、腹腔内脏器和上面膈肌的保护，故不易受损。但肾质地脆、包膜薄，周围有骨质结构，一旦受暴力打击也可以引起肾损伤，常成为严重多发性损伤的一部分。

【病因】

1. 开放性损伤　因枪弹、弹片、刀刃等锐器致伤，常伴有胸、腹部等其他组织器官损伤，伤情较复杂而严重。

2. 闭合性损伤　临床上最多见，分为：①直接暴力：因腰腹部受到撞击、跌打、挤压所致肾损伤。②间接暴力：因高处跌落发生对冲伤或突然暴力扭转所致。

3. 医源性损伤　在医疗操作中如经皮肾穿刺活检、肾造瘘或肾镜碎石术等有可能发生肾损伤。

此外，肾本身存在病变如肾积水、肾肿瘤、肾结核或肾囊性疾病等更易损伤，有时极轻微创伤也可造成严重的“自发性”肾破裂。

【病理】　临床上最多见为闭合性肾损伤，根据损伤程度可分为以下病理类型(图 15-2)。

1. 肾挫伤　损伤仅限于部分肾实质，形成肾瘀斑和(或)包膜下血肿，肾包膜及肾盂黏膜均完整。一般症状轻微，可以自愈。大多数病人属于此类损伤。

2. 肾部分裂伤　肾实质部分裂伤伴有肾包膜破裂或肾盏肾盂黏膜破裂，可致肾周血肿或明显的血尿。通常不需手术治疗，经积极治疗多可自行愈合。

3. 肾全层裂伤　肾实质深度裂伤，外及肾包膜，内达肾盏肾盂黏膜，常引起广泛的肾周血肿、血尿及尿外渗。肾横断或碎裂时，可致部分肾组织缺血坏死。这类损伤症状明显，后果严重，均需手术治疗。

4. 肾蒂损伤　较少见。肾蒂血管部分或全部撕裂时可引起大出血、休克，常来不及诊治就死亡。

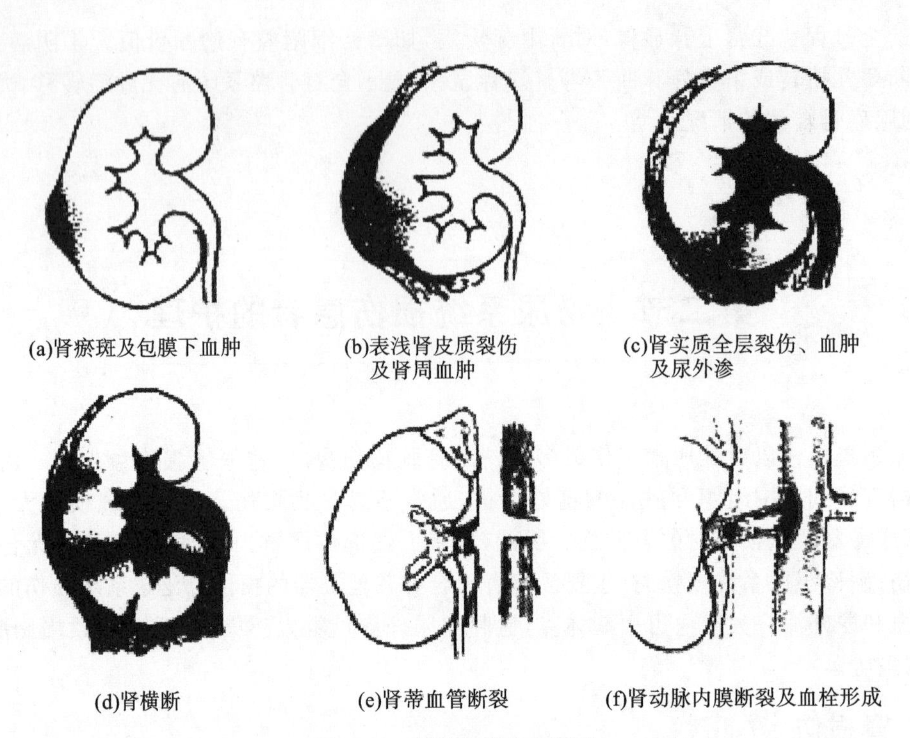

图 15-2 肾损伤的病理类型

【临床表现】 肾损伤的临床表现与损伤程度有关，在合并其他器官损伤时，肾损伤的症状容易掩盖。主要症状有休克、血尿、疼痛、腰腹部肿块、发热等。

1. 休克 严重肾裂伤、肾蒂裂伤或合并胸、腹部器官损伤时，因损伤和失血常发生休克，可危及生命。

2. 血尿 肾损伤病人大多有血尿，是肾损伤的常见症状。轻微肾损伤仅见镜下血尿，严重肾裂伤则呈大量肉眼血尿。但血尿也可与损伤程度不一致，如肾蒂血管断裂、肾动脉血栓形成、肾盂或输尿管断裂、血块堵塞尿路等，血尿可不明显或无血尿。

3. 疼痛 肾包膜下血肿、肾周软组织损伤、出血或尿外渗引起患侧腰、腹部疼痛。血液、尿液进入腹腔或合并腹腔内器官损伤时，可出现腹痛和腹膜刺激征。血块阻塞输尿管时可发生肾绞痛。

4. 腰腹部肿块 血液、尿液渗入肾周围组织可使局部肿胀，形成肿块，有明显触痛和肌紧张。

5. 发热 血肿、尿外渗易继发感染，甚至导致肾周脓肿或化脓性腹膜炎，引起发热等全身中毒症状。

【辅助检查】

1. 实验室检查 尿常规可见尿中含大量红细胞。血常规检查发现血细胞比容与血红蛋白持续降低提示有活动性出血；血白细胞增多则提示有感染。

2. 影像学检查 ①B 超：能提示肾损伤的部位和程度，有无包膜下和肾周血肿及尿外渗情况，有无其他器官损伤等。②CT：可清楚显示肾皮质裂伤、尿外渗和血肿范围，显示无活力的肾组织，还可了解与周围组织和腹腔其他脏器的关系，为首选检查。③排泄性尿路造影：可了解肾损伤的范围和程度。④动脉造影：可显示肾动脉和肾实质损伤情况。

【治疗要点】 根据肾损伤的程度采取不同的治疗。若无合并其他脏器损伤，多数肾挫裂伤可经非手术治疗而治愈，仅少数需要手术治疗。

1. 紧急处理 大出血、休克的病人应紧急抗休克治疗，同时明确有无合并其他脏器损伤，做好手术探查的准备。

2. 非手术治疗 绝对卧床休息 2～4 周，补充血容量，抗感染，合理运用止痛、镇静剂和止血药物，密切观察病情。

3. 手术治疗 严重肾裂伤、肾碎裂、肾蒂损伤及开放性肾损伤，应尽早施行手术。手术方式包括肾修补术、肾部分切除或肾切除术；血或尿外渗引起肾周脓肿时行肾周引流术。

【护理评估】

（一）术前评估

1. 健康史 了解病人的年龄、性别、职业等基本资料；了解病人受伤史，包括受伤的原因、时间、地点、部位、暴力性质、强度和作用部位，伤后的病情变化和就诊前的处理情况。

2. 身体状况 ①局部：有无腰腹部疼痛、肿块、血尿等，有无腹膜炎的症状与体征。②全身：有无休克征象，病人的生命体征、尿量和尿色的变化情况；有无发热等全身感染中毒症状。

3. 辅助检查 血、尿常规检查结果的动态情况；影像学检查有无异常发现。

4. 心理和社会支持状况 评估病人和家属对伤情的认知程度、对突发事故和预后的心理承受能力、对疾病治疗的知晓程度和对治疗费用的承担能力。

（二）术后评估

了解麻醉与手术的方式，术中的情况；评估引流管是否通畅，引流液的颜色、量、性质；伤口愈合情况和肾功能恢复情况；有无术后出血、感染等并发症；病人及家属的心理状态，对术后护理配合和康复知识的认知程度。

【常见护理诊断/问题】

1. 疼痛 与损伤后局部肿胀和尿外渗等有关。

2. 组织灌注量改变 与严重肾脏损伤或合并其他器官损伤引起大出血等有关。

3. 焦虑/恐惧 与外伤打击、担心预后不良、害怕手术等有关。

4. 潜在并发症 感染。

【护理措施】

（一）非手术治疗病人的护理/术前护理

1. 卧床休息 绝对卧床休息 2～4 周，即使血尿消失，仍需继续卧床休息至预定时间。肾挫裂伤通常于损伤后 4～6 周才趋于愈合，过早、过多离床活动，均有可能再度出血。

2. 病情观察 ①监测生命体征：定时测量血压、脉搏、呼吸、体温，并观察其变化。②观察血尿情况：动态观察血尿颜色的深浅变化，若血尿颜色逐渐加深，说明出血加重。③观察腰腹部肿块：观察肿块的大小变化，若肿块逐渐增大，说明有进行性出血或尿外渗。④观察疼痛：观察疼痛的部位和程度，腹膜刺激征的轻重。⑤动态监测血常规：监测血红蛋白和血细胞比容变化，以判断出血情况；监测白细胞计数，判断有无感染。

3. 维持体液平衡 建立静脉通道，遵医嘱及时输液、输血，维持有效循环血量。合理安排液体种类，维持病人水、电解质及酸碱平衡。

4. 对症护理 遵医嘱给予止血药物，以减少或控制出血；积极防治感染，遵医嘱应用对肾无毒性的广谱抗生素，护理操作中严格遵守无菌原则；腰腹部疼痛明显者，在诊断明确的情况下，可遵医嘱给予适当的止痛、镇静剂，以减轻疼痛、避免躁动而加重出血；给予高热病人物理或药物降温。

5. 心理护理 主动关心、安慰病人及家属，稳定情绪，减轻其焦虑与恐惧；加强沟通交流，解释肾损伤的病情发展情况、主要的治疗与护理措施、注意事项，鼓励病人及家属积极配合。

6. 术前准备 有手术指征者，在抗休克治疗的同时，应遵医嘱协助做好各项检查准备工作，及时完成急诊手术术前常规准备。

（二）术后护理

1. 体位与活动 麻醉作用消失、血压平稳者，宜取半卧位。肾切除术后需卧床休息2～3天，肾修补或肾部分切除术后需绝对卧床休息1～2周，以防止手术后出血。

2. 饮食 待肠蠕动恢复后可进流质饮食，再逐步过渡到普食。肾区手术后易出现腹胀，因此注意早期少进易胀气的食物。

3. 预防感染 做好伤口及引流的护理，严格执行无菌操作，遵医嘱使用抗生素。

4. 病情观察 特别注意术后24～48 h的生命体征变化，警惕术后内出血的发生；注意伤口渗血、渗尿情况及有无感染；行肾周引流术者，注意引流液的颜色、量、性质；注意尿量及性质的变化；监测血、尿常规及肾功能；如有异常，及时报告医生，及时处理。

（三）健康教育

1. 活动指导 告诉病人早期绝对卧床休息和床上适度活动调节的必要性和方法；恢复后2～3个月内不宜参加体力劳动或剧烈运动，以防继发性出血。

2. 保护健肾 对一侧肾切除者须注意保护健肾，防止外伤，忌用对肾功能有损害的药物，如氨基糖苷类抗生素。

3. 定期复查 以便及早发现和处理并发症。

【护理评价】 通过治疗与护理，病人是否：①疼痛减轻或消失；②组织灌注量正常，生命体征平稳；③焦虑或恐惧减轻，情绪稳定；④未发生并发症，防治措施恰当及时，术后恢复顺利。

二、膀胱损伤

膀胱损伤是指膀胱壁在受到外力的作用时发生膀胱浆膜层、肌层、黏膜层的破裂，引起膀胱腔完整性破坏，血尿外渗。由于膀胱空虚时位于骨盆深处，受到骨盆及周围组织的保护，一般不易损伤；当膀胱充盈时，膀胱壁紧张而薄，高出耻骨联合伸展至下腹部，则易遭受损伤。

【病因】

1. 开放性损伤 多由枪弹或锐器贯通致伤，常伴有直肠、阴道等其他组织损伤，形成腹壁尿瘘、膀胱直肠瘘、膀胱阴道瘘等。

2. 闭合性损伤 膀胱充盈时，下腹部遭撞击、挤压、骨盆骨折片刺破膀胱壁，可致闭合性损伤。

3. 医源性损伤 见于膀胱镜检查或治疗，如前列腺手术、盆腔手术等。

【病理】

1. 膀胱挫伤 仅伤及膀胱黏膜或肌层，膀胱壁未穿破，局部出血或形成血肿，无尿外渗，可发生血尿。

2. 膀胱破裂 严重损伤可发生膀胱破裂，分为腹膜外型与腹膜内型(图15-3)。①腹膜外型：膀胱壁破裂但腹膜完整，尿液外渗至膀胱周围和耻骨后间隙。多由膀胱前壁的损伤引起，伴骨盆骨折。②腹膜内型：膀胱壁与其覆盖的腹膜均破裂，尿液流入腹腔引起腹膜炎。多见于膀胱顶部和后壁损伤。

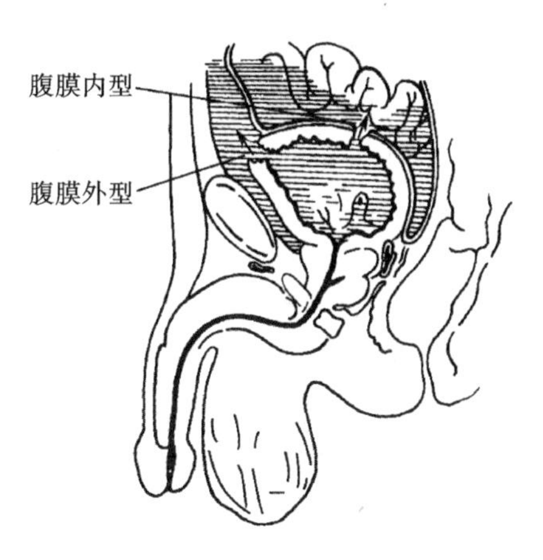

图 15-3　膀胱破裂

【临床表现】

1. 休克　多为骨盆骨折致剧痛、大出血等引起；膀胱破裂引起尿外渗及腹膜炎时，可发生感染性休克。

2. 腹痛　腹膜外破裂时，尿外渗及血肿引起下腹部疼痛、压痛及肌紧张，直肠指检可触及肿物和触痛；腹膜内破裂时，尿液流入腹腔，主要表现为急性腹膜炎症状，并有移动性浊音。

3. 血尿及排尿困难　膀胱壁轻度挫伤者仅有少量终末血尿；膀胱壁全层破裂时，由于尿外渗到膀胱周围或腹腔内，病人可有尿意，但不能排尿或仅排出少量血尿。

4. 尿瘘　开放性损伤致膀胱与直肠、阴道、体表相通时，尿液可从直肠、阴道或腹部体表伤口流出。

【辅助检查】

1. 实验室检查　尿常规可见尿中含大量红细胞。血常规检查发现血细胞比容与血红蛋白含量持续降低提示有活动性出血；血白细胞增多则提示有感染。

2. 导尿试验　膀胱破裂时，导尿管可顺利插入膀胱（尿道损伤则不易插入），但仅流出少量血尿或无尿流出。经导尿管注入无菌生理盐水 200 mL，片刻后吸出，若液体进出量差异很大，提示膀胱破裂。

3. X 线检查　腹部平片可以发现骨盆骨折或其他骨折。

4. 膀胱造影　经导尿管注入造影剂，拍摄前后位片，抽出造影剂后再摄片，可发现造影剂外漏至膀胱外或造影剂进入腹腔，是确诊膀胱破裂的主要手段。

【治疗要点】

1. 紧急处理　大出血、休克的病人应紧急抗休克治疗；膀胱损伤者应尽早应用广谱抗生素预防感染。

2. 非手术治疗　膀胱挫伤或膀胱造影时仅有少量尿外渗、症状较轻者，可经尿道插入导尿管，持续通畅引流尿液 7～10 天；同时使用抗生素预防感染，损伤可自愈。

3. 手术治疗　严重膀胱破裂者须尽早手术治疗，修补膀胱裂孔，清除外渗尿液，做耻骨上膀胱造瘘。

【护理评估】

（一）术前评估

1. 健康史　了解病人的年龄、性别、职业等基本资料；了解病人受伤史，包括受伤的原因、时间、地点、部位、暴力性质、强度和作用部位，伤后的病情变化和就诊前的处理情况。

2. 身体状况　①局部：有无下腹部疼痛、血尿、排尿困难等，有无腹膜炎的症状与体征；有无尿液从异常通道排出。②全身：有无休克征象，病人的生命体征、尿量和尿色的变化情况；有无发热等全身感染中毒症状。

3. 辅助检查　血、尿常规检查结果的动态情况；影像学检查有无异常发现。

4. 心理和社会支持状况　评估病人和家属对伤情的认知程度、对突发事故和预后的心理承受能力、对疾病治疗的知晓程度和对治疗费用的承担能力。

（二）术后评估

了解麻醉与手术的方式，术中的情况；评估引流管是否通畅，引流液的颜色、量、性质；伤口愈合情况；有无术后出血、感染等并发症；病人及家属的心理状态，对术后护理配合和康复知识的认知程度。

【常见护理诊断/问题】

1. 疼痛 与损伤后局部肿胀和尿外渗等有关。

2. 焦虑/恐惧 与外伤打击、担心预后不良、害怕手术等有关。

3. 潜在并发症 休克、感染。

【护理措施】

（一）非手术治疗病人的护理/术前护理

1. 体位 根据病情，妥善安置卧位，如有骨盆骨折，应平卧硬板床休息。

2. 病情观察 密切观察生命体征、尿量和血尿的变化，观察腹痛及腹膜刺激征的情况，判断有无出血和感染的发生。

3. 导尿管的护理 严格无菌操作，加强尿道口清洁护理，每日清洗、消毒尿道口 2 次，鼓励病人多饮水，以增加尿量加强内冲洗作用。

4. 对症护理 遵医嘱使用抗生素防治感染；腹部疼痛明显者，在诊断明确的情况下，可遵医嘱给予适当的止痛、镇静剂减轻疼痛。

5. 心理护理 主动关心、安慰病人及家属，稳定情绪，减轻其焦虑与恐惧；加强沟通交流，解释膀胱损伤的病情发展情况、主要的治疗与护理措施、注意事项，鼓励病人及家属积极配合。

6. 术前准备 有手术指征者，在抗休克治疗的同时，遵医嘱完善术前检查，及时完成各项术前准备。

（二）术后护理

1. 病情观察 注意监测生命体征，及早发现出血、感染等并发症。

2. 膀胱造瘘管的护理 妥善固定引流管，保持引流通畅，防止逆行性感染；观察记录 24 h 引流尿液的颜色、量、性状；保持造瘘口周围清洁、干燥。膀胱造瘘管一般留置 10 日左右拔除，拔管前应夹管，待病人排尿情况良好后再拔除，拔管后用纱布覆盖造瘘口。长期留置者应每隔 4 周，在无菌操作下更换造瘘管。

（三）健康教育

向病人解释留置导尿管、膀胱造瘘管的意义及注意事项；告诉多饮水加强内冲洗的作用；对骨盆骨折者解释需长时间卧床的必要性和注意事项；出院后 1 个月内避免憋尿和剧烈运动。

三、尿道损伤

尿道损伤多见于男性。男性尿道以尿生殖膈为界，分为前、后尿道。前尿道包括球部和阴茎部，后尿道包括前列腺部和膜部。以球部和膜部的损伤多见。

【病因和病理】 按受伤的原因，尿道损伤分为开放性损伤和闭合性损伤。前者可因弹片或锐器致伤；后者可因会阴部骑跨伤、骨盆骨折、尿道内器械操作不当引起。按受伤部位，尿道损伤可分为前尿道损伤和后尿道损伤。

1. 前尿道损伤 多发生于球部。此类损伤可有挫伤、裂伤、完全断裂。尿道挫伤时仅有

水肿和出血，可以自愈；尿道裂伤引起尿道周围血肿和尿外渗，愈合后可引起瘢痕性尿道狭窄；尿道完全断裂使断端退缩、分离，血肿明显，发生尿潴留，用力排尿则发生尿外渗。尿道球部损伤时，血液及尿液渗入会阴部，使会阴、阴茎、阴囊和下腹壁肿胀、淤血（图 15-4）。

2. 后尿道损伤　多发生于膜部。骨盆骨折时，可使穿过尿生殖膈的膜部尿道撕裂或前列腺尖部尿道断裂。骨折及盆腔血管丛损伤引起大量出血，在前列腺和膀胱周围形成大血肿。后尿道断裂后，尿液沿前列腺尖部外渗到耻骨后间隙和膀胱周围（图 15-5）。

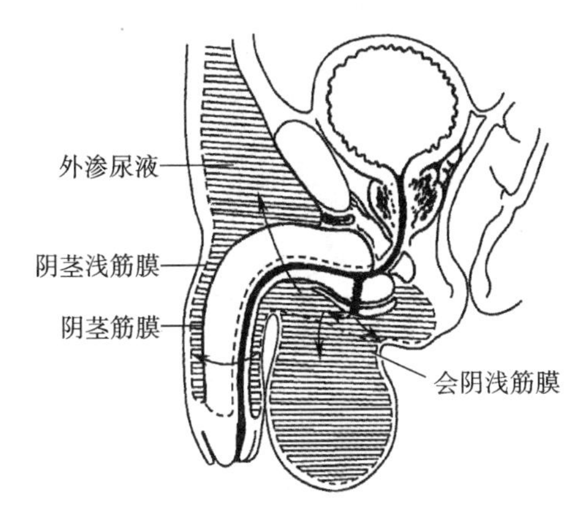

图 15-4　尿道球部断裂的尿外渗

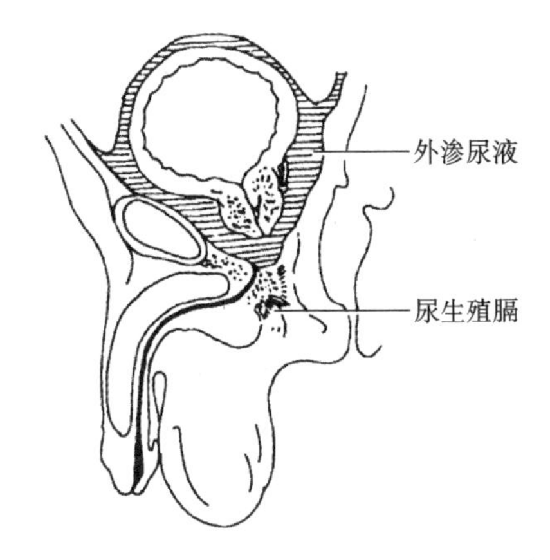

图 15-5　后尿道损伤的尿外渗

【临床表现】

1. 休克　骨盆骨折引起后尿道损伤时，因出血和剧痛可致休克。

2. 疼痛　前尿道损伤时，伤处疼痛，排尿时加重，并可向尿道外口放射；后尿道损伤时，出现下腹部疼痛、局部压痛及肌紧张。

3. 尿道出血　前尿道损伤时，可见尿道外口滴血；后尿道损伤时，尿道口无流血或仅有少量血液流出。

4. 排尿困难　大多数尿道损伤病人都有排尿困难，主要因为局部水肿或疼痛引起括约肌痉挛。尿道完全断裂时，可引起尿潴留。

5. 尿外渗　尿道断裂后，病人用力排尿，尿液可从裂口处渗入周围组织，形成尿外渗。尿外渗、血肿并发感染，可发生脓毒症。

【辅助检查】

1. 导尿　检查尿道是否连续、完整。严格无菌操作下，如能顺利插入导尿管，则说明尿道连续而完整。若一次插入困难，不应勉强反复试插，以免加重损伤和导致感染。后尿道损伤伴骨盆骨折时，一般不宜导尿。

2. X 线检查　骨盆前后位片可显示骨盆有无骨折。尿道造影可显示尿道损伤部位及程度，尿道断裂可有造影剂外渗，尿道挫伤则无外渗现象。

【治疗要点】

1. 紧急处理　损伤严重伴大出血可致休克，须积极抗休克治疗。尿潴留不宜导尿或未能立即手术者，行耻骨上膀胱穿刺吸出膀胱内尿液。

2. 非手术治疗　尿道挫伤及轻度裂伤者，病情较轻，一般不需特殊治疗。可用抗生素预防感染，鼓励病人多饮水，必要时插入导尿管引流 1 周。

3. 手术治疗　①前尿道裂伤导尿失败或尿道断裂：应立即行经会阴尿道修补术或断端吻

合术,并留置导尿管 2～3 周。尿道断裂严重者,会阴或阴囊形成大血肿,可行膀胱造瘘术。②骨盆骨折致后尿道损伤:经抗休克治疗病情稳定后,可行耻骨上高位膀胱造瘘。尿道不完全断裂一般在 3 周内愈合,恢复排尿。若不能恢复排尿,造瘘 3 个月后再行尿道瘢痕切除及尿道端端吻合术。为早期恢复尿道的连续性,避免尿道断端远离形成假道,部分病情不严重的病人可行尿道会师复位术(图 15-6),术后留置导尿管 3～4 周。

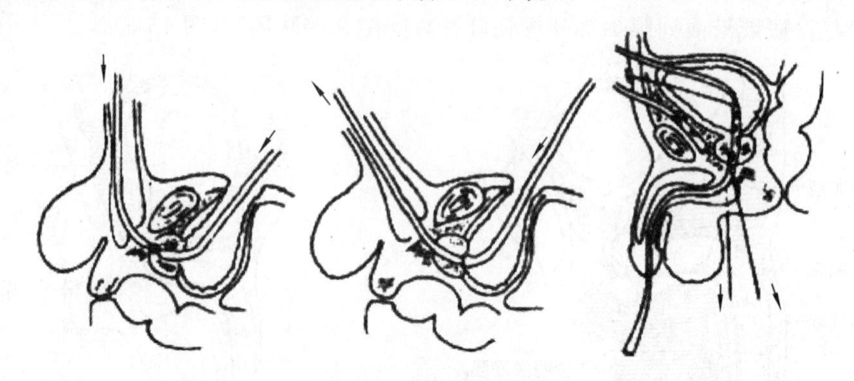

图 15-6　尿道会师复位术

知识链接

尿道会师复位术

做下腹部切口,切开膀胱,用一对凹凸探子操作,先将一凹形探子置于后尿道,再从尿道外口插入另一凸形探子,一对探子相嵌合,将凸形探子引进膀胱,其尖部套上一根普通导尿管,拔出探子,将导尿管引出尿道外口。然后用细线将它与一条多孔导尿管的尖端连在一起,拉入膀胱。接着用一根粗尼龙线在尿道前方穿过前列腺尖,线的两端穿出会阴部,用胶布固定于股内侧做皮肤牵引。如无凹凸形探子,可用示指从膀胱颈伸入后尿道,将从尿道外口插入的尿道探子引入膀胱。若经过顺利,病人排尿通畅,可避免第二期尿道吻合术。

【常见护理诊断/问题】

1. 组织灌注量改变　与创伤、骨盆骨折引起大出血等有关。

2. 疼痛　与损伤后局部肿胀和尿外渗、腹膜炎等有关。

3. 焦虑/恐惧　与外伤打击、担心预后不良、害怕手术等有关。

4. 排尿困难　与尿道损伤引起局部水肿或尿道括约肌痉挛、尿道狭窄有关。

5. 潜在并发症　感染、尿道狭窄。

【护理措施】

1. 卧床休息　合并骨盆骨折的病人,应卧硬板床休息,勿随意搬动,以免加重损伤。卧床期间注意预防压疮、深静脉血栓等并发症。

2. 防治休克　迅速建立 2 条静脉通道,遵医嘱给予输液输血,维持体液平衡,保证有效循环血量。有手术指征者,在抗休克治疗的同时,遵医嘱做好各项术前准备。

3. 防治感染　嘱病人勿用力排尿,以免引起尿外渗而致感染;遵医嘱使用抗生素;鼓励病人多饮水以冲洗尿路;保持伤口的清洁干燥,敷料浸湿时应及时更换;做好留置导尿管和膀胱造瘘管的护理。

4. 密切观察病情　监测病人的意识、生命体征、尿量、伤口及引流情况，及时发现休克、感染的征象，及时协助医生处理。

5. 心理护理　对病人多给予关心、安慰，消除其焦虑、恐惧心理，向病人及家属解释治疗与护理措施的意义、注意事项，鼓励病人树立战胜疾病的信心。

6. 健康教育　①定期行尿道扩张术：尿道损伤常并发尿道狭窄，为预防尿道狭窄，需要定期施行尿道扩张术（拔除导尿管后先每周 1 次，持续 1 个月后视情况定期扩张）。②自我观察排尿情况：出院后若发现有排尿不畅及尿线变细、滴沥等现象，可能为尿道狭窄，应及时到院诊治。

第三节　尿石症患者的护理

尿石症又称为尿路结石，是肾结石、输尿管结石、膀胱结石、尿道结石的总称，是泌尿外科的常见病、多发病。尿石症好发于 25～40 岁之间，男∶女约为 3∶1。

【病因及发病机制】

1. 流行病学因素　性别、年龄、种族、职业、地理环境和气候、饮食和营养、水分摄入、代谢和遗传等因素均可影响尿路结石的形成。

2. 尿液因素　①形成尿路结石的物质排出增加：尿液中钙、草酸或尿酸排出量增加。②尿 pH 改变：在碱性尿中易形成磷酸镁铵及磷酸盐沉淀；在酸性尿中易形成尿酸和胱氨酸结晶。③尿液浓缩：尿中盐类和有机物质的浓度增高。④尿中抑制晶体形成和聚集的物质减少：如枸橼酸、焦磷酸盐、酸性黏多糖、镁等含量减少。

3. 泌尿系统局部因素　如尿液淤滞、尿路感染、尿路异物等。

【病理生理】　尿路结石是在肾和膀胱内形成，绝大部分输尿管结石和尿道结石是结石在排出过程中停留在该处所致。结石对泌尿系统的影响主要是直接损伤、梗阻、感染，长期慢性刺激偶可发生癌变。肾、输尿管结石可导致结石以上部位的尿路扩张和积水，肾实质可受压萎缩、功能受损或丧失；膀胱和尿道结石可导致排尿困难，甚至尿潴留。尿路梗阻促进感染，梗阻与感染促使结石增大或再形成结石。

尿路结石以草酸钙结石最常见，磷酸盐、尿酸盐、碳酸盐次之，胱氨酸结石罕见。上尿路结石以草酸钙结石多见，下尿路结石以磷酸镁铵、磷酸盐结石多见。

一、上尿路结石

上尿路结石包括肾和输尿管结石。

【临床表现】　上尿路结石主要表现为与活动有关的疼痛和血尿。其程度与结石部位、大小、活动与否和有无损伤、梗阻、感染等有关。

1. 疼痛　肾结石可引起肾区疼痛。肾盂内大结石和肾盏结石可无明显的临床症状，活动后可出现上腹或腰部钝痛。结石活动和刺激引起输尿管平滑肌痉挛或输尿管梗阻时可发生肾绞痛。典型肾绞痛表现为突发剧烈难忍的疼痛，阵发性发作，疼痛位于腰部或上腹部，可沿输尿管行径放射至同侧下腹部、会阴部、大腿内侧，病人常坐卧不安、面色苍白、出冷汗，可伴恶心、呕吐。疼痛持续数分钟至数小时不等。肾区可有叩击痛。

2. 血尿　为结石损伤黏膜所致，病人常有肉眼或镜下血尿，以后者常见。有时活动后出现镜下血尿是病人唯一的临床表现。

3. 其他　结石继发急性肾盂肾炎或肾积脓时，可有寒战、发热等全身症状；结石引起肾积水时，可在上腹部触到增大的肾脏；双侧上尿路完全性梗阻时可导致无尿，甚至出现尿毒症。

【辅助检查】

1. 实验室检查　①尿常规检查：尿液常见红细胞；感染时可见较多的白细胞；有时发现晶体尿。②肾功能测定：测定血肌酐、尿素氮水平；③怀疑尿路结石与代谢状态有关时，应测定血、尿的钙、磷、尿酸、草酸等水平。

2. 影像学检查　①泌尿系统平片：能发现95%以上的结石。但结石过小、钙化程度不高和纯尿酸结石常不显示。②B超：可发现泌尿系统平片不能显示的小结石和X线透光结石，还能显示肾积水和肾实质萎缩等情况。③排泄性尿路造影：可显示结石所致的尿路形态和肾功能改变，X线透光的尿酸结石可显示充盈缺损。④逆行肾盂造影：通常用于其他方法不能确诊时。⑤CT：能发现X线检查不能显示的或较小的输尿管中、下段结石。⑥肾图：可用于判断泌尿系统梗阻程度和双侧肾功能。

3. 内镜检查　包括肾镜、输尿管镜和膀胱镜检查。适用于其他方法不能确诊或同时进行治疗时。

【治疗要点】

（一）病因治疗

少数病人能找到形成结石的病因，针对病因进行治疗，如切除甲状旁腺瘤、解除尿路梗阻等。

（二）非手术治疗

结石直径＜0.6 cm，表面光滑，无尿路梗阻、无感染，纯尿酸结石和胱氨酸结石，可先采用非手术治疗。若直径＜0.4 cm、光滑的结石，90%能自行排出。非手术治疗包括大量饮水、调节饮食、中西医治疗、控制感染以及解痉止痛等。

（三）体外冲击波碎石(ESWL)

原理是通过X线或B超对结石进行定位，将高能冲击波聚焦后在体表作用于结石部位，使结石粉碎后随尿液排出。此法适用于肾、输尿管上段结石的病人。肾、输尿管上段直径＜2.5 cm的结石，病人肾功能正常，碎石成功率可达90%左右，是一种无痛、安全有效的非侵入性治疗。必要时可重复治疗，但间隔时间必须不少于7天。伴有结石远端尿路梗阻、严重心脑血管疾病、急性尿路感染、出血性疾病、安置心脏起搏器、妊娠等不宜使用此法。

（四）手术治疗

1. 内镜取石或碎石术　①经皮肾镜取石或碎石术(PCNL)：在X线或超声定位下，经腰背部细针穿刺直达肾盏或肾盂，扩张并建立皮肤至肾的通道，插入肾镜，在直视下取石或碎石(图15-7)。②输尿管镜取石或碎石术(URL)：将输尿管镜经尿道和膀胱插入患侧输尿管，在直视下取石或碎石，适用于中、下段输尿管结石。③腹腔镜输尿管取石(LUL)：适用于输尿管结石直径＞2 cm，或经ESWL、URL治疗失败者。

2. 开放性手术治疗　手术方式包括肾盂切开取石术、输尿管切开取石术、肾实质切开取

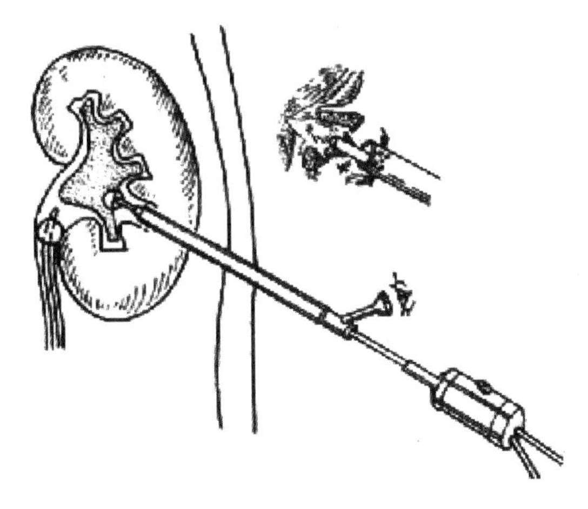

图 15-7　经皮肾镜碎石

石术、肾部分切除术、肾切除术等。由于泌尿外科腔镜手术及 ESWL 技术的普遍开展，大多数上尿路结石已不再需用开放手术。

【护理评估】

（一）术前评估

1. 健康史　了解病人的年龄、性别、职业、生活环境、饮食饮水习惯；既往有无结石病史，有无代谢和遗传性疾病，有无泌尿系统感染、梗阻性疾病，有无长期卧床及用药史等。

2. 身体状况　①局部：评估疼痛的部位、性质和程度，血尿的特点；肾绞痛的发作情况；病人的排尿情况及尿石的排出情况。②全身：了解病人营养状态；有无发热等全身感染中毒症状。

3. 辅助检查　实验室检查结果有无提示代谢异常或肾功能受损；影像学检查有无异常发现。

4. 心理和社会支持状况　评估病人和家属是否了解疾病的治疗和预防方法；是否担心尿石症的预后；对该疾病的认知程度和治疗费用的经济承受能力。

（二）术后评估

了解麻醉与手术的方式，术中的情况；评估引流管是否通畅，引流液的颜色、量、性质；伤口愈合情况和肾功能恢复情况；有无术后感染、“石街”形成等并发症；病人及家属的心理状态，对术后护理配合和康复知识的认知程度。

【常见护理诊断/问题】

1. 急性疼痛　与结石刺激引起损伤、炎症、平滑肌痉挛等有关。

2. 焦虑/恐惧　与担心疾病预后、害怕手术等有关。

3. 知识缺乏　缺乏防治尿石症的知识。

4. 潜在并发症　感染、“石街”形成。

【护理措施】

（一）非手术治疗病人的护理

1. 大量饮水、多活动　鼓励病人多饮水，这是防治各类结石最简单而有效的措施。其作用是增加尿量，稀释尿中形成结石物质的浓度，减少结晶，促进排石，防治感染。每日饮水量可达 2500～4000 mL，保持每日尿量在 2000 mL 以上。在病情允许的情况下，指导病人适当做一些跳跃运动或经常改变体位，促进结石排出。

2. 调节饮食 根据病人的结石成分、代谢状态调节饮食：①含钙结石者：应合理控制摄入钙量，适当减少牛奶、奶制品、豆制品、巧克力、坚果等含钙丰富的食物。②草酸盐结石者：应限制富含草酸的食物，如菠菜、浓茶、番茄、芦笋、土豆等。③尿酸结石者：不宜食用高嘌呤食物，如动物内脏、豆制品、啤酒、花生、海鲜等。④胱氨酸结石者：限制富含蛋氨酸的食物，如蛋、奶、肉等。

3. 缓解疼痛 肾绞痛发作时，嘱病人卧床休息，痛区局部热敷；可遵医嘱使用解痉止痛剂，如注射阿托品、哌替啶等，并观察疼痛的缓解情况。

4. 病情观察 仔细观察结石排出情况，做结石成分分析，以指导结石的治疗与预防；观察体温及尿液的颜色、性状、尿液检查结果，及早发现感染征象。

5. 防治感染 遵医嘱使用抗生素防治感染。

6. 心理护理 向病人及家属解释疾病的治疗方法及目的，消除其焦虑、恐惧情绪。

（二）体外冲击波碎石的护理

1. 碎石前护理

（1）术前准备：检查凝血功能；术前3日忌食易产气食物，术前1日口服缓泻剂或灌肠，术日晨禁食禁饮；术日晨行泌尿系统X线平片复查了解结石位置，复查后用平车接送病人，以免结石移位。

（2）心理护理：治疗前向病人说明ESWL的方法、碎石效果、配合的要求，解除病人的恐惧心理；告知病人治疗时不能随意移动体位，以免影响定位。

2. 碎石后护理

（1）休息和饮食：碎石后卧床休息6 h；如病人无不良反应，可正常进食。鼓励病人多饮水，每日3000 mL以上，促进结石排出。

（2）采取有效运动和恰当的体位：若病人无不适，鼓励病人多进行跳跃运动，经常变换体位，叩击腰背，促进排石。指导病人采取正确的排石体位：①头高脚低位：结石位于中肾盏、肾盂、输尿管上段者，碎石后取头高脚低位。②头低位：肾下盏结石可采用头低卧位，并叩击背部加速排石。③健侧卧位：肾结石碎石后，一般取健侧卧位，同时叩击患侧肾区，利于碎石由肾盏排入肾盂、输尿管。④患侧卧位：巨大肾结石碎石后，为预防大量碎石短时间内积聚于输尿管发生堵塞，引起“石街”和继发感染，应采用患侧卧位，以利结石随尿液缓慢排出。

（3）病情观察：严密观察和记录碎石后排尿及排石情况；用纱布或过滤网过滤尿液，收集碎石做成分分析；定期做腹部平片或B超检查，以观察结石排出情况。

（4）协助处理并发症：①血尿：碎石后大多数病人都会出现不同程度的血尿，一般可自行消失，无须特殊处理；嘱病人多饮水，必要时用止血药。②肾绞痛：结石排出引起肾绞痛时，可遵医嘱使用解痉止痛剂缓解症状。③发热：遵医嘱使用抗生素，高热者采用降温措施。④“石街”形成：ESWL后过多碎石积聚于输尿管内，可引起“石街”，病人有腰痛不适，可继发感染和脏器受损等，需立即经输尿管镜取石或碎石。

（三）内镜碎石术的护理

1. 术前护理

（1）心理护理：向病人及家属解释内镜碎石术的方法与优点，术中的配合要求及注意事项，解除病人的顾虑。

（2）术前准备：①做好术前检查：术前检查重要脏器功能和凝血功能，如近期服用阿司匹林、华法林等抗凝药物者应停药，待凝血功能正常后再行碎石术。②体位训练：术中病人需取截石位或俯卧位。术前指导病人进行俯卧位练习，从俯卧 30 min 开始，逐渐延长至 2 h，以提高病人术中体位的耐受性。③术前 1 日备皮、配血，术前晚行肠道清洁。

2. 术后护理

1）病情观察：密切观察病人的生命体征，尿液的颜色、量、性状等，及早发现出血、感染等并发症。

2）做好引流管的护理

（1）肾盂造瘘管护理：经皮肾镜取石术后常规放置肾盂造瘘管，目的是引流尿液和残余结石。护理：①妥善固定：肾盂造瘘管及集尿袋应妥善固定，避免翻身、活动时管道被压迫、扭折或脱落。②保持引流通畅：肾盂造瘘管一般不必常规冲洗，以免引起感染。如造瘘管发生堵塞，挤捏无效时，可协助医生在无菌操作下行造瘘管冲洗，用注射器吸取 5～10 mL 生理盐水，缓慢注入造瘘管内再缓慢吸出，反复冲洗，直至管道通畅。在操作过程中不可过度用力，以免压力过大造成肾损伤。③观察并记录引流情况：如引流液的颜色、量、性状。④防感染：引流管的位置不得高于造瘘口，以防引流液逆流引起感染；保持造瘘口周围皮肤清洁干燥。⑤拔管：术后 3～5 日，引流尿液转清、体温正常，可考虑拔管。拔管前先夹闭造瘘管 24～48 h，注意观察有无排尿困难、发热、腰腹痛等表现，并经造瘘管做肾盂造影，证实尿路通畅后再拔管。拔管后造瘘口加盖无菌敷料，病人取健侧卧位，防止漏尿，约 1 周瘘口可愈合。

（2）双“J”管护理：碎石术后于输尿管内常规放置双“J”管，可起到内引流、内支架的作用，还可扩张输尿管、排出小结石以及防止输尿管内“石街”形成。护理：①体位：术后病人取半卧位。②防尿液反流：指导病人多饮水、勤排尿；勿憋尿，以防膀胱过度充盈引起尿液反流。③防止滑脱：鼓励病人早期下床活动，但应避免剧烈运动、过度弯腰、突然下蹲等引起双“J”管滑脱或移位。④拔管时间：双“J”管一般留置 4～6 周，经 B 超或腹部摄片复查确定无结石残留后，在膀胱镜下取出双“J”管。

3）并发症的观察与护理

（1）出血：PCNL 术后早期，肾盂造瘘管引流液一般为血性，如 1～3 日颜色转清，无须处理。如术后短时间内造瘘管引出大量鲜红色血性液体，可能为大出血，应立即报告医生处理，遵医嘱使用止血药、抗生素，夹闭造瘘管 1～3 h，增加肾盂内压力，起到压迫止血的目的。出血停止，病人生命体征平稳后再重新开放肾盂造瘘管。

（2）感染：观察病人的体温变化；遵医嘱使用抗生素；指导病人多饮水、勤排尿；留置尿管者应每日 2 次清洁消毒尿道口与会阴部。

（四）开放手术病人的护理

（1）肾实质切开取石及肾部分切除的病人应绝对卧床休息 2 周，以减轻肾的损伤，防止术后出血。

（2）术后肠蠕动功能恢复或肛门排气后可进食，由流质、半流质逐渐过渡到正常饮食。输液并鼓励病人多饮水，每日 3000～4000 mL。血压稳定者，可应用利尿剂，以增加尿量，达到冲洗尿路和改善肾功能的目的。

（3）严密观察和记录尿液的颜色、量及患侧肾功能情况。

（4）做好伤口及引流管的护理，积极防治出血及感染。

（五）健康教育

1. 预防指导 告知病人结石的发病率和复发率都较高，采取适宜的预防措施具有重要的意义。

（1）大量饮水：可有效预防结石的发生，常规每天需饮水 3000 mL 以上，可以减少尿中晶体形成。

（2）调节饮食：根据病人的结石成分、代谢状态调节相应的饮食结构，减少结石的产生或复发。

（3）药物预防：告知病人应用影响代谢的药物，碱化或酸化尿液可预防结石。如：①维生素 B_6：有助于减少草酸盐排出。②氯化镁：增加尿中草酸溶解度。③别嘌呤醇：减少尿酸形成，从而抑制尿酸结石形成。④枸橼酸钾、碳酸氢钠：碱化尿液，可预防尿酸和胱氨酸结石。⑤氯化铵：使尿液酸化，有利于防止感染性结石生长。

（4）特殊预防：告知病人伴有甲状旁腺功能亢进必须摘除腺瘤或增生组织；长期卧床者应多在床上活动，防止骨质脱钙，减少尿钙排出；尽早解除尿路梗阻、感染、异物等因素。

2. 复查指导 指导病人按时复诊，观察有无残余结石或结石复发；若出现腰痛、血尿、发热等症状，及时就诊；部分病人带双"J"管出院，嘱病人术后 4 周回院复查并拔除双"J"管。

知识链接

含钙结石病人的饮食

食物疗法是预防性治疗代谢性结石的重要措施。对于含钙的尿路结石，以往临床上多强调低钙饮食，然而摄钙不足也可增加草酸钙结石生成的危险。其原理是钙可与肠道内食物中的草酸结合，形成不溶性草酸钙并随粪便排出体外。但当饮食中钙过低时，肠道内游离的草酸将被大量吸收，经尿液排泄时与尿酸结合，反而导致草酸钙过饱和。正常需钙量为 800 mg/d，而国内城乡居民的日摄钙量普遍偏低，平均为 405 mg/d，相当于临床上的重度限钙水平。这可能会因钙负平衡而致骨质疏松。当今认为，导致高钙尿的第一推动力是高蛋白饮食，因而蛋白的摄入量不宜超过 1 g/(kg·d)。由于尿钠过多也会促使含钙结石的形成，氯化钠的食用量应当限制在 5 g/d 以内。

【护理评价】 通过治疗与护理，病人是否：①疼痛减轻或消失；②焦虑或恐惧减轻，情绪稳定；③能够说出预防尿石症的措施，并采取有利于结石预防的生活方式；④未发生并发症，防治措施恰当及时，术后恢复顺利。

二、下尿路结石

下尿路结石包括膀胱结石和尿道结石。

【病因】

1. 膀胱结石 原发性膀胱结石多发于男孩，与营养不良和低蛋白饮食有关；继发性膀胱结石常见于良性前列腺增生、膀胱憩室、神经源性膀胱、异物或肾、输尿管结石排入膀胱。

2. 尿道结石 绝大多数来自肾和膀胱，见于男性，多位于前尿道。

【临床表现】

1. 膀胱结石　典型症状为排尿突然中断，疼痛常放射至远端尿道及阴茎头部，伴排尿困难和膀胱刺激征。小儿常用手搓拉阴茎，变换体位后又能继续排尿。常有终末血尿，合并感染者可有脓尿。

2. 尿道结石　典型症状为排尿困难，点滴状排尿，伴尿痛，重者发生急性尿潴留。前尿道结石可沿尿道扪及；后尿道结石经直肠指检可触及。

【辅助检查】　X线平片能显示绝大多数结石。B超检查能显示结石声影。膀胱镜检查能直接见到结石，并发现膀胱病变。

【治疗要点】

1. 膀胱结石　大多数结石可经膀胱镜采用机械、液电、超声、激光或气压弹道碎石，并将碎石取出；结石过大、过硬或有膀胱憩室时，应施行耻骨上膀胱切开取石。

2. 尿道结石　前尿道结石，在麻醉下经尿道口注入无菌液体石蜡，然后用手挤出或钩取、钳出结石；后尿道结石，在麻醉下用尿道探条将结石推入膀胱，然后按膀胱结石处理。尽量不做尿道切开取石，以免尿道狭窄。

【常见护理诊断/问题】

1. 急性疼痛　与结石刺激引起损伤、炎症、平滑肌痉挛等有关。

2. 焦虑/恐惧　与担心疾病预后、害怕手术等有关。

3. 知识缺乏　缺乏防治尿石症的知识。

4. 潜在并发症　尿潴留、感染。

【护理措施】

（一）非手术治疗病人的护理

1. 病情观察　碎石术后密切观察和记录排尿及排石情况；膀胱和尿道进行机械性操作后，注意观察有无出血，局部水肿，尿液的颜色、量、性状等；并观察下腹部情况，注意有无膀胱穿孔症状。

2. 防治感染　鼓励病人多饮水，勤排尿，遵医嘱使用抗生素。

（二）耻骨上膀胱切开取石术后的护理

1. 疼痛护理　遵医嘱使用止痛药，观察疼痛的缓解情况。

2. 防治感染　指导病人多饮水，勤排尿，遵医嘱使用抗生素。

3. 伤口护理　保持伤口敷料清洁干燥，敷料浸湿或污染时及时通知医生换药。

4. 引流管护理　术后一般留置膀胱造瘘管、尿管及膀胱侧间隙引流管，做好引流管的常规护理。

第四节　良性前列腺增生症患者的护理

良性前列腺增生症（BPH）简称前列腺增生症，亦称良性前列腺肥大，是老年男性的常

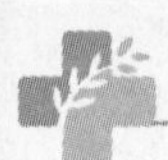

见病。

【病因及发病机制】 良性前列腺增生症的病因至今仍不完全清楚。目前一致认为老龄和有功能的睾丸是导致发病的两个重要因素,缺一不可。男性自 35 岁起前列腺可有不同程度的增生,多在 50 岁以后出现临床症状。随着年龄的增长,体内睾酮、双氢睾酮以及雌激素水平的改变和平衡失调是前列腺增生的重要病因。

【病理生理】 前列腺增生主要发生于前列腺尿道周围移行带(图 15-8),增生的腺体压迫后尿道使之变窄、弯曲、伸长,尿道阻力增加,引起排尿困难。此外,前列腺内围绕膀胱颈部的含有丰富 α 肾上腺素能受体的平滑肌收缩也可增加前列腺尿道阻力。由于排尿受阻,膀胱逼尿肌代偿性增厚,加上长期膀胱内高压,膀胱壁黏膜面出现小梁小室或假性憩室。长期排尿困难导致膀胱不能排空而出现残余尿,病情加重可出现慢性尿潴留或充盈性尿失禁,尿液反流还可引起上尿路积水及肾功能损害。梗阻引起膀胱内尿液潴留,易继发感染和结石(图 15-9)。

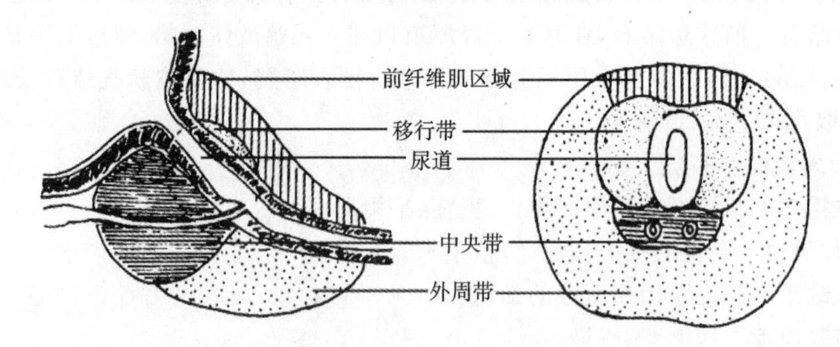

图 15-8 前列腺正常解剖

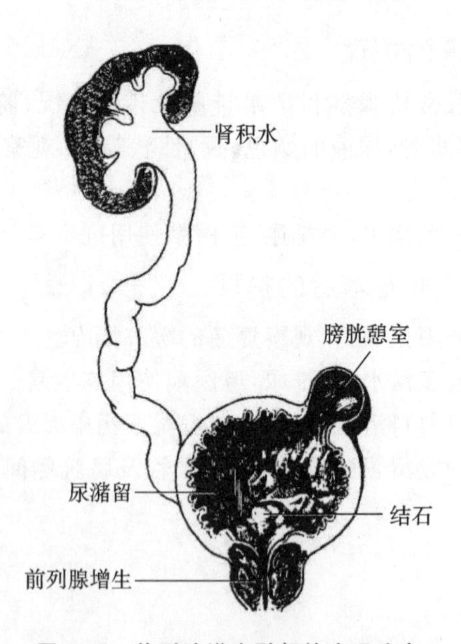

图 15-9 前列腺增生引起的病理改变

【临床表现】

1. 尿频 是前列腺增生病人最常见的早期症状,夜间更明显。

2. 排尿困难 进行性排尿困难是前列腺增生最主要的症状,病情发展缓慢。典型表现是排尿迟缓、断续、尿线细而无力、射程缩短、终末滴沥、排尿时间延长、尿不尽感。

3. 尿潴留　梗阻严重者可发生慢性尿潴留，并可出现充盈性尿失禁。在前列腺增生的任何阶段，可因气候变化、过度劳累、饮酒、便秘、久坐等因素使前列腺充血、水肿加重，病人突然不能排尿而发生急性尿潴留。

4. 其他症状　可发生无痛性血尿。合并感染或结石时，可出现膀胱刺激征。少数病人晚期可出现肾积水和肾功能不全表现。长期排尿困难导致腹内压增高，部分病人可并发腹外疝、内痔与脱肛等。

【辅助检查】

1. 直肠指检　直肠指检是最简便而重要的检查，指检可触到增大的前列腺，表面光滑，质韧、有弹性，边缘清楚，中间沟变浅或消失。

2. B 超　可测量前列腺体积大小，判断增生腺体是否突入膀胱，并可测定膀胱残余尿量。

3. 尿流率检查　评估尿路梗阻的程度。检查时要求排尿量在 150～200 mL，如最大尿流率＜15 mL/s，说明排尿不畅；＜10 mL/s，说明梗阻较严重，常是手术指征之一。

4. 前列腺特异性抗原(PSA)测定　前列腺有结节或质地较硬时，PSA 测定有助于排除前列腺癌。

【治疗要点】　前列腺增生未引起明显梗阻者一般无须处理，但需密切随访。梗阻较轻或不能耐受手术者可采用药物治疗或姑息手术。前列腺增生梗阻严重、膀胱残余尿量超过 50 mL、症状明显而药物治疗效果不佳、无手术禁忌证者应考虑手术治疗。

1. 药物治疗　常用的药物有 α 肾上腺素能受体阻滞剂（如特拉唑嗪、坦索罗辛等）、5α 还原酶抑制剂（如非那雄胺、度他雄胺等）和植物类药等。

2. 手术治疗　手术方式主要有经尿道前列腺切除术（TURP）、经尿道前列腺汽化切除术（TUVP）、耻骨上经膀胱前列腺切除术、耻骨后前列腺切除术。

3. 其他疗法　包括激光治疗、经尿道球囊高压扩张术、前列腺尿道网状支架、经尿道热疗、体外高强度聚焦超声等，有一定疗效，适用于不能耐受手术的病人。

【护理评估】

（一）术前评估

1. 健康史　了解病人的年龄、饮食生活习惯；本次发病情况和诱因；既往排尿困难情况及治疗经过；有无其他基础疾病，如糖尿病、心脑血管疾病、肺部疾病等。

2. 身体状况　①局部：评估病人排尿困难的程度、夜尿次数，有无血尿、膀胱刺激征，有无肾功能不全的表现等。②全身：了解重要脏器功能及营养状况，评估病人对手术的耐受力。

3. 辅助检查　评估前列腺增生的程度、残余尿量、尿路梗阻程度。

4. 心理和社会支持状况　评估病人和家属是否了解疾病的治疗和护理方法；是否担心疾病的预后；对该疾病的认知程度和治疗费用的经济承受能力。

（二）术后评估

了解麻醉与手术的方式及术中的情况；评估引流管是否通畅，引流液的颜色、量、性质；伤口愈合情况；有无术后出血、感染、TUR 综合征等并发症；病人及家属的心理状态，对术后护理配合和康复知识的认知程度。

【常见护理诊断/问题】

1. 排尿障碍　与膀胱出口梗阻、后尿道受压等有关。

2. 焦虑/恐惧　与担心疾病预后、害怕手术等有关。

3. 知识缺乏 缺乏有关前列腺增生治疗和护理的知识。

4. 潜在并发症 出血、感染、TUR 综合征。

【护理措施】

(一) 非手术治疗的护理/术前护理

1. 急性尿潴留病人的护理

(1) 预防措施:指导病人避免因受凉、便秘、饮酒、过度劳累等诱因引起的急性尿潴留。鼓励病人多饮水、勤排尿、不憋尿;注意保暖,防止受凉;宜进食清淡易消化、高营养食物,增加粗纤维食物的摄入,忌辛辣食物和饮酒,防止便秘。

(2) 护理措施:发生急性尿潴留者,嘱其暂不宜多饮水,同时尽快解除尿潴留。导尿是最简便、常用的方法。若普通导尿管不易插入时,可选用尖端细而稍弯的前列腺导尿管。如导尿失败,可协助医生行耻骨上膀胱穿刺或造瘘以引流尿液。置管期间,指导病人多饮水,同时做好留置导尿管或膀胱造瘘管的护理。

2. 心理护理 护士应充分理解、体谅病人,多给予关心和安慰,解释疾病治疗的方法和注意事项,使病人增加对疾病的了解,鼓励病人树立战胜疾病的信心。

3. 用药护理 注意观察用药后病人排尿困难改善的情况和药物的不良反应。α 受体阻滞剂的副作用主要有头晕、直立性低血压等,应注意监测血压,体位预防;5α 还原酶抑制剂能降低前列腺内双氢睾酮的含量,使前列腺缩小,改善排尿功能,一般在服药 3 个月后才起效,需告知病人长期坚持服药。

4. 病情观察 观察非手术治疗的效果;术前全身情况是否稳定,伴随的其他疾病是否平稳或好转;发现排尿困难加重或其他异常情况及时报告医生,及时处理。

5. 安全护理 老年病人夜尿频繁者,应指导其白天多饮水,晚上少饮水,睡前在床旁准备便器。如需起床如厕,家属或护士应陪护,以防跌倒。

6. 术前准备 重点检查各重要脏器功能,评估其手术耐受力;合并尿路感染者遵医嘱使用抗生素;做好术前常规准备工作。

(二) 术后护理

1. 体位与饮食 手术后采取平卧位 6 h,待生命体征平稳、无活动性出血时改为半卧位,卧床期间注意调节体位和肢体适当活动,以防压疮和静脉血栓形成。术后 6 h 无恶心、呕吐即可进流食,1~2 日后如无腹胀可恢复正常饮食,鼓励病人多饮水,以冲洗尿路。

2. 病情观察 术后密切观察病人的意识、生命体征、重要器官功能状况,有无出血、感染的征象,引流管的引流情况等,发现异常及时报告医生,及时处理。

3. 膀胱冲洗的护理 术后将三腔气囊导尿管连接于密闭式膀胱冲洗装置(图 15-10),用生理盐水持续冲洗膀胱 3~7 日,防止血凝块形成阻塞尿路和引起感染。护理:①保持膀胱冲洗及引流通畅,若引流不畅,可采取挤捏尿管或无菌注射器抽吸血块直至通畅。②冲洗速度依据尿色而定,色深则加快,色浅则减慢。③血尿颜色会随冲洗时间延长逐渐变浅,若尿色深红或逐渐加深,则说明有活动性出血,应及时通知医生处理。④准确记录尿量、冲洗量和排出量,尿量=排出量-冲洗量。⑤术后 5~7 日尿液颜色清澈后,可停止膀胱冲洗,拔除导尿管。

4. 膀胱痉挛的护理 术后逼尿肌不稳定、导管刺激、血块堵塞尿管等原因可引起膀胱痉挛,病人表现为膀胱区疼痛难忍,有强烈尿意,膀胱冲洗速度减慢甚至逆流,冲洗液血色加深等。应及时安慰病人,缓解病人紧张焦虑情绪;术后留置硬脊膜外麻醉导管者,遵医嘱按需定

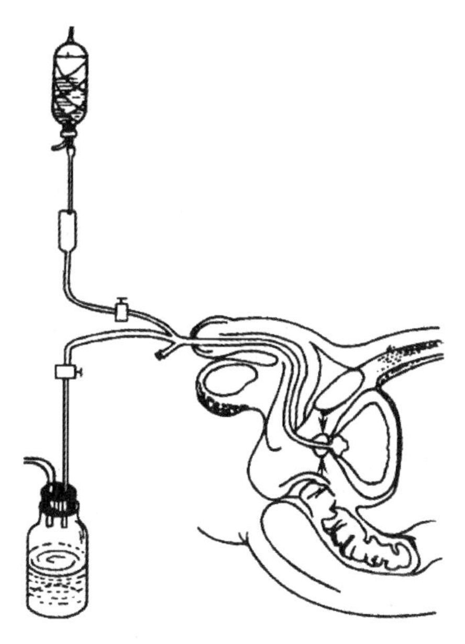

图 15-10　气囊导尿管的压迫作用和密闭式持续膀胱冲洗

时注射小剂量吗啡，效果良好；也可遵医嘱口服地西泮、硝苯地平或用维拉帕米 30 mg 加入生理盐水内冲洗膀胱。

5. 防治并发症的护理

(1) 出血：前列腺手术后应重点防治前列腺窝出血。措施：①术后利用三腔气囊导尿管的水囊压迫前列腺窝，可达到术后止血的目的。将导尿管稍加牵引固定在大腿的内侧，告知病人不可自行移开，直至解除牵引为止。②指导病人在术后一周逐渐离床活动。③保持大便通畅，术后早期禁止灌肠或肛管排气，以免刺激造成前列腺窝出血。④遵医嘱使用止血剂。

(2) TUR 综合征：经尿道前列腺电切除术的病人因术中大量的冲洗液被吸收可致血容量急剧增加，发生稀释性低钠血症，病人可在几小时内出现烦躁、恶心、呕吐、抽搐、昏迷，严重者出现肺水肿、脑水肿、心力衰竭等，称为 TUR 综合征。应加强观察，一旦出现，遵医嘱给予利尿脱水剂，减慢输液速度，静脉滴注 3%氯化钠纠正低钠血症、对症处理等。

(3) 感染：术后遵医嘱使用抗生素防治感染，做好各种引流管的护理，重视基础护理工作，预防肺部及泌尿道的感染。

(三) 健康教育

1. 避免诱因　非手术治疗者，注意在生活中避免可诱发急性尿潴留的因素，养成良好的生活习惯，如多饮水、勤排尿，保持大便通畅，戒烟酒，避免受凉等。

2. 活动指导　前列腺切除术后 1～2 个月内避免久坐、提重物，避免剧烈活动，如跑步、骑自行车、性生活等，防止前列腺窝继发性出血。

3. 康复指导　术后前列腺窝的修复需要 3～6 个月，因此术后仍可能会有排尿异常的现象，如有尿失禁现象，应指导督促病人进行肛提肌锻炼，方法是吸气时缩肛，呼气时放松肛门括约肌，以尽快恢复尿道括约肌的功能。

4. 定期复查　定期复查 B 超、尿流率等。

【护理评价】　通过治疗与护理，病人是否：①恢复正常排尿，排尿通畅；②焦虑或恐惧减轻，情绪稳定；③能够说出有关防治前列腺增生症的措施；④未发生并发症，防治措施恰当、及时，术后恢复顺利。

第五节　泌尿系统肿瘤患者的护理

泌尿、男性生殖系统肿瘤最常见的是膀胱癌，其次是肾癌。

一、肾癌

肾癌是起源于肾实质泌尿小管上皮系统的恶性肿瘤，又称肾细胞癌、肾腺癌等，占原发性肾恶性肿瘤的85%左右。高发年龄为50～70岁，男∶女为2∶1。

【病因】 肾癌的病因至今尚未明确，其发病可能与吸烟、肥胖、职业接触（如石棉、皮革等）、遗传因素（如抑癌基因缺失）等有关。

【病理】 肾癌常累及一侧肾脏，多单发，双侧发病者仅占2%。瘤体多数为类圆形的实性肿瘤，外有假包膜，切面以黄色为主，可有出血、坏死和钙化（图15-11）。肾癌有3种基本细胞类型，即透明细胞、颗粒细胞和梭形细胞，主要由肾小管上皮细胞产生，以透明细胞癌最多见，而以梭形细胞为主的肾肿瘤恶性程度高，较少见。肿瘤穿透假包膜后可侵及肾周筋膜和邻近器官组织，还可经血液和淋巴转移到肺、肝、骨、脑等。淋巴转移最先到达肾蒂淋巴结。

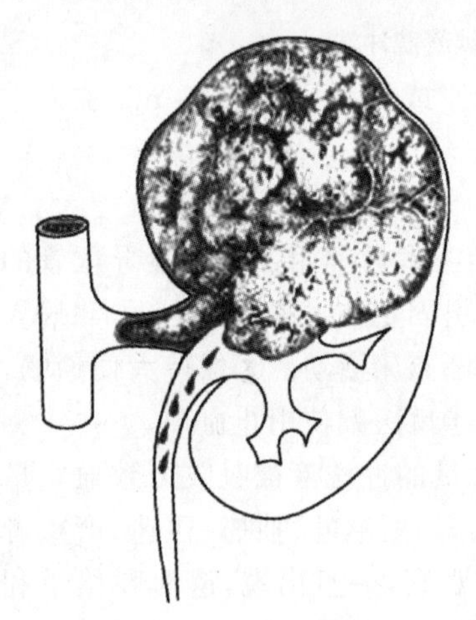

图15-11　肾癌病理改变

【临床表现】

1. 血尿、疼痛和肿块　间歇性无痛性肉眼血尿为常见症状，表明肿瘤已侵入肾盏、肾盂；疼痛常为腰部钝痛或隐痛，血块通过输尿管时可发生肾绞痛；肿瘤较大时在腹部或腰部可触及肿块。三大症状中出现其中一项都表明病情已发展到较晚期。

2. 副瘤综合征　常见有发热、高血压、血沉增快、红细胞增多、消瘦、贫血和高血糖等。

3. 转移症状　如病理性骨折、咳嗽、咯血、转移部位出现疼痛等。

【辅助检查】

1. B超　一种简便无创伤的检查方法，发现肾癌的敏感性高，是目前普查肾肿瘤的常用方法。常表现为不均质的中低回声实性肿块。

2. X线检查　平片可见肾外形增大，静脉尿路造影显示肾盂肾盏因受肿瘤挤压或侵犯出现不规则的变形、狭窄或充盈缺损。

3. CT、MRI　CT对肾癌的确诊率高，可显示肿瘤的部位、大小及其向周围浸润情况，是目前诊断肾癌最可靠的影像学方法。MRI对肾癌诊断的准确性与CT相仿。

【治疗要点】 根治性肾切除术是肾癌最主要的治疗方法，手术切除范围包括患肾、肾周围脂肪及筋膜、近端1/2输尿管、区域淋巴结。近年应用腹腔镜行肾癌根治切除术，具有创伤小、恢复快等优点。对直径小于3 cm的肾癌可行保留肾单位的部分肾切除术。肾癌具有多药物耐药基因，放疗及化疗效果不佳，免疫治疗对转移癌有一定疗效。

【常见护理诊断/问题】

1. 焦虑与恐惧　与对癌症的恐惧、担心疾病预后、害怕手术等有关。

2. 营养失调：低于机体需要量　与长期血尿、肿瘤消耗、手术创伤等有关。

3. 潜在并发症　出血、感染等。

【护理措施】

（一）术前护理

1. 心理护理　护士应主动关心病人，适当解释病情，告知手术治疗的必要性和可行性，稳定其情绪，消除焦虑恐惧心理，使其能积极配合治疗和护理工作。

2. 营养支持　指导病人进食营养丰富的食物，必要时可进行肠内营养或肠外营养。多饮水稀释尿液，以免血块堵塞尿路。

（二）术后护理

(1) 体位与活动：术后麻醉清醒、生命体征平稳后取半卧位。行肾全切术的病人术后一般需卧床 3～5 日，行肾部分切除术者常需卧床 1～2 周，避免过早下床活动引起术后出血。

(2) 术后禁食，待肠蠕动功能恢复后进食，应加强营养，促进恢复。

(3) 病情观察：密切观察病人的意识、生命体征、伤口及引流情况、24 h 尿量，观察有无术后出血及感染的征象，有异常情况应及时通知医生及时处理。

(4) 做好引流管的常规护理。

（三）健康教育

1. 定期复查　肾癌复发率较高，病人需定期复查 B 超、CT 和血尿常规等，以便于及时发现复发或转移。

2. 康复指导　注意休息，劳逸结合，加强营养，保持心情愉快。肾全切除病人注意保护健侧肾功能。

二、膀胱癌

膀胱癌是泌尿系统中最常见的肿瘤。好发年龄为 50～70 岁，男女发病比例约为 4∶1。

【病因】

1. 长期接触某些致癌物质　某些职业人员如接触染料、纺织、皮革、橡胶、塑料、油漆、印刷等人员，发生膀胱癌的危险性显著增加。已肯定的主要致癌物是联苯胺、β-萘胺、4-氨基双联苯等。

2. 吸烟　吸烟是最常见的致癌因素，大约 1/3 膀胱癌与吸烟有关。吸烟致癌可能与香烟中含有多种芳香胺的衍生致癌物有关。吸烟量越大、吸烟史越长，发生膀胱肿瘤的危险性越大。

3. 膀胱慢性感染与异物刺激　膀胱结石、膀胱憩室、膀胱白斑、埃及血吸虫病膀胱炎等容易诱发膀胱癌。

4. 其他　长期大量服用镇痛药非那西丁、内源性色氨酸的代谢异常均可能成为膀胱癌的病因或诱因。多数膀胱癌还与癌基因的激活和抑癌基因的缺失有关。

【病理】

1. 组织类型 95%以上为上皮性肿瘤，其中绝大多数为移行细胞乳头状癌，鳞癌和腺癌各占2%～3%。近1/3的膀胱癌为多发性肿瘤。

2. 分化程度 2004年，世界卫生组织将膀胱等尿路上皮肿瘤分为乳头状瘤、乳头状低度恶性倾向的尿路上皮肿瘤、低级别乳头状尿路上皮癌和高级别乳头状尿路上皮癌。

3. 生长方式和浸润深度 分为原位癌、乳头状癌和浸润性癌。原位癌局限在黏膜内，无乳头也无浸润基底膜现象。移行细胞癌多为乳头状，低分化者常有浸润。鳞癌和腺癌为浸润性癌。根据癌浸润膀胱壁的深度多采用TNM分期法。

4. 转移途径 肿瘤的扩散主要向膀胱壁内浸润，直至累及膀胱外组织及邻近器官。淋巴转移是最主要的转移途径。血行转移多发生在晚期，主要转移至肝、肺、骨和皮肤等。

【临床表现】

1. 血尿 血尿是膀胱癌最常见和最早出现的症状。常表现为间歇性无痛性肉眼血尿，可自行减轻或停止，易给病人造成"好转"或"治愈"的错觉而贻误治疗。出血量多少与肿瘤大小、数目及恶性程度并不成比例。

2. 尿频、尿急、尿痛 多为膀胱癌的晚期表现，常因肿瘤坏死、溃疡或并发感染所致。

3. 排尿困难和尿潴留 因三角区和膀胱颈部肿瘤梗阻膀胱出口所致。

4. 其他 当肿瘤增大到一定程度时，在下腹部耻骨上区可触到坚硬的肿块；晚期有相应的转移症状。

【辅助检查】

1. 尿液检查 在病人新鲜尿液中，易发现脱离的肿瘤细胞。该方法简便易行，可作为血尿的初步筛选。近年采用尿液检查端粒酶活性、膀胱肿瘤抗原(BTA)、核基质蛋白(NMP_{22}、BLCA-4)等有助于提高膀胱癌的检出率。

2. 影像学检查 ①B超：可发现直径0.5 cm以上的肿瘤，可作为初筛。②X线检查：膀胱造影可见充盈缺损；排泄性尿路造影可了解肾盂、输尿管有无肿瘤，肾积水或肾显影不良提示肿瘤已侵及输尿管口。③CT、MRI：可了解肿瘤浸润深度及转移情况。

3. 膀胱镜检查 膀胱镜检查是诊断膀胱癌最重要、最直接的方法，可以直接观察到肿瘤的部位、大小、数目、形态及浸润范围等，并可取活组织病理检查，有助于明确诊断。

【治疗要点】 治疗原则是以手术治疗为主的综合治疗。

1. 手术治疗 根据肿瘤的病理、临床分期及结合病人全身状况选择合适的手术方式：①经尿道膀胱肿瘤切除术或膀胱切开肿瘤切除术：适用于表浅膀胱肿瘤的治疗。②膀胱部分切除术：适用于分化良好、局限的膀胱肿瘤。③根治性膀胱全切术：是治疗浸润性膀胱癌的基本方法，但术后需行尿流改道及膀胱替代手术，一般采用回肠代膀胱术或输尿管皮肤造口术。回肠代膀胱术是取小段回肠代替膀胱，根据病人是否经原尿道排尿分为可控性与非可控性膀胱。原位回肠膀胱术(可控性)是最接近原膀胱的膀胱替代方法，前提是肿瘤未累及膀胱颈部和尿道；如肿瘤累及前列腺或膀胱颈部等，则根治性膀胱全切应同时切除尿道，此时可用回肠代膀胱行腹壁造瘘术(非可控性，须终生佩戴造口集尿袋)。

2. 化学治疗 包括全身化疗及膀胱灌注化疗等。为预防肿瘤复发，对保留膀胱的病人术后采用膀胱内灌注化疗药物，常用药物有卡介苗(BCG)、丝裂霉素、阿霉素、羟基喜树碱等，每周灌注1次，8次后改为每月灌注1次，共1～2年。

3. 放射治疗 作为辅助治疗，可减轻症状，延长生存时间。

【护理评估】

（一）术前评估

1. 健康史　了解病人的年龄、性别、职业，有无长期接触致癌物质；既往有无膀胱疾病以及吸烟史、用药史、家族遗传史等。

2. 身体状况　①局部：评估血尿的情况，是间歇性还是持续性的肉眼血尿，有无疼痛；有无膀胱刺激征；有无排尿困难、尿潴留、耻骨后疼痛等。②全身：评估病人有无消瘦、贫血，重要脏器功能状况，有无全身转移的症状及恶病质等。

3. 辅助检查　了解膀胱镜下膀胱有无异常；影像学检查有无异常发现；组织病理检查的结果等。

4. 心理和社会支持状况　评估病人对疾病是否知情，是否能接受患病的事实，家属对病人的支持情况；病人及家属对疾病的治疗和预后的认知程度和治疗费用的经济承受能力。

（二）术后评估

了解麻醉与手术的方式，术中的情况；评估伤口愈合情况和造口情况；引流管是否通畅，引流液的颜色、量、性质；有无术后出血、感染、尿瘘、灌注化疗药物后的副反应等；病人及家属的心理状态，对术后护理配合和康复知识的认知程度。

【常见护理诊断/问题】

1. 焦虑/恐惧　与对癌症的恐惧、担心疾病预后、害怕手术等有关。

2. 排尿异常　与肿瘤浸润及出血等有关。

3. 营养失调：低于机体需要量　与癌症慢性消耗、长期血尿和化疗、放疗的副作用等有关。

4. 潜在并发症　术后出血、感染、尿瘘、体液失调等。

【护理措施】

（一）术前护理

1. 心理护理　护士应主动关心病人，根据病人的具体情况做好相应的心理疏导，向病人及家属解释手术治疗的必要性和重要性，鼓励家属多关心支持病人，帮助病人树立对治疗的信心。

2. 注意休息　病程长、体质差、晚期肿瘤出现明显血尿者，应卧床休息。

3. 加强营养支持　指导病人进食高热量、高蛋白、高维生素、易消化的饮食，必要时通过静脉补充，纠正贫血、营养不良等。

4. 病情观察　重点观察尿液的颜色、量、性状、血尿的程度。

5. 术前准备　做好手术前各项常规准备工作。行肠道代膀胱术的病人，须按结直肠手术严格做好肠道准备，手术日晨常规放置胃管。对拟行造口的病人，协助医师或造口治疗师定好造口位置，并做好腹壁皮肤的清洁准备。

（二）术后护理

1. 体位与活动　病人麻醉恢复、血压平稳者，宜取半卧位。膀胱全切术后卧床 8～10 日。

2. 饮食护理　膀胱部分切除和膀胱全切双侧输尿管皮肤造口术后，待肛门排气后可进食营养丰富的食物。回肠代膀胱术后应按肠吻合术后进食，禁食期间给予静脉营养。经尿道膀胱肿瘤电切术后 6 h 可正常进食。指导病人多饮水可起到内冲洗的作用。

3. 病情观察　术后密切观察病人的生命体征、伤口及引流情况，及时发现术后的出血、感染、尿瘘等并发症，有异常及时报告医生、协助医生处理。回肠代膀胱者，还易发生高氯性酸中毒和低钾血症等并发症（因回肠具有较强的吸收 Na^+、Cl^- 和排 K^+ 能力），应遵医嘱定时测定

血清电解质浓度和血气分析，以便及时发现和协助处理体液失调。

4. 引流管的护理 膀胱全切、尿流改道术后留置的引流管较多，应在每条引流管上贴标签分别标记，保持引流通畅，导管妥善固定，观察记录引流液的颜色、量、性状。术后双侧输尿管放置支架管是为了支撑输尿管、引流尿液，一般于术后10～14日后拔除；原位新膀胱术后留置代膀胱造瘘管是为了引流尿液和代膀胱冲洗，术后2～3周，经造影新膀胱无尿瘘和吻合口无狭窄后可拔除；原位新膀胱术后留置导尿管是为了引流尿液、代膀胱冲洗和训练新膀胱的容量，待新膀胱容量达150 mL以上可拔除；术后留置盆腔引流管是为了引流盆腔积血积液，并观察有无出血及尿瘘，一般术后3～5日拔除。

5. 代膀胱冲洗 肠代膀胱者，因肠黏膜分泌黏液易堵塞管道，一般术后第3日开始行代膀胱冲洗，每日1～2次，肠黏液多者可适当增加次数。病人取平卧位，用注射器抽吸温度为36 ℃的生理盐水或5%碳酸氢钠溶液30～50 mL，从代膀胱造瘘管处低压缓慢注入，然后开放导尿管引流出冲洗液。如此反复多次，直至冲洗液澄清为止。

6. 膀胱灌注化疗的护理 如病情允许，术后半个月行化疗。病人灌注前4 h禁饮水，排空膀胱。护士将BCG或化疗药物溶于生理盐水30～50 mL经导尿管注入膀胱，然后拔出导尿管，协助病人每15～30 min变换一次体位，分别取平、俯、左、右侧卧位，以便药液与膀胱壁各面充分接触，保留1～2 h后排出。灌注后指导病人多饮水，起到内冲洗作用，减少化疗药物对尿道黏膜的刺激。

（三）健康教育

1. 预防指导 对密切接触致癌物质者应加强劳动保护；禁止吸烟；积极治疗膀胱慢性炎症及结石等疾病。

2. 自我护理 教会尿流改道术后腹部佩戴接尿器者做好自我护理，保护造瘘口避免压迫，保持局部清洁，定时更换集尿袋。可控膀胱术后，开始每2～3 h导尿1次，逐渐延长间隔时间至每3～4 h导尿1次，导尿时注意清洁，定期用生理盐水或开水冲洗储尿囊。

3. 原位新膀胱功能训练 新膀胱造瘘口愈合后指导病人进行新膀胱训练。①储尿功能：夹闭导尿管，定时放尿。初起每30 min放尿1次，逐渐延长至1～2 h。放尿前收缩会阴，轻压下腹，逐渐形成新膀胱充盈感。②排尿功能：选择特定的时间排尿，如餐前30 min，晨起或睡前；定时排尿，一般白天每2～3 h排尿1次，夜间2次。

4. 定期复诊 向病人强调定期来院复查的重要性，说服病人主动配合。膀胱癌保留膀胱的术后病人每3个月进行1次膀胱镜检查，2年无复发者，则改为每半年1次。

【护理评价】 通过治疗与护理，病人是否：①焦虑或恐惧减轻，情绪稳定；②能适应排尿方式的改变；③能获得足够的营养，体重得以维持；④未发生出血、感染、尿瘘等并发症，防治措施恰当及时，术后恢复顺利。

第六节 泌尿系统结核患者的护理

泌尿系统结核是结核杆菌入侵泌尿系统引起的慢性特异性感染，大多继发于肺结核，少数

继发于骨关节或消化道结核。泌尿系统结核包括肾、输尿管、膀胱和尿道结核，其中以肾结核最常见。肾结核多发生于20～40岁的青壮年，男性较女性多见，约90%为单侧发病。

【病理】　结核杆菌由原发病灶经血行播散至肾小球周围毛细血管丛内，形成多发性微小结核病灶。如病人免疫状况良好，感染细菌的数量少或毒力较小，这种早期微小结核病变可以全部自行愈合，临床上常不出现症状，称为病理性肾结核，但此期可在尿中查到结核杆菌。如果病人免疫力低下，感染细菌数量多或毒力较强，结核杆菌则由肾皮质侵入肾髓质，继续发展可穿破肾乳头到达肾盏肾盂，出现临床症状和影像学改变，称为临床肾结核。

结核病变可使肾组织发生干酪样坏死和钙化，从而形成结核性脓肾或肾钙化，干酪样坏死物液化排出后可形成空洞。含结核菌的脓液随尿排出，输尿管受累后狭窄可引起肾积水，如输尿管完全闭塞，含有结核杆菌的尿液不能流入膀胱，膀胱刺激症状反见缓解或消失，则出现所谓的"肾自截"现象。膀胱受累可发生结核性膀胱炎、膀胱溃疡、膀胱挛缩，甚至引起对侧肾积水。男性病人的结核性菌尿经后尿道可导致生殖系统结核。

【临床表现】

1. 尿频、尿急、尿痛　尿频、尿急、尿痛是肾结核的典型症状之一。尿频往往是最早的症状，初起是因为含结核杆菌的脓尿刺激膀胱黏膜所致，当病变侵及膀胱壁使其发生结核性膀胱炎和溃疡时，尿频加重，并伴有尿急、尿痛。晚期膀胱发生挛缩，容量显著缩小，尿频更加严重，每日排尿次数可达数十次，甚至出现尿失禁。

2. 血尿　多在膀胱刺激症状发生以后出现，常为终末血尿，多因结核性膀胱炎及溃疡出血引起。

3. 脓尿　肾结核病人均有不同程度的脓尿，严重时尿呈洗米水样，并含有干酪样碎屑或絮状物。

4. 腰痛和肿块　肾结核一般无明显腰痛，但少数肾结核病变破坏严重或梗阻，可发生腰部钝痛或绞痛。较大肾积脓或对侧巨大肾积水时，腰部可触及肿块。

5. 全身症状　泌尿系统结核病人全身症状常不明显，而合并其他脏器活动结核或晚期病人，可出现低热、消瘦、贫血、盗汗、乏力、食欲减退、血沉增快等结核中毒症状。严重肾结核者可出现水肿、贫血、恶心、呕吐、少尿或无尿等慢性肾功能不全的症状。

【辅助检查】

1. 实验室检查　尿液检查尿呈酸性，尿蛋白阳性，有较多红细胞和白细胞。尿结核杆菌培养阳性率可达90%，对肾结核的诊断有决定性意义。其他如血常规、血沉、生化检查、肾功能检查有助于了解全身和脏器功能情况。

2. 影像学检查　①X线检查：泌尿系统平片可见到病肾钙化或全肾钙化。②静脉尿路造影和逆行性肾盂造影可见肾盏、肾盂、输尿管虫蚀样破坏与肾空洞等改变，了解分侧肾功能、病变程度与范围。③B超检查：对中晚期病例可初步确定病变部位，明确对侧有无肾积水及膀胱有无挛缩。④CT、MRI检查：CT对中晚期肾结核能清楚地显示扩大的肾盏肾盂、皮质空洞及钙化灶。MRI水成像对诊断肾结核对侧肾积水有独到之处。

3. 膀胱镜检查　可见膀胱黏膜充血及水肿、浅黄色结核结节、结核性溃疡、肉芽肿、瘢痕等病变，以膀胱三角区和病侧输尿管口周围较为明显。必要时取活组织检查，以明确诊断。但膀胱挛缩容量小于50 mL或有急性膀胱炎时，不宜做膀胱镜检查。

【治疗要点】　肾结核的治疗应依据病人的全身和患肾情况选择药物治疗或手术治疗。

1. 药物治疗　适用于早期肾结核，病变较轻或局限。目前抗结核的首选药物有异烟肼、利福平、吡嗪酰胺、链霉素等。最好采用三种药物联合服用的方法，药量要充分，疗程要足够，早期病例多用药6～9个月，有望治愈。

2. 手术治疗　凡药物治疗6～9个月无效，肾结核破坏严重者，应在药物治疗的配合下行手术治疗。其包括肾切除术、肾部分切除术、输尿管狭窄段切除术、挛缩膀胱扩大术及输尿管皮肤造口术等术式(图15-12)。

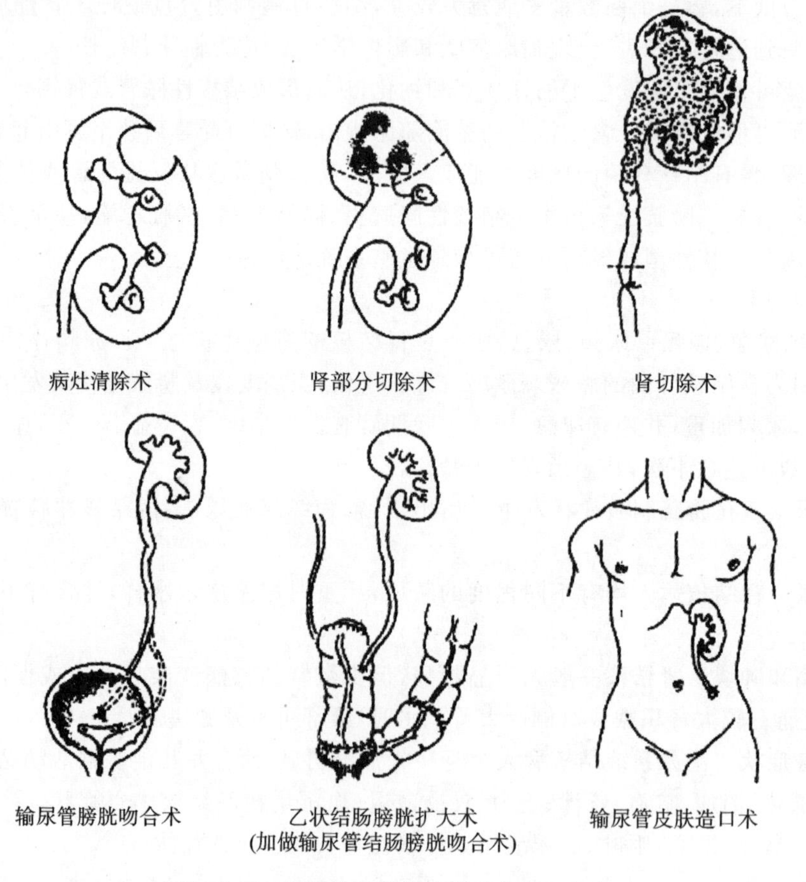

图15-12　肾结核及并发症的手术治疗方式

【护理评估】

(一) 术前评估

1. 健康史　了解病人的年龄、性别、职业等基本资料；患病前有无过度劳累、情绪波动等；既往有无结核病史；有无与结核病人接触史；以往的健康状况和用药史等。

2. 身体状况　①局部：评估尿频的程度，每日排尿的次数及尿量；有无血尿，为终末血尿或是全程血尿；有无脓尿及脓血尿；腰部有无疼痛和肿块等。②全身：评估病人的营养状况和精神状态；有无结核中毒的全身症状；有无肾外结核等。

3. 辅助检查　了解尿液检查及结核杆菌培养结果；了解影像学、膀胱镜检查结果有无异常。

4. 心理和社会支持状况　评估病人和家属对疾病的认知程度、对疾病治疗方法的知晓程度和对治疗费用的承担能力等。

（二）术后评估

了解麻醉与手术的方式，术中的情况；评估引流管是否通畅，引流液的颜色、量、性质；伤口愈合情况和肾功能情况；有无术后出血、感染、尿瘘等并发症；病人及家属的心理状态，对术后护理配合和康复知识的认知程度。

【常见护理诊断/问题】

1. 焦虑/恐惧　与病程长、病肾切除、担心预后等有关。

2. 营养失调：低于机体需要量　与结核病消耗、手术创伤、摄入减少等有关。

3. 排尿异常　与结核性膀胱炎、膀胱挛缩等有关。

4. 潜在并发症　出血、感染、尿瘘、肾功能不全、肝功能受损等。

【护理措施】

（一）非手术治疗病人的护理

1. 心理护理　应主动关心病人，根据病人的心理反应做好相应的护理，向病人适当解释病情和各种检查、治疗护理的意义和注意事项，消除病人的紧张、恐惧心理，使其能良好配合，有利于疾病的康复。

2. 一般护理　多休息，避免劳累，保持心情愉快。指导病人进食高蛋白、高热量、高维生素、易消化的饮食，必要时通过静脉补充营养素，改善全身营养状况。多饮水，以减轻结核性脓尿对膀胱的刺激。

3. 用药护理　指导病人遵医嘱按时、按量、足疗程的服用抗结核药，并注意观察药物的疗效及不良反应，当病人出现肝肾功能损害、听神经损害、周围神经炎等毒副反应时，应及时报告医生并协助处理。

（二）手术治疗病人的护理

1. 术前护理　肾结核手术前需较长时间服用抗结核药物，肾全切除手术前需用药 2 周以上、肾部分切除手术前需用药 3～6 个月，以控制感染病灶。加强营养，改善全身情况，提高手术耐受力。做好术前常规准备。

2. 术后护理　基本同肾损伤手术后护理相同。肾切除术后需卧床休息 2～3 天，肾部分切除术后需绝对卧床休息 1～2 周，以防止手术后出血；做好伤口及引流的护理；积极防治术后出血、感染等并发症；术后继续抗结核治疗 3～6 个月，以防复发。

（三）健康教育

1. 康复指导　注意休息、适当活动，加强营养，避免劳累，保持心情愉快，以增强机体抵抗力，促进康复。

2. 用药指导　术后继续抗结核治疗 6 个月以上，以防结核复发。严格遵医嘱服药，不能随意间断或减量服药、停药，避免产生耐药性影响治疗效果。若出现恶心、呕吐、耳鸣、听力下降等症状，应及时就诊。慎用或禁用对肾功能有损害的药物。

3. 定期复查　定期到院复查，了解康复情况和有无复发。5 年不复发可认为治愈，但如果有明显膀胱结核或伴有其他器官结核，随访时间需延长至 10～20 年或更长。

4. 其他　宣传疾病预防知识，指导病人养成不随地吐痰的良好卫生习惯。

【护理评价】　通过治疗与护理，病人是否：①焦虑或恐惧减轻，情绪稳定；②能获得足够的营养，体重得以维持；③排尿正常；④未发生并发症，防治措施恰当及时，术后恢复顺利。

（潘　燕）

课后练习

一、单项选择题

A1 型题

1. 初始血尿提示病变部位在(　　)。

A. 肾实质　B. 肾盂　C. 输尿管

D. 膀胱以上部位　E. 尿道

2. 描述“膀胱内尿液不能控制,自尿道随时流出”的概念是(　　)。

A. 多尿　B. 排尿困难　C. 尿潴留　D. 尿失禁　E. 尿瘘

3. 膀胱镜检查后的护理措施不正确的是(　　)。

A. 嘱病人多饮水　B. 必要时可用抗生素预防感染

C. 密切观察病人血尿情况　D. 必要时使用镇痛药

E. 有明显血尿者应减少饮水量

4. 易导致泌尿系统感染的检查是(　　)。

A. 静脉肾盂造影　B. 逆行肾盂造影　C. 尿培养

D. 放射性核素检查　E. 泌尿系统平片

5. 护士应给膀胱镜检查病人安排的体位是(　　)。

A. 平卧位　B. 半卧位　C. 截石位　D. 左侧卧位　E. 右侧卧位

6. 最常见的泌尿系统损伤是(　　)。

A. 肾损伤　B. 输尿管损伤　C. 膀胱损伤　D. 尿道损伤　E. 肾蒂损伤

7. 骨盆骨折引起膀胱破裂,首先需要处理的是(　　)。

A. 修补膀胱破裂处　B. 清除外渗尿液和血液　C. 纠正休克

D. 充分引流膀胱周围尿液　E. 处理骨盆骨折

8. 良性前列腺增生症最早出现的症状是(　　)。

A. 血尿　B. 排尿困难　C. 尿潴留　D. 尿频　E. 尿痛

9. 良性前列腺增生最主要的症状是(　　)。

A. 血尿　B. 排尿困难　C. 尿潴留　D. 尿频　E. 尿痛

10. 泌尿、男性生殖系统最常见的肿瘤是(　　)。

A. 肾肿瘤　B. 输尿管肿瘤　C. 膀胱肿瘤　D. 阴茎癌　E. 胰腺癌

11. 与晚期肾癌病人的护理诊断营养失调相关的因素是(　　)。

A. 发热　B. 血压升高　C. 恐惧　D. 继发感染　E. 反复血尿、癌肿消耗

12. 肾结核最早出现的症状是(　　)。

A. 尿频、尿急、尿痛　B. 血尿和脓尿　C. 腰痛

D. 低热　E. 消瘦

13. 肾结核的血尿多为(　　)。

A. 运动后血尿　B. 终末血尿　C. 无痛性血尿　D. 全血尿　E. 初始血尿

14. 肾结核行肾切除术前应给予抗结核药,治疗时间为(　　)。

A. 3 天　B. 1周　C. 2 周以上　D. 10 天　E. 1 个月

15. 病理改变主要在肾脏而临床表现主要在膀胱,多见于(　　)。

A. 肾结石　　B. 肾肿瘤　　C. 肾结核　　D. 肾积水　　E. 多囊肾

A2 型题

16. 患者，男性，40 岁，因骑跨伤致排尿困难，尿道流血入院，诊断首先考虑为(　　)。

A. 前尿道断裂　　B. 输尿管损伤　　C. 肾裂伤

D. 膀胱破裂　　E. 后尿道断裂

17. 患者，男性，40 岁。左腰部被撞伤半小时，因左腰部疼痛、尿色红来院就诊。查血压 110/70 mmHg，心率 80 次/分，呼吸平稳，左腰部稍肿胀伴明显疼痛，腹软无压痛。诊断为肾损伤，需向病人重点强调的护理内容是(　　)。

A. 维持体液平衡　　B. 绝对卧床休息　　C. 鼓励病人多饮水

D. 镇静止痛　　E. 做好术前准备

18. 患者，男性，31 岁，下腹部外伤 6 h，病人出现小腹隐痛伴排尿困难，试插导尿管可以顺利进入膀胱，注入 200 mL 生理盐水后片刻抽出不足 100 mL。此种情况应首先考虑(　　)。

A. 后尿道断裂　　B. 前尿道断裂　　C. 输尿管损伤

D. 膀胱损伤合并尿道损伤　　E. 膀胱破裂

19. 患者，男性，38 岁。因车祸致骨盆骨折后出现明显尿意，但仅有少量血尿排出，下腹部感到疼痛，其尿外渗可能波及(　　)。

A. 阴囊　　B. 阴茎　　C. 会阴　　D. 膀胱周围　　E. 下腹壁

20. 患者，男性，突发左上腹部、腰部剧痛，呈阵发性，向同侧下腹部、外生殖器及股内侧放射，伴有恶心、呕吐、面色苍白及冷汗。2 h 后化验尿常规，每高倍镜下红细胞 5～8 个。该病人最可能为(　　)。

A. 肾、输尿管结石　　B. 尿道结石　　C. 膀胱结石

D. 肾盂癌　　E. 肾癌

21. 患者，男性，5 岁，排尿过程中突然尿流中断，疼痛剧烈，改变体位后又可排尿，应考虑(　　)。

A. 肾结石　　B. 输尿管结石　　C. 膀胱结石

D. 后尿道结石　　E. 前尿道结石

22. 患者，女性，30 岁，有痛风病史和高尿酸血症。肾结石手术后，为预防结石复发，应指导病人口服(　　)。

A. 维生素 B_6　　B. 维生素 C　　C. 氯化铵　　D. 别嘌呤醇　　E. 氧化镁

23. 患者，男性，62 岁，进行性排尿困难，夜尿次数增多，直肠指诊发现前列腺明显肿大，目前考虑(　　)。

A. 膀胱癌　　B. 膀胱结石　　C. 良性前列腺增生

D. 尿道狭窄　　E. 膀胱结核

24. 患者，男性，50 岁，无痛性全程肉眼血尿半个月，B 超检查发现肾脏有一个 5 cm× 6 cm 大小实质性占位。该患者最可能的诊断为(　　)。

A. 肾癌　　B. 肾结石　　C. 肾囊肿　　D. 肾结核　　E. 肾炎

25. 患者，男性，37 岁，主诉尿频、尿急、尿痛半年，夜尿 5～6 次/夜，尿检白细胞(＋＋)，红细胞(＋＋＋＋)。首先考虑的诊断是(　　)。

A. 急性膀胱炎　　B. 慢性膀胱炎　　C. 肾结核

D. 前列腺增生　　E. 膀胱肿瘤

A3 型题

(26～29 题共用题干)

患者,男性,32 岁,运动后突然出现右上腹部剧痛,疼痛放射至右侧中下腹部,伴恶心、呕吐,尿液呈浓茶色。体检:腹软,右下腹部深压痛,右肾区叩击痛。拟诊右输尿管结石。

26. 患者就诊时,应首先做的检查是(　　)。

A. 尿常规　B. 血常规　C. 肝功能　D. 肾功能　E. 腹部 X 线

27. 急诊处理应首先(　　)。

A. 应用抗生素　B. 立即检查明确诊断　C. 禁食
D. 解痉止痛　E. 立即准备手术

28. 此患者的结石类型最可能是(　　)。

A. 胱氨酸结石　B. 草酸钙结石　C. 磷酸镁铵结石
D. 尿酸结石　E. 黄嘌呤结石

29. 为预防此类疾病发生的最主要的方法是(　　)。

A. 多饮水　B. 多运动　C. 改变饮食结构
D. 定期检查　E. 药物预防

(30～32 题共用题干)

患者,男性,68 岁,排尿费力多年,昨日饮酒后一夜未排尿,下腹胀痛。体检:膀胱膨胀至脐下 1 指,触痛。

30. 符合该患者的最可能的诊断是(　　)。

A. 膀胱肿瘤　B. 膀胱结石　C. 尿路结石
D. 前列腺增生　E. 前列腺癌

31. 目前宜采取的处理是(　　)。

A. 留置导尿　B. 给予止痛药物　C. 尽快检查明确诊断
D. 使用抗生素预防感染　E. 腹部热敷

32. 对此患者最常用的治疗方法是(　　)。

A. 药物治疗　B. 经尿道前列腺切除术
C. 耻骨上经膀胱前列腺切除术　D. 膀胱造瘘
E. 激光治疗

(33～35 题共用题干)

患者,男性,53 岁。间歇性无痛性肉眼血尿 2 个月,近期常有尿频、尿急。询问病史得知病人做油漆工 20 余年。

33. 该患者最有可能的诊断是(　　)。

A. 肾癌　B. 肾盂癌　C. 肾母细胞瘤
D. 膀胱癌　E. 前列腺癌

34. 为了确诊,最可靠的检查方法是(　　)。

A. 实验室检查　B. X 线尿路造影检查　C. 膀胱镜检查
D. B 超　E. CT

35. 目前健康指导最重要的是(　　)。

A. 嘱休息　B. 嘱戒烟　C. 嘱劳动保护

D. 嘱用抗癌药　　　　　　　　E. 嘱住院检查

二、思考题

1. 郭先生，男，48 岁，因车祸致左腰部疼痛 1 h 伴血尿入院。入院前 1 h，病人因车祸撞伤左腰部，立即感左侧腰部疼痛，无恶心呕吐，伤后排出淡红色尿液 1 次，遂来院就诊。入院后体检示神志清楚，痛苦面容，T36.5 ℃，BP100/70 mmHg，P100 次/分，R20 次/分，左侧腰部有明显触痛。门诊以“肾损伤”收住入院。请思考：

(1) 为了明确诊断，应协助医生采取哪些辅助检查？

(2) 该病人目前主要的护理诊断/问题有哪些？

(3) 目前对该病人应采取哪些护理措施？

2. 病人，男性，54 岁。因“左侧腰痛 1 周，加重 1 天”入院。入院前 1 周，病人不明原因出现左侧腰痛，1 天前疼痛加重，为持续性疼痛，较剧烈，并向左下腹部放射，伴恶心、呕吐数次，呕吐物为胃内容物，不伴肉眼血尿。入院后行 B 超检查示左输尿管下段结石并左肾积水。请思考：

(1) 该病人目前主要的护理诊断/问题有哪些？

(2) 目前对该病人应采取哪些护理措施？

3. 病人，男性，68 岁。因“尿线变细、排尿困难 1^+ 年”入院。入院前 1^+ 年，病人开始出现尿线变细、分叉及排尿等待、排尿费力、尿不尽等排尿困难的症状，夜尿次数增多，每晚 3 次，伴尿频、尿急，无排尿疼痛和肉眼血尿。请思考：

(1) 病人入院后应首选哪项辅助检查？

(2) 该病人目前主要的护理诊断/问题有哪些？

(3) 如需手术，应对病人做好哪些术前准备和术后护理？

第十六章　周围血管疾病患者的护理

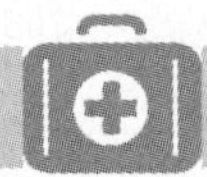

案例导入

王大伯，男，48 岁，建筑工人。近年来感觉双下肢沉重、酸胀、易疲劳，休息后症状减轻。就诊时可见双下肢内侧静脉明显隆起、蜿蜒成团，大隐静脉瓣膜功能试验阳性。

问题：

1. 你作为责任护士，如何对患者进行护理评估？
2. 如何给病人实施正确的护理措施？

第一节　下肢静脉曲张患者的护理

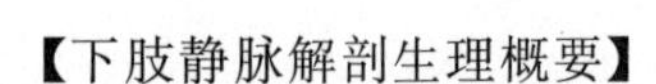

【下肢静脉解剖生理概要】

1. 下肢静脉解剖(图 16-1)

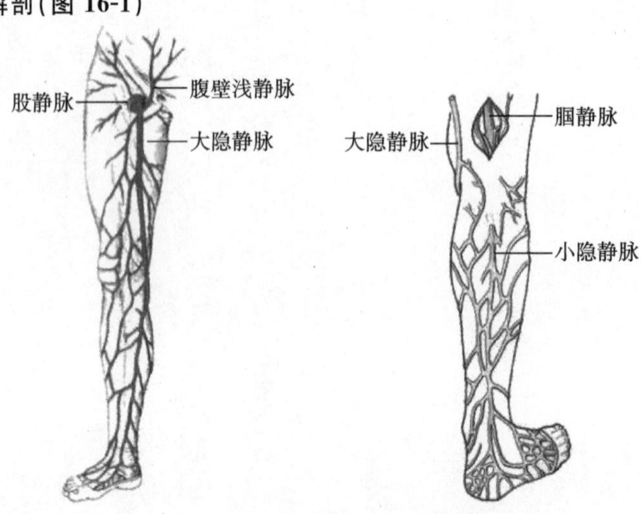

图 16-1　大隐静脉及小隐静脉

下肢静脉	深静脉：包括腘静脉、股静脉等。
	(交通静脉)
	浅静脉：包括大隐静脉、小隐静脉等。

大隐静脉走行：足背静脉网内侧 ──► 小腿及大腿内侧 ──► 股静脉
小隐静脉走行：足背静脉网外侧 ──► 小腿后外侧 ──► 腘静脉

2. 下肢静脉生理(图 16-2)

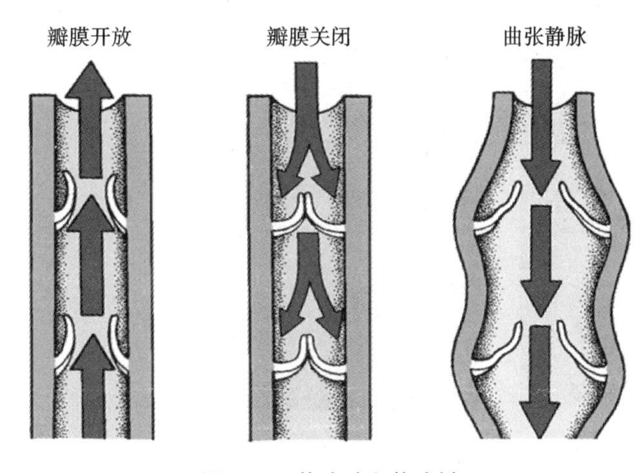

图 16-2　静脉壁和静脉瓣

静脉结构	静脉壁：肌肉及静脉壁的挤压推动血流回心。
	静脉瓣：使下肢静脉血流由下向上、由浅入深地单向回流。

【概念】 下肢静脉曲张是指下肢浅表静脉因血液回流障碍，导致浅静脉和交通支迂曲和扩张，常并发小腿慢性溃疡。分为原发性和继发性两种，原发性下肢静脉曲张多见。

【病因】

1. 先天因素　静脉瓣膜缺陷和静脉壁薄弱是全身支持组织薄弱的一种表现，与遗传因素有关。

2. 后天因素　增加下肢静脉瓣膜承受压力和循环血量超负荷是造成下肢静脉曲张的后天因素，如长期站立、久坐少动、重体力劳动、妊娠、慢性咳嗽、习惯性便秘等。

继发性下肢静脉曲张(代偿性)是因深静脉病变，如下肢深静脉因炎症、血栓形成而阻塞，先天性深静脉瓣膜缺如综合征等，继发于深静脉以外的病变，如盆腔肿瘤或妊娠子宫等压迫髂静脉均可引起下肢静脉曲张。

【病理】 下肢静脉曲张的血流动力学改变主要表现为主干静脉和毛细血管压力增高。浅静脉扩张主要是由前者引起，而毛细血管压力升高造成皮肤微循环障碍，纤维蛋白原、红细胞等渗入组织间隙及毛细血管内微血栓形成。由于纤溶活性降低，渗出的纤维蛋白积聚、沉积于毛细血管周围，造成局部代谢障碍，导致皮肤色素沉着、纤维化、皮下脂质硬化甚至皮肤萎缩，最后形成静脉性溃疡。由于血清蛋白渗出和毛细血管周围纤维组织沉积，引起再吸收障碍、淋巴超负荷，导致下肢水肿。

【临床表现】 原发性下肢静脉曲张好发于中年男性，以大隐静脉曲张多见，双下肢可先后发病。

1. 早期 主要表现为长时间站立后患肢感觉沉重、酸胀、乏力和疼痛。

2. 中期 典型症状为下肢浅静脉扩张、隆起和迂曲(图 16-3)。

3. 后期 出现足靴区皮肤营养不良，皮肤色素沉着、湿疹和溃疡形成(图 16-4)，可伴有血栓性浅静脉炎、曲张静脉破裂出血等。

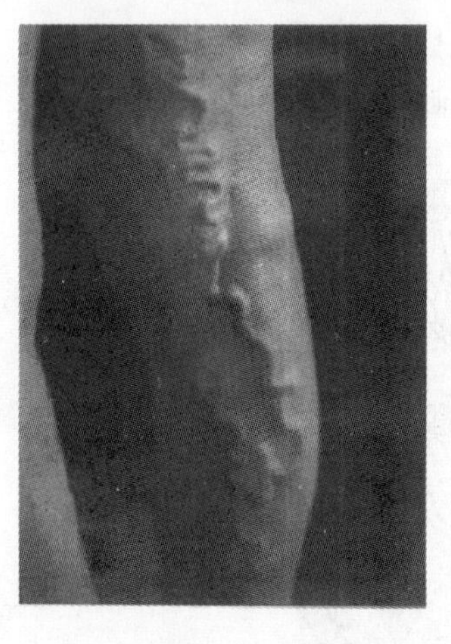

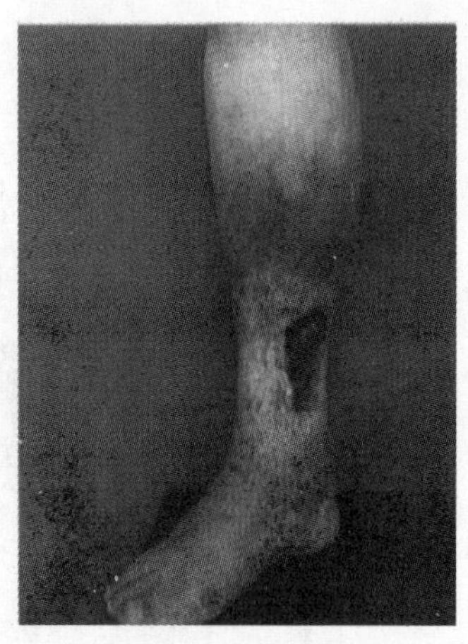

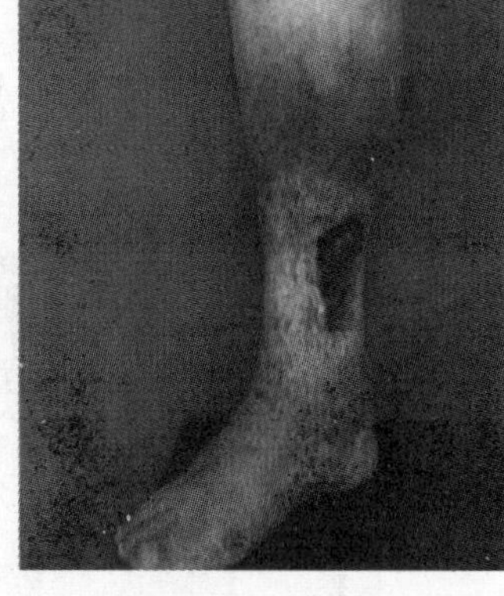

图 16-3 下肢浅静脉隆起

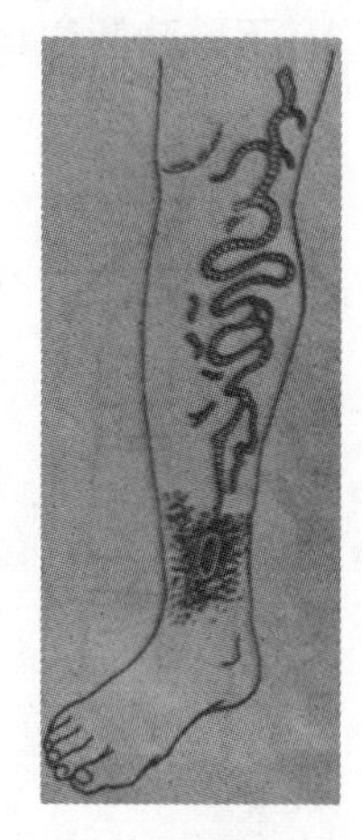

图 16-4 小腿慢性溃疡

【辅助检查】

1. 特殊检查

(1) 大隐静脉瓣膜功能试验(Trendelenburg 试验)：检查大隐静脉瓣膜功能。嘱病人仰卧，抬高下肢使静脉排空，在腹股沟下方扎止血带以阻断大隐静脉；病人站立，释放止血带后10 s内若出现自上而下静脉逆向充盈，则提示大隐静脉瓣膜功能不全。同样的原理在近腘窝处扎止血带，亦可检测小隐静脉瓣膜的功能(图 16-5)。

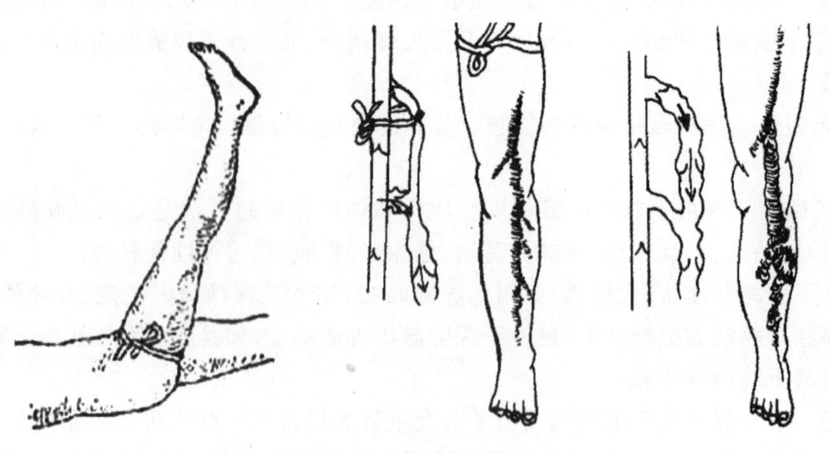

图 16-5 Trendelenburg 试验

(2) 深静脉通畅试验(Perthes 试验)：病人取站立位，于腹股沟下方扎止血带压迫大隐静脉，待静脉充盈后，嘱病人用力踢腿或下蹲 10 余次，如充盈的曲张静脉明显减轻或消失，则提示深静脉通畅；反之，则可能有深静脉阻塞(图 16-6)。

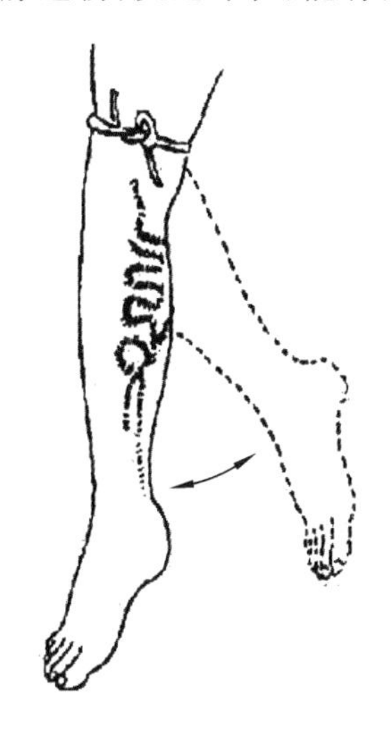

图 16-6　Perthes 试验

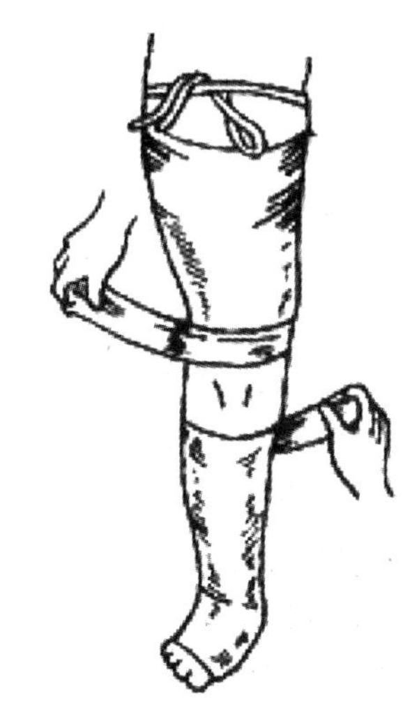

图 16-7　Pratt 试验

(3) 交通静脉瓣膜功能试验(Pratt 试验)：病人仰卧，抬高下肢，在大腿根部扎上止血带，先从足趾向上至腘窝缠第 1 根弹力绷带，再自止血带处向下缠第 2 根弹力绷带；让病人站立，在向下解开第 1 根弹力绷带的同时，向下缠第 2 根弹力绷带，如果在两根绷带之间的间隙内出现曲张静脉，提示该处有功能不全的交通静脉(图 16-7)。

2. 影像学检查　下肢静脉造影、血管超声检查等，可以判断病变性质、部位、范围和程度。

【治疗要点】

1. 非手术治疗　适用于病变局限、症状较轻者，或妊娠期间发病及症状虽然明显但不能耐受手术者。主要措施有：①促进下肢静脉回流：避免久坐、久站，间歇期抬高腿；穿弹力袜或用弹力绷带外部加压。适用于大多数病人，疗效良好。②药物治疗：黄酮类和七叶皂苷类药物可缓解酸胀和水肿等症状。③注射硬化剂：常用 5%鱼肝油酸钠硬化剂注入曲张的静脉后引起的炎症反应使之闭塞，适用于局部轻度静脉曲张或手术后残留的静脉曲张。④处理并发症：血栓性静脉炎者，给予抗生素及局部热敷治疗；湿疹和溃疡者，抬高患肢并给予创面湿敷；曲张静脉破裂出血者，经抬高患肢和局部加压包扎止血，必要时予以缝扎止血，待并发症改善后择期手术治疗。

2. 手术治疗　这是根本治疗方法，适用于深静脉通畅、无手术禁忌证者。最适宜的方法是大隐静脉或小隐静脉高位结扎和曲张静脉剥脱术。微创手术有近年来开展的经皮环扎术、旋切刨吸术、腔内激光、射频和电凝等术式，均取得了良好疗效。如已确定交通静脉功能不全者，可选择筋膜外、筋膜下或借助内镜做交通静脉结扎术。

【护理评估】

1. 术前评估

(1) 健康史：了解患者职业及工作特点，如是否从事长时间站立、久坐或重体力工作。了解患者是否妊娠，有无腹内压力增高如长期慢性咳嗽、习惯性便秘等病史。了解患者是否出现过曲张静脉破裂出血，有无经历过经久不愈的溃疡等。

(2) 身体状况：①下肢静脉曲张的部位和程度；②患肢踝部是否肿胀；③局部皮肤营养状况，有无皮肤萎缩脱屑、瘙痒、色素沉着等；④是否有并发症。

(3) 辅助检查评估：实验室及其他检查结果：①大隐静脉瓣膜功能试验；②深静脉通畅试验；③交通静脉瓣膜功能试验。

(4) 心理社会状况：患者是否因下肢静脉曲张而影响正常生活与工作；是否因慢性溃疡经久不愈而紧张和焦虑；患者对本病的了解程度。

2. 术后评估

(1) 患肢血液循环：患肢远端皮肤温度色泽、动脉搏动、感觉有无异常。

(2) 伤口：有无渗血、红肿、压痛等征象。

【常见护理诊断/问题】

1. 活动无耐力 与下肢静脉回流障碍有关。

2. 皮肤完整性受损 与皮肤营养障碍、慢性溃疡有关。

3. 潜在并发症 深静脉血栓形成、小腿曲张静脉破裂出血。

【护理措施】

1. 非手术治疗护理/术前护理

(1) 促进下肢静脉回流，改善活动能力

①穿弹力袜或使用弹力绷带：指导病人行走时穿弹力袜或使用弹力绷带，促进静脉回流。穿弹力袜时，应平卧并抬高患肢，排空曲张静脉内的血液后再穿，注意弹力袜的长短、压力及薄厚应符合病人的腿部情况。弹力绷带自下而上包扎，不妨碍关节活动，并注意保持合适松紧度，以能扪及足背动脉搏动及保持足部正常皮肤温度为宜。

②体位：采取良好坐姿，坐时双膝勿交叉过久，以免压迫腘窝，影响静脉回流；休息或卧床时抬高患肢 $30^{\circ}\sim40^{\circ}$，以利于静脉回流。

③避免引起腹内压及静脉压增高的因素：保持大便通畅，避免长时间站立，肥胖者宜有计划地减轻体重。

(2) 预防或处理创面感染 观察患肢远端皮肤的温度、颜色，观察是否有肿胀、渗出，局部有无红、肿、压痛等感染征象。做好皮肤湿疹和溃疡的治疗及换药，促进创面愈合，预防创面继发感染。

2. 术后护理

(1) 病情观察 观察病人有无伤口及皮下渗血、伤后感染等情况，发现异常及时通知医师。

(2) 早期活动 病人卧床期间指导其做足部伸屈和旋转运动；术后 24 h 可鼓励病人下地行走，促进下肢静脉血液回流，避免深静脉血栓形成。

(3) 保护患肢 活动时，避免外伤引起曲张静脉破裂出血。

3. 健康教育

(1) 去除影响下肢静脉回流的因素 避免使用过紧的腰带和紧身衣物；避免肥胖；平时注意保持良好的坐姿，避免久站和久坐；坐时避免双膝交叉过久。

(2) 休息和活动 休息时适当抬高患肢；指导病人进行适当体育锻炼，增强血管壁弹性。

(3) 弹力治疗 非手术治疗病人坚持长期使用弹力袜或弹力绷带；手术治疗病人一般术后宜继续使用弹力绷带 2 周。

【护理评价】

(1) 病人的活动耐力是否增加。

(2) 病人能否正确预防皮肤破损、溃疡。

(3) 病人的并发症能否得到预防、及时发现与处理。

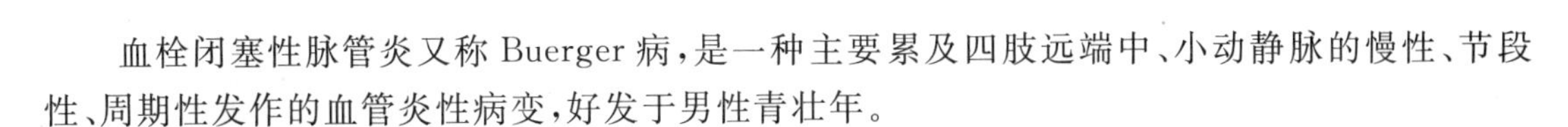

第二节　血栓闭塞性脉管炎患者的护理

血栓闭塞性脉管炎又称 Buerger 病，是一种主要累及四肢远端中、小动静脉的慢性、节段性、周期性发作的血管炎性病变，好发于男性青壮年。

【病因与病理】

1. 病因　病因尚未明确，一般认为与以下因素有关。

(1) 吸烟：主动或被动吸烟是本病发生和发展的重要因素，烟草燃烧后产生的烟碱可使血管收缩。多数患者有长期吸烟史，戒烟后可使病情缓解。

(2) 寒冷与潮湿的生活环境，使血管收缩。

(3) 感染与外伤。

(4) 神经及内分泌功能紊乱和免疫功能异常。

(5) 性激素和前列腺素失调引起血管收缩。

2. 病理　病变主要累及四肢的中、小动脉和静脉，常起始于动脉，后累及静脉，由远端向近端发展，病变呈节段性，两段之间血管正常。早期以血管痉挛为主，活动期受累动静脉管壁全层非化脓性炎症，内皮细胞和成纤维细胞增生、淋巴细胞浸润、管腔狭窄和血栓形成。后期炎症消退，血栓机化，新生毛细血管形成，动脉周围有广泛的纤维组织，常包埋静脉和神经组织，闭塞血管远端的组织可出现缺血性改变，甚至坏死。静脉受累时的病理改变与动脉病变相似，临床上表现为复发性游走性静脉炎。

【临床表现】　本病起病隐匿，进展缓慢，常呈周期性发作。主要为不同程度的缺血症状，病程分为 3 期。

1. 局部缺血期　动脉痉挛，患肢供血不足，表现为患肢苍白、发凉、酸胀乏力和感觉异常，包括麻木、刺痛和烧灼感等。随后出现间歇性跛行，随病情进展，跛行距离逐渐缩短，休息时间延长。此期还可能表现为反复发作的游走性血栓性静脉炎，即浅表静脉发红、发热、呈条索状，且有压痛。

2. 营养障碍期　动脉内血栓形成(图 16-8)，患肢出现静息痛，皮温明显下降，肢端苍白、潮红或发绀，可能伴有营养障碍的表现，如皮肤干燥、脱屑、脱毛及肌肉萎缩等。患肢动脉搏动消失，但尚未出现肢端溃疡或坏疽。

3. 组织坏死期　又称坏疽期，动脉完全闭塞(图 16-9)，患肢自远端逐渐向上发生干性坏疽，坏死组织可自行脱落而形成经久不愈的溃疡创面。大多为干性坏疽，若并发感染，坏疽即转为湿性。严重者出现全身中毒症状。

【辅助检查】

1. 一般检查

(1) 测定皮温，如双侧肢体对应部位皮肤温度相差 2 ℃以上，提示皮温降低侧动脉血流减少。

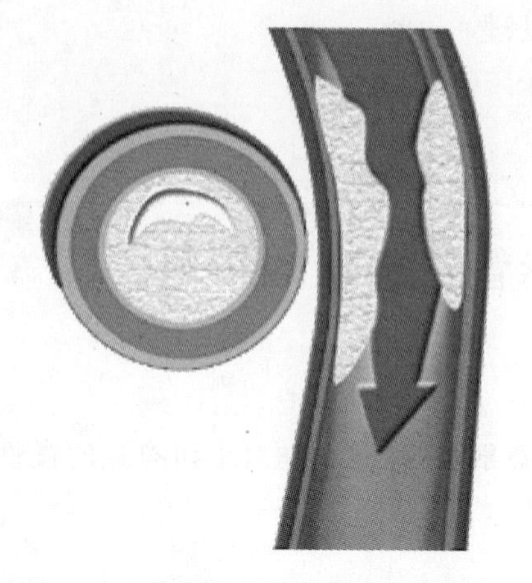
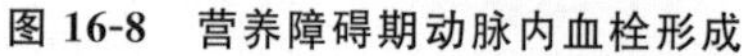

图 16-8　营养障碍期动脉内血栓形成

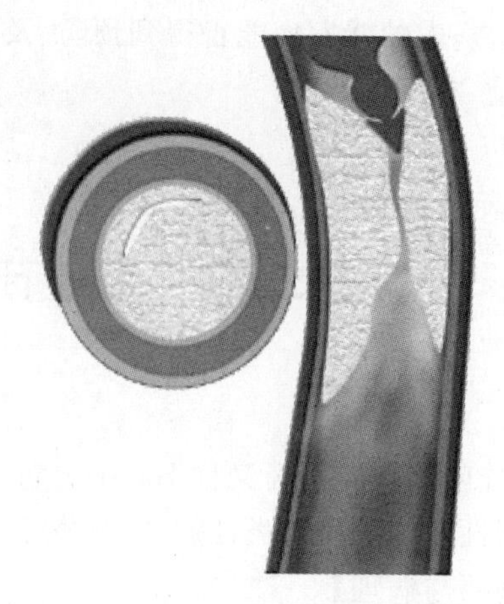

图 16-9　组织坏死期动脉完全闭塞

(2) 测定间歇性跛行的距离和时间。

(3) 肢体抬高试验(Buerger 试验)　患者平卧，患肢抬高 70°～80°，持续 60 s 后若出现麻木、疼痛、足部皮肤苍白或蜡黄为阳性，提示动脉供血不足。让患者坐起，患肢自然下垂于床沿下，若足部皮肤出现潮红或斑片状发绀，提示有严重的循环障碍。

(4) 解张试验　通过蛛网膜下腔或硬膜外腔阻滞麻醉，对比阻滞前后下肢的温度变化。阻滞麻醉后皮温升高明显，为动脉痉挛因素，若无明显改变，提示病变动脉已严重狭窄或完全闭塞。

2. 特殊检查

(1) 多普勒超声检查　可以评价缺血程度，检查动静脉是否狭窄或者闭塞，还能测定血流方向、流速和阻力。

(2) CTA　能在整体上显示患肢动脉、静脉的病变节段及狭窄程度，但对四肢末梢血管的显像常出现假阴性。

(3) DSA　主要表现为肢体远端动脉的节段性受累，有时近端动脉也有节段性病变。病变的血管狭窄或闭塞，而受累血管之间的血管壁光滑平整。DSA 检查还可显示闭塞血管周围有无侧支循环，能与动脉栓塞鉴别。

【治疗要点】　处理上着重防止病变进展，改善和促进下肢血液循环。

1. 非手术治疗

(1) 一般治疗　严格戒烟，防止受冷、受潮和外伤，肢体保暖但不做热疗，以免组织需氧量增加而加重症状。疼痛严重者，可用镇痛和镇静剂。早期病人进行患肢适度锻炼，促使侧支循环建立。

(2) 药物治疗　可使用血管扩张药物、改善血液循环的药物和抗血小板药物等，还可根据中医辨证论治原则予以中药治疗。

(3) 高压氧疗法　通过高压氧治疗，提高机体血氧含量，改善组织的缺氧程度。

2. 手术治疗　目的是重建动脉血流通道，增加肢体血供，改善肢体缺血情况。常用的手术方法包括：

(1) 腰交感神经节切除术　适用于早期发病的病人，近期内可解除皮肤血管痉挛，缓解疼痛，但远期疗效不确切。

(2) 自体大隐静脉或人工血管旁路术　适用于动脉节段性闭塞、远端存在流出道者。

（3）静脉流转术 临床实践表明此方法可缓解静息痛，但并不降低截肢率。

（4）截肢术 适用于肢体溃疡无法愈合或坏疽无法控制者。

【护理评估】

1. 术前评估

（1）健康史评估 是否有吸烟史，有无被动吸烟史，有无外伤，是否生活在寒冷与潮湿的生活环境，是否存在自身免疫功能紊乱、性激素和前列腺素失调，有无遗传因素。

（2）身体状况 了解患肢缺血情况，如皮肤色泽、温度，动脉搏动情况，测定跛行时间和距离。了解麻醉方式、手术方式及范围。观察手术效果，如患肢远端皮肤温度、色泽、感觉及动脉搏动情况。观察切口有无渗血渗液。

（3）辅助检查 测定皮温，测定间歇性跛行的距离和时间，肢体抬高试验、超声及动脉造影检查等。

（4）心理社会状况 患者对患肢反复出现的极度疼痛、肢端坏死与感染产生的痛苦、焦虑和悲观心态、程度，家庭成员能否给予患者足够的支持，患者对预防本病发生的有关知识的了解程度。

2. 术后评估 了解麻醉方式、手术方式及范围。观察手术效果，如患肢远端皮肤温度、色泽、感觉及动脉搏动情况。观察切口有无渗血渗液。

【常见护理诊断/问题】

1. 慢性疼痛 与患肢缺血、组织坏死有关。

2. 组织完整性受损 与肢端坏疽、脱落有关。

3. 潜在并发症 出血、栓塞。

【护理措施】

1. 非手术治疗护理/术前护理

（1）疼痛护理 创造安静、舒适的住院环境，选择合适的体位；早期轻症病人可遵医嘱应用血管扩张剂，解除血管痉挛，促进侧支循环建立，改善肢体血供，缓解疼痛；疼痛剧烈的中晚期病人可遵医嘱应用麻醉性镇痛药。

（2）患肢护理 ①保暖：勿使患肢暴露于寒冷的环境中，以免血管收缩；保暖可促进血管扩张，但应避免热疗，以免增加组织需氧量、加重肢体病变程度。②保持足部清洁：皮肤瘙痒时，避免用手抓痒，以免造成开放性伤口和继发感染；如有皮肤溃疡或坏死，保持溃疡部位清洁，避免受压及刺激；加强创面换药，并遵医嘱应用抗生素。

（3）心理护理 由于患肢剧烈疼痛，致使病人辗转不安、彻夜难眠，甚至对治疗失去信心。故应关心体贴病人，引导其说出自身感受，给予情感支持，以减轻病人的焦虑不安，帮助其树立战胜疾病的信心。

（4）预防或控制感染 ①保持足部干燥、清洁，每天用温水泡脚，勿用脚趾试水温，应先用手试水温，以免烫伤。②预防组织受损：皮肤瘙痒时，避免用手搔抓，以免造成皮肤破溃形成溃疡和继发感染。③如皮肤溃疡或坏死，应保持溃疡部位清洁，避免受压及刺激；加强创面换药，并遵医嘱应用抗生素。

（5）功能锻炼 ①鼓励患者每日步行，行走时以出现疼痛时的时间和距离作为活动量指标，以不出现疼痛为度。②指导患者进行 Buerger 运动，促进侧支循环的建立。Buerger 运动方法：平卧，抬高患肢 45°以上，维持 2～3 min；再坐起，患肢自然下垂于床旁 2～3 min，同时做足背屈、跖屈和旋转运动；恢复平卧，将患肢放平休息 2 min，如此反复运动 5～6 次，每日 3～

4次。

2. 术后护理

(1) 体位　静脉手术后抬高患肢30°,制动1周;动脉手术后患肢平放、制动2周。自体血管移植术后愈合较好者,卧床制动时间可适当缩短。病人卧床制动期间应做足背伸屈运动,以促进局部血液循环。

(2) 病情观察　密切观察生命体征的变化和切口渗血情况;观察患肢远端的皮肤温度、色泽、感觉和脉搏强度以判断血管重建后的通畅度。

(3) 预防感染　遵医嘱合理使用抗生素,密切观察病人的体温变化和切口情况,若切口有红肿等征象,应及时处理。

(4) 并发症的观察和护理　若切口处、穿刺点出现渗血和血肿,提示切口处出血;若动脉搏动消失、皮肤温度降低、颜色苍白、感觉麻木,提示动脉栓塞;若动脉重建术后出现肿胀,皮肤颜色发紫、温度降低,可能为重建部位的血管发生痉挛或继发性血栓形成。一旦出现,立即通知医师并协助处理。

3. 健康教育

(1) 绝对戒烟　告知患者吸烟的危害,消除烟碱对血管的收缩作用。

(2) 体位　告知患者休息或睡觉时取头高足低位,避免长时间站位或坐位不变,坐位时避免双膝交叉,以防腘动、静脉受压,影响下肢血液回流。

(3) 保护患肢　切勿赤足行走,避免外伤;注意患肢保暖,避免受寒;宜穿宽松的棉制鞋袜且勤更换,预防真菌感染。

(4) 饮食指导　规律饮食,多食蔬菜、水果,保持大便通畅,戒烟酒。

(5) 功能锻炼　鼓励患者作适当活动,促进侧支循环建立,有利于改善局部症状,控制病情发展。

(6) 自我保健　遵医嘱服药,定期复查。

【护理评价】

(1) 病人疼痛程度是否减轻。

(2) 病人皮肤有无破损、溃疡。

(3) 病人的并发症能否得到预防、及时发现与处理。

(晏龙强　彭　静)

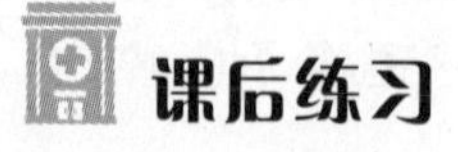

课后练习

单项选择题

A1型题

1. 原发性下肢静脉曲张的原因是(　　)。

A. 静脉瓣膜缺陷,静脉内压增高　　B. 深静脉内血栓形成

C. 盆腔肿瘤压迫　　D. 妊娠子宫压迫

E. 静脉壁损坏

2. 对下肢静脉曲张伴小腿溃疡的患者处理方法应为(　　)。

A. 积极换药待溃疡愈合后手术　　B. 先手术后治疗溃疡

C. 溃疡面植皮　　D. 结扎大隐静脉同时植皮

E. 先换药，结扎静脉后再植皮

3. 下肢静脉曲张，做波氏试验是为了检查(　　)。

A. 大隐静脉瓣膜功能　　B. 小隐静脉瓣膜功能

C. 交通支瓣膜功能　　D. 大隐静脉有无阻塞

E. 深静脉有无阻塞

4. 下肢静脉曲张早期的主要症状是(　　)。

A. 下肢沉重感　　B. 溃疡形成　　C. 曲张静脉破裂出血

D. 血栓性静脉炎　　E. 静脉血栓形成

5. 下肢静脉曲张手术后(　　)。

A. 第 1 天下床活动　　B. 第 2 天下床活动　　C. 第 3 天下床活动

D. 第 4 天下床活动　　E. 第 5 天下床活动

6. 以下哪项是血栓闭塞性脉管炎晚期特有的临床表现？(　　)

A. 间歇性跛行　　B. 休息痛　　C. 足背动脉搏动消失

D. 指端坏疽　　E. 营养性改变

7. 血栓闭塞性脉管炎的患肢护理，下列哪项不妥？(　　)

A. 保暖，避免潮湿　　B. 保持足部清洁　　C. 定时热水袋外敷

D. 防止外伤后感染　　E. 忌用刺激性外用药

8. 血栓闭塞性脉管炎营养障碍期的主要临床表现是(　　)。

A. 肢端发黑，干性坏疽　　B. 间歇性跛行　　C. 游走性静脉炎

D. 静息痛　　E. 肢端经久不愈的溃疡

A2 型题

9. 病人，男，35 岁。长期吸烟，右下肢反复发作静脉炎，并有间歇性跛行，最可能的诊断是(　　)。

A. 雷诺病　　B. 动脉栓塞　　C. 大动脉炎

D. 血栓闭塞性脉管炎　　E. 动脉硬化性闭塞症

10. 病人，男，40 岁。下肢静脉曲张，平卧抬高下肢待静脉不充盈，在大腿根部扎一止血带，然后站立 10 s 内放开止血带，曲张静脉迅速由上而下充盈，说明(　　)。

A. 交通支瓣膜功能不全　　B. 小隐静脉瓣膜功能不全

C. 大隐静脉瓣膜功能不全　　D. 下肢深静脉阻塞

E. 下肢深静脉瓣膜功能不全

11. 病人，男，60 岁。左下肢静脉曲张 20 年，行大隐静脉高位结扎加小腿静脉分段结扎术。术后 3 h 起立行走时，小腿伤口突然出血不止。紧急处理应(　　)。

A. 就地包扎　　B. 指压止血　　C. 用止血带

D. 钳夹止血　　E. 平卧，抬高患肢，加压包扎

A3 型题

(12～13 题共用题干)

患者，男，46 岁，右下肢发冷，小腿抽搐，足趾麻木半年余，1 周前出现右足趾持续性疼痛难忍，夜间尤甚，以血栓闭塞性脉管炎收入院。医生告知其应积极配合治疗，多做 Buerger 运动，否则有截肢的危险，现患者坐卧不宁，经常无故发怒，与家人争吵，对医护人员的服务不满。

12. 此时对其进行心理护理，主要是减轻该患者的(　　)。

A. 焦虑　　B. 紧张　　C. 恐惧　　D. 绝望　　E. 抑郁

13. 护士指导其做 Buerger 运动的主要目的是(　　)。

A. 减轻下肢水肿　　B. 促进患者舒适

C. 减慢肢体坏疽速度　　D. 促进侧支循环建立

E. 提高日常活动能力

第十七章　骨外科疾病患者的护理

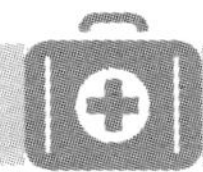

案例导入

患者，男，30岁，工人。右小腿外伤3 h，局部疼痛、畸形、功能障碍，皮下淤斑，右小腿活动功能丧失，局部触碰后疼痛加剧。

1. 该患者发生了什么情况？为进一步明确诊断还需要完善哪些检查？
2. 该患者复位后，若采取石膏绷带固定护理需要注意什么？

第一节　概　　述

骨折(fracture)是指骨结构的连续性完全或部分断裂。可发生于任何年龄段人群的各部位。

【病因】

1. 直接暴力　暴力直接作用于骨骼某一部位而致该部骨折，使受伤部位发生骨折，常伴不同程度软组织损伤。如车轮撞击小腿，于撞击处发生胫腓骨骨干骨折(图17-1)。

2. 间接暴力　间接暴力作用时通过纵向传导、杠杆作用或扭转作用使远处发生骨折，如从高处跌落足部着地时，躯干因重力关系急剧向前屈曲，胸腰脊柱交界处的椎体发生压缩性或爆裂骨折(图17-2)。

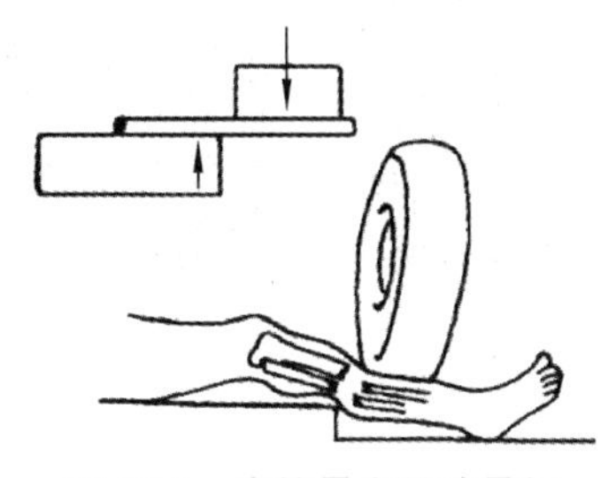

图17-1　直接暴力导致骨折

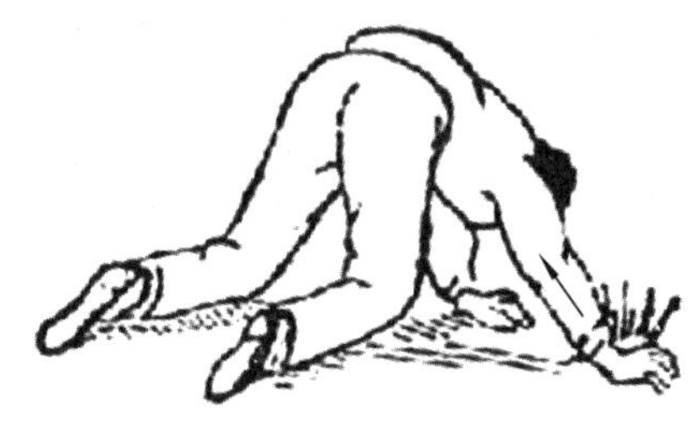

图17-2　间接暴力导致骨折

3. 积累性劳损　长期、反复、轻微的直接或间接损伤可致使肢体某一特定部位骨折，又称疲劳骨折，如远距离行走易致第二、三跖骨及腓骨下1/3骨干骨折。

4. 骨骼疾病　骨骼在某些疾病基础上受轻微外力作用出现骨折，最常见的原因是骨的原发性或转移性肿瘤，其次有骨质疏松、骨结核、骨髓炎等。

【分类】

1. 依据骨折是否和外界相通分类

(1) 开放性骨折：骨折附近的皮肤和黏膜破裂，骨折处与外界相通，因与外界相通，此类骨折处受到污染。

(2) 闭合性骨折：骨折处皮肤或黏膜完整，不与外界相通。

2. 依据骨折的程度分类

(1) 完全性骨折：骨的完整性或连续性全部中断，管状骨骨折后形成近、远两个或两个以上的骨折段。如横形、斜形、螺旋形及粉碎性骨折均属完全性骨折。

(2) 不完全性骨折：骨的完整性或连续性仅部分中断，如颅骨、肩胛骨及长骨的裂缝骨折，儿童的青枝骨折，骨膜下骨折等均属不完全性骨折。

3. 依据骨折线的形态分类(图17-3)

(1) 横形、斜形及螺旋形骨折：多发生在骨干部。

(2) 粉碎性骨折：骨碎裂成三块以上，称粉碎性骨折。骨折线呈"T"形或"Y"形时，又称"T"形骨折或"Y"形骨折。

(3) 压缩骨折：骨松质因压缩而变形，如椎体和跟骨。

(4) 凹陷骨折：骨折片局部下陷，如颅骨因外力使之发生部分凹陷。

(5) 嵌插骨折：发生在长管骨干骺端皮质骨和松质骨交界处。骨折后，皮质骨嵌插入松质骨内，可发生在股骨颈和肱骨外科颈等处。

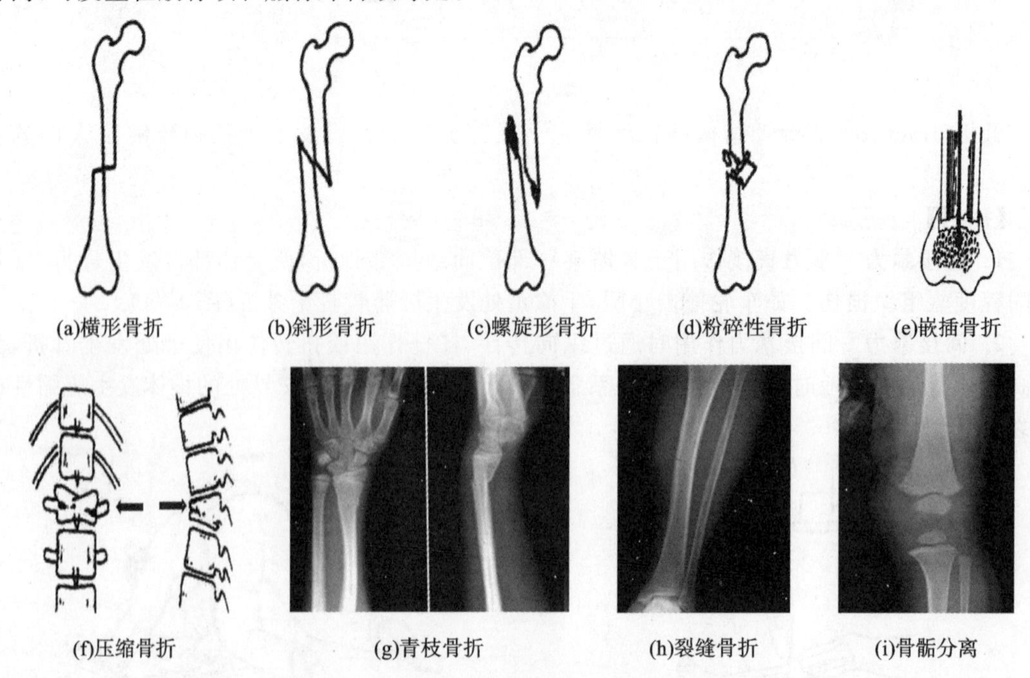

图17-3　骨折的形态分类

（6）骨骺分离：骨折发生在干骺端，骨骺断面可带有少许骨组织。

（7）裂缝骨折：如长骨干或颅骨伤后可有骨折线，但未通过全部骨质。

（8）青枝骨折：多发生在小儿，骨质部分断裂，骨膜及部分骨质未断。

4. 依据骨折稳定程度分类

（1）稳定性骨折：骨折复位后经适当的外固定不易发生再移位者称稳定性骨折。如裂缝骨折、青枝骨折、嵌插骨折、长骨横形骨折等。

（2）不稳定性骨折：骨折复位后易于发生再移位者称不稳定性骨折，如斜形骨折、螺旋形骨折、粉碎性骨折。股骨干骨折虽是横形骨折，但因受肌肉强大的牵拉力，不能保持良好对应，也属不稳定性骨折。

5. 依据骨折后的时间分类

（1）新鲜骨折：新发生的和尚未充分地纤维连接的骨折，发生在 3 周以内的骨折，可采取手法复位。

（2）陈旧性骨折：伤后 3 周以上的骨折，骨折端血肿激化，形成纤维性粘连，此时手法复位困难，需采取手术复位。

【临床表现】

1. 局部表现　①局部肿胀、淤斑或出血：局部组织可见软组织出血、肿胀，甚至出现张力性水疱；血肿浅表时，皮下出现淤斑；开放性骨折，骨折部位可有出血。②压痛：骨折局部有固定压痛，肢体固定疼痛减轻。③活动受限：因患肢肿胀、疼痛，及骨折导致肢体失去部分或全部活动能力。

2. 骨折的专有体征

（1）畸形：骨折端移位可使患肢外形发生改变，主要表现为缩短、成角、延长。

（2）反常活动：正常情况下肢体不能活动的部位，骨折后出现不正常的活动。

（3）骨擦音或骨擦感：骨折后两骨折端相互摩擦撞击，可产生骨擦音或骨擦感。

以上三种体征只要发现其中之一即可确诊，但未见此三种体征者也不能排除骨折的可能，如嵌插骨折、裂缝骨折。一般情况下不要为了诊断而检查上述体征，因为这会加重损伤。

3. 全身表现

（1）休克：对于多发性骨折、骨盆骨折、股骨骨折、脊柱骨折及严重的开放性骨折，患者常因广泛的软组织损伤、大量出血、剧烈疼痛或并发内脏损伤等而引起休克。

（2）发热：骨折处有大量内出血，血肿吸收时体温略有升高，但一般不超过 38 ℃，开放性骨折体温升高时应考虑感染的可能。

4. 并发症

（1）骨折早期并发症：

①脂肪栓塞综合征：发生于成人，常见于骨折后 48 h 内，因骨折处髓腔内血肿张力过大，骨髓被破坏，脂肪滴进入破裂的静脉窦内，进入血液循环所致。引起肺部、脑部脂肪栓塞。肺栓塞表现：呼吸困难、发绀、心率加快和血压下降等。脑栓塞表现：意识障碍，如烦躁、昏迷、抽搐等。

②骨筋膜室综合征：骨筋膜室是由骨、骨间膜、肌间隔及深筋膜所构成。骨筋膜室综合征是指骨筋膜室内的肌肉和神经因急性缺血、缺氧而产生的一系列早期症候群，最多见于前臂掌侧和小腿。骨筋膜室综合征压力来源于外部的局部固定包扎过紧或石膏压迫，内部压力常为骨折出血导致的血肿、积液及组织水肿。需及时解除压力，否则会导致“缺血－水肿－缺血”的

恶性循环，出现疼痛（pain）转为无痛；苍白（pallor）或发绀、大理石花纹等；感觉异常（paresthesia）；麻痹（paralysis）；无脉（pulselessness），称为“5P”综合征。应尽早切开减压，使血循环获得改善，否则会导致肢体坏死。

③周围组织损伤：重要血管损伤、周围神经损伤、脊髓损伤。如腓骨骨折断端易损伤腓总神经。

（2）骨折晚期并发症：①感染：开放性骨折，污染较重或伴有较严重的软组织损伤者，若清创不彻底，可导致化脓性骨髓炎。②损伤性骨化：多因关节扭伤、脱位或关节附近骨折，骨膜剥离形成骨膜下血肿，处理不当使关节附近软组织内广泛骨化。③创伤性关节炎：骨折未能准确复位，关节面不平整，长期磨损易引起关节炎。④关节僵硬：骨折和关节损伤最为常见的并发症。多因关节长期固定，淋巴、血液回流不畅，关节周围组织中血浆纤维渗出和纤维蛋白沉淀，发生纤维粘连并伴有关节囊和肌肉萎缩。⑤急性骨萎缩：损伤所致关节附近的痛性骨质疏松，也称反射性交感神经性骨营养不良。⑥缺血性骨坏死及缺血性肌痉挛：缺血性骨坏死指骨折段的血液供应被破坏所致，又称无菌性坏死。缺血性肌痉挛是骨筋膜室综合征处理不当的结果，患者可出现爪形手等，导致残疾。⑦其他：坠积性肺炎、压疮、下肢静脉血栓。

【骨折的愈合】

1. 愈合过程（图 17-4）

（1）血肿机化期：骨折以后，骨膜、骨质和骨髓等组织损伤或断裂，同时损伤了骨骼周围的小血管，引起血管破裂、出血，形成血肿，刺激使骨折部位的毛细血管、成纤维细胞等再生，并从骨折两端同时向血肿内生长，新生的毛细血管、成纤维细胞形成肉芽组织，肉芽组织再一步转

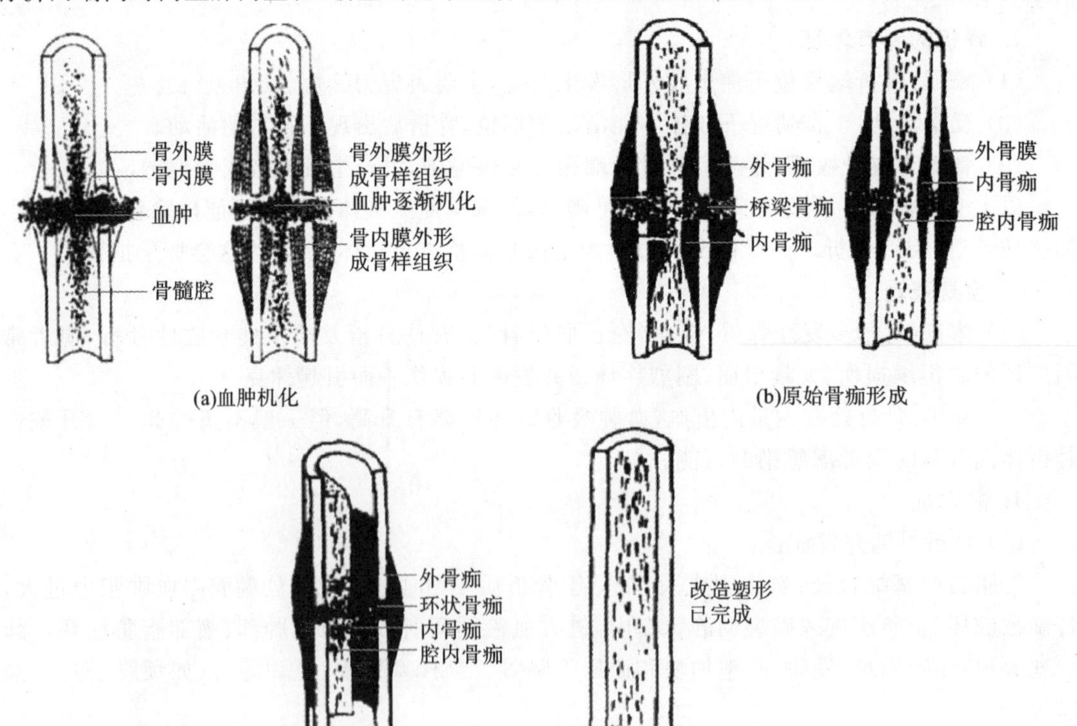

图 17-4　骨折愈合过程

化为纤维组织，将两个骨折端连接在一起形成纤维愈合。这一时期 2～3 周完成。

(2) 原始骨痂形成期：骨内、外膜增生，新生血管长入，成骨细胞大量增生，合成并分泌骨基质，使骨折端附近内、外形成的骨样组织逐渐骨化，形成新骨，即膜内成骨。由骨内、外膜紧贴骨皮质内、外形成的新骨，分别称为内骨痂和外骨痂。填充于骨折断端间和髓腔内的纤维组织逐渐转化为软骨组织并钙化形成骨，即软骨内成骨，形成连接骨痂。又称临床愈合期，4～8 周。

(3) 骨性愈合期：随着肢体活动和负重，上述过程继续进行，使多余的骨痂被吸收而清除。髓腔重新沟通，骨折处恢复正常骨结构，又称骨性愈合，8～12 周。

2. 愈合标准

(1) 临床愈合标准：局部无压痛，无纵向叩击痛；局部无异常活动；X 线片显示骨折线模糊，有连续性骨痂通过骨折线；功能测定，在解除外固定情况下，上肢能平举 1 kg 达 1 min，下肢能连续徒手步行 3 min，并不少于 30 步；连续观察 2 周骨折处不变形，则观察的第 1 天即为临床愈合日期。

(2) 骨性愈合标准：具备以上条件；X 线片提示骨痂通过骨折线，骨折线消失或接近消失，髓腔再通。

【辅助检查】 临床怀疑骨折的患者应尽早进行影像学检查，尤其是不完全性骨折难以通过临床表现诊断，需及时采取 X 线片检查，以防漏诊、误诊耽误救治。脊柱、髋臼骨折需采用 CT 进一步明确，脊柱合并脊髓损伤者需做 MRI 检查明确脊髓损伤程度。

【治疗原则】

1. 复位 将骨折后发生移位的骨折断端重新恢复正常或接近原有解剖关系，以重新恢复骨骼的支架作用。复位的方法有闭合复位和手术复位。

2. 固定骨折 复位后，因不稳定，容易发生再移位，因此要采用不同的方法将其固定在满意的位置，使其逐渐愈合。常用的固定方法有小夹板、石膏绷带、外固定支架、牵引制动固定等，这些固定方法称外固定。如果通过手术切开用钢板、钢针、髓内针、螺丝钉等固定，则称内固定(图 17-5)。

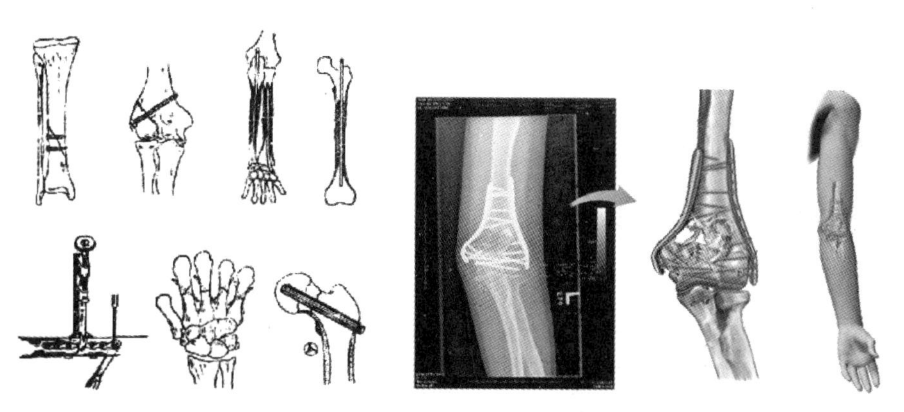

图 17-5　内固定

3. 功能锻炼 通过受伤肢体肌肉收缩，增加骨折周围组织的血液循环，促进骨折愈合，防止肌肉萎缩，通过主动或被动活动未被固定的关节，防止关节粘连、关节囊挛缩等，使受伤肢体的功能尽快恢复到骨折前的正常状态。功能锻炼分 3 个阶段。

(1) 骨折早期：伤后 1～2 周内，伤肢肿胀疼痛，骨折断端不稳定，容易再移位。此期功能锻炼的主要形式是患肢肌肉舒缩运动，如前臂骨折时做握拳和手指屈伸活动，股骨骨折做股四头肌舒缩运动，原则上骨折部上、下关节不活动，身体其他部位均应进行正常活动。此期间功能锻炼的主要目的是促进患肢血液循环，以利消肿和稳定骨折。

(2) 骨折中期：2 周后伤肢肿胀消退，疼痛减轻，骨折断端纤维连接，并逐渐形成骨痂，骨折部趋于稳定。此期锻炼的形式除继续增强患肢肌肉舒缩活动外，在医护人员或健肢的帮助下逐步恢复骨折部上、下关节的活动，并逐渐由被动活动转为主动活动。伤后 5～6 周，骨折部有足够的骨痂时，可以进一步扩大活动范围和增加力量，防止肌肉萎缩，避免关节僵硬。

(3) 骨折后期：骨折临近愈合后，功能锻炼的主要形式是加强患肢关节的主动活动和负重锻炼，使各关节迅速恢复正常活动范围和肢体正常力量。

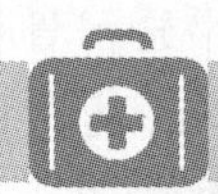

案例导入

患者，男，16 岁。左肱骨髁上骨折，行手法复位术，石膏绷带外固定。现患者前臂高张力肿胀，手指主动活动障碍，被动活动剧烈疼痛，桡动脉搏动触不清，感觉减退。

1. 该患者发生了什么情况？
2. 主要的护理问题是什么？目前该采取何种处理措施？

第二节　骨科外固定患者的护理

外固定指经手法复位或切开复位后，用于身体外部的固定，从而固定骨折断端，稳固复位，促进愈合。也可用于急救时的固定，主要是对骨折临时固定，防止骨折断端活动刺伤血管、神经等周围组织造成继发性损伤，并减少疼痛，便于抢救运输和搬运。

一、夹板固定患者的护理

【适应证】

(1) 四肢闭合性骨折。

(2) 开放性骨折而创面较小或经处理创口已愈合者。

(3) 陈旧性骨折适合于闭合复位的也可采用。

(4) 下肢长骨骨折或某些不稳定的骨折，使用夹板固定的同时常加用牵引、支架等其他外固定方法。某些关节附近骨折或关节内骨折，如股骨颈骨折、肱骨内上髁骨折等，因夹板不易固定，可用其他方法。

【操作要点】

1. 选择合适的夹板　夹板选用竹片、木板、树皮等作为材料制作而成，四边光滑，棱角修圆。夹板长度超过伤部上下两关节，接触肢体部分放置纱布和棉垫，外层以纱布包裹。

2. 局部保护　涂敷油膏，以活血化瘀、清热解毒、消肿止痛、疏通经络，涂敷范围可大一些，表面应平整。

3. 固定　将绷带松松地缠绕 4～5 圈后，再在适当的部位放置压垫，并以胶布固定。

4. 安放夹板　用 4 道扎带捆缚，先捆缚中间两道，再捆缚远侧和近侧的，捆缚时两手平均用力缠绕两周后打结。扎带的松紧以能在夹板面上下移动 1 cm 为准。

【护理评估】

1. 健康史　通过收集资料，评估以下内容：①基本资料，如了解患者年龄、体重、既往病史及生活自理能力状况；②了解患者受伤的经过及伤后的处理。

2. 身体状况　观察患者的生命特征、意识，判断有无并发症发生。观察患肢末端皮肤的温度、颜色、感觉及活动情况，有无疼痛和异常感觉，判断有无血运障碍。评估夹板长度及松紧度是否适宜，夹板边缘及骨隆突部位有无疼痛、红肿及皮肤损伤。

3. 辅助检查　影像学检查结果。

4. 心理和社会支持状况　①患者对夹板固定疗效有无充分认识，有无焦虑、因自理能力下降感觉急躁等心理；②家属对病人暂时丧失自理能力的照顾、支持程度。

【主要的护理诊断】

1. 焦虑/恐惧　担心治疗效果及预后。

2. 血管、神经周围障碍的危险　与夹板包扎过紧有关。

3. 肌肉萎缩　与夹板固定，缺乏功能锻炼有关。

4. 知识缺乏　缺乏夹板护理、功能锻炼相关知识。

【护理措施】

（一）操作前护理

解释取得患者配合，拍 X 线片，以备复位后对照，做好患者皮肤的清洁工作，有伤口的需更换敷料，有异常需及时通知医生。协助摆好固定体位。

（二）操作后护理

(1) 新病人进行床头交接班、重点观察。

(2) 抬高患侧肢体：至心脏水平，密切观察肢体肿胀程度。有异常立即通知医生解除外固定。

(3) 摆放功能位置：固定后，站立位时采取屈肘 90°，用三角巾悬吊于胸前。卧位时肘部自然伸直，前臂垫软枕抬高。下肢固定后抬高 15～20°，屈膝 10°，腘窝垫软枕。

(4) 观察患肢血运：包扎时应露出指、趾端，注意观察肢体末端的温度、颜色、感觉、动脉搏动、手指或足趾的活动情况等，一旦出现异常及时解除绷带，重新包扎，防止包扎过紧导致骨筋膜室综合征或缺血性肌痉挛。

(5) 每日检查绷带松紧度：伤后 4 天内防止过紧，5 天后防止过松，以绷带能上下移动 1 cm 为宜。

(6) 预防压疮：夹板两端、骨隆突处预防压迫性溃疡。

(7) 定期复查 X 线：夹板固定后第 3 天做 X 线透视一次，观察是否移位并及时纠正。2 周内勤复查，超过 2 周骨折部位形成骨痂，不易纠正。

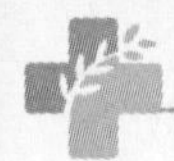

（三）健康指导

1. 密切观察包扎的松紧度 夹板固定后回家休养的患者，应告知患者及家属观察血运和绷带松紧度的方法。

2. 加强功能锻炼 指导患者尽早进行功能锻炼，防止长期不活动出现失用性肌萎缩，关节僵直、粘连和骨质疏松。

【护理评价】 通过治疗与护理，病人焦虑的情绪是否缓解，并积极配合治疗；出现并发症，是否得到及时发现和处理；掌握了夹板护理、功能锻炼的相关知识。

二、石膏绷带固定患者的护理

【适应证】

(1) 四肢骨折固定。

(2) 骨、关节炎症肢体制动，骨髓炎、骨结核、骨肿瘤术以及骨关节成形术肢体固定及模具模型制作。

(3) 周围血管、神经、肌腱断裂或损伤术后修复制动。

(4) 畸形矫正后固定。

【操作要点】

1. 摆放体位 取关节功能位，特殊情况按需摆放，置于石膏牵引架上或由专人维持。

2. 覆盖衬垫 石膏接触的皮肤外覆盖一层衬垫，可采用棉垫、纱块，防止产生压疮。

3. 浸透石膏 将石膏绷带置于 40 ℃温水中完全浸透（石膏卷停止冒气泡），取出石膏绷带，由两头向中间轻轻挤出过多水分（图 17-6）。

4. 石膏包扎 从肢体近侧向远侧，一圈绷带压住上一圈下 1/3，包 5～7 层。边缘、关节处、骨折部位可多包 2～3 层，手指、足趾外露，以便观察血运情况。一边包扎一边用手掌塑形手指或手掌抹平石膏，石膏干固前使石膏与肢体轮廓相符合。将内衬从内面向外拉出一些并包住石膏边缘使其平滑（图 17-7）。

5. 标记、干燥 自然风干 7～10 min，待石膏干燥硬固后用记号笔在石膏外注明打石膏日期及预定拆石膏的日期，有伤口可将其位置标明或将开窗位置标示出来。若天气寒冷，可用热风机吹干。石膏干固前切勿用手指按压石膏表面，以免导致向内凹陷。

6. 开窗 若石膏管型固定后需继续更换敷料或石膏下伤口需拆线，可于石膏管型尚未干固之前开窗，以便换药或拆线，如有局限性受压应立即开窗。

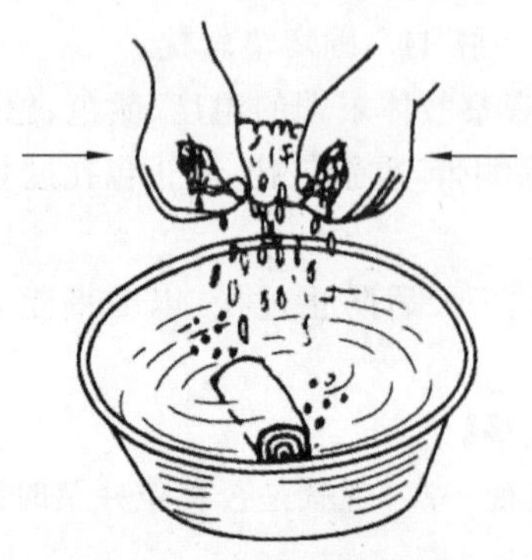

图 17-6 石膏绷带浸水法

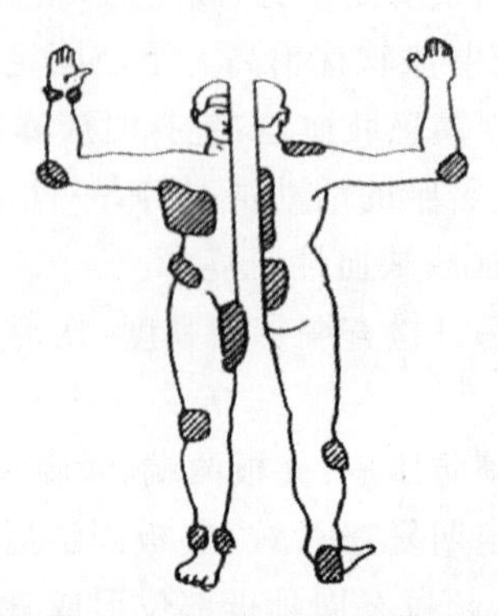

图 17-7 需放置内衬部位

【护理评估】

1. 健康史　了解患者年龄、体重、既往健康史及生活自理能力状况。

2. 身体状况　观察患者的生命特征、意识，判断有无并发症发生。观察患肢末端皮肤的温度、颜色、感觉及活动情况，有无疼痛和异常感觉，判断有无血运障碍。评估石膏干固情况及松紧度，石膏绷带有无污染、断裂，石膏边缘及骨隆突部位有无疼痛、红肿及皮肤损伤。石膏有无渗血、渗液。

3. 辅助检查　掌握患者影像学检查结果。

4. 心理和社会支持状况　①患者对石膏固定疗效有无充分认识，有无焦虑、因自理能力下降感觉急躁等心理；②家属对病人暂时丧失自理能力的照顾、支持程度。

【护理问题】

1. 焦虑/恐惧　担心治疗效果及预后。

2. 血管、神经周围障碍的危险　与夹板包扎过紧有关。

3. 肌肉萎缩　与石膏固定，缺乏功能锻炼有关。

4. 躯体活动障碍　与石膏固定，体位受限有关。

5. 知识缺乏　缺乏夹板护理、功能锻炼的相关知识。

【护理措施】

(一) 石膏固定前

解释取得患者配合，拍 X 线片，以备复位后对照，做好患者皮肤的清洁工作，有伤口的需更换敷料，有异常需及时通知医生。

(二) 石膏固定时

协助摆好固定体位，在容易受压处放置衬垫预防压疮(图 17-7)，用手掌平托石膏以免在石膏局部留下凹痕。

(三) 石膏固定后

1. 加快石膏的干固　可采用提高室温，用烤灯照射、红外线间歇烘烤，每次 20～30 min，防止烫伤。寒冷的冬季注意保暖，未干固的石膏需用毛毯覆盖，并用支架托起。

2. 病情观察　观察患肢血运情况，患肢末端温度、颜色、肿胀、剧痛、麻木等感觉情况，重视病人主诉，对原因不明的剧痛，应通报医生，按医嘱在石膏上开窗检查有无局部受伤，勿乱用止痛药。防止出现骨筋膜室综合征。

3. 保持石膏清洁　①观察石膏有无污染、潮湿或断裂。保持石膏清洁、干燥、边缘整齐；②观察有无渗血、出血，若有出血、渗血现象可以记号笔标记范围和时间，通知医生协助处理，并详细记录。

4. 并发症护理

(1) 骨筋膜室综合征　因机体骨筋膜室内各种压力增高或石膏绷带包扎过紧所致。密切观察，及时减压。

(2) 石膏综合征　多见于胸腹部石膏固定，或大型管状石膏包扎过紧，观察患者有无出现呼吸困难、持续恶心、反复呕吐、腹胀及腹痛症状。

(3) 关节僵硬、肌肉萎缩　坚持每天做患肢的主动或被动运动，预防肌萎缩、骨质疏松及关节僵硬。石膏固定部位做肌肉等长收缩，为固定部位加强功能锻炼，尽量鼓励患者生活自理。协助患者多翻身，肢体摆放于功能位。

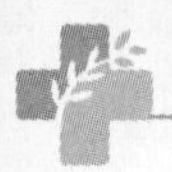

(4) 压疮、肺炎　卧床患者多做深呼吸，有效咳嗽排痰，预防坠积性肺炎。

5. 拆除石膏后　新生皮肤组织非常敏感，避免抓挠，用清水擦洗，外涂润肤露保护。因长时间不活动，患者在活动过程中会有不适感或疼痛感，随后可逐渐减轻。

(四) 健康指导

石膏固定肢体摆放于功能位，嘱患者多食入高热量、高蛋白、高维生素、易消化、含钙高食物。预防便秘，多吃水果、蔬菜，多摄入水分。保持石膏清洁干燥，防止石膏受压断裂。积极进行功能锻炼预防并发症。定期复查，有异常及时就医。

【护理评价】　通过治疗与护理，病人是否：①焦虑的情绪得到了缓解，并积极配合治疗；②出现并发症，是否得到及时发现和处理；③掌握了石膏外固定的护理、功能锻炼的相关知识。

三、牵引固定患者的护理

牵引是利用力学中作用力和反作用力的原理，通过重力的牵拉，作用于患肢，缓解骨折和脱位处软组织的紧张和回缩，使骨折或脱位复位，达到治疗的目的。牵引分持续性皮牵引、兜带牵引和骨牵引三类。

【适应证】

(1) 骨折、脱位的复位和固定。

(2) 矫形治疗。

(3) 缓解肌肉痉挛，防止畸形。

(4) 肢体制动，减轻疼痛，预防畸形和病理性骨折。

【操作要点】

1. 皮牵引　把胶布贴在皮肤上，通过牵拉胶布进行牵引。因为牵引是通过牵拉皮肤再拉到皮下组织和骨骼，故又称间接牵引法。此种牵引的优点是操作简便，不需要穿破骨组织，对肢体损伤小，痛苦少。缺点是不能承受太大的重量，一般不超过 5 kg，否则易拉脱胶布。所以，一般用于小儿或老弱患者的骨折牵引或关节炎症时矫正与固定。一般维持 3～4 周，皮肤有创伤、炎症、溃疡、粘膏过敏以及静脉曲张等者，不宜使用。皮牵引操作前，应将局部皮肤洗净、剃除毛发。

(1) 胶布牵引：用于四肢牵引，局部皮肤涂抹甲苯酸酊，增加黏度，减少对胶布过敏(婴儿除外)。骨突隆处加棉垫，以防受压。胶布宽度为患肢最细处周径 1/2，粘贴范围：前臂牵引自桡骨小头下缘至腕部。上臂牵引自上臂中部至腕部。小腿牵引自胫骨结节至踝关节。大腿牵引起自大腿中上 1/3。沿肢体纵轴粘贴胶布于肢体两侧，使之与皮肤紧贴、平整、无皱褶。为防胶布滑脱可外加绷带包扎，30 min 后胶布粘连紧密可加牵引锤进行牵引(图 17-8)。

(2) 海绵带牵引：将海绵带平铺于床上，用毛巾包裹需牵引的肢体，骨突隆处垫棉垫。海绵带包好肢体，扣上尼龙扣，松紧适宜，拴好牵引绳(图 17-9)，可用于对胶布过敏的患者。

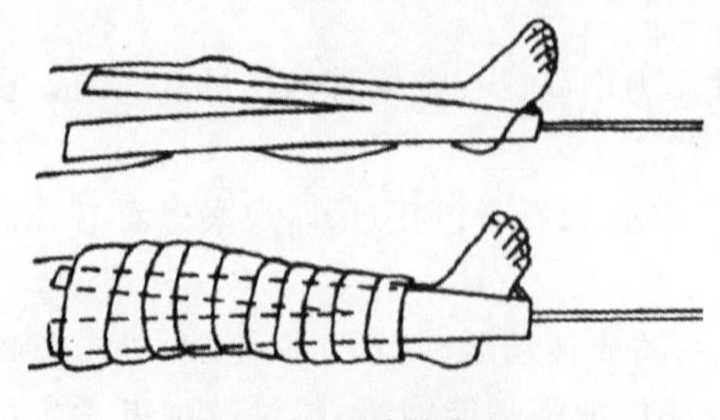

图 17-8　下肢胶布牵引

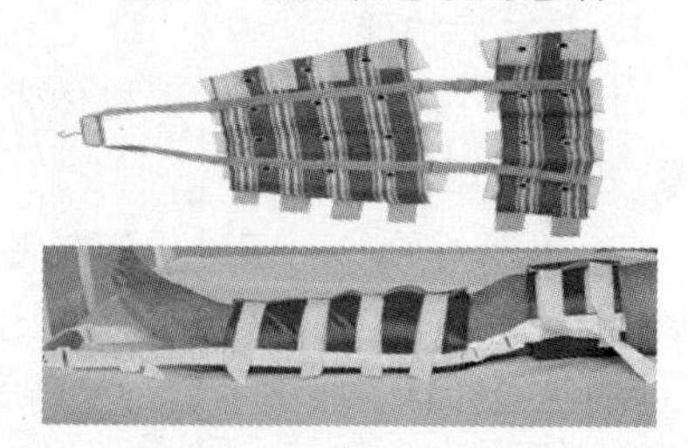

图 17-9　下肢海绵带牵引

2. 兜带牵引　利用布带或海绵兜带，托住身体突出部位并施加牵引力。

(1) 枕颌带牵引：病人取坐位或卧位，用枕颌带托住下颌及枕骨粗隆部，向头顶方向牵引(图 17-10)。牵引时使枕颌带两端分开，保持比头稍宽的距离，牵引重量 3～10 kg。适用于颈椎间盘突出、神经根型颈椎病、颈椎骨折及脱位。

(2) 骨盆带牵引：将骨盆带包扎在骨盆，保证其宽度有 2/3 在髂嵴以上的腰部，两侧各一个牵引带，两侧牵引重量相等，方向一致(图 17-11)。牵引总重量不超过 10 kg，抬高床尾 20～25 cm，使人体重量作为对抗牵引力。该牵引适用于腰椎间盘突出及腰部软组织疾病的病人。

(3) 骨盆悬吊牵引：将兜带从后方包住骨盆，前方两侧各系牵引绳，交叉至对侧上方通过滑轮及牵引支架进行牵引，将臀部抬离床面 5 cm 为宜(图 17-12)。适用于骨盆骨折有明显分离移位或骨盆环骨折有向上移位及分离移位的患者。

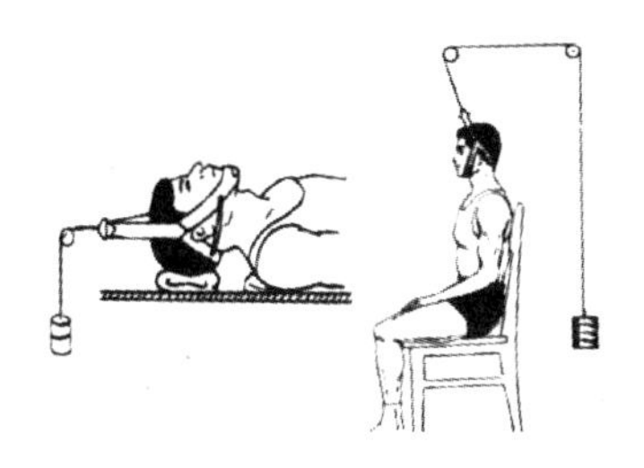

图 17-10　枕颌带牵引

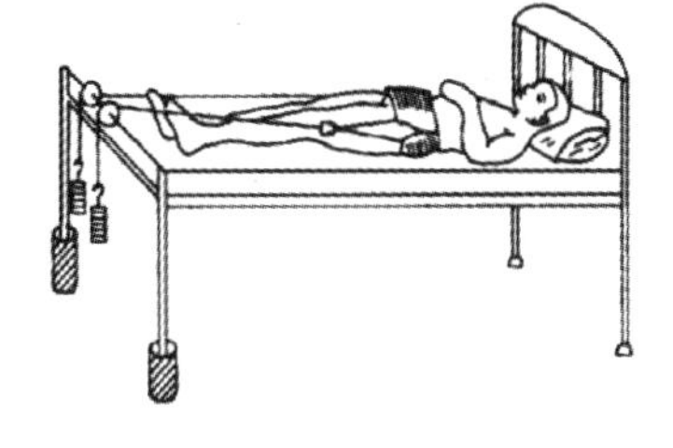

图 17-11　骨盆带牵引

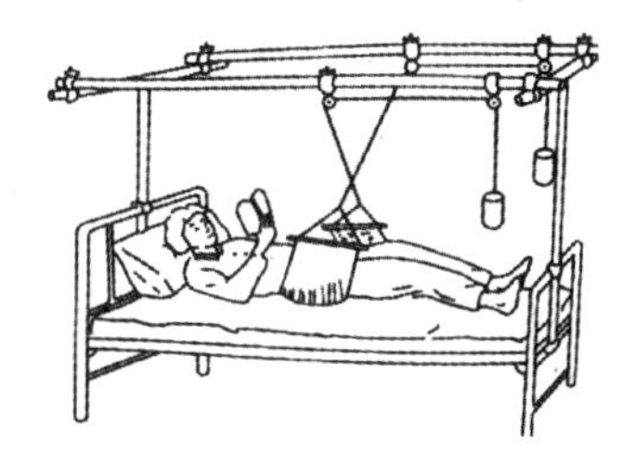

图 17-12　骨盆悬吊牵引

3. 骨牵引　又称直接牵引，系利用钢针或牵引钳穿过骨质，使牵引力直接通过骨骼而抵达损伤部位，并起到复位、固定和休息的作用。优点是可承受较大的牵引重量，阻力较小，可以有效地克服肌肉紧张，不致引起皮肤发生水疱、受压、循环障碍。缺点是钢针经皮肤穿入骨质，处理不当可引起针眼处感染；进针部位不准确，可损伤关节囊或神经血管；儿童采用骨牵引容易损伤骨骺。进针部位包括：颅骨、尺骨鹰嘴(图 17-13)、股骨髁上、胫骨结节、根骨。

(1) 局部皮肤消毒、铺巾、局麻：做皮肤小切口，协助医生将钢针钻入骨质，并穿过骨质从对侧皮肤穿出。针空处皮肤用酒精纱布覆盖。

(2) 安装相应的牵引弓：系牵引绳，通过滑车，家属需用重物进行牵引。

(3) 预防损伤：牵引针外露的两端可套上软木塞或有胶皮盖的小瓶，以免刺伤皮肤或划破被褥。

(4) 以颅骨牵引为例：采用安全钻头穿过颅骨外板，将牵引弓两侧的钉尖插入此孔，旋紧固定螺丝，扭紧固定防止滑脱(图 17-14)。

(5) 牵引重量：为患者体重的 1/10～1/7。

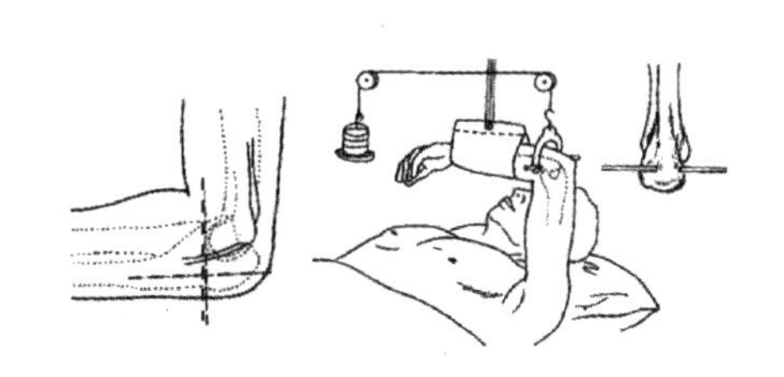

图 17-13　骨牵引

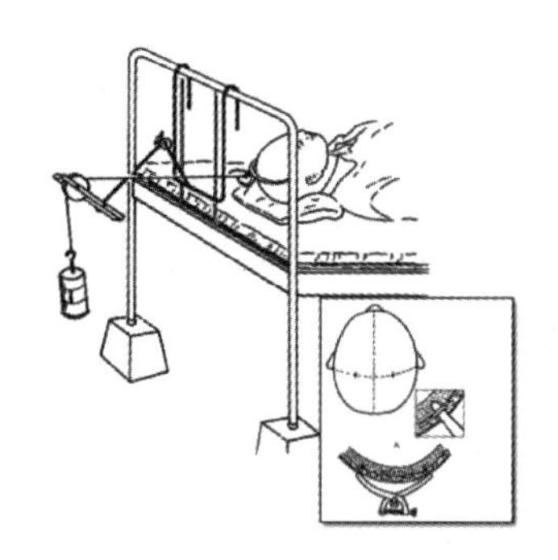

图 17-14　颅骨牵引

【护理评估】

1. 健康史 评估患者的年龄、体重、健康状况、既往病史。以判断患者对牵引治疗的耐受力。

2. 身体状况 重点评估意识、体温、呼吸、脉搏、血压、尿量等。观察患肢的血运、感觉和活动情况。评估牵引是否合理有效，牵引的重量和方向、牵引绳是否受压、牵引锤的距离是否合适、肢体位置摆放是否适宜。评估患者有无胶布过敏、海绵带是否松动移位、牵引针有无偏移、牵引针处有无分泌物等。

3. 辅助检查 评估影像学检查结果。

4. 心理和社会支持状况 ①患者对牵引术是否充分认识并能积极配合；②患者家属对牵引治疗的认知程度和支持程度。

【常见护理诊断/问题】

1. 躯体移动障碍 与外伤、牵引有关。

2. 皮肤完整性受损的危险 与牵引针穿刺、长期卧床和胶布过敏有关。

3. 周围血管神经功能障碍的危险 与牵引导致的局部受压有关。

4. 知识缺乏 缺乏牵引护理、牵引期间功能锻炼的相关知识。

5. 潜在并发症 足下垂、呼吸道、尿道感染、关节僵直等。

【护理措施】

（一）牵引前护理

(1) 护理人员向患者及家属解释说明牵引术的目的、体位、牵引时间及可能出现的不适等，取得配合。

(2) 皮肤准备 剃净患肢毛发，用温水洗净，外涂苯甲酸酊保护，并准备牵引装置。

（二）牵引后的护理

1. 每日床边交接班

2. 保持有效牵引 皮牵引每日检查胶布绷带、海绵带有无松脱，骨牵引每日检查牵引弓，并将螺丝拧紧防止牵引脱落。牵引锤应保持悬空，牵引重量不可随意增减，牵引绳不可随意放松或受外力压迫。保持对抗牵引力，颅骨牵引者需抬高床头，下肢牵引者需抬高床尾，小儿双腿悬吊牵引时臀部需离开床面，以形成反向牵引。保持正确的体位，牵引方向与近侧肢体成一条直线。

3. 防止过度牵引 每日测量肢体长度，以防过度牵引。在牵引数日后可通过X线摄片及时了解骨折复位情况，并及时调整。牵引重量可从最大开始，复位后逐渐减少。不同部位牵引重量不同，上臂为体重的1/20～1/15，小腿牵引为体重的1/15～1/10，大腿牵引为体重的1/10～1/7。

4. 保持有效血液循环 皮牵引时密切观察患者末梢血运情况，检查局部包扎有无过紧、牵引重量是否过大，若局部出现青紫、肿胀、麻木、发冷、疼痛、脉搏微弱及运动障碍，应详细检查、分析病因并及时通知医生。

5. 加强局部皮肤护理 观察胶布牵引患者胶布边缘皮肤有无水疱或皮炎。若有水疱，可用无菌注射器穿刺抽液。若水疱面积大，过敏严重，应去除胶布更换其他牵引法。骨牵引时，穿刺针处皮肤应保持清洁，用无菌纱布覆盖。每日用酒精消毒，预防感染。若钢针移位，需消毒后调整位置。若已感染需彻底引流，严重者需拔出钢针，更换位置重新牵引。

6. 预防并发症 ①足下垂：下肢牵引时距小腿关节呈自然足下垂，加之关节不活动，导致跟腱痉挛和足下垂。且腓总神经表浅，长时间受压容易受损，导致足下垂。因此下肢牵引应在膝盖外侧垫棉垫，防止腓总神经受压，用足底托板、沙袋或给患者穿丁字鞋（图 17-15），将足底垫起，保持踝关节于功能位。加强足部的主、被动运动，检查局部有无受压，及时去除致病因素。②压疮：牵引期间需卧床休息，骨突隆部位，如肩胛部、骶尾部、足跟、关节处容易受压形成压疮，故应垫棉垫、软枕、气垫、硅胶垫等加以保护。保持床单位清洁、平整。③坠积性肺炎：长期卧床患者，尤其是老年人，协助其定期翻身、拍背，促进排痰。鼓励患者卧床期间做深呼吸、用力咳嗽，定时利用牵引架上拉手做牵拉运动，以利于肺扩张。④深静脉血栓：指导患者做肌肉的等长收缩，有规律的功能锻炼。⑤便秘：多吃蔬菜、水果等含高纤维丰富的食物，按摩腹部，刺激肠蠕动，若发生便秘，遵医嘱给予缓泻剂。

（三）健康指导

1. 饮食指导 指导患者多吃高蛋白、高维生素、高纤维素、含钙饮食。

2. 功能锻炼 指导患者循序渐进进行功能锻炼。

3. 定期复查 出院 2 周后复查。

【护理评价】 通过治疗与护理，病人是否：①焦虑的情绪得到了缓解，并积极配合治疗；②出现并发症，是否得到及时发现和处理；③掌握了牵引术的护理及功能锻炼的相关知识。

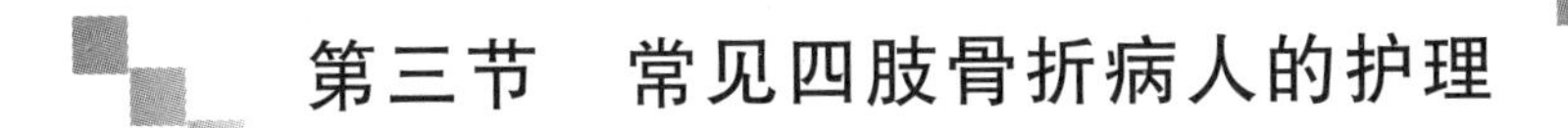

第三节 常见四肢骨折病人的护理

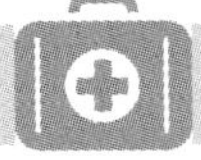

案例导入

患者，女，66 岁，跌倒时前臂旋前，腕关节背伸，手掌撑地，2 h 后来院查，患者腕部明显肿胀、压痛及功能障碍，侧面观呈“餐叉”样畸形。

1. 该患者发生了什么情况？

2. 该患者存在哪些护理问题？该如何处理？

四肢骨折包括上肢、下肢骨折。上肢骨折：锁骨骨折、肱骨干骨折、肱骨髁上骨折、尺桡骨干双骨折、Colles 骨折。下肢骨折：股骨颈骨折、股骨干骨折、胫腓骨干骨折。

一、锁骨骨折

多发生在锁骨中外 1/3，常见于青少年。

【病因】 多因间接暴力引起，如侧方跌倒时肩部着地，力量传导至锁骨可导致锁骨斜形骨折。胸部上方遭直接暴力撞击，也可发生锁骨横行或粉碎性骨折，但比较少见。

【临床表现】 局部肿胀、疼痛，皮下淤斑。肩部活动时疼痛加剧。患者头常偏向患侧，健侧的手拖住患侧肘部来缓解疼痛。

【辅助检查】 X线可确定骨折类型，尤其是儿童锁骨骨折多为青枝样，需尽早进行X线检查。

【治疗原则】

1. 手法复位固定 适用于无移位的锁骨骨折患者。让患者挺胸，双肩向后使骨折断端向后上移位，使骨折复位。采用8字绷带外固定。

2. 手术复位 适用于开放性锁骨骨折或伴有周围血管、神经损伤者。手术复位后，可采取螺丝钉、钢板内固定。

二、肱骨干骨折

发生在肱骨外科颈下1～2 cm至肱骨髁上2 cm段内的骨折。

【病因】 多因直接或间接暴力引起。如打击伤、挤压伤或火器伤等，多发生于中1/3处，多为横行骨折、粉碎性骨折或开放性骨折，有时可发生多段骨折。如跌倒时手或肘着地，地面反向暴力向上传导，与跌倒时体重下压暴力相交于肱骨干某部即发生斜行骨折或螺旋形骨折，多见于肱骨中下1/3处，此种骨折尖端易刺插入肌肉，影响手法复位。旋转暴力，如投掷重物扭转前臂时，多可引起肱骨中下1/3交界处骨折，所引起的肱骨骨折多为典型螺旋形骨折。

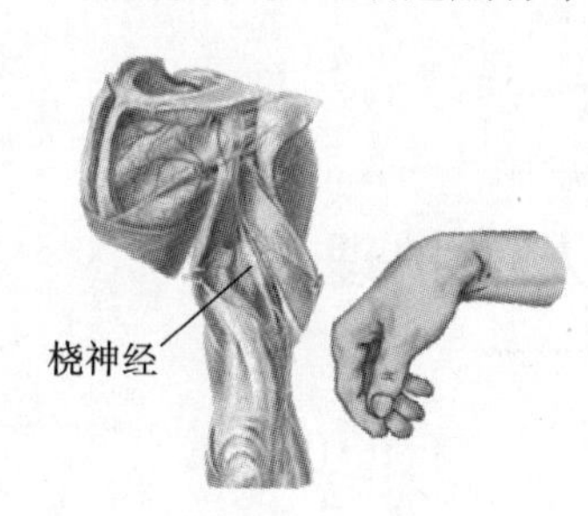

图 17-15 垂腕

【临床表现】 患侧上臂肿胀、疼痛、畸形、皮下淤斑、功能障碍。患肢缩短，出现假关节活动，触之出现骨擦感。肱骨干中下1/3骨折易损伤桡神经，会出现垂腕畸形(图17-15)，各手指关节不能背伸，前臂旋后障碍，手背桡侧皮肤感觉减弱或消失。

【辅助检查】 X线片可确定骨折类型和移位方向。

【治疗原则】

1. 手法复位外固定 可在局麻或臂丛麻醉下进行手法复位，复位后用悬臂石膏固定；嵌插骨折通常采取吊带固定。为防止肱骨关节盂的活动可用肩部固定器。

2. 手术复位内固定 通过手术在直视情况下解剖复位，用钢板、螺丝钉或带锁髓内钉进行固定。

3. 康复锻炼 嘱患者做手指、手掌、关节和上臂肌肉的主动舒缩运动，促进康复，防止肩关节僵硬萎缩。

三、肱骨髁上骨折

肱骨髁上骨折是发生在肱骨干与肱骨髁交界处的骨折，多见于5～12岁儿童。

【病因及分类】 肱骨髁上骨折多系间接暴力所致，多发生于运动伤、生活伤和交通事故。根据暴力来源和移位方向，通常将骨折分为伸直型和屈曲型(图17-16)。

1. 伸直型 多见，跌倒时肘关节在半屈曲或伸直位，手心触地，地面反作用力经前臂传达至肱骨下端，导致髁上部伸直型骨折。骨折近端向前移位，损伤正中神经和肱动脉。骨折远端向侧方移位可挫伤桡神经或尺神经。

2. 屈曲型 较少见，肘关节在屈曲位跌倒，暴力由后下方向前上方撞击尺骨鹰嘴，髁上骨折后远端向前移位，骨折线常为后下斜向前上方，与伸直型相反。很少发生血管、神经损伤。

【临床表现】 患侧肘部肿胀、疼痛、功能障碍。伸直型骨折，鹰嘴和远端骨折端向后方突出，骨折端近端向前移位，肘关节处可见畸形，但肘后三角关系正常，可有骨擦音、反常活动等。肱动脉损伤或受压会出现血管痉挛，导致前臂缺血性肌痉挛；正中神经损伤导致“猿形手”畸形(图 17-17)。

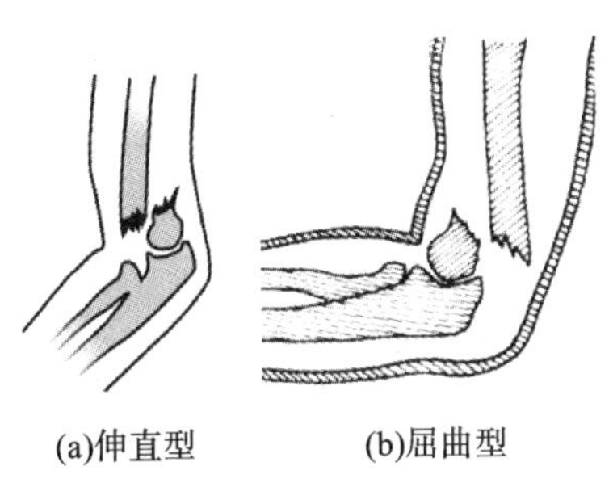
(a)伸直型　(b)屈曲型

图 17-16　肱骨髁上骨折

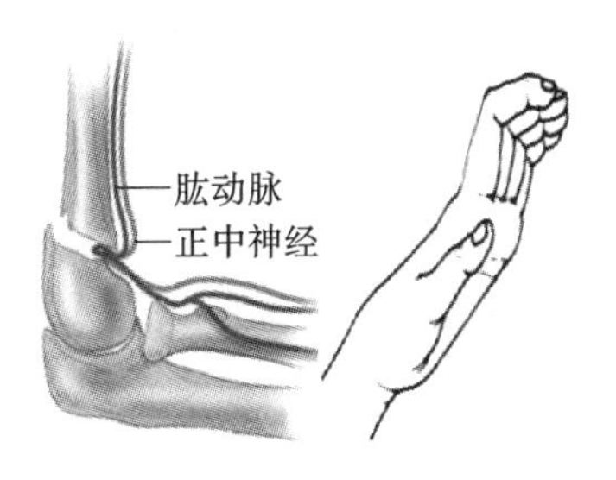

图 17-17　猿猴手

【辅助检查】 X线片可确定骨折类型和移位方向。

【治疗原则】

1. 手法复位外固定　肘部肿胀较轻、桡动脉搏动正常者可采取手法复位和石膏外固定。伸直型骨折复位后，屈肘 60°～90°，用三角巾悬吊于胸前。

2. 手术复位内固定　手法复位失败，或肘部严重肿胀且桡动脉搏动微弱、消失，患肢剧痛、苍白、麻木、发凉者需通过手术在直视情况下解剖复位，用钢板、螺丝钉或带锁髓内钉进行固定。

3. 持续牵引　若患者受伤时间较长，肘部肿胀严重并出现水疱，但桡动脉搏动良好，可行尺骨鹰嘴窝牵引，牵引重量 1～2 kg，时间 3～5 天，待水肿消失后，再行手法复位。

四、尺桡骨双骨干骨折

尺桡骨双骨干骨折(图 17-18)较为多见，约占全身骨折的6%。多见于青少年。由于解剖功能的复杂关系，两骨干完全骨折后，骨折端可发生侧方、重叠、成角及旋转移位，复位要求较高。

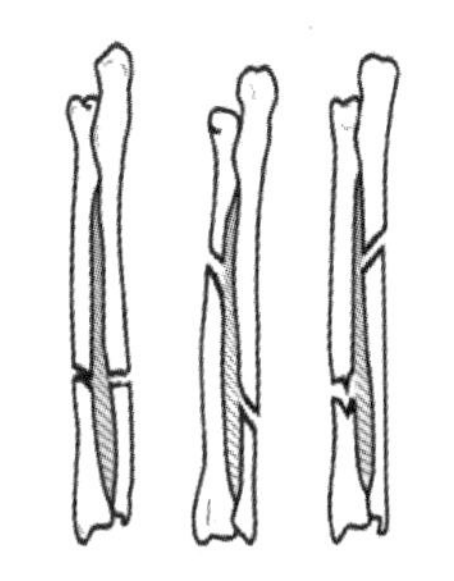

图 17-18　尺桡骨双骨干骨折

【病因及分类】

1. 直接暴力　多为重物打击或刀砍伤，两骨的骨折线在同一平面，呈横行、粉碎性骨折，组织损伤严重。

2. 间接暴力　多为跌倒时手掌着地，地面反作用力沿腕部及桡骨下端上传，致桡骨中 1/3 骨折，暴力又通过骨间膜斜行向远端，造成尺骨低位骨折。

3. 扭转暴力　前臂尺桡骨在极度旋前或旋后时，互相扭转，出现骨折。

【临床表现】 患侧前臂肿胀、疼痛、皮下淤斑、功能障碍。骨折部位有压痛、明显畸形，可有骨擦音和反常活动。严重者可出现疼痛进行性加剧、肢体肿胀、手指呈屈曲状态、皮肤苍白发凉。双骨干骨折，周围组织损伤严重，毛细血管充血肿胀，可出现骨筋膜室综合征。

【辅助检查】 X线片可确定骨折类型和移位方向。

【治疗原则】

1. 手法复位外固定　儿童青枝骨折多有成角畸形或成人轻度移位前臂双骨折，可在适当麻醉下，轻柔手法牵引纠正，石膏、夹板外固定6～8周。屈肘90°，三角巾悬吊在胸前。

2. 对前臂软组织、肌肉、血管损伤严重、肿胀引起前臂骨筋膜室综合征者，必须早期切开减压，对软组织损伤较严重的开放性骨折、桡尺骨干多处骨折，以及难以手法复位或外固定的骨折，应切开复位，行钢板、髓内针或螺钉内固定。

五、桡骨远端骨折

桡骨远端骨折发生率较高，约占平时骨折的10%。多见于老年妇女，青壮年发生均为外伤暴力较大者。骨折发生在桡骨远端2～3 cm范围内。常伴桡腕关节及下尺桡关节的损伤。

【病因及分类】

1. 伸直型骨折(Colles骨折) 最常见，多为间接暴力致伤。跌倒时腕关节处于背伸及前臂旋前位，手掌着地，暴力集中于桡骨远端松质骨处而引起骨折。骨折远端向背侧及桡侧移位(图17-19)。

2. 屈曲型骨折(Smith骨折) 较少见，骨折发生原因与伸直型骨折相反，故又称反Colles骨折。跌倒时手背着地，骨折远端向掌侧及尺侧移位。

3. 巴尔通骨折(Barton骨折) 跌倒时手掌或手背着地，暴力向上传递，通过对腕骨的撞击引起桡骨关节面骨折，在桡骨下端掌侧或背侧形成一带关节面软骨的骨折块，骨折块常向近侧移位，合并腕关节脱位或半脱位。

【临床表现】 腕部肿胀、压痛明显，手和腕部活动受限。伸直型骨折典型正面观呈“枪刺样”畸形，侧面观呈“餐叉状”畸形(图17-20)。屈曲型骨折畸形与伸直型相反。

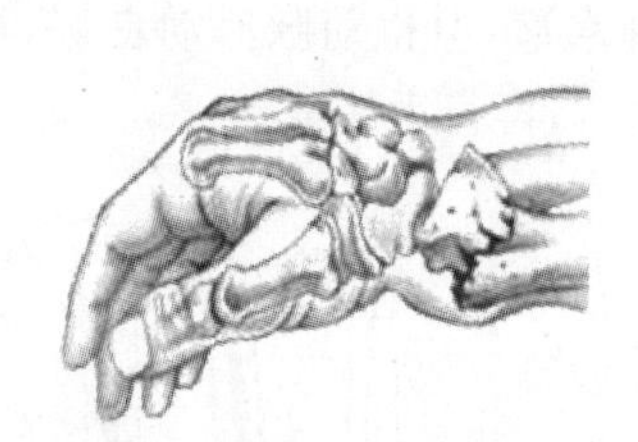

图17-19 Colles骨折

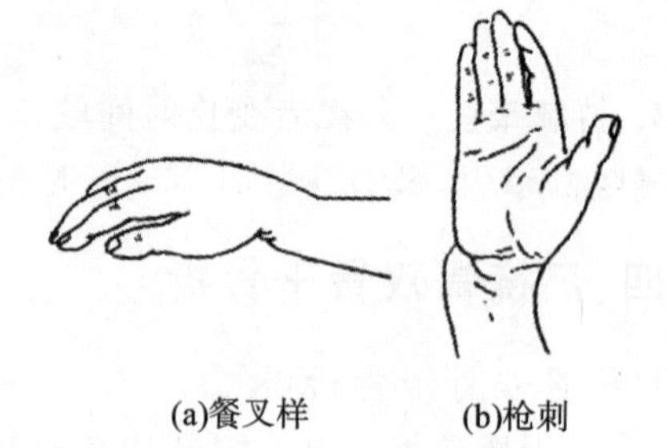

(a)餐叉样 (b)枪刺

图17-20 Colles骨折畸形

【辅助检查】 X线片可确定骨折类型和移位方向。

【治疗原则】 多采取手法复位。伸直型骨折复位后，保持腕关节掌屈及尺偏位，石膏或外固定架固定4周。屈曲型骨折复位后，腕关节背屈和旋前位固定4周。

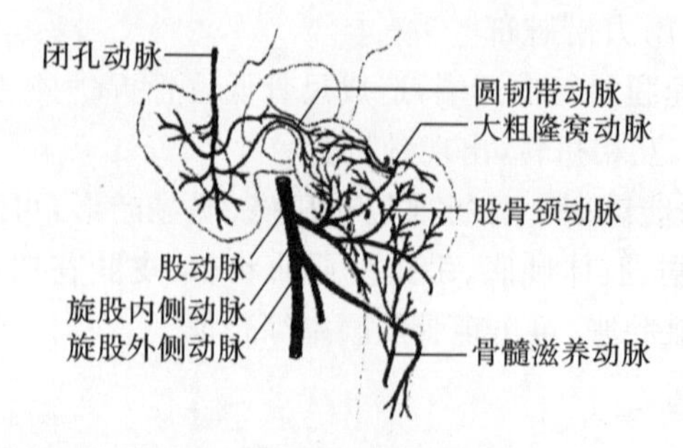

图17-21 股骨颈血管分布

六、股骨颈骨折

多见于50～70岁女性。因老年人骨质疏松，股骨颈脆弱，轻微跌倒即可发生骨折。该部位血运较差(图17-21)，若骨折处理不及时、不适当，都会导致骨折不愈合(约15%)或并发股骨头缺血性坏死(20%～30%)。

【病因及分类】 股骨颈骨折是指由于骨质疏松、老年人髋周肌肉群退变、下肢突然扭转，或年青

人遭受严重外伤所致的股骨颈断裂。

(1) 按骨折线部位分类(图 17-22)：

①股骨头下骨折：骨折线位于头下，发生股骨头缺血性坏死机会最大。②经股骨颈骨折：骨折线位于股骨颈中部。骨折损伤股骨干发出的滋养血管升支，也易引起股骨头缺血性坏死。③股骨颈基底骨折：骨折线位于股骨颈与大小转子之间，对血管损伤小，不易引起股骨头坏死，骨折愈合快。

(2) 按 X 线表现分类：

①内收型骨折：远端骨折线与两髂嵴连线的夹角(Pauwells 角)大于 50°(图 17-23)，此型为不稳定性骨折，夹角越大越不稳定。②外展型骨折：Pauwells 角小于 30°的为外展型骨折，为稳定性骨折，但整复时操作不当也可成为不稳定性骨折。

(3) 按移位程度分类：

①不完全骨折：多为股骨颈出现裂纹。②完全骨折：骨折线贯穿股骨颈，完整性完全破坏。

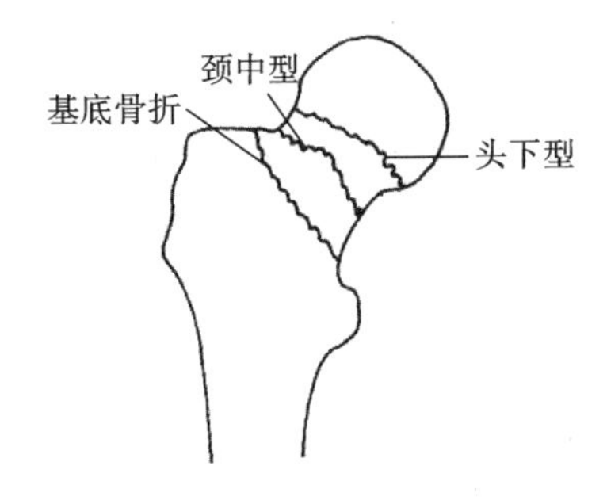

图 17-22　按骨折线部位分类

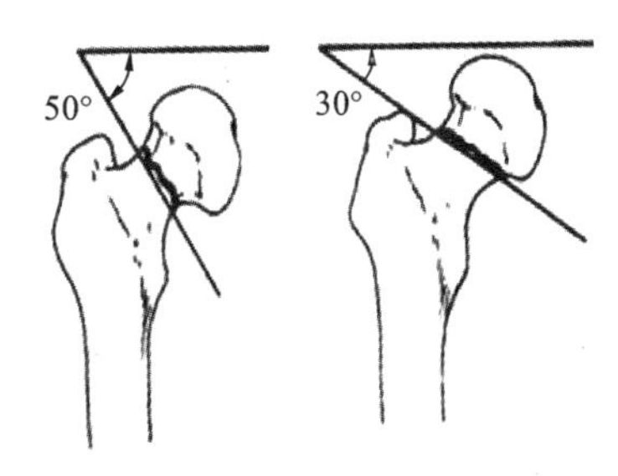

图 17-23　Pauwells 角

【临床表现】　髋部肿胀、疼痛，移动患肢时疼痛明显。在患肢足跟部或大粗隆部叩击时，髋部感觉疼痛。移位骨折病人在伤后不能坐起或站立。患肢短缩畸形，多有轻度屈髋屈膝及外旋 45°～60°。但嵌插骨折的患者，畸形不明显，伤后仍可勉强行走或骑车，易漏诊，使无移位的稳定性骨折变成移位的不稳定性骨折。

【辅助检查】　X 线片可确定骨折类型和移位方向。

【治疗原则】

1. 非手术治疗　外展型无明显移位或有嵌插的股骨颈骨折，用持续皮牵引 6～8 周，保持患肢外展中立位。治疗期间注意股四头肌、踝关节的功能锻炼。3 个月后可拄拐下地，患肢不可负重，6 个月后可弃拐行走。

2. 手术复位　内收型和有移位的外展型，牵引复位失败的，可在 X 线透视下行手法复位后闭合复位后再行手术内固定。手法复位失败可采取切开复位加内固定。年龄较大者，为防止不愈合或并发缺血性坏死，可行股骨头或人工关节置换术。

七、股骨干骨折

股骨是人体中最长的管状骨，股骨小转子以下及股骨髁上部位的骨折为股骨干骨折，多见于青壮年。

【病因及分类】　多因强大的暴力因素所致，直接暴力可导致股骨干横行或粉碎性骨折。间接暴力可导致股骨斜形或螺旋形骨折。

1. 股骨上 1/3 骨折　近端受髂腰肌、臀中肌、臀小肌外旋肌群的作用，向前、向外旋转移位；远端受内收肌群牵拉，向内、向后方移位，造成向外成角及缩短畸形。

2. 股骨中 1/3 骨折 骨折断端移位无一定规律，与暴力方向有关。

3. 股骨下 1/3 骨折 断端受腓肠肌的牵拉可向后移位，压迫或损伤腘动静脉和胫腓总神经，骨折近段内收向前移位（图 17-24）。

【临床表现】 局部疼痛、肿胀、畸形明显，活动障碍，远端肢体异常扭曲，常出现反常活动、骨擦音。股骨干是人体最粗壮的管状骨，骨折时出血量较大易导致休克症状及体征。

【辅助检查】 X 线可确定骨折类型和移位方向。

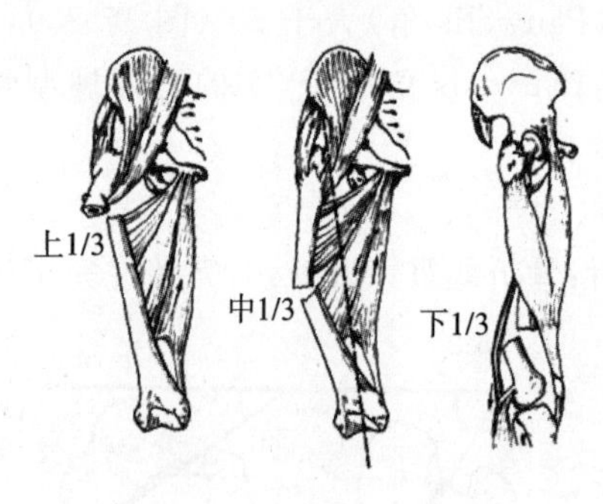

图 17-24 股骨干骨折

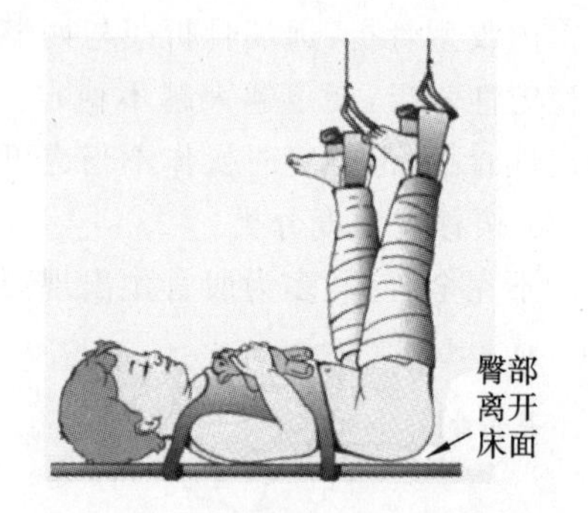

图 17-25 垂直悬吊皮牵引闭合性

【治疗原则】

1. 非手术治疗

（1）手法复位：横行骨折需待重叠畸形矫正后行手法复位，随后可持续牵引复位。

（2）牵引复位：①垂直悬吊皮牵引：适用于 3 岁以下的儿童股骨干骨折。这种方法简易有效，3～4 周后骨折愈合。将双下肢向上悬吊，牵引重量使臀部稍离开床面为宜（图 17-25）。②骨牵引：12 岁以上青少年和成人则适于做骨牵引。持续 4～6 周，改用单侧髋人字石膏或局部石膏装具固定至 8～12 周，直至骨折完全愈合。

（3）外固定：股骨干骨折合并大范围软组织损伤患者可采用外固定器进行固定。

2. 手术治疗 适用于非手术治疗失败，伴随血管、神经损伤者，病理性骨折或者是不适合长期卧床的老年人。股骨上 1/3 骨折多采用髓内针固定。此法具有术后不用外固定及早期下床活动的优点。股骨中 1/3 骨折采取钢板螺丝钉固定，中下 1/3 骨折采用角状钢板固定。

八、胫腓骨骨折

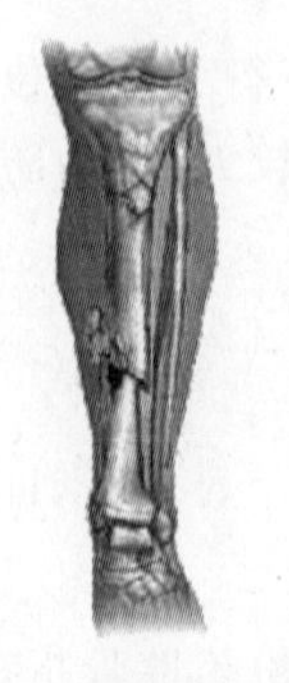
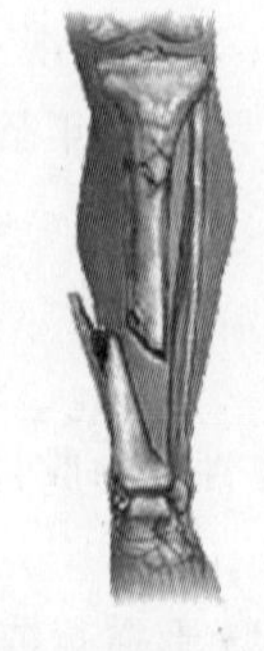

图 17-26 胫腓骨骨折

胫骨是连接股骨下方的支撑体重的主要骨骼，腓骨是附连小腿肌肉的重要骨骼，承担 1/6 的体重，胫腓骨骨干骨折在全身骨折中最为常见，指发生在胫骨平台以下至踝关节以上的骨折。10 岁以下儿童尤为多见。

【病因及分类】 多因强大的暴力因素所致，直接暴力可导致股骨干横行或粉碎性骨折，间接暴力可导致股骨斜形或螺旋形骨折。因胫骨前内侧紧贴皮肤，可导致开放性骨折（图 17-26）。

1. 胫骨上 1/3 骨折 骨折远端向上移位，易压迫腘动脉，造成小腿下段严重缺血性坏死。

2. 胫骨中 1/3 骨折 淤血潴留在小腿的骨筋膜室，增加室内压力造成缺血性肌挛缩。

3. 胫骨中下1/3骨折　易导致滋养动脉断裂，血运差易引起骨折延迟愈合甚至不愈合。

【临床表现】　局部疼痛、肿胀、功能障碍，患肢出现缩短或成角畸形。应注意是否伴有腓总神经、腘窝动脉损伤的症状及体征。开放性骨折可见骨折断端外露，往往骨折引起的并发症比骨折本身所产生的后果更严重。

【辅助检查】　X线片可确定骨折类型和移位方向。

【治疗原则】

1. 手法复位外固定　稳定性横形骨折或斜形骨折，行闭合手法复位后，用长腿石膏或夹板固定。

2. 牵引术　斜形、螺旋形、粉碎性胫腓骨折可采取跟骨牵引5周左右，去除牵引后采取长腿石膏或夹板固定。

3. 手术复位　手法复位失败可采取手术切开复位加螺丝钉、钢板内固定，或加压接骨板固定。

九、四肢骨骨折患者的护理

【护理评估】

1. 健康史　重点询问受伤部位、原因、时间，外力的作用方式、性质，现场的急救处理情况。了解患者既往史，如有无肿瘤、炎症、骨骼病变、骨折外伤史，近期有无服用激素类药物等。

2. 身体状况　评估患者的生命体征，如体温、脉搏、呼吸、血压、尿量、伤口出血情况等。了解有无休克及其他合并伤。评估患者的局部情况，如有无肿胀、疼痛、畸形、功能障碍、骨擦音、异常活动等。评估患肢局部血运情况，如皮肤温度、色泽、感觉、运动、脉搏搏动情况等。

3. 心理社会状况　患者因意外受伤导致功能障碍，活动受限和生活不能自理从而产生焦虑、紧张、烦躁的心情；同时评估患者家属对疾病的治疗承受能力及对康复知识的认知程度。

【常见护理诊断/问题】

1. 疼痛　与创伤有关。

2. 体液不足的危险　与创伤后组织大出血有关。

3. 周围血管、神经功能障碍的危险　与骨折合并软组织受伤有关。

4. 自理能力缺陷　与骨折后肢体制动、石膏固定、牵引等有关。

5. 知识缺乏　缺乏骨折相关功能锻炼、日常护理的相关知识。

6. 潜在并发症　感染、脂肪栓塞、骨筋膜室综合征、缺血性肌痉挛、关节僵硬。

【护理措施】

(一) 非手术治疗护理

1. 一般护理

(1) 体位：保持功能位，预防畸形。骨折早期，肢体肿胀明显，可在不影响固定的前提下，用软枕抬高患肢，促进淋巴、血液回流，减轻组织肿胀。

(2) 饮食：给患者提供高热量、高蛋白、高维生素、易消化饮食，防止便秘。因长期卧床，骨质脱钙，为预防泌尿系统结石和感染，应多喝水。

(3) 加强生活护理:给予患者生活上的照顾,满足基本生活需求。同时尽量鼓励患者完成力所能及的自理活动。

(4) 环境护理:保持病史温湿度适宜,清洁无异味,床单清洁、干燥、平整。增进舒适感。

2. 病情观察

(1) 局部情况:观察患肢肿胀、疼痛、感觉、运动功能的变化情况,局部皮肤温度、颜色、动脉搏动情况,来判断患肢血运情况是否良好。

(2) 全身情况:观察患者生命体征、意识、尿量,出血量多时需监测中心静脉压,观察有无休克和脂肪栓塞等情况,并及时给予处理。

3. 疼痛护理

(1) 评估疼痛部位、性质、程度及原因。及时发现有无骨筋膜室综合征发生。

(2) 减轻疼痛,不可盲目使用止痛剂,以防掩盖病情。可抬高患者促进血运、淋巴回流以减轻局部胀痛,若是骨筋膜室综合征,需及时切开减压。疼痛持续不缓解,需通知医生。

(3) 各项护理操作动作应轻柔,保护好损伤部位,避免牵拉患肢。

4. 心理护理 多与病人交谈,了解患者心态,针对性地进行健康教育,消除顾虑和恐惧心理。树立战胜疾病的信心,尊重患者的隐私。

(二) 术后护理

1. 体位 四肢抬高,促进血液、淋巴回流,预防患肢肿胀。

2. 安全护理 为患者提供方便安全的病室环境,如加床栏。加强基础护理,防止患者发生意外摔伤。

3. 病情观察 观察患肢肿胀、疼痛、感觉、运动功能的变化情况,局部皮肤温度、颜色、动脉搏动情况,来判断患肢血运情况是否良好。有异常立即通知医生。

4. 功能锻炼

(1) 向患者宣传功能锻炼的方法和意义,使患者意识到早期锻炼的重要性。

(2) 保持功能位:肩关节外展45°,前屈30°,外旋15°;肘关节屈曲90°;腕关节背伸20°～30°。髋关节前屈15°～20°,外展10°～20°,外旋5°～10°;膝关节屈曲5°;踝关节应保持中立位。

(3) 功能锻炼分3个阶段,参考骨折概述。

(4) 注意事项 功能锻炼以病人不感到疲劳,骨折部位不发生疼痛为度。功能锻炼以恢复肢体的固有生理功能为中心。上肢要围绕增强手的握力进行活动;下肢重点在训练负重行走能力。功能锻炼不能干扰骨折的固定,更不能做不利于骨折愈合的活动,如:外展型肱骨外科颈骨折不能做上肢外展运动;内收型肱骨外科颈骨折不能做上肢内收运动;尺桡骨干骨折不能做前臂旋转活动;胫腓骨干骨折不能做足的内外旋转运动。

5. 并发症的护理

(1) 休克:多发生在长形管状骨或骨盆骨折等。①监测生命体征、尿量、CVP;②及时补充血容量,首选平衡盐溶液;③给患者吸氧、保暖;④减少患肢的搬动,以免加重损伤和出血。

(2) 脂肪栓塞:一经发现①立即将患者送入重症监护病房;②取半坐位,有利于呼吸;③给予高浓度吸氧,早期采取呼吸机辅助呼吸,减轻肺水肿的发生;④保持水、电解质、酸碱的平衡,严格控制补液量;⑤遵医嘱使用糖皮质激素减轻肺水肿,消除脂肪栓塞;⑥早期应用抗生素抗

感染。

(3) 血管、神经损伤:①加强生命体征监测,随时做好手术准备;②观察肢体感觉、运动情况,有无足下垂、垂腕现象;③摆放功能位,防止神经牵拉或受压;④观察神经功能恢复情况。

(4) 骨筋膜室综合征:①一旦确诊,立即切开深筋膜和肌间隙充分减压;②该类病人避免患肢抬高,以免加重缺血。

(5) 感染:开放性骨折多见。①现场急救时保护好伤口,避免二次污染和细菌侵入深部组织,尽早实施清创术;②遵医嘱,早期、联合、足量使用抗生素;③密切观察伤口情况,一旦出现红、肿、热、痛需及时通知医生处理。

(6) 关节僵硬:①四肢关节按功能位摆放,除病情需要采取特殊体位;②骨折固定期间的肢体应经常按摩、理疗、坚持被动运动,预防肌肉萎缩、关节痉挛;③根据恢复情况,尽早按阶段进行患肢主动运动、功能锻炼;④下肢固定的患者,应穿矫正鞋将足踝固定于功能位,预防足下垂。

(7) 骨化性肌炎:①伤后尽早复位,减轻骨膜损伤和局部血肿;②尽早进行功能锻炼,促进局部肌肉活动,减轻局部肿胀。

(8) 创伤性关节炎:①伤后早期、准确的复位是预防该疾病的关键;②若患者骨折愈合后出现活动性疼痛是创伤性关节炎所致,应减少负重和活动,以免加重磨损。

(9) 缺血性肌痉挛:骨筋膜室综合征的后果。①密切观察和及时调整包扎的松紧度;②观察患肢有无肿胀、疼痛、感觉异常等早期征象,一旦发现,及时松开外固定,将患肢放平,严重者需做好手术准备。

(10) 缺血性骨坏死:多发于股骨颈骨折,因局部血供被阻断导致骨骼缺血坏死,尚无好的预防方法,对易发生缺血性骨坏死的骨折,应延长下床活动时间。必要时早期进行人工股骨头置换。

(11) 其他并发症:压疮、坠积性肺炎。做好骨突隆处保护;勤翻身、拍背促进痰液排出;嘱病人多做深呼吸,有效咳嗽;保持床单位清洁、平整。

【健康指导】

(1) 向患者及其家属介绍骨折的相关知识,给予饮食指导,预防骨质疏松,减少骨折的发生。

(2) 向患者宣教功能锻炼的重要性,分阶段进行。可有效地预防骨折并发症,促进骨骼早期恢复。

(3) 采取石膏固定的患者,应向患者及其家属介绍石膏护理知识、功能锻炼方法、体位及石膏可能带来的问题。有异常要及时来医院复查。

(4) 告知患者石膏固定的时间、复查时间及注意事项。

【护理评价】　通过治疗与护理,病人是否:①疼痛得到了缓解;②生活自理能力得到了提高;③对骨折的治疗、护理等相关知识有所了解,并积极配合治疗;④情绪稳定;⑤未出现并发症或及时得到处理。

第四节　脊柱骨折及脊髓损伤患者的护理

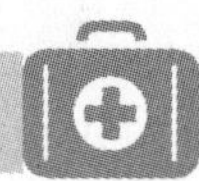

案例导入

患者，男，32 岁，建筑工人。因高处坠落后腰痛 1 h 入院。患者于入院前 1 h，不慎从约 5 米高处跌落，臀部着地，当时卧倒在地不起，喊腰痛，双下肢无法活动，由同事背入院。经查体：第 2 腰椎后突畸形，压痛明显，双下肢运动、感觉丧失，大小便失禁。

1. 该患者发生意外的现场处理是否妥当？

2. 目前主要的护理问题及需要采取何种护理措施？

【脊柱的解剖概要】

1. 脊柱和脊髓的解剖概要(图 17-27)

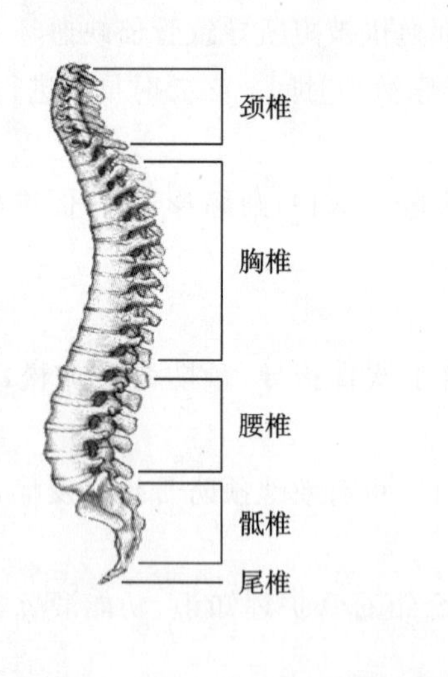

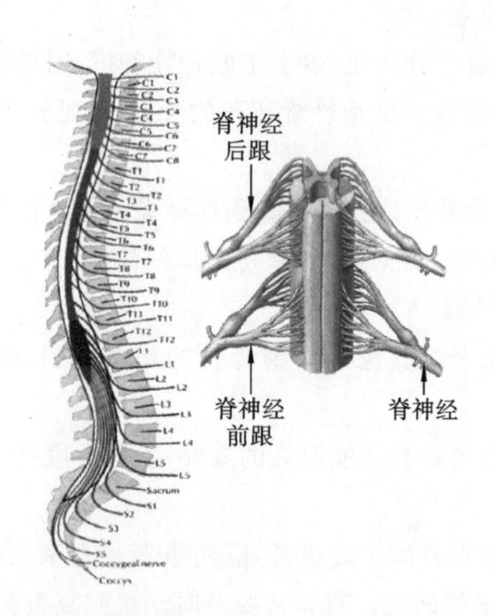

图 17-27　脊柱、脊髓解剖图

2. 脊柱的构成和功能　人类脊柱由 33 块椎骨(颈椎 7 块，胸椎 12 块，腰椎 5 块，骶骨、尾骨共 9 块)借韧带、关节及椎间盘连接而成。脊柱上端承托颅骨，下联髋骨，中附肋骨，并作为胸廓、腹腔和盆腔的后壁。脊柱具有支持躯干、保护内脏、保护脊髓和进行运动的功能。脊柱内部自上而下形成一条纵行的脊管，内有脊髓。

3. 脊柱的构成和功能　脊髓是中枢神经的一部分，位于脊椎骨组成的椎管内，呈长圆柱状，人的脊髓全长 41～45 cm。上端与颅内的延髓相连，下端呈圆锥形，随个体发育而有所不同，成人终于第一腰椎下缘或第二腰椎上部，新生儿则平第三腰椎。脊髓的功能主要是反射和传导。脊髓里的神经中枢，是受大脑控制的。

一、脊柱骨折患者的护理

脊柱骨折又称脊椎骨折，占全身骨折的 5%～6%，其中以胸腰段脊柱骨折最多见。最常见的合并症是脊髓损伤造成的截瘫，及受伤平面以下感觉、运动、反射功能全部或部分丧失，可继发其他并发症，危及生命。

【病因及分类】 脊柱骨折多见于男性青壮年。多由间接外力引起，为由高处跌落时臀部或足着地、冲击性外力向上传至胸腰段发生骨折；少数由直接外力引起，如房子倒塌压伤、汽车压撞伤或火器伤。

1. 根据受伤时的暴力作用方向分 屈曲型、伸直型、屈曲旋转型、垂直压缩型。

2. 根据损伤程度和部位分 胸、腰椎骨折与脱位；颈椎骨折与脱位；附件骨折。

3. 根据骨折的稳定程度分 ①稳定型骨折：单纯压缩性骨折，不超过椎体原高度的 1/3，骨折无移位；②不稳定型骨折：损伤较为严重，复位后容易移位。

【临床表现】

1. 活动受限 受伤部位局部疼痛伴脊柱活动障碍。

2. 畸形 受伤部位脊柱可有畸形，脊柱棘突骨折可见皮下淤血、功能障碍，伤处局部有触痛、压痛和叩痛，如颈痛、胸背痛、腰痛或下肢痛。骨折部有压痛和叩击痛。颈椎骨折时，屈伸运动或颈部回旋运动受限。胸椎骨折躯干活动受限，合并肋骨骨折时可出现呼吸受限。腰椎骨折时腰部有明显压痛，屈伸下肢感腰痛。

3. 常合并脊髓损伤 可有不全或完全瘫痪的表现。如感觉、运动功能丧失，大小便障碍等。

4. 休克 严重者可出现休克。

【辅助检查】 X 线片可确定骨折的部位、程度、成角和移位等情况。必要时可做 CT 或 MRI 检查进一步明确诊断。

【治疗原则】 病人伴有多发性损伤，如颅脑损伤、胸部损伤、腹部损伤、严重的内外出血以及休克等，危及生命的急症应优先处理。

1. 胸、腰椎骨折

(1) 单纯压缩骨折：①椎体压缩不足 1/3 的病人或老年病人不能耐受复位和固定者，卧硬板床，骨折部位加厚枕，使脊柱过伸，3 日后开始腰背肌锻炼，初起臀部不离床左右移动，以后背伸，使臀部离开床面，逐渐加大力度，伤后第 3 个月可以少许下床，3 个月后逐渐增加下床活动的时间；②椎体压缩大于 1/3 的年轻病人，可用双踝悬吊法过伸复位，复位后用石膏背心固定 3 个月，固定期间坚持每日背肌锻炼。

(2) 爆破型骨折：有神经症状和有骨折片挤入椎管内的，需手术治疗。

2. 颈椎骨折

(1) 稳定型骨折：牵引复位，复位后石膏固定。①颌枕带牵引：轻度压缩骨折采用颌枕带卧位牵引复位，牵引重量 3 kg，复位后头颈胸石膏固定 3 个月，石膏干固后可起床活动。②颅骨牵引：压缩明显或双侧椎间关节脱位采用持续颅骨牵引复位，牵引重量 3～5 kg，复位后再牵引 2～3 周，头颈胸石膏固定 3 个月。

(2) 爆破型骨折：原则上手术治疗，一般经前路手术，祛除骨片、减压、植骨融合及内固定。

该类损伤一般病情严重，若存在严重并发伤，待病情稳定后再行手术。

【护理评估】

1. 健康史 重点询问受伤部位、原因、时间，外力的作用方式、性质，现场的急救处理情况。了解患者既往史，如有无肿瘤、炎症、骨骼病变、骨折外伤史，近期有无服用激素类药物等。

2. 身体状况 评估患者的生命体征及意识状况。了解有无休克及其他合并伤。评估患者的排尿、排便情况，有无大小便失禁。评估患者受伤局部皮肤损伤程度、皮肤颜色、温度、有无活动性出血；评估患者疼痛、温度、触及位置觉丧失平面及程度；评估患者有无腹胀及麻痹性肠梗阻迹象。

3. 心理社会状况 患者因意外受伤导致功能障碍、活动受限和生活不能自理，从而产生焦虑、紧张、烦躁的心情；同时评估患者家属对疾病的治疗承受能力及对康复知识的认知程度。

【常见护理诊断/问题】

1. 躯体移动障碍 与疼痛及神经损伤有关。

2. 有引起和加重脊髓损伤的危险 与脊柱骨折压迫脊髓有关。

3. 潜在并发症 压疮、肌肉萎缩、泌尿系统感染、肺部感染、深静脉血栓等。

【护理措施】

（一）急救搬运

脊柱骨折、脱位易引起脊髓损伤，其中有部分病人由于急救搬运不当引起，因此要强调搬运方法，正确的搬运方法是：三人平托病人，同步行动，将病人放在脊柱板、木板或门板上；也可将病人保持平直体位，整体滚动到木板上。严禁弯腰、扭腰。如有颈椎骨折、脱位，需要另加一人牵引固定头部，并与身体保持一致，同步行动。脊柱骨折伴休克的患者应立即就地抢救，待生命体征平稳后再搬运。

（二）保持皮肤的完整性，预防压疮发生

1. 轴式翻身 损伤早期应每 2～3 h 翻身一次，分别采用仰卧位和左、右侧卧位。侧卧时，两腿之间应垫软枕。每 2 h 检查皮肤一次。

2. 保持病床清洁干燥和舒适 有条件的可使用特制翻身床、小垫床、明胶床垫、电脑分区域充气床垫、波纹气垫等。注意保护骨突部位，使用气垫或棉圈等使骨突部位悬空，定时对受压的骨突部位进行按摩。保持个人清洁卫生和床单平整干燥。

3. 避免营养不良 保证足够的营养素摄入，提高机体抵抗力。

（三）并发症的护理

1. 脊髓损伤 观察患者皮肤颜色、温度和有无感知觉障碍。搬运患者时避免脊髓损伤。已发生损伤的患者做好相应的护理。

2. 失用性肌萎缩和关节僵硬 尽早进行功能锻炼是预防该并发症的首要措施。瘫痪肢体保持功能位，预防畸形。定时对全身各关节进行被动按摩、理疗，促进血液循环，预防关节僵直和肌萎缩。伤后 2～3 天可进行腰背肌的锻炼（图 17-28），利用腰背肌的过伸，借助椎体前方韧带和椎间盘的张力，使椎体逐渐复位。

（四）术前护理

1. 颈椎前路手术患者 协助患者做气管推移训练，防止术中牵拉气管、食管导致喉头水肿、呼吸困难等不适。患者取仰卧位，枕头垫于肩下，头略后仰，使颈部肌肉放松。用一侧拇指或第 2～4 指端在颈外侧皮下插入胸锁乳突肌内侧缘的内脏鞘和血管神经鞘之间，先左右摇

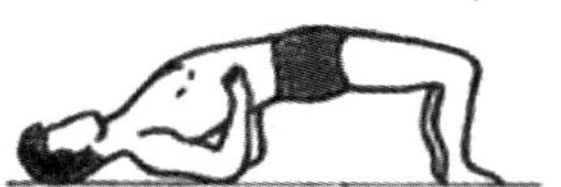
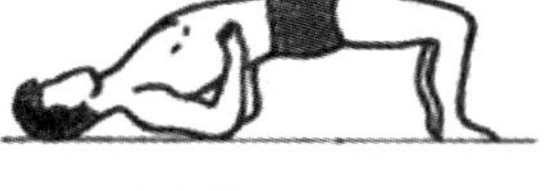

(a)五点支撑法　(b)三点支撑法

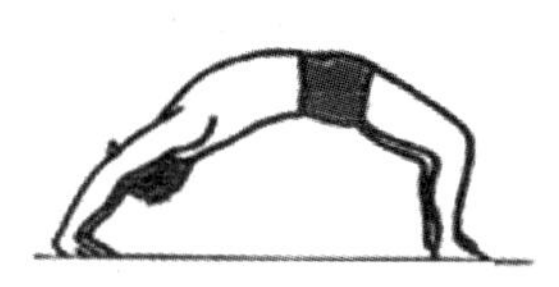

(c)四点支撑法

(d)头、上肢及背部后伸　(e)下肢及腰部后伸

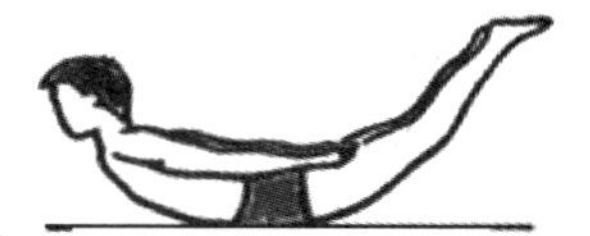

(f)整个身体后伸展

图 17-28　腰背肌锻炼

摆气管，然后将气管、食管向非手术切口侧推移，使气管和食管推移过正中线，推移力量适中(图 17-29)。术前 3 天开始训练，第 1 天从每次 1～2 min 起，逐渐增加，2～3 天内达到推移气管 10～20 min，以不产生呛咳和呼吸困难为宜。每天训练 3 次，每次间隔 2～3 h。

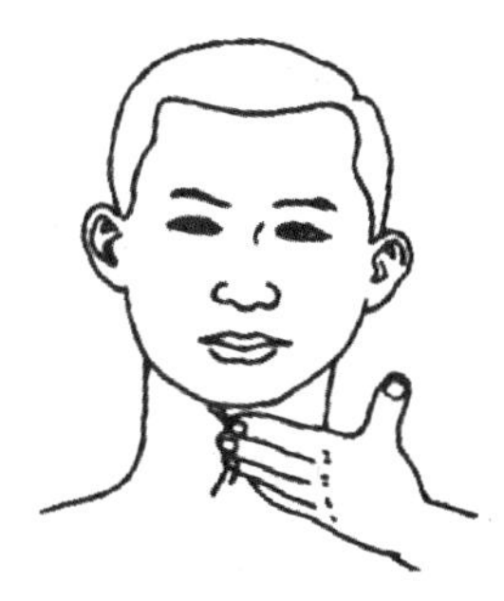

图 17-29　气管推移训练

2. 颈部后路手术患者　训练时取俯卧位，适应术中体位。从 30 min 开始，逐渐延长至3～4 h。

（五）健康教育

1. 功能锻炼指导　第 1 个月主要在床上进行四肢活动和腰背肌功能锻炼，2～3 个月后逐渐下床进行适度活动。出院后也要坚持功能锻炼，预防并发症的发生。

2. 定期复查　了解内固定有无移位及骨折愈合情况。

【护理评价】　通过治疗与护理，了解患者是否：①能做到尽可能生活自理；②发生脊髓损伤或损伤程度减轻；③出现并发症或并发症得到及时发现和处理。

二、脊髓损伤患者的护理

脊髓损伤是脊柱损伤最严重的并发症，往往导致损伤节段以下肢体严重的功能障碍。因椎体移位或骨折碎片嵌入椎管，使脊髓或马尾神经产生不同程度的损伤。受伤平面以下的感觉、运动、反射完全消失，括约肌功能完全丧失功能，称为全瘫；部分丧失称为不完全性截瘫。

【病理分型】　根据脊髓和马尾损伤不同程度可分为以下几类。

1. 脊髓震荡　脊髓损伤后出现短暂性功能抑制状态。无明显器质性改变，显微镜下仅有少许水肿。临床表现为受伤后损伤平面以下立即出现弛缓性瘫痪，经过数小时至两天，脊髓功能即开始恢复，且日后不留任何神经系统的后遗症，是最轻的脊髓损伤。

2. 脊髓挫伤与出血　为脊髓的实质性破坏，外观虽完整，但脊髓内部可有出血、水肿、神经细胞破坏和神经传导纤维束的中断。脊髓挫伤的程度有很大的差别，轻者为少量的水肿和点状出血，重者则有成片挫伤、出血，可有脊髓软化及瘢痕的形成，因此预后极不相同。

3. 脊髓断裂　脊髓的连续性中断，可为完全性或不完全性，不完全性常伴有挫伤，又称挫裂伤。脊髓断裂后恢复无望，预后恶劣。

4. 脊髓受压　骨折移位，碎骨片与破碎的椎间盘挤入椎管内可以直接压迫脊髓，而皱褶的黄韧带与急速形成的血肿亦可以压迫脊髓，使脊髓产生一系列脊髓损伤的病理变化。及时去除压迫物后脊髓的功能可望部分或全部恢复;如果压迫时间过久,脊髓因血液循环障碍而发生软化、萎缩或瘢痕形成,则瘫痪难以恢复。

5. 马尾神经损伤 第2腰椎以下骨折脱位可产生马尾神经损伤,表现为受伤平面以下出现弛缓性瘫痪。马尾神经完全断裂者少见。

6. 脊髓休克 脊髓遭受严重创伤和病理损害时即可发生功能的暂时性完全抑制,临床表现以弛缓性瘫痪为特征,各种脊髓反射包括病理反射消失及二便功能均丧失。其全身性改变,主要可有低血压或心排出量降低,心动过缓,体温降低及呼吸功能障碍等。

脊髓休克在伤后立即发生,可持续数小时至数周。儿童一般持续3～4天,成人多为3～6周。脊髓损伤部位越低,其持续时间越短。如腰、骶段脊髓休克期一般小于24 h。如果脊髓休克期结束,损伤平面以下仍然无运动和感觉,说明是完全性脊髓损伤。

【临床表现】

1. 脊髓损伤 在脊髓休克期间表现为受伤平面以下出现弛缓性瘫痪,运动、反射及括约肌功能丧失,有感觉丧失平面及大小便不能控制,2～4周后逐渐演变成痉挛性瘫痪,表现为肌张力增高,腱反射亢进,并出现病理性锥体束征,胸端脊髓损伤表现为截瘫,颈段脊髓损伤则表现为四肢瘫,上颈椎损伤的四肢瘫均为痉挛性瘫痪,下颈椎损伤的四肢瘫由于脊髓颈膨大部位和神经根的损毁,上肢表现为弛缓性瘫痪,下肢仍为痉挛性瘫痪。

2. 脊髓圆锥损伤 正常人脊髓终止于第1腰椎体的下缘,因此第1腰椎骨折可发生脊髓圆锥损伤,表现为会阴部皮肤鞍区感觉缺失,括约肌功能丧失致大小便不能控制和性功能障碍,两下肢的感觉和运动功能仍保留正常。

3. 马尾神经损伤 马尾神经起自第2腰椎的骶脊髓,一般终止于第1骶椎下缘,马尾神经损伤很少为完全性的。表现为损伤平面以下弛缓性瘫痪,有感觉及运动功能障碍及括约肌功能丧失,肌张力降低,腱反射消失,没有病理性锥体束征。

【辅助检查】 参见脊柱骨折部分相关内容。

【治疗要点】

1. 非手术治疗

(1) 急救处理:保持呼吸道通畅,遵循ABC抢救原则,即维持呼吸道通畅、恢复通气、维持血循环稳定。必要时可做气管插管或气管切开。建立静脉通道,积极输血和补充血容量,必要时对威胁生命的出血进行急诊手术。给患者使用糖皮质激素、脱水机、营养神经的药物减轻脊髓水肿的继发性损害。

(2) 固定好受伤部位,局部制动。

2. 手术治疗 尽早解除对脊髓的压迫,保持脊柱的稳定性。

【护理评估】 参见脊柱骨折。

【常见护理诊断/问题】

1. 气体交换受损 与脊髓损伤、呼吸肌麻痹、清理呼吸道无效有关。

2. 自理能力缺陷 与肢体瘫痪有关。

3. 排便型态异常 排便失禁或便秘,与肛门括约肌功能障碍及肠麻痹有关。

4. 排尿型态异常 尿失禁或尿潴留,与括约肌功能障碍及排尿反射障碍有关。

5. 潜在并发症 压疮、呼吸道感染、泌尿系统感染。

【护理措施】

(一) 一般护理

急性期应卧床休息。患者一般营养状况差，食欲减退，需供给高蛋白、多维生素及高热量饮食，以增强机体抵抗力，病变水平以下感觉障碍，注意保暖，防止烫伤。关心患者，多与患者交谈，消除患者的顾虑，协助患者树立乐观的生活态度，使患者主动积极配合治疗。

(二) 病情观察

急性期病情不稳，须严密观察呼吸变化，若出现呼吸困难、心率加快、发绀及吞咽困难等症状，是上升性脊髓炎的表现，应立即给予吸氧，行气管插管或气管切开，使用人工呼吸机辅助呼吸，积极抢救。

(三) 症状护理

周围神经损伤及长期卧床造成肠蠕动减慢，出现腹胀和便秘，影响食欲，应解除腹胀，减轻痛苦，可进行腹部按摩或肛管排气，多饮水，多吃粗纤维食物、水果、蔬菜，防止便秘。可用泻药、开塞露、肥皂水灌肠等方法协助排便。粪便干结，可戴橡皮手套掏出。有尿潴留时应置导尿管，定时放尿，应注意预防泌尿系统感染。

(四) 并发症护理

1. 肺部感染　患者长期卧床，抵抗力降低，须注意保暖，避免受凉，预防感冒。由于呼吸肌群功能低下，咳嗽无力，应协助患者翻身拍背，吸痰。痰黏稠不易吸时，可做雾化吸入，稀释痰液利于排出，痰多且深不能吸出时，应行气管切开。

2. 压疮　患者的脊髓受损水平以下支配部位感觉障碍，瘫痪卧床，局部受压，血液循环差，皮肤营养障碍，加之尿便失禁刺激皮肤而破溃形成压疮。压疮感染严重者可致败血症而死亡，故应积极预防。应做到患者的床垫软，床单平整，每日清洁皮肤，保持皮肤清洁干燥。每2～3 h翻身一次，翻身时动作要轻稳，不可拖拉患者，以防损伤皮肤。如发现皮肤有变色、破损，应避免再受压直到愈合。同时注意加强营养，增强身体抵抗力。

3. 泌尿系统感染　患者排尿障碍，出现尿潴留或尿失禁。尿潴留时需用导尿管排尿。在进行导尿及膀胱冲洗技术操作时，应严格无菌操作。置留导尿管的男患者应每日清洗尿道口，女患者应每日冲洗会阴，保持会阴部清洁，防止逆行感染。尿失禁的患者，须及时更换内裤，使患者清洁舒适，减少感染机会。

(五) 健康教育

(1) 普及脊髓损伤急救搬运知识：颈部外伤特别注意头颈制动，搬运时保持脊柱的正常轴线，切忌发生前屈、后伸或扭转。

(2) 加强安全护理，防止烫伤、冻伤、跌伤。

(3) 嘱咐患者出院后坚持康复锻炼，预防并发症发生。家属可协助患者做肢体的被动运动，保持关节功能位，预防足下垂。

(4) 指导患者及患者家属掌握清洁导尿术进行间隙导尿，预防长期导尿导致泌尿系统感染。

【护理评价】　通过治疗与护理，了解患者是否：①保持呼吸道通畅；②生活自理能力得到提高；③排泄功能得到恢复；④出现并发症或并发症得到及时发现和处理。

第五节 关节脱位患者的护理

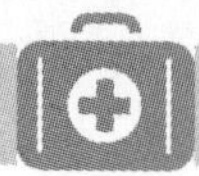

案例导入

患者，女性，33 岁。雪天滑倒后摔伤左肩入院。体检：左肩方肩畸形，左手不能搭于对侧肩部，受伤部位肿胀，皮下淤斑。请问：

1. 该患者发生了什么情况？为了明确诊断还应该完善哪些检查？
2. 目前该患者主要的护理问题是什么？针对护理问题提出相应措施。

一、概述

关节脱位(dislocation)也称脱臼，是指构成关节的上下两个骨端失去了正常的位置，发生了错位。部分失去对合关系，称为半脱位。创伤性关节脱位最常见，多发生于儿童、青壮年。临床上常见的关节脱位有肩关节、肘关节和髋关节脱位。

【病因】

1. 创伤性脱位 由外界暴力引起的脱位，是脱位的常见病因。

2. 先天性脱位 由于胚胎发育异常，导致骨关节结构缺陷，出生后已发生脱位。

3. 病理性脱位 骨关节患某种疾病，如骨关节结核、骨肿瘤等，使得骨关节结构破坏，关节失去稳定，受到轻微外力发生脱位。

4. 习惯性脱位 创伤性脱位破坏了关节囊、韧带，使关节松弛，以后再受到轻微外力即可引起脱位，习惯性脱位的引起与初次脱位治疗不当有关系。

【分类】

(1) 按原因可分为外伤性脱位、病理性脱位、先天性脱位及麻痹性脱位。

(2) 按脱位程度可分为全脱位及半脱位。

(3) 按远侧骨端的移位方向，可分为前脱位、后脱位、侧方脱位和中央脱位等。

(4) 按脱位时间和发生次数可分为急性脱位、陈旧性脱位(如脱位 3 周以上而未复位者)和习惯性脱位(一个关节多次脱位)等。

(5) 按脱位是否有伤口与外界相通可分为闭合性脱位与开放性脱位。

【临床表现】

1. 一般症状 疼痛明显，关节明显肿胀，关节失去正常活动功能，出现功能障碍。

2. 专有体征

(1) 畸形：关节脱位后肢体出现旋转、内收或外展和外观变长或缩短等畸形，与健侧不对称。

(2) 弹性固定:关节脱位后,未撕裂的肌肉和韧带可将脱位的肢体保持在特殊的位置,被动活动时有一种抵抗和弹性的感觉。

(3) 关节窝空虚:位置较浅表的关节脱位后,可触到正常关节部位空虚,附近可触及已脱出的关节部位的骨端。

3. 周围血管、神经损伤　肘关节后脱位可合并正中神经或尺神经损伤,偶有肱动脉损伤。髋关节脱位多损伤坐骨神经。

【辅助检查】　X线检查可确定关节脱位的部位、程度、类型、方向、有无合并骨折,必要时可采用CT检查。

【治疗原则】　伤后在麻醉下尽早手法复位;适当固定,以利于软组织修复;及时活动,以恢复关节功能。

1. 复位

(1) 手法复位:以手法复位为主,伤后3周内的关节脱位应尽早进行手法复位,在无痛和肌肉松弛的情况下进行。当被动活动正常,骨性标志复原,X线检查已复位,提示复位成功。

(2) 切开复位:对脱位合并关节内骨折、软组织嵌入、陈旧性骨折或手法复位失败的患者,可行手术切开复位。

2. 固定　复位后,将关节固定在稳定的位置上,固定时间为2～3周。陈旧性骨折可适当延长固定时间。

3. 功能锻炼　固定期间,应经常进行关节周围肌肉的收缩活动和患肢其他关节的主动运动,以促进血液循环、消除肿胀、避免肌肉萎缩和关节僵硬。

二、常见关节脱位

(一) 肩关节脱位

肩关节脱位(dislocation of the shoulder)　约占全身关节脱位的50%,最常见。这与肩关节的解剖(图17-30)和生理特点有关,如肩关节肱骨头大,关节盂浅而小,关节囊松弛,其前下方组织薄弱,关节活动范围大,遭受外力的机会多等。肩关节脱位多发生在青壮年、男性较多。

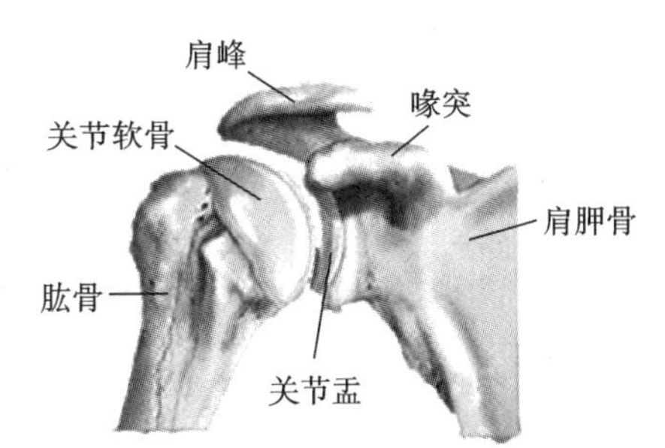

图17-30　肩关节

【病因及分类】　肩关节脱位多因暴力因素导致,分为前脱位、后脱位、下脱位、盂上脱位。因肩关节前下方组织薄弱,所以前脱位最常见。严重者可合并肱骨外科颈骨折及臂丛神经损伤。

【临床表现】

1. 伤肩肿胀、疼痛　主动和被动活动受限。患者健侧手托患侧肘,头和身体偏向患侧。

2. "方肩"畸形　肩三角肌塌陷,呈方肩畸形(图17-31)。

3. 杜加(Dugas)征阳性　患肢弹性固定于轻度外展位。患侧肘部靠近胸廓时,手掌不能搭在对侧肩部;当患侧手搭在对侧肩部,患侧肘部则不能靠近胸廓,又称为搭肩试验阳性(图17-32)。

4. 关节盂空虚　在腋窝,喙突下或锁骨下可触及移位的肱骨头,关节盂空虚。

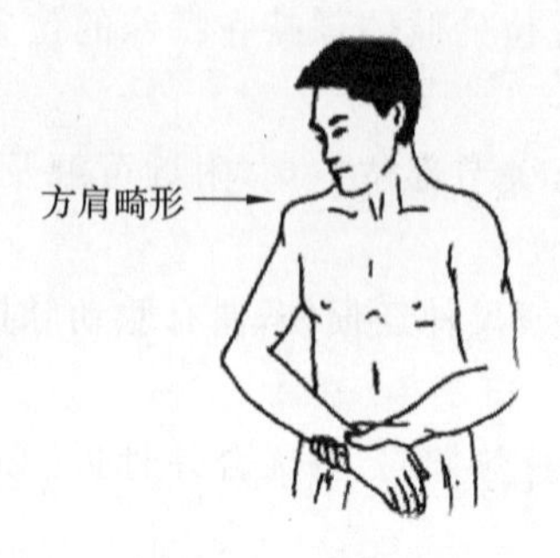

图 17-31 方肩畸形

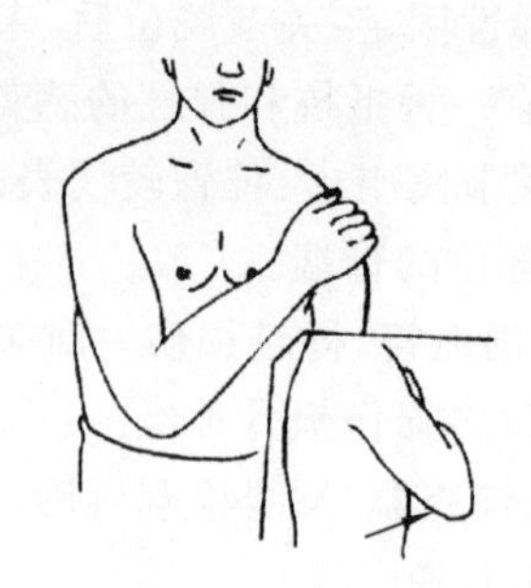

图 17-32 杜加征

【治疗原则】

1. 复位

(1) 手法复位(图 17-33):足蹬法、外展复位法、悬吊法等。

(2) 手术复位:手法复位失败者,或伴骨折或肌腱嵌顿者,陈旧性或习惯性脱位者。

2. 固定 肩关节内收、内旋,屈肘 90°,腋窝处置一大棉垫,用胶布及绷带环形固定,前臂用三角巾悬吊 3 周。

3. 功能锻炼 解除固定后主动活动肩关节,配合理疗和体疗。

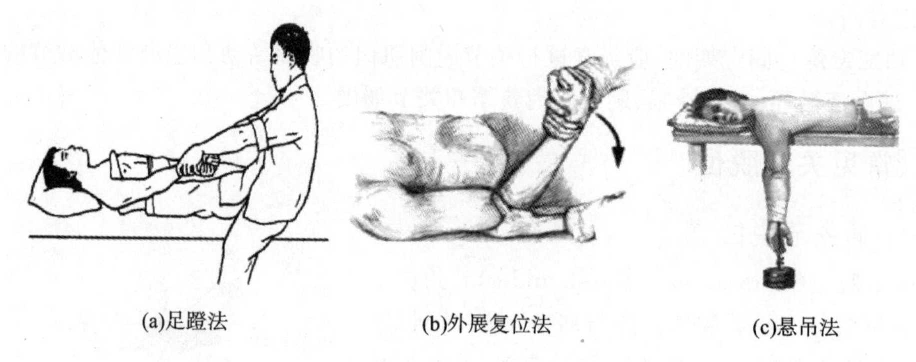

(a)足蹬法　(b)外展复位法　(c)悬吊法

图 17-33 肩关节脱位手法复位

(二) 肘关节脱位

肘关节由肱骨滑车和尺骨半月切迹肱骨头和桡骨小头近端关节面构成。由于关节囊前后无韧带加强,尺骨半月切迹前端冠状突小,易发生肘关节脱位(dislocation of the elbow)。

【病因及分类】

多有间接暴力所致,以后脱位最为常见。

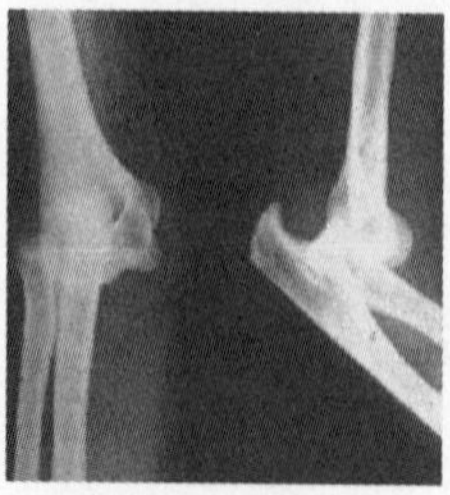

图 17-34 肘关节脱位

【临床表现】

(1) 肘关节肿痛,伸屈活动受限,前臂缩短,肘部变粗,鹰嘴后突,肘后凹陷。肘后三角关系消失(图 17-34)。

(2) 关节置于半屈曲 135°,健侧手托患侧前臂。

(3) 肘后方空虚,鹰嘴部向后明显突出;关节脱位时,可合并正中神经和尺神经损伤,偶有肱动脉损伤。正中神经损伤可出现“猿猴手”畸形,尺神经损伤可出现“爪形手”畸形。

【治疗原则】

1. 复位　大多采取手法复位，取肘关节半屈曲位，术者一手握住患臂腕部，沿前臂纵轴方向牵引，另一手拇指压尺骨鹰嘴突，沿前臂纵轴持续推挤复位。手法复位失败可考虑手术复位。

2. 固定　复位后，屈肘 90°，可用超过肘关节夹板或石膏托进行固定，再用三角巾悬吊胸前区 2～3 周。

3. 功能锻炼　固定期间可做伸指、握拳等活动，在外固定保护下，可做肩、腕、手指活动。拆除固定后做肘关节的屈伸运动、前臂旋转运动及锻炼肘关节周围肌群。

(三) 髋关节脱位

髋关节是全身最大的杵臼关节，结构最稳定，一般不容易发生脱位。髋关节脱位(dislocation of the hip)只有在受到强大暴力时才会发生脱位，多见于男性青壮年。

【病因及分类】　多因遭受强大暴力的冲击而致伤。

1. 髋关节后脱位　股骨头多由髂股韧带与坐股韧带之间的薄弱区穿出脱位，造成后关节囊及圆韧带撕裂。

2. 髋关节前脱位　多因髋关节极度外展外旋时，大转子顶于髋臼缘形成的杠杆作用，使股骨头至髂股韧带与耻股韧带之间的薄弱区穿破关节而脱出。

3. 中心脱位　当传导暴力时股骨头撞击髋臼底部，向骨盆脱出则属于中心脱位。

【临床表现】

1. 髋关节后脱位　髋关节疼痛，活动障碍。髋关节弹性固定于屈曲、内收、内旋位，足尖触及健侧足背，患肢外观变短(图 17-35)。腹沟部关节空虚，髂骨后可摸到隆起的股骨头。大转子上移，高出髂坐线(髂前上棘与坐骨结节的连线)。可并发坐骨神经损伤，髋臼后上缘骨折。晚期可并发股骨头坏死。

2. 髋关节前脱位　髋关节呈屈曲、外展、外旋畸形，患肢很少缩短，大粗隆亦突出，但不如后脱位时明显，可位于髂坐线之下，在闭孔前可摸到股骨头(图 17-35)。

3. 髋关节中心脱位　严重者可出现患肢缩短，下肢内旋内收，大转子隐而不现，髋关节活动障碍。常合并髋臼骨折，可有坐骨神经及盆腔内脏器损伤，晚期可并发创伤性关节炎(图 17-35)。

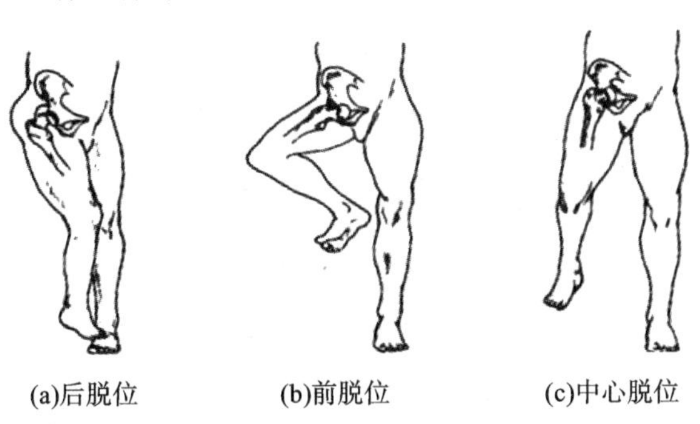

图 17-35　髋关节脱位

【治疗原则】

1. 复位　后脱位常在腰麻或全麻下行手法复位，争取在 24 h 内复位成功。常采取提拉法(图 17-37)、旋转法。

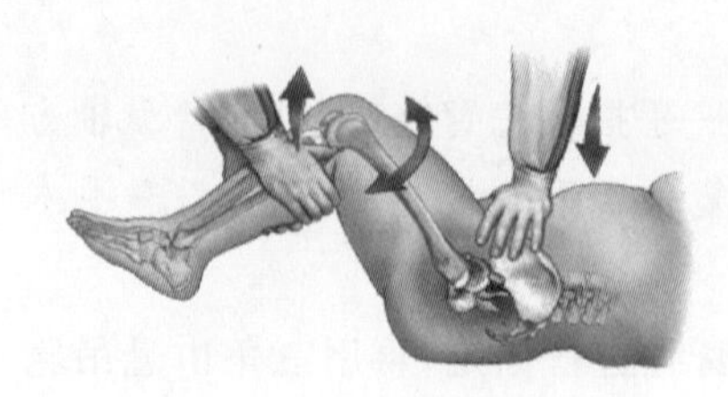
图 17-37 提拉法

2. 固定 复位后，可采取持续皮牵引，保持患肢伸直、外展，防止患肢内收、内旋，禁止患者坐起，穿丁字鞋预防足下垂，一般固定 2～3 周。

3. 功能锻炼 固定期间可做患肢股四头肌的收缩运动、踝关节运动及全身其他未固定关节的活动。4 周后，去除皮牵引可指导患者拄拐下地活动。3 个月内，患肢不负重，以免发生股骨头缺血坏死或受压变形。3 个月后，经 X 线检查股骨头血供良好，可尝试去拐步行。

三、常见关节脱位患者的护理

【护理评估】

1. 健康史 重点询问受伤部位、原因、时间、外力的作用方式和性质。了解患者既往史、有无习惯性脱位史，如有无肿瘤、炎症、骨骼病变、骨折外伤史等。

2. 身体状况 评估患者的生命体征及意识状况。了解患者受伤局部情况，如有无肿胀、疼痛、功能障碍、畸形、有无触到空虚的关节盂。评估局部有无血管或神经损伤。

3. 辅助检查 结合 X 线或 CT 检查可确定关节脱位的部位、程度、类型、方向、有无合并骨折。

4. 心理社会状况 评估患者及其家属对关节脱位的心理反应，以及对复位后康复知识的掌握情况。

【常见护理诊断/问题】

1. 疼痛 与关节脱位，周围软组织损伤有关。

2. 躯体活动障碍 与关节脱位后患肢功能障碍有关。

3. 知识缺乏 缺乏预防关节脱位及复位后功能锻炼的相关知识。

4. 有血管、神经损伤的危险 与关节脱位压迫周围血管、神经有关。

【护理措施】

（一）缓解疼痛

1. 动作轻柔 搬动患者或治疗过程中，保持动作轻柔，避免牵拉患肢加重疼痛。

2. 冷热疗法 伤后 24 h 内冷敷，减少组织渗出，缓解肿胀疼痛。24 h 后可热敷，缓解肌肉痉挛。

3. 尽早复位 早期复位固定，可缓解疼痛。

4. 心理关怀 关心患者，减轻紧张心情。

（二）保持有效固定

石膏、牵引固定者做好相应护理措施（参考本章第二节）。

（三）病情观察

（1）定时观察患肢末梢血液循环情况，一旦出现发白、冰冷、动脉搏动减弱或消失等，须立即通知医生。

（2）定时观察患肢的感觉、运动功能，了解神经损伤程度和恢复情况。

（3）对患肢感觉功能障碍的患者，要注意预防烫伤。

（4）定时观察固定位置是否正确。

(5) 观察患肢有无发生再次脱位。

(四) 健康教育

1. 尽早就诊　教育患者及家属充分认识患肢及时复位、固定的要求及意义，避免发展成陈旧性脱位，预防习惯性脱位。

2. 积极锻炼　指导患肢掌握正确的功能锻炼方法。

3. 定期复查　如出现患肢麻木，手指颜色改变，及时复查。

4. 安全宣教　告知患者关节脱位的原因，日常生活中须注意安全，避免意外事故发生。

【护理评价】　通过治疗与护理，了解患者是否：①疼痛得到缓解或消失；②生活自理能力提高，患肢血运、感觉、运动功能良好；③掌握功能锻炼的正确方法；④没有发生血管、神经损伤。

第六节　骨、关节感染患者的护理

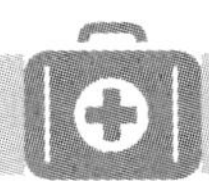

案例导入

一名五岁女孩，5 天前左膝关节摔伤，皮肤破溃少量出血，自行用清水冲洗，第 3 天后出现低热，膝关节肿胀疼痛，屈伸稍受限，家长给予自服退热药处理，第 5 天突然出现寒战、高热，左膝关节半屈曲位，局部红、肿、热、痛明显。请问：

1. 最有可能的诊断是什么？

2. 目前该患者主要的护理问题是什么？应采取哪些护理措施？

一、急性血源性骨髓炎

化脓性骨髓炎是指骨膜、骨密质、骨松质与骨髓组织的化脓性细菌感染，按病程长短分为急性和慢性两种。急性骨髓炎以骨质吸收、破坏为主，慢性骨髓炎以死骨形成和新生骨形成为主。根据感染途径不同分为以下几类。

1. 血源性　化脓性细菌通过循环在局部骨质发生病变，即为血源性骨髓炎。感染病灶常为扁桃腺炎、中耳炎、疖、痈等。

2. 创伤性　系直接感染，由外伤引起的开放性骨折、伤口污染、未经及时彻底清创而发生感染。

3. 外源性　如脓性指头炎，若不及时治疗，可以引起指骨骨髓炎。

急性血源性骨髓炎是身体其他部位的化脓感染灶中的细菌经血液播散到骨膜、骨质和骨髓的急性炎症。多见于小儿，好发于长形管状骨干骺端，如股骨下端、胫骨上端，其次为肱骨下端和桡骨上端。

【病因】 多由身体其他部位感染灶引发，主要致病菌为金黄色葡萄球菌，其次为乙型溶血性链球菌、白葡萄球菌、大肠杆菌等。

【病理生理】 早期以骨质破坏为主，晚期以修复形成新生骨为主。基本病理变化是骨质破坏、骨吸收和死骨形成，同时出现反应性骨质增生。

(1) 大量的菌栓停滞在长骨的干骺端，阻塞小血管，迅速发生骨坏死，并有充血、渗出、白细胞浸润，形成局限性骨脓肿。脓肿不断扩大并与周围的脓肿合并成更大的脓肿。

(2) 髓腔内脓液增多后，脓液突破干骺端的坚质骨，沿哈佛斯管蔓延进入骨膜下间隙将骨膜掀起成为骨膜下脓肿，致外层骨密质缺血坏死形成死骨。

(3) 脓液穿破骨膜流向软组织筋膜间隙而成为深部脓肿；穿破皮肤排出体外，形成窦道；进入骨髓腔，破坏骨髓组织、骨松质及内层骨密质的血液供应，形成大片死骨。穿入关节，引起化脓性关节炎。小儿骨骺板具有屏障作用，脓液一般不易进入邻近关节，但成人骺板已经闭合，脓肿可直接进入关节腔形成化脓性关节炎。

(4) 骨组织失去血供后，部分骨组织因缺血而坏死。在周围形成炎性肉芽组织，死骨的边缘逐渐被吸收，使死骨与主骨完全分离。在死骨形成的过程中，病灶周围的骨膜因炎性充血和脓液的刺激而产生新骨，包围在骨干的外层，形成“骨性包壳”，包壳上有数个小孔与皮肤窦道相通。包壳内有死骨、脓液和炎性肉芽组织，往往引流不畅，成为骨性无效腔。

(5) 小片死骨可以被肉芽组织吸收，或为吞噬细胞所清除，也可经皮肤窦道排出。大块死骨难以吸收或排出，长期存留在体内，使窦道经久不愈合，疾病进入慢性阶段。

【临床表现】

1. 全身症状 起病急骤，全身中毒症状重，可出现寒战，高热至 39 ℃以上，有明显的毒血症症状。严重患肢可出现意识障碍，感染性休克。

2. 局部症状 早期患处剧痛，局部皮温增高，有局限性压痛，肿胀并不明显。后期局部水肿，压痛更为明显，说明此处已形成骨膜下脓肿。往后疼痛减轻，为脓肿穿破后成为软组织深部脓肿，但局部红、肿、热、压痛则更加明显。各关节可有反应性积液。如向髓腔播散，症状更重，整个骨干都有骨破坏后，可导致病理性骨折。

【辅助检查】

1. 实验室检查 白细胞计数增高，可达 10×10^9/L 以上，中性粒细胞超过 90%，血培养阳性。

2. 脓肿分层穿刺 脓肿部位穿刺，逐层深入，抽出脓液可涂片确诊，同时可做细菌培养和药敏试验。

3. 影像学检查 X 线摄片早期不明显，一般发病 2 周后可见骨质破坏征象及骨膜反应。CT 检查可较早发现骨膜下脓肿。

【治疗原则】 早诊断、早治疗，尽早控制感染。预防炎症扩散，应及时切开引流脓液，防止死骨。

1. 非手术治疗

(1) 加强支持疗法，提高机体的抵抗力。

(2) 早期联用大剂量有效抗生素。

(3) 患肢制动。

2. 手术治疗 尽早行开窗引流术，即在病灶处骨密质开窗减压，于窗洞内放置两根导管做持续冲洗及引流，近端导管滴入抗生素冲洗液，远端导管用负压吸引引流。引流管一般留置3周，当患者体温下降，引流液连续3次细菌培养均为阴性时即可拔管。

【护理评估】

（一）术前评估

1. 健康史　通过收集资料，评估以下内容：①基本资料；②原发性感染灶；③手术史、过敏史。

2. 身体状况　①急性骨髓炎局部症状；②急性骨髓炎全身表现。

3. 辅助检查　①白细胞计数、分类；②分层穿刺抽液的量和性状；③涂片检查是否发现脓细胞等。

4. 心理和社会支持状况　①患者对疾病的认知程度，对手术及手术治疗的恐惧、焦虑程度和心理承受能力；②亲属对患者的关心程度、支持力度，家庭对手术的经济承受能力。

（二）术后评估

1. 手术伤口及引流情况　①局部引流管是否通畅；②引流液的颜色、性状、量等；③患肢制动固定效果。

2. 患肢感觉运动功能　有无改变。

【常见护理诊断/问题】

1. 疼痛　与化脓性感染及手术治疗有关。

2. 体温过高　与化脓性感染有关。

3. 皮肤完整性受损　与化脓感染、溃疡、窦道有关。

4. 自理能力缺陷　肢体肿胀、疼痛及功能障碍有关。

5. 焦虑　担心疾病的疗效，疼痛导致。

6. 知识缺乏　缺乏疾病相关预防、康复方面的知识。

【护理措施】

（一）术前护理

1. 缓解疼痛

(1) 抬高制动：患肢制动、局部用石膏托或皮牵引固定，缓解患肢疼痛，预防病理性骨质。抬高患肢维持功能位，减轻患肢水肿。

(2) 分散注意力：各项护理操作动作轻柔，避免牵拉患肢，多和患者沟通，分散其注意力，缓解疼痛。

(3) 遵医嘱用药：疼痛剧烈者，可遵医嘱适当止痛。

2. 降温　高热期间可采取物理降温，必要时可遵医嘱使用降温药，密切观察患肢体温变化。

3. 控制感染　根据细菌培养和药敏试验结果，及时调整抗生素用药，并观察用药后的不良反应。

4. 观察病情　密切关注患者生命体征及神智变化，观察伤口引流管及周围组织的变化情况。

5. 支持疗法　多卧床休息，鼓励患者多喝水，给予高热量、高蛋白、高维生素易消化食物，增强抵抗力。

6. 术前护理　按骨科术前常规准备，保持窦道口及周围皮肤清洁，增强抵抗力，必要时可输血。

(二) 术后护理

1. 保持有效引流

(1) 正确连接:引流管连接一次性负压引流袋,引流袋低于床面(创口)50 cm(图 17-37)。

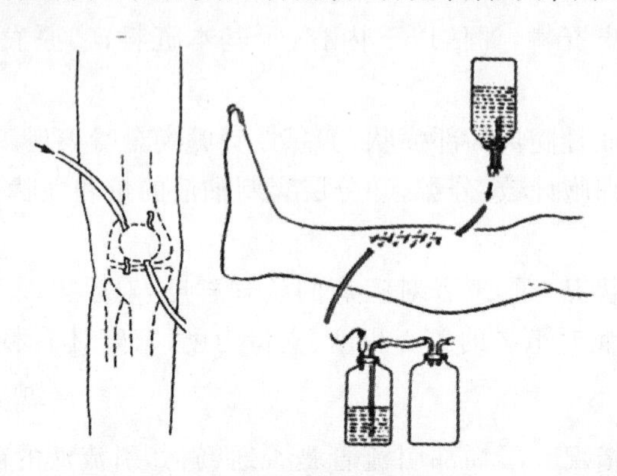

图 17-37 术后引流装置

(2) 引流液量和速度:每天滴入抗生素溶液 1500～2000 mL,24 h 持续冲洗引流,术后 12～24 h 内应快速滴入,随后逐渐减慢至 50～60 滴/分。

(3) 保持通畅:避免管道受压、扭曲、折叠。

(4) 观察引流液:密切关注引出液体的颜色、性状、量。一旦管道梗阻,应调整引流管位置,加大负压或在严格无菌条件下进行加压冲洗。

(5) 拔管指征:体温恢复正常,引流液透明清亮,连续 3 次细菌培养阴性,即可拔管。先拔滴入管,1～2 天后无异常后再拔引流管。

2. 切口护理 及时更换敷料,保持创口清洁、干燥,促进创面愈合。

3. 功能锻炼 急性炎症控制后,指导患肢早期进行功能锻炼,防止失用性肌萎缩和关节僵硬,但需注意锻炼强度,防止发生病理性骨折。X 线检查局部骨包壳坚固后患肢可负重运动。

(三) 健康教育

(1) 向患者及家属解释长期彻底治疗的重要性,出院后仍需坚持服用抗生素,不可自行停药。

(2) 指导患者按计划循序渐进地功能锻炼,避免出现病理性骨折。

(3) 调整饮食,增强抵抗力,促进伤口愈合。

(4) 按时复查。

【护理评价】 通过治疗与护理,了解患者是否:①疼痛得到缓解或消失;②体温恢复正常;③瘘口逐渐愈合;④可在协助下进行日常生活自理;⑤焦虑的情绪得到缓解或消除;⑥了解该疾病的康复知识,积极配合治疗。

二、慢性血源性骨髓炎

慢性血源性骨髓炎是急性化脓性骨髓炎的延续,是急性骨髓炎不能彻底治愈,反复发作形成的。一般症状限于局部,往往顽固难治,甚至数年或十数年仍不能痊愈。

【病因】 继发于急性血源性骨髓炎。急性感染期未能彻底控制,反复发作演变成慢性骨髓炎。

【病理生理】 慢性骨髓炎的基本病理变化是病灶内遗留无效腔、死骨、窦道。因骨质破坏、坏死和吸收，局部形成无效腔。无效腔内有脓液、坏死组织、死骨和炎性肉芽组织，外层骨膜也不断形成新骨而成为"骨性包壳"。使感染呈慢性过程。小块死骨经窦道排出后，窦道闭合，但无效腔仍然存在，炎症不能被彻底治愈。当患者抵抗力下降时，无效腔内致病菌重新繁殖，炎症又再次发作。如此反复，加上瘘口分泌物的刺激，窦道周围软组织受损，出现大量瘢痕，皮肤色素沉着，经久不愈的窦道可导致周围皮肤组织恶变。

【临床表现】

1. 全身症状 迁延不愈，呈慢性消耗性疾病，患肢持续或间断低热，消瘦，贫血。急性发作时患者可出现发热、畏寒等症状。

2. 局部症状 局部红、肿、热、痛、窦道流脓、皮服色素沉着，患肢变粗变形，邻近关节畸形。

【辅助检查】 X 线摄片可见骨质增生、硬化，骨腔不规则，髓腔变窄甚至消失。CT 可显示脓腔及小型死骨。

【治疗原则】 以手术治疗为主，剔除死骨，去除瘢痕窦道和炎性肉芽组织，消灭无效腔，覆盖创面，改善血液循环，促进愈合。

【护理评估】

(一) 术前评估

1. 健康史 通过收集资料，评估以下内容：①基本资料；②有无感染病史，病程长短，疾病有无反复发作，治疗措施及疗效；③手术史、过敏史。

2. 身体状况 ①慢性骨髓炎局部症状；②慢性骨髓炎全身表现。

3. 辅助检查 各项检查结果，特别是白细胞计数；X 线摄片有无异常。

4. 心理和社会支持状况 ①患者对疾病的认知程度，对手术及手术治疗的恐惧、焦虑程度和心理承受能力；②亲属对患者的关心程度、支持力度，家庭对手术的经济承受能力。

(二) 术后评估

1. 手术伤口及引流情况 ①局部引流管是否通畅；②引流液的颜色、性状、量等；③患肢制动固定效果

2. 患肢感觉运动功能 有无改变。

【常见护理诊断/问题】

1. 体温过高 与化脓性感染有关。

2. 疼痛 与化脓性感染及手术治疗有关。

3. 皮肤完整性受损 与化脓感染、溃疡、窦道有关。

4. 焦虑 担心疾病的疗效，疼痛导致。

【护理措施】

(一) 术前护理

1. 心理护理 关心患者，稳定患者及其家属情绪，多沟通，帮患者树立康复的信心。

2. 加强营养 给予高热量、高蛋白、高维生素饮食，必要时可遵医嘱补液或输入新鲜血，增强患者抵抗力。

3. 对症处理 高热患者给予物理降温。

4. 病情观察　密切观察患者生命体征的变化。

（二）术后护理

1. 疼痛护理　患肢抬高制动；通过给患者听音乐和交谈来转移患肢注意力；保持伤口清洁干燥；遵医嘱给予镇痛剂。

2. 维持体温　高热期间多休息，降低机体消耗；给予物理降温；控制感染避免发热；遵医嘱给予退热药的须密切观察体温变化及时记录。

3. 引流护理　术后进行药物灌洗、冲洗、负压引流。保持有效引流：①观察引流液的颜色、性状、量，保持引流管通畅，防止逆流；②保持引流管连接紧密，引流袋或引流瓶低于创口50 cm；③创口冲洗量为3000～5000 mL/天，根据引流液的颜色、清亮程度调节冲洗速度。

4. 用药护理　根据细菌培养和药敏试验合理选用抗生素，并观察用药的不良反应。

（三）健康教育

(1) 调整饮食，增强抵抗力，防止反复发作，促进伤口愈合。

(2) 告知患者每天进行肌肉的等长收缩运动和关节被动运动或主动运动，避免患肢功能障碍。

(3) 教会患者使用辅助器材，如助行器、拐杖等，减轻患肢负重，防止发生病理性骨折。

(4) 按时复查，预防复发。

【护理评价】　通过治疗与护理，了解患者是否：①体温恢复正常；②疼痛得到缓解或消失；③焦虑的情绪得到缓解或消除；④感染得到了控制，瘘口逐渐愈合。

三、骨关节结核

骨关节结核(bone and joint tuberculosis)是骨关节的特异性感染，属继发性病变，90%继发于肺结核，儿童和青少年好发。最多见于脊柱，约占50%，其次是膝关节、髋关节、肘关节。

【病因病理】　在原发病灶活动期，结核杆菌经血循环到达骨与关节部位，不一定会立刻发病。它在骨关节内可以潜伏多年，待机体的抵抗力下降，如外伤、营养不良、过度劳累等诱发因素，都可以促使潜伏的结核杆菌活跃起来而出现临床症状。如果机体的抵抗力加强，潜伏的结核杆菌可被抑制甚至被消灭。

骨关节结核的最初病理变化是单纯性滑膜结核或单纯性骨结核，以后者多见。在发病最初阶段，关节软骨面是完好的。如果在早期阶段，结核病便被很好地控制住，则关节功能不受影响。如果病变进一步发展，结核病灶便会破向关节腔，使关节软骨面受到不同程度损害，称为全关节结核。全关节结核必定会后遗各种关节功能障碍。全关节结核不能被控制，便会出现继发感染，甚至破溃产生瘘管或窦道，此时关节已完全损毁。

【临床表现】

1. 全身症状　起病缓慢，有低热、乏力、盗汗、消瘦、食欲不振及贫血等症状，也有起病急骤，高热及毒血症状，一般多见于儿童患者。

2. 局部表现

(1) 疼痛：病变部位有疼痛，初起不甚严重，每于活动后加剧。部分患者因病灶内脓液突然破向关节腔而产生急性症状，此时疼痛剧烈。单纯骨结核者髓腔内压力高，脓液积聚过多，疼痛也很剧烈。

肩关节结核早期有酸胀感，以肩关节前侧为主，有时可放射到肘部或前臂；脊柱结核多为钝痛，咳嗽、打喷嚏、提重物时疼痛加重；髋关节结核早期出现髋部疼痛，但儿童常描述为对侧膝部疼痛；膝关节结核早期疼痛明显，儿童患有髋关节和膝关节结核常有“夜啼”。因夜间熟睡后，患侧关节周围的保护性肌痉挛解除，在肢体活动或翻身时会出现突然疼痛而哭闹。

(2) 功能障碍：①脊柱结核：脊柱生理弯曲变形，胸椎、腰椎体结核可明显向后突成角畸形，呈“驼背”状，腰椎结核患肢，腰部活动受限，患肢拾物需挺腰屈膝屈髋蹲下，即拾物试验阳性(图 17-38)。②髋关节结核：髋关节屈曲、内收、内旋畸形，下肢缩短，患侧外踝搭在对侧髌骨上，下压患侧膝盖，因疼痛导致膝盖不能接触床面者为阳性，即托马斯试验阳性(图 17-39)。让患者平卧，将健侧髋、膝关节屈曲，使膝部尽量贴近前胸，此时患侧下肢无法伸直，即伸直试验阳性。髋关节结核患者一般此两项试验均为阳性。③膝关节结核：膝盖呈梭状肿胀，晚期膝关节处于屈曲状态，当十字韧带破坏时，发生膝关节脱位，小腿向后方移位，出现膝外翻畸形。因关节腔有积液，所以浮髌试验阳性。

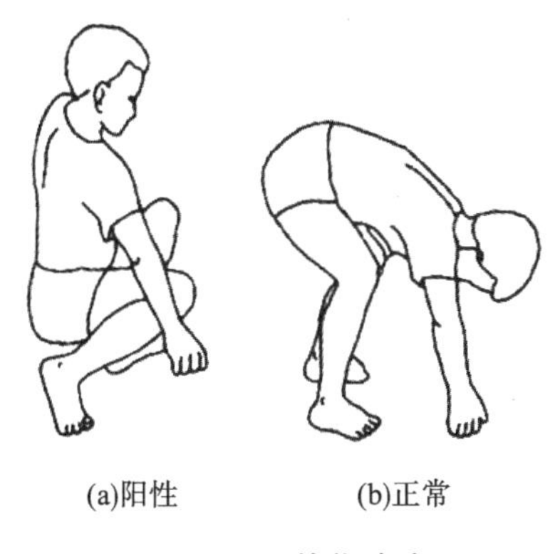

图 17-38　拾物试验

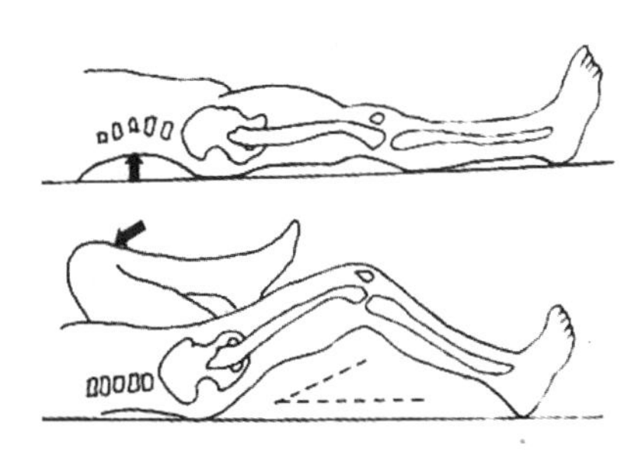

图 17-39　托马斯试验阳性

(3) 寒性脓肿和窦道：全关节结核发展的结果是在病灶部位积聚了大量脓液、结核性肉芽组织、死骨和干酪样坏死物质。因为缺乏红、热等急性炎性反应，称之为“冷脓肿”或“寒性脓肿”。脓肿破溃成窦道后易出现混合性感染，局部炎症反应加重。

(4) 截瘫：脊柱结核的冷脓肿会压迫脊髓而产生肢体瘫痪。

(5) 病理性脱位与病理性骨折：关节和骨折破损所致。

【辅助检查】

1. 实验室检查　有轻度贫血，白细胞计数一般正常，有混合感染时白细胞计数增高。红细胞沉降率在活动期明显增快；从单纯性冷脓肿获得脓液的结核杆菌培养阳性率约 70%。

2. 影像学检查

(1) X 线摄片：一般在起病 2 个月后方有 X 线片改变。

(2) 核素骨显像：可以早期显示出病灶，不能作定性诊断。

(3) CT 检查：可以发现普通 X 线片不能发现的问题，特别是显示病灶周围的冷脓肿有独特的优点，死骨与病骨都可以清晰地显露。

(4) MRI 检查：可以在炎性浸润阶段时显示出异常信号，具有早期诊断的价值。脊柱结核的 MRI 片还可以观察脊髓有无受压与变性。

3. 超声波检查　可以探查深部冷脓肿的位置和大小。

4. 关节镜检查及滑膜活检　对诊断滑膜结核很有价值。

【治疗原则】　早诊断、早治疗，控制并发症及防止炎症扩散，及时切开引流脓液，防止死骨形成，转化成慢性骨髓炎。

1. 非手术治疗

(1) 全身支持疗法：①多休息；②给予高热、高糖、高蛋白、高维生素易消化饮食；③静脉补充营养液，必要时可输入新鲜血。

(2) 抗结核治疗：合理使用抗结核药物，在用药过程中密切观察药物的毒副作用，脊柱结核患者需连续用药2年。

(3) 抗感染治疗：混合感染的患者，急性期可联合使用抗生素。

(4) 局部治疗：①局部制动，小关节结核固定1个月，大关节结核固定3个月；②局部注射抗结核药物。

2. 非手术治疗 非手术治疗无法控制病情，死骨形成，脓肿较大，窦道经久不愈或出现截瘫症状的需积极准备手术治疗，可行结核病灶清除及关节融合术。

【护理评估】

（一）术前评估

1. 健康史 通过收集资料，评估以下内容：①基本资料；②有结核病史；③手术史、过敏史、家族史；④营养状况。

2. 身体状况 评估患者生命体征、疼痛状况、有无脊柱或四肢的畸形，是否存在寒性脓肿及窦道，患者的感觉和运动功能，有无截瘫症状等。

3. 辅助检查 各项检查结果，如血常规、血沉、X线摄片及CT检查有无异常。

4. 心理和社会支持状况 ①患者对疾病的认知程度，对手术及手术治疗的恐惧、焦虑程度和心理承受能力；②亲属对患者的关心程度、支持力度，家庭对手术的经济承受能力。

（二）术后评估

有无并发症或复发。

【常见护理诊断/问题】

1. 疼痛 与结核病变和手术有关。

2. 营养失调：低于机体需求量 与慢性消耗性疾病有关。

3. 活动障碍 与结核病变、手术治疗、固定或截瘫有关。

4. 焦虑 与担心疾病的疗效，长期服药，疼痛有关。

5. 潜在并发症 病理性骨折、关节畸形、截瘫等

【护理措施】

（一）术前护理

1. 缓解疼痛 ①局部制动、固定，减轻疼痛；②采取放松疗法，转移患者注意力，缓解疼痛；③遵医嘱使用止痛剂。

2. 加强营养 给予高热量、高蛋白、高维生素饮食，必要时可遵医嘱补液或输入新鲜血。增强患者抵抗力，确保血红蛋白>100 g/L。

3. 加强生活护理 ①协助患者进行日常生活照顾；②长期卧床患者需加强皮肤保护。

4. 心理护理 关心患者，稳定患者及其家属情绪，多沟通，帮患者树立康复的信心。

5. 用药护理 遵医嘱使用抗结核药物，密切观察药物的毒副作用。

6. 术前准备 ①术前抗结核药物至少使用2周；②有窦道的患者还需使用广谱抗生素至少1周；③积极改善手术耐受力，进行相应的适应性训练。

（二）术后护理

1. 病情观察　严密观察患者生命体征，胸椎段结核术后患者要密切观察呼吸状况，有无呼吸困难或气胸。

2. 患肢制动　①关节融合术后，多采用石膏外固定，注意石膏固定的护理；②脊柱术后患者，应卧硬板床，局部制动，防止移植骨或假关节脱落。

3. 抗结核治疗　术后需继续抗结核治疗 3～6 个月。

4. 加强功能锻炼　嘱患者循序渐进地进行功能锻炼，早期适当地活动病变关节以外的关节，以最大限度地恢复关节功能。

5. 并发症预防　预防呼吸道、尿道感染，压疮，肌肉萎缩，关节僵直等。

（三）健康教育

(1) 加强宣教结核病防治工作。

(2) 改善饮食，加强营养，增强抵抗力。

(3) 出院后继续服用抗结核药物 2 年，定期复查，监测药物的毒副作用。

(4) 教会患者正确的功能锻炼方法，最大限度地恢复关节功能。

【护理评价】　通过治疗与护理，了解患者是否：①营养状况得到改善，抵抗力增强；②疼痛得到缓解或消失；③焦虑的情绪得到缓解或消除；④出现抗结核药物的毒副作用。

第七节　颈肩痛与腰腿痛患者的护理

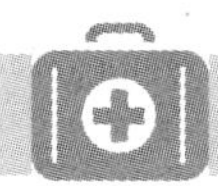

案例导入

王某，女性，35 岁，白领。因肩颈部疼痛伴左侧肢体功能障碍 1 周入院。查体：生命体征正常，双侧瞳孔等大等圆，对光反射灵敏、颈软、肩颈部有压痛，脊柱无畸形；左上肢及手部皮肤感觉减退、麻木，左肩关节及肘关节屈伸肌力Ⅳ级，左腕关节及指间关节屈伸肌力Ⅲ级，生理反射减弱，病理反射未引出。请问：

该患者属于什么类型的颈椎病？

一、颈椎病患者的护理

颈椎病是指颈椎间盘退行性变以及继发性椎间关节退行性变所致脊髓、神经、血管损害，出现一系列功能障碍的临床综合征。好发 50 岁以上人群，男性多于女性，好发部位依次是 C_5～C_6、C_4～C_5、C_6～C_7。

【病因】

1. 颈椎的退行性变　是颈椎病发病的主要原因。椎间盘退行性改变：一是导致椎间隙狭窄，关节囊松弛，韧带松弛、钙化，刺激或压迫脊髓、血管、神经；二是引发颈椎力学功能紊乱，引起椎体、椎间关节及其周围韧带发生变性、增生、钙化。

2. 先天性椎管狭窄 椎管矢状径与颈椎病联系紧密，椎管矢状径小于正常（14～16 cm）。即便颈椎退变并不十分严重，但症状出现早而且比较严重。

3. 慢性劳损 慢性劳损是指超过正常生理活动范围最大限度或局部所能耐受值的各种超限活动。如不良的睡姿、不良的坐姿、不适当的体育锻炼。

【临床表现】

1. 神经根型颈椎病 发病率最高，占 50%～60%，因椎间盘向后侧突出，刺激压迫单侧或双侧神经根所致（图 17-40）。

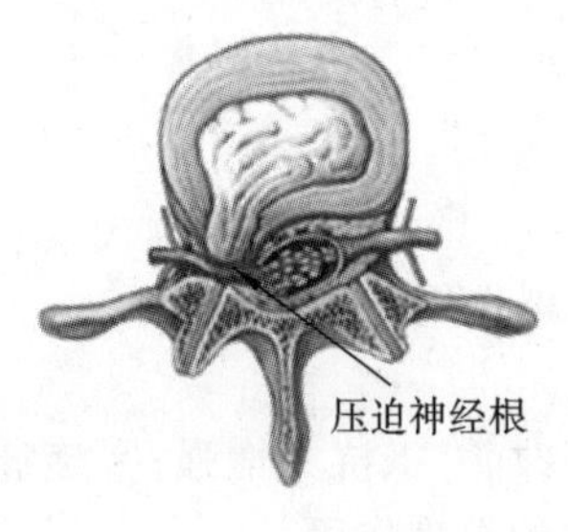

图 17-40 神经根型颈椎病

（1）症状：①颈部疼痛及僵硬，向肩部及上肢放射，咳嗽或打喷嚏时疼痛加剧；②皮肤可有麻木、过敏等感觉改变；③上肢肌力下降，手指动作不灵活。

（2）体征：①颈部肌肉痉挛，肩颈部有压痛；②头偏向患侧，耸肩；③患侧上肢肌萎缩，功能障碍；④检查者一手扶患者颈部，另一手握住患侧腕部外展，双手反向牵引，诱发已受压神经根出现放射痛和麻木感，即为上肢牵拉试验阳性；⑤患者端坐，头不自觉的偏向患侧，检查者在患者身后用掌心在其头顶施压，患者出现颈部疼痛，向患侧手臂放射，即压头试验阳性（图 17-41）。

2. 脊髓型颈椎病 占颈椎病 10%～15%，突出的椎间盘压迫脊髓所致（图 17-42）。

（1）症状：①手指发麻，不灵活，握力下降，特别是精细活动失调；②下肢无力，发麻，步态不稳，有踩棉花感；③躯体有紧束感。

（2）体征：随病情加重可出现自下而上的运动神经元性瘫痪。

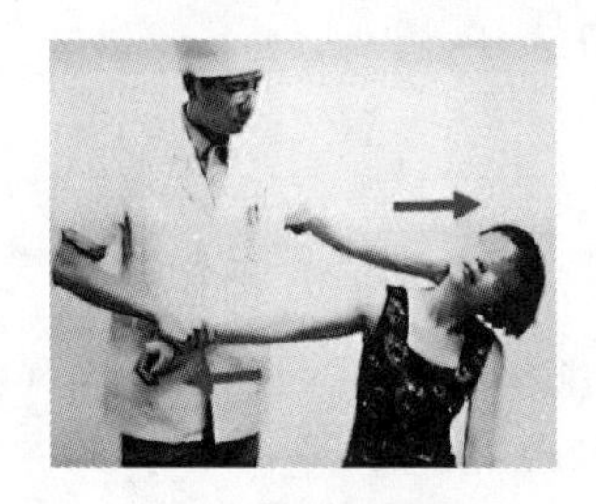

(a)上肢牵拉试验

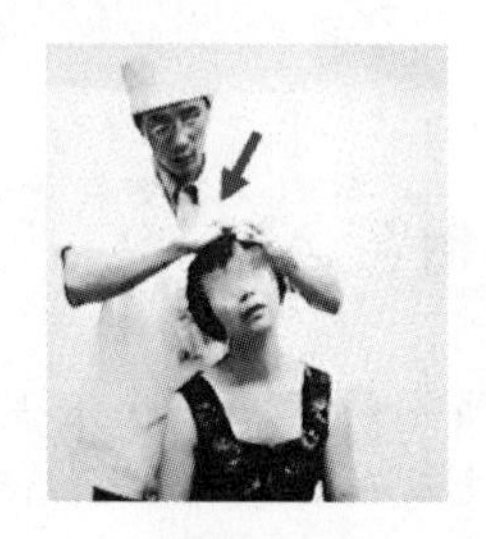

(b)压头试验

图 17-41 神经根型颈椎病体征

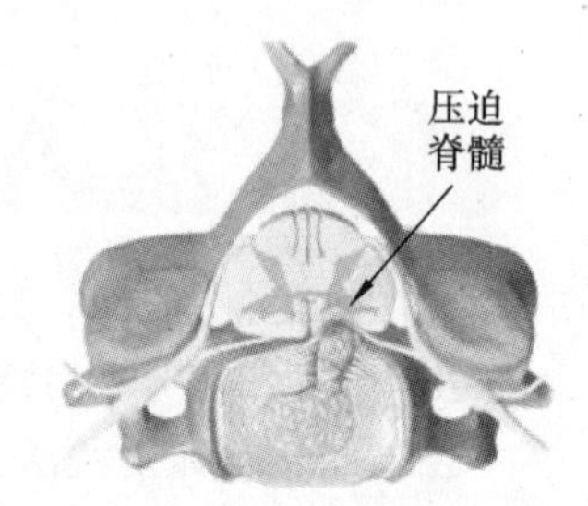

图 17-42 脊髓型颈椎病

3. 椎动脉型颈椎病 因颈椎横突孔增生狭窄，上关节突肥大，颈椎失去了稳定，直接牵拉、刺激或压迫椎动脉导致。有动脉硬化的患者易发生此病。

（1）症状：①眩晕为最主要症状，可出现旋转性、浮性或晃动性眩晕，随头部活动而加重；②椎-基底动脉受压，供血不足，侧支循环血管代偿性扩张，导致枕部、顶枕部疼痛，可放射至颞部；③视觉障碍，出现失明、弱视、复视，短期内可自行恢复；④猝倒，多发生在突然扭动头部一过性脑供血不足时。

（2）体征：颈部压痛，活动受限。

4. 交感神经型颈椎病 因颈椎的病变压迫或刺激颈椎旁的交感神经节后纤维所致。

（1）交感神经兴奋：多见，如头晕、头痛、恶心、呕吐、视物模糊、心律不齐、心跳增快、血压升高、耳鸣、听力下降等。

(2) 交感神经抑制：如头晕、眼花、流泪、心动过缓、血压下降、胃肠胀气等。

【辅助检查】

1. 影像学检查

(1) 颈椎X线检查：颈椎X线片常表现为颈椎正常生理曲度消失或反张，椎间隙狭窄，椎管狭窄，椎体后缘骨赘形成，在颈椎的过伸过屈位片上还可以观察到颈椎节段性不稳定。

(2) 颈椎CT检查：可更清晰地观察到颈椎的增生钙化情况，对于椎管狭窄、椎体后缘骨赘形成具有明确的诊断价值。

(3) 颈椎MRI检查：可以清晰地观察到椎间盘突出压迫脊髓，常规作为术前影像学检查的证据用以明确手术的节段及切除范围。

2. 椎-基底动脉多普勒检查　用于检测椎动脉血流的情况，也可以观察椎动脉的走行，对于眩晕以主要症状的患者来说鉴别价值较高。

3. 脑脊液动力学试验　用于脊髓型颈椎病显示椎管梗阻情况。

【治疗原则】

1. 非手术治疗　①枕颌带牵引：参考十七章，第二节。②颈托固定颈椎：保护颈椎，限制颈椎过度活动。③推拿按摩：缓解肌肉痉挛，脊髓型颈椎病不易采用。④理疗：改善局部血液循环，减轻局部肿胀。⑤药物治疗：属于对症治疗，如复方丹参片等。

2. 手术治疗　保守治疗无效，反复发作，或脊髓型颈椎病压迫症状进行性加重时可采用手术治疗。根据手术入路部位不同分前路、前侧路、后路手术三种。手术通过切除对脊髓、神经造成压迫的组织、椎间盘、骨赘和韧带，或椎管扩大成形，使脊髓和神经充分减压；通过植骨、内固定颈椎融合来稳定颈椎。

常用手术方式有：颈椎间盘摘除术、椎间植骨融合术、颈椎半椎板切开或全椎板切除术、椎管成形术。

【护理评估】

(一) 术前评估

1. 健康史　通过收集资料，评估以下内容：①基本资料：职业、年龄等。②本次发病的诱因。③既往史：有无类似情况发生过及采取的治疗手段，有无高血压、糖尿病、心脏病等病史。

2. 身体状况　①局部：评估患者疼痛性质，放射部位，四肢运动、感觉、反射状况。②全身：密切观察患者的生命体征及意识状况，生活自理能力，有无大小便失禁现象。

3. 辅助检查　了解X线、CT、MRI等检查结果，以便判断病情、可采取的治疗和护理措施。

4. 心理和社会支持状况　①患者对疾病的认知程度，对手术及手术治疗的恐惧、焦虑程度和心理承受能力；②亲属对患者的关心程度、支持力度，家庭对手术的经济承受能力。

(二) 术后评估

(1) 手术切开出现情况、引流情况。

(2) 生命体征：尤其是呼吸状况，呼吸困难是前路手术术后早期最危险的并发症。主要原因有：①切口内出血；②喉头水肿；③术中移植骨松动，脱落压迫气管。

(3) 肢体感觉、活动及大小便情况。

【常见护理诊断/问题】

1. 疼痛　与化脓性感染及手术治疗有关。

2. 焦虑　与疾病影响生活，担心疾病的预后有关。

3. 躯体活动障碍　与神经根受压或手术早期疼痛有关。

4. 知识缺乏　缺乏疾病预防及术后康复等方面知识。

5. 潜在并发症　呼吸困难、泌尿系统感染、肺部感染、失用性肌萎缩等。

【护理措施】

（一）术前护理

1. 缓解疼痛

（1）休息与活动：卧床休息2～4周，减少颈部负荷，减轻局部肿胀。

（2）枕颌带牵引：解除颈部肌肉痉挛，增大椎间隙从而减轻椎间盘对神经根的压迫，减轻神经水肿。牵引期间的护理参考第十七章第二节。

（3）热敷理疗：可促进血压循环，促进局部水肿消退，减轻肌肉痉挛，缓解疼痛。疼痛明显者可遵医嘱给予患者非甾体解热镇痛药。

2. 心理护理　向患者解释该疾病的发病原因、治疗过程，帮患者树立战胜疾病的信心，取得患者的配合。

3. 加强生活护理　协助患者正确佩戴颈托，鼓励患者尽可能生活自理，保持病室地面清洁、干燥，有痉挛步态的患者需陪同，使用拐杖或助行器，防止跌倒。

4. 术前护理　按骨科术前常规准备。为增强对手术的耐受力，需提前做适应性训练，颈前路手术患者做气管推移训练，后路手术患者做俯卧位训练。

（二）术后护理

1. 颈部制动　①绝对卧床休息1～2周，注意颈部固定制动，回病房后，取平卧位，用沙袋放在两侧肩颈部；②前路手术的患者取平卧，头稍前屈位；③搬运患者采取轴线翻身，避免扭曲，以防移植骨脱落；④应用头颈胸石膏进行固定时，注意松紧度；⑤枕颌带牵引患者需做好牵引的护理；⑥离床需佩戴颈托，打喷嚏或咳嗽时用手轻轻按住颈前区。

2. 切口护理　观察颈部切口有无出血、渗血，观察颈部有无肿胀，切开敷料有无浸透，渗出液的颜色、量、性状。若颈部迅速肿大，增粗，患者呼吸困难、发绀，需警惕出血、水肿，立即协助医生拆开缝线，去除血肿。若血肿去除后仍呼吸困难，需做气管切开。

3. 病情观察　密切观察患者生命体征，尤其是呼吸功能。一旦呼吸异常，立即通知医生，协助处理。因此颈部手术患者术后床头常备气管切开包。

4. 引流的护理　①保持引流管通畅：防止管道折叠、受压、扭曲或滑脱；②观察引流液的颜色、性状、量，一旦引流大量血液，需立即通知医生，采取措施。

5. 加强功能锻炼　颈部需固定2～3个月。

（1）术后早期：协助患者做好生活护理，如穿衣、梳头、刷牙、洗脸等。

（2）指导患者用双手进行对指、系纽扣、捏皮球等练习。

（3）逐渐扩大活动范围，促进患者尽早恢复全面生活自理，每天进行四肢与关节的锻炼，预防肌萎缩、关节僵硬等并发症。

（三）健康教育

1. 保持正确的坐姿　学习、生活、工作中，保持颈部平直，定时改变颈部姿势，避免长时间屈曲或仰伸。

2. 选择合适的枕头　枕头的长度应超过肩部10～16 cm，高度以头颈部压下后一拳高为宜。高低合适的枕头对保护脊柱的生理弯曲十分重要。

3. 避免颈部损伤　注意安全，避免颈部受伤，一旦发生损伤，应尽早规范就诊。

4. 功能锻炼　定时向远处眺望，放松肩颈部肌肉。定时做颈部、上肢体操，活动肩颈部肌肉，促进血液循环，使得肩颈部放松。

【护理评价】　通过治疗与护理，了解患者是否：①疼痛得到缓解或消失；②焦虑的情绪得到缓解或消除；③按计划进行功能锻炼；④逐渐恢复四肢感觉和活动能力；⑤焦虑的情绪得到缓解或消除；⑥发生并发症或及时被发现处理。

二、腰椎间盘突出症

腰椎间盘突出症(herniation of lumbar intervertebral disk)主要是因为腰椎间盘各部分(髓核、纤维环及软骨板)尤其是髓核，有不同程度的退行性改变后，在外力因素的作用下，椎间盘的纤维环破裂，髓核组织从破裂之处突出(或脱出)于后方或椎管内，刺激或压迫相邻脊神经根或马尾神经的综合征。腰椎间盘突出症以 $L_4 \sim L_5$、$L_5 \sim S_1$ 发病率最高，约占腰椎间盘突出的 95%，多见于中年人。

【病因】

1. 腰椎间盘的退行性改变　是基本因素。髓核的退变主要表现为含水量的降低，并可因失水引起椎节失稳、松动等小范围的病理改变；纤维环的退变主要表现为坚韧程度的降低。

2. 损伤　长期反复的外力造成轻微损害，加重了退变的程度。

3. 遗传因素　腰椎间盘突出症有家族性发病的报道。

4. 诱发因素　在椎间盘退行性变的基础上，某种可诱发椎间隙压力突然升高的因素可致髓核突出。常见的诱发因素有增加腹压、腰姿不正、突然负重、妊娠、受寒和受潮等。

【分类】　病理变化及 CT、MRI 表现，结合治疗方法可作以下分型(图 17-43)。

1. 膨隆型　纤维环部分破裂，而表层尚完整，此时髓核因压力而向椎管内局限性隆起，但表面光滑。这一类型经保守治疗大多可缓解或治愈。

2. 突出型　纤维环完全破裂，髓核突向椎管，仅有后纵韧带或一层纤维膜覆盖，表面高低不平或呈菜花状，常需手术治疗。

3. 脱垂游离型　破裂突出的椎间盘组织或碎块脱入椎管内或完全游离。此型不但可引起神经根症状，还容易导致马尾神经症状，非手术治疗往往无效。

4. Schmorl 结节　髓核经上下终板软骨的裂隙进入椎体松质骨内，一般仅有腰痛，无神经根症状，多不需要手术治疗。

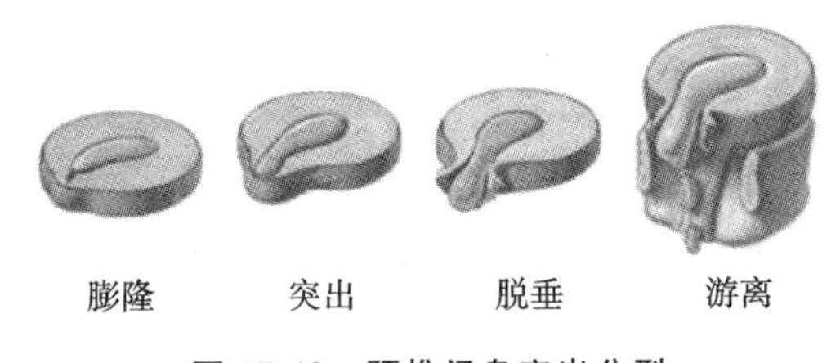

图 17-43　颈椎间盘突出分型

【临床表现】

1. 症状

(1) 腰痛：是大多数患者最先出现的症状，发生率约 91%。由于纤维环外层及后纵韧带受到髓核刺激，经窦椎神经而产生下腰部感应痛，有时可伴有臀部疼痛。

（2）坐骨神经痛：虽然高位腰椎间盘突出（L_2～L_3、L_3～L_4）可以引起股神经痛，但临床少见，不足5%。绝大多数患者是L_4～L_5、L_5～S_1间隙突出，表现为坐骨神经痛。典型坐骨神经痛是从下腰部向臀部、大腿后方、小腿外侧直到足部的放射痛，在打喷嚏和咳嗽等腹压增高的情况下疼痛会加剧。放射痛的肢体多为一侧，仅极少数中央型或中央旁型髓核突出者表现为双下肢症状。

（3）马尾神经症状：向正后方突出的髓核或脱垂、游离椎间盘组织压迫马尾神经，其主要表现为大小便障碍、会阴和肛周感觉异常。严重者可出现大小便失控及双下肢不完全性瘫痪等症状，临床上少见。

2. 体征

（1）脊柱侧凸活动受限：腰椎侧凸是一种为减轻疼痛的姿势性代偿畸形，60%患者失去脊柱正常的生理弯曲，表现为腰椎侧凸、前凸、后凸。有不同程度的腰部活动受限，急性期尤为明显，其中以前屈受限最典型，因为前屈位时可进一步促使髓核向后移位，并增加对受压神经根的牵拉。

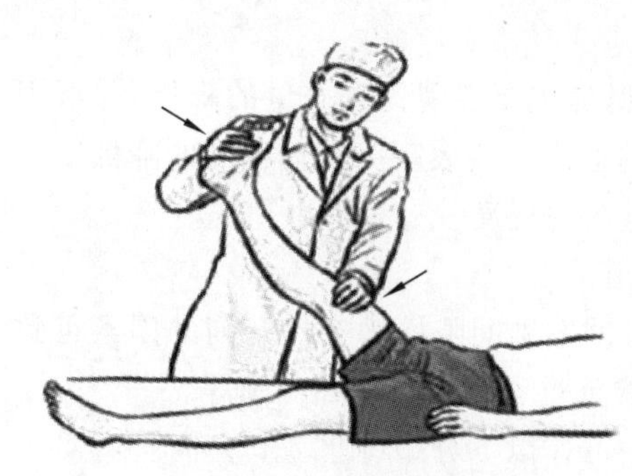

图 17-44　直腿抬高试验

（2）压痛：压痛及叩痛的部位基本上与病变的椎间隙相一致，80%～90%的病例呈阳性。压痛点主要位于椎旁1 cm处，可出现沿坐骨神经放射痛。约1/3患者有腰部骶棘肌痉挛。

（3）直腿抬高试验及加强试验阳性：患者仰卧，伸膝，被动抬高患肢60°以内即可出现坐骨神经痛，称为直腿抬高试验阳性（图 17-44）。在阳性患者中，缓慢降低患肢高度，待放射痛消失，这时再被动屈曲患侧踝关节，再次诱发放射痛称为加强试验阳性。

（4）感觉、肌力和腱反射：受累脊神经根的部位不同而出现该神经支配区感觉异常，阳性率达80%以上。早期多表现为皮肤感觉过敏，渐而出现麻木、刺痛及感觉减退，肌力下降，腰4神经根受累时，可出现膝跳反射障碍，S_1神经根受累时则跟腱反射障碍。

【辅助检查】

1. 影像学检查

（1）X线摄片：可见椎间隙有无狭窄、椎间盘有无退行性病变及脊柱是否存在侧凸。

（2）CT：可用于鉴别有无椎间盘突出及突出方向。

（3）MRI：可清晰地显示椎间盘突出的形态及其与硬膜囊、神经根等周围组织的关系，另外可鉴别是否存在椎管内其他占位性病变。

（4）脊髓造影：间接显示有无椎间盘突出及程度。

2. 电生理检查　肌电图、神经传导速度与诱发电位可协助确定神经损害的范围及程度，观察治疗效果。

【治疗原则】

1. 非手术治疗　大多数患者可以经非手术治疗缓解或治愈。主要适用于：年轻、初次发作或病程较短者；症状较轻，休息后症状可自行缓解者；影像学检查无明显椎管狭窄。

（1）绝对卧床：严格卧床休息2～6周或直至症状缓解。

（2）牵引治疗：采用骨盆牵引，可以增加椎间隙宽度，减少椎间盘内压，椎间盘突出部分回纳，减轻对神经根的刺激和压迫，需要在专业医生指导下进行。

（3）理疗、推拿、按摩：可缓解肌肉痉挛，减轻椎间盘内压力，但注意暴力推拿按摩可以导致病情加重，应慎重。

（4）药物治疗：①皮质激素：硬膜外注射皮质激素是一种长效抗炎剂，可以减轻神经根周围炎症和粘连。②非甾体抗炎药：解热镇痛，如阿司匹林、布洛芬等。

（5）髓核化学溶解法：利用胶原蛋白酶或木瓜蛋白酶，注入椎间盘内或硬脊膜与突出的髓核之间，选择性溶解髓核和纤维环，而不损害神经根，以降低椎间盘内压力或使突出的髓核变小从而缓解症状，但该方法有产生过敏反应的风险，应警惕。

2. 手术治疗　保守治疗无效或经常复发疼痛较重，合并马尾神经受压表现者应考虑手术治疗。手术方法经后路腰背部切口，部分椎板和关节突切除，或经椎板间隙行椎间盘切除。中央型椎间盘突出，行椎板切除后，经硬脊膜外或硬脊膜内椎间盘切除。合并腰椎不稳、腰椎管狭窄者，需要同时行脊柱融合术。

近年来，显微椎间盘摘除、显微内镜下椎间盘摘除、经皮椎间孔镜下椎间盘摘除等微创外科技术使手术损伤减小，取得了良好的效果。

【护理评估】

（一）术前评估

1. 健康史　通过收集资料，评估以下内容：①基本资料。②外伤史：是否存在腰部急慢性扭伤，腰部疼痛的特点、程度。③既往史：是否长期腰部负重，成年女性和妊娠有关。④用药史：是否饮酒、使用止痛剂或激素类药物等。

2. 身体状况　①局部症状：评估腰痛的范围、性质、有无放射痛，腰部活动情况，有无侧凸畸形。②全身表现：评估患者生命体征、下肢感觉、运动和反射情况，患者大小便是否存在失控或失禁现象，步态等。

3. 辅助检查　各项检查结果，X线、CT、MRI检查有无阳性结果；直腿抬高试验、加强试验是否阳性。

4. 心理和社会支持状况　①患者对疾病的认知程度，对手术及手术治疗的恐惧、焦虑程度和心理承受能力；②亲属对患者的关心程度、支持力度，家庭对手术的经济承受能力。

（二）术后评估

（1）术后生命体征。

（2）手术伤口及引流情况：①观察伤口周围有无漏出；②局部引流管是否通畅；③引流液的颜色、性状、量等。

（3）患肢感觉运动功能有无改变。

（4）括约肌功能：评估患者排尿、排便情况。

【常见护理诊断/问题】

1. 疼痛　与腰椎间盘突出、髓核变形水肿、神经根受压及肌痉挛有关。

2. 有便秘的危险　与长期卧床及马尾神经受压有关。

3. 躯体活动受限　与腰椎间盘突出疼痛、牵引或手术治疗有关。

4. 知识缺乏　缺乏疾病的预防和治疗相关知识。

5. 潜在并发症　脑脊液漏、尿潴留、感染等。

【护理措施】

（一）术前护理

1. 缓解疼痛

（1）休息与体位：急性期绝对硬板床休息，要求患者不下床，训练床上大小便。从而减轻局部肿胀疼痛，3 周后疼痛缓解可佩戴腰围起床活动。3 个月内不可做弯腰活动。

（2）骨盆牵引：保持有效牵引，具体参考十七章第二节。

（3）用药护理：可遵医嘱给患者服用非甾体抗解热镇痛药。

（4）心理护理：多和患者沟通，使患者放松心情，分散注意力。

2. 预防便秘

（1）排便训练：教会患者如何在床上使用便盆。

（2）饮食护理：多喝水，给予高纤维素易消化饮食，防止便秘腹压增大加重疼痛。

3. 术前护理　主要是做术后适应性训练，练习床上排尿、排便，教会患者腰背肌功能锻炼。

（二）术后护理

1. 体位　术后 24 h 内平卧，不翻身，压迫手术切口止血。24 h 后采取轴线翻身法，防止身体扭曲。一般需要卧床 1～3 周。

2. 病情观察　观察患者生命体征，注意引流管是否通畅，伤口有无疼痛，双下肢感觉、运动是否异常，与术前做比较。

3. 并发症护理

（1）马尾神经根受损：是术后严重并发症之一。①多因为术中过度牵拉，误将神经根作为突出物或椎管内填塞物使用不当引发。②密切观察：24 h 严密观察双下肢感觉、运动及反射情况，麻醉作业消失后，可采用针头轻刺会阴区及双下肢，观察有无知觉。

（2）硬膜外血肿：术中止血不彻底导致。①术后 24 h 内不翻身，压迫切开止血；②保持引流管通畅，避免折叠、受压，密切关注引流液的颜色、性状、量。

（3）脑脊液漏：①脑脊液减少，颅内压降低，使脑血管机械性扩张性头痛，将患者由仰卧位改为俯卧位 1 h，然后改侧卧位，依次交替，同时抬高床尾 10 cm，使患者呈头低足高位，可防止脑脊液继续流失，维持一定颅内压，缓解头痛；②观察是否出现切口感染或化脓性脊膜炎。

4. 功能锻炼

（1）四肢肌肉、关节功能练习：卧床期间坚持做四肢关节活动，预防关节僵硬和失用性肌萎缩。

（2）直腿抬高练习：术后第 1 天开始，进行股四头肌的舒缩和直腿抬高练习，2 次/分，可预防神经根粘连，逐渐增加抬高幅度。

（3）腰背肌锻炼：一般术后 1 周开始，先采取五点支持法，如飞燕式；1～2 周后改为三点支持法，循序渐进，逐渐增多次数，达到 3～4 次/天，每次 50 次，但腰椎有破坏性改变、感染、植入物或年老体弱心肺功能差的患者不适宜进行。

（三）健康教育

1. 卧硬板床　腰椎间盘突出患者应卧硬板床，穿平底鞋，避免腰部脊柱屈曲或受损。避免久站、久坐，拾物时应先蹲下避免弯腰，搬重物时应蹲下将重物上抬，用腿部力量站起。

2. 加强功能锻炼　继续坚持腰背肌锻炼达半年以上。

3. 保护腰椎　腰围保护3个月，不弯腰，半年内避免重体力劳动。

4. 及时就诊　如有不适应随时就诊。

【护理评价】　通过治疗与护理，了解患者是否：①疼痛得到缓解或消失；②能维持正常排尿排便；③躯体活动能力得到改善和恢复；④发生并发症或得到及时、有效的处理。

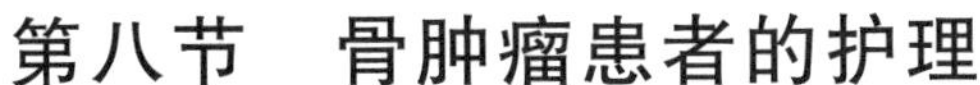

第八节　骨肿瘤患者的护理

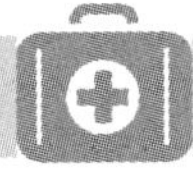

案例导入

男，18岁。右股下端肿胀伴疼痛1个月入院。患者于1个月前无明显诱因出现右股骨下端内侧肿大伴疼痛，关节活动受限，表皮温度高，静脉怒张。查体：T36.4℃，P76次/分，R20次/分，BP140/80 mmHg。X线片示右股骨下端有边界不清的骨质破坏区，Codman三角骨膜反应。请问：

1. 该患者发生了什么情况？
2. 作为该患者的责任护士如何对该患者病情做全面的评估？

一、概述

骨肿瘤是指骨组织及骨附属组织发生的肿瘤。男性发病率高于女性。骨肉瘤多见于儿童和青少年，骨巨细胞瘤多见于成人，骨髓瘤多见于老人。好发在长骨干骺端。

【分类】

1. 根据骨肿瘤原发部位分类　分为原发和继发两类。直接起源于骨组织及其附属组织的肿瘤为原发性；其他组织或气管的癌细胞通过血液、淋巴转移到骨骼上为继发性，即转移瘤。

2. 根据肿瘤的形态、细胞分化程度分类　分良性、中间性和恶性。软骨瘤为良性肿瘤，骨巨细胞瘤为潜在恶性或介于良、恶性中间的溶骨细胞瘤，恶性肿瘤中骨肉瘤占首位。

【病因】　骨肿瘤的发病因素很复杂，目前还没有确切的定论。内因有素质学说、基因学说、内分泌学说等；外因有化学元素物质和内外照射慢性刺激学说、病毒感染学说等。部分多发性骨软骨瘤和纤维样增殖症与家族遗传有关。骨的良性肿瘤可以恶性变，如多发骨软骨瘤可恶变为软骨肉瘤。

【临床表现】

1. 疼痛和压痛　疼痛和压痛程度不一，良性肿瘤疼痛及压痛不明显、局部发现肿块时无疼痛和压痛、边界清楚。恶性肿瘤，疼痛及压痛开始较轻，以后显著，最后形成剧烈疼痛。

2. 肿块和肿胀

(1) 良性骨肿瘤：肿块是良性骨肿瘤的首发症状，局部肿块质硬，而肿胀不明显。

(2) 恶性骨肿瘤：多发在长管状骨干骺端，肿胀明显，迅速增大，局部皮肤发热，表浅静脉怒张，表明肿瘤血管丰富。

(3) 尤文肉瘤：位于扁平骨或长骨，局部可出现红、肿、热、痛。

(4) 成软骨细胞瘤：关节肿胀、积液。

3. 功能障碍畸形 近关节的骨肿瘤易引起关节功能障碍。邻近大血管神经的骨肿瘤可压迫血管神经引起相应的表现。脊柱肿瘤可压迫脊髓出现截瘫。

4. 病理性骨折和脱位 骨干的肿瘤，破坏骨质，易发生病理骨折。骨端的骨肿瘤，关节骨遭到破坏，可引起关节脱位。

5. 转移表现 恶性骨肿瘤可通过淋巴或经血行转移，出现对应症状。骨肉瘤发生肺转移，出现呼吸困难、咳嗽、胸闷等症状，晚期出现恶病质。

【辅助检查】

1. 影像学检查

(1) X线检查(图17-45)：①骨肿瘤基本改变骨质的破坏或吸收，有些骨肿瘤表现为骨的沉积，称为反应骨；②恶性骨肿瘤病灶不规则，密度不均，边界模糊可刺激骨膜出现骨膜反应；③若骨膜被肿瘤掀起，在骨膜下产生三角形新骨，称为Codman三角，多见于骨肉瘤；④若骨膜掀起为阶段性或成层状，形成骨沉积，X线检查可见葱皮样改变，常见于尤文肉瘤；⑤骨骺处偏心性溶骨性破坏，骨质膨胀变薄，呈“肥皂泡”样改变，多见于骨巨细胞瘤；⑥若骨肿瘤生长迅速，长出骨皮质，伴有血管长入，自骨皮向外放射，肿瘤骨与反应骨呈“日光射线”影像。

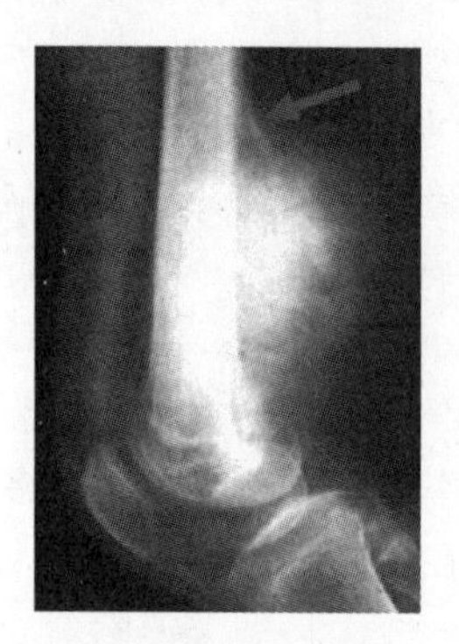
(1)Codman三角

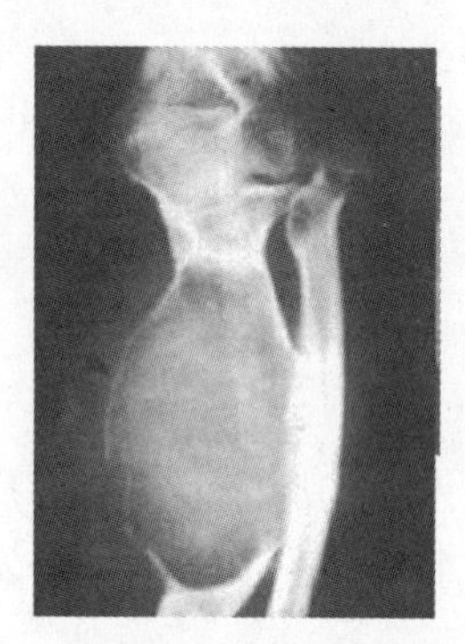
(2)洋葱皮样改变

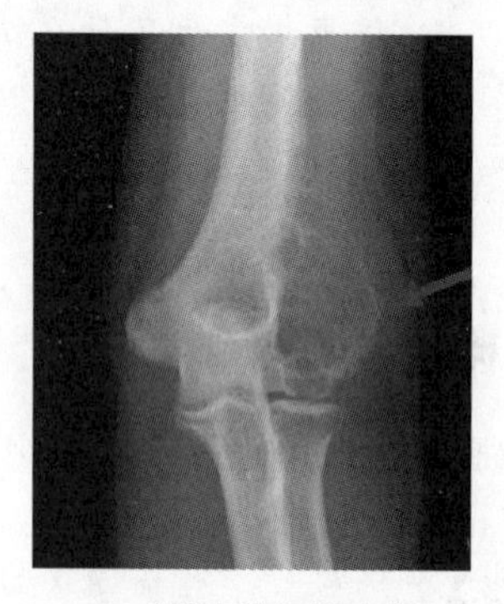
(3) “肥皂泡”样改变

图17-45 骨肿瘤影像学检查

(2) 其他：CT、MRI可清晰显示肿瘤范围及转移情况。

2. 实验室检查 骨肿瘤患者血钙、血磷、酸性磷酸酶和碱性磷酸酶升高。

3. 病理检查 是确诊的金标准，可采取切开活检或穿刺活检。

【治疗原则】

1. 良性骨肿瘤 以手术切除为主，可采取刮除植骨术或外生性骨肿瘤切除术。

2. 恶性骨肿瘤 采取手术为主的综合治疗，包括术前治疗、术后化疗、放疗、免疫及中药治疗，力争切除肿瘤的同时保全肢体。

【护理评估】

(一) 术前评估

1. 健康史 通过收集资料，评估以下内容：①基本资料：年龄、性别、职业等，特别注意是否长期接触化学致癌物或放射线等。②既往史：是否存在外伤性骨折。③家族史。

2. 身体状况　①局部：评估患者疼痛性质、部位，肢体肿胀程度，肿块表面有无静脉怒张，关节活动是否受限，有无肿块压迫或转移导致的局部症状或体征。②全身：密切观察患者营养状况，是否有贫血、恶病质表现，评估重要脏器的功能是否能耐受放化疗及手术。

3. 辅助检查　病理性检查有无异常以及各项影像学检查结果，重要脏器功能检查。

4. 心理和社会支持状况　①患者对疾病的认知程度，对放化疗及手术治疗的恐惧、焦虑程度和心理承受能力；②亲属对患者的关心程度、支持力度，家庭对手术的经济承受能力。

（二）术后评估

1. 心理状况　患者对截肢术后外观改变的承受能力，以及对术后康复的认知状况。家属是否能为患者提高长期的照顾，是否有经济条件承受患者的康复治疗。

2. 身体状况　评估患者生命体征、伤口情况、远端肢体血运状况、引流管是否通畅，观察引流液是否正常，评估患者营养状况。

【常见护理诊断/问题】

1. 焦虑、恐惧　与担心疾病的治疗效果、费用及肢体功能丧失有关。

2. 疼痛　术前与肿瘤浸润、病理性骨折有关，术后与手术切开及截肢后幻肢痛有关。

3. 躯体活动障碍　与疼痛、关节活动受限有关。

4. 知识缺乏　缺乏术前配合及术后康复等方面知识。

5. 自我形象紊乱　与骨肿瘤导致肢体畸形及手术截肢有关。

6. 潜在并发症　病理性骨折。

【护理措施】

（一）术前护理

1. 心理护理　肿瘤患者心理障碍一般比较严重，从确认到正确接受治疗有一个过程，要在不同阶段采取不同的方法与患者进行交流。根据患者的年龄、性别、文化程度、知识水平、对肿瘤的认识和态度，多与患者交谈，要同情、关心、开导患者，尤其近年来骨肿瘤治疗的进展，使其对骨肿瘤有一个新的认识，以乐观、积极的态度接受和配合治疗。

2. 缓解疼痛　轻痛可采用保持舒适体位，转移注意力等方法来缓解。较重的疼痛可按“三级止痛”方案止痛：一级止痛应用非麻醉性药物，用于一般疼痛；二级止痛应用弱麻醉性药物，如可待因，用于中度疼痛；三级止痛应用强麻醉性药物，如吗啡，用于持续性剧痛。防止意外损伤。

3. 加强生活护理

(1) 加强营养：给予患者高热量、高蛋白、高维生素、清淡易消化饮食，必要时可少量多次输入新鲜血，增强抵抗力。

(2) 休息与活动：嘱患者患肢不要负重，以免引发病理性骨折或关节脱位。脊柱肿瘤患者要绝对卧床休息，以防脊柱骨折导致瘫痪。可下床但无法行走的患者，可利用轮椅协助患者到室外。对紧张、焦虑无法入睡的患者可遵医嘱给予镇静止痛剂。

4. 术前护理　按骨科术前常规准备。下肢手术患者在术前 2 周开始股四头股收缩练习，为增强对手术的耐受力，需提前做适应性训练。

（二）术后护理

1. 体位　麻醉未清醒时采取麻醉体位。麻醉清醒后，将患肢抬高，下肢术后膝关节屈曲 15°，踝关节屈 90°，髋关节取外展中立或内旋位。

2. 病情观察 观察生命体征变化，手术部位有无出血，防止残端大出血；保持敷料清洁干燥，遵医嘱合理使用抗生素，预防切口感染；石膏固定患者加强石膏护理。

3. 切口护理 观察颈部切口有无出血、渗血，观察颈部有无肿胀，切开敷料有无浸透，渗出液的颜色、量、性状。若颈部迅速肿大，增粗，患者呼吸困难、发绀，需警惕出血、水肿，立即协助医生拆开缝线，去除血肿。若血肿去除后仍呼吸困难，需做气管切开。

4. 截肢护理

(1) 体位：术后 24～48 h 抬高患者，减轻肿胀疼痛。

(2) 残端护理：观察残端有无水肿、水疱、发红、皮肤坏死或感染，记录引流液的量、颜色、性状，及时更换伤口敷料，预防感染。

(3) 幻肢痛：患者感觉已切除肢体疼痛或异常感觉，可给予放松、理疗、神经阻滞等方法消除不适感。通过心理辅导，让患者慢慢接受截肢的事实。

(4) 功能锻炼：患肢可在术后 2～3 周，愈合良好后进行功能锻炼。用弹力绷带反复包扎，促进残端软组织受损。逐渐进行残端负重运动，鼓励患者早下床，尽早安装、使用义肢。

(三) 健康教育

(1) 使患者保持良好心态，树立战胜疾病的信心。

(2) 恶性肿瘤患者应坚持按计划接受综合治疗。

(3) 调节饮食，加强营养。

(4) 指导患者使用各种助行器及佩戴和使用义肢。

(5) 定期复查。

【护理评价】 通过治疗与护理，了解患者是否：①情绪稳定，能正确对待疾病；②疼痛得到缓解；③恢复或重建了患肢关节的活动能力；④了解疾病相关知识，积极配合治疗和康复护理；⑤发生并发症或及时被发现处理。

第九节 断肢(指)再植患者的护理

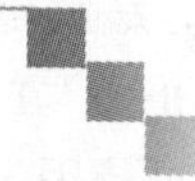

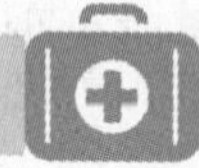

案例导入

李先生 35 岁，工作中不慎被割草机将右手割掉，残端大量出血，疼痛剧烈，患者家属紧急拨打了 120。急救人员到达现场发现。请问：

1. 作为急救人员，现场应该如何处理？

2. 该患术后 48 h 突然出现中指色泽发白、凉，皮温较健指低 2.5 ℃，指腹发瘪，此时应采取什么措施？

断肢再植(limb replantation)　是将完全或不完全断离的指体，在光学显微镜的助视下，将断离的血管重新吻合，彻底清创，进行骨、神经、肌腱及皮肤的整复术，术后进行各方面的综合治疗，以恢复其一定功能的精细手术。因属于自体移植，不存在排斥反应，断指再植能否成功的关键在血管能否接通。

【分类】

1. 根据损伤的程度分类

(1) 完全性断离：断离肢体的远侧部分完全离体，无任何组织相连。

(2) 大部分断离：肢体局部组织绝大部分已断离，并有骨折或脱位，残留有活力的相连软组织少于该断面软组织总量的1/4，断指为1/8，主要血管断裂或栓塞，肢体的远侧无血液循环或严重缺血，不接血管将引起肢体坏死者。

(3) 多发性断离：完全性断离或大部分断离的肢体，远端肢体又发生一处或多处完全性或不完全性断离，即称为多发性断离。

2. 根据损伤的性质分类　切割性断离、碾压性断离、挤压性断离、撕裂性断离、爆炸性高温滚筒引起的断离。

【辅助检查】

1. 实验室检查　血常规、尿常规、血生化可反映既往病史及重要脏器功能。

2. 影像学检查　X线检查可判断骨折部位和程度，有无合并脏器受损。

【治疗原则】　做好现场急救，止血、包扎、断肢保存、快速转运。同时要注意伤员全身情况，有休克者要积极抢救。对于离断的肢体现场不做无菌处理，严禁冲洗、浸泡、涂药，应尽快用无菌或清洁敷料包裹离断的肢体并立即干燥冷藏保存，随患肢一起尽快送入院进行断肢(指)再植。

【护理评估】

(一) 术前评估

1. 健康史　评估患肢受损部位，断离程度，受伤时间、地点，断肢(指)污染程度，有无经过特殊处理；评估既往病史、手术史、过敏史。

2. 身体状况　①局部：评估断离肢体的损伤情况、程度、血运状况等。②全身：评估是单纯伤，还是复合损伤，有无出血、休克。③现场急救：评估急救处理是否妥当。

3. 辅助检查　血常规、尿常规、血生化检查可反映既往病史及重要脏器功能；X线检查可判断骨折部位和程度，有无合并脏器受损。

4. 心理和社会支持状况　①患者对突发意外事故的恐惧、焦虑程度，对有致残可能的心理承受能力；②亲属对患者的关心程度、支持力度，家庭对手术的经济承受能力。

(二) 术后评估

再植肢体的成活情况、功能的恢复程度，以及有无并发症。

【常见护理诊断/问题】

1. 体液不足　与肢体离断损伤和手术导致的出血有关。

2. 疼痛　与严重的损伤及手术有关。

3. 肢体活动障碍　与断肢(指)再植有关。

4. 有感染的危险　与损伤和手术有关。

5. 有栓塞的危险　与术后血管痉挛、血管吻合处栓塞有关。

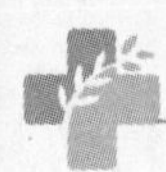

【护理措施】

(一) 急救护理

1. 积极抗休克 判断有无休克和重要脏器损伤,积极抢救生命。

2. 断肢(指)止血 断离肢的近侧端用清洁敷料加压包扎,以防大出血;对于不能控制大出血而必须应用止血带者,则每小时应放松1次,放松时应用手指压住近侧的动脉主干,以减少出血。

3. 转运途中护理 断肢(指)再植时限在常温下,一般不超过6 h,应该尽快转运;注意平卧、保暖,建立静脉通路,观察伤员全身情况及局部渗血情况。对于大部断离的肢体,在运送前应用夹板固定伤肢,以免在转运时引起再度损伤;断离下来的肢体其断面用消毒敷料覆盖包扎,以减少感染概率。

4. 断离肢体(指)处理 应保持断离肢体干燥,冷藏(0~4 ℃)保存。

(二) 术前护理

(1) 按手外科术前常规准备。

(2) 密切观察生命体征,积极抗休克,若患者暂不能立即手术需将断肢(指)移交保存,等病情平稳后再进行手术。

(3) 尽早注射破伤风抗毒素。

(三) 术后护理

1. 病房准备 环境安静、舒适、空气新鲜;室温维持在23~25 ℃;病室内严禁吸烟。

2. 体位及患肢(指)摆放 卧床休养约1周,体位以不压迫患手、舒适为宜;患手垫枕抬高,使患手略高于心脏水平。

3. 局部保暖 患手上方放置40~60 W烤灯局部照射,距离为40 cm左右。

4. 局部血循环观察

(1) 皮肤颜色及指腹张力:患肢由潮红色转为苍白色且指腹张力降低,说明断指处于缺血状态;如由潮红转为暗紫色且指腹张力加大,说明静脉回流障碍。

(2) 毛细血管充盈试验:用手指或棉签按压指腹或指甲时,受压的指体由潮红转为苍白,松压后恢复原状,时间为1~2 s,此为毛细血管充盈现象正常,如充盈现象迅速且出现指体色泽暗紫,则为静脉回流障碍;如充盈现象消失或出现弹性降低,则为动脉血供障碍。

(3) 再植肢体的温度:正常血运下,断指再植术后的肢体低于健侧1~2 ℃,如低于3~4 ℃或再下降说明血循环出现障碍,应酌情处理。

5. 用药护理

(1) 抗凝解痉治疗:术后常规应用抗凝解痉药物1周左右。常用药物:右旋糖酐40、罂粟碱等。

(2) 对症处理:遵医嘱用止痛药,对因卧床引起腹胀及尿潴留、便秘等,可予以热敷、按摩及缓泻剂等。

(3) 禁止使用:血管收缩剂,如麻黄碱、肾上腺素等。

6. 并发症护理

(1) 急性肾衰竭:多见于碾压伤患肢,注意观察尿液颜色及量,患者的意识变化,积极采取预防措施。

(2) 血容量不足:监测血压和中心静脉压,科学合理补液,避免使用血管收缩剂,防止再植肢体末梢血运障碍，造成缺血坏死。

（3）感染：可影响再植肢体的功能，甚至导致肢体坏死，因而需彻底清创、无菌换药、科学合理使用抗生素抗感染。

（4）血管危象：再植术后各种不良刺激导致再植肢体动静脉痉挛栓塞。①做好患肢保暖；②病房内禁止吸烟；③适当使用解痉抗凝剂；④镇静止痛，缓解患者紧张情绪；⑤可采取高压氧舱治疗，防止缺血缺氧。

7. 注意生活护理和心理护理　①安抚患者情绪；②注意饮食，忌烟酒及辛辣刺激的食物；③保持床单位清洁干燥，做好皮肤护理；④嘱患者在床上多做运动，可更换体位，但应避免长时间患侧卧位。

8. 功能锻炼

（1）术后早期：术后 3 周内，做再植肢（指）体的轻微活动，促进血液循环。

（2）术后中期：术后 4～6 周，该期间以主动运动为主，促进感觉的恢复，预防肌肉萎缩、关节僵直。

（3）术后晚期：手术 6 周后，做再植肢（指）体的精细活动。

（四）健康教育

（1）日常工作、生活中注意安全。

（2）一旦发生外伤，保护好断肢（指），迅速转运。

（3）移植术后，按计划加强功能锻炼，促进再植肢（指）体功能的恢复。

（4）有异常情况，及时来院复查。

【护理评价】　通过治疗与护理，了解患者是否：①生命体征平稳；②疼痛得到了缓解；③肢体末端血运良好，皮肤颜色红润，张力好，再植肢（指）功能恢复状况良好；④了解疾病相关知识，积极配合治疗和康复护理；⑤发生并发症及时被发现处理。

（张　惠　张乐清）

课后练习

A1 型题

1. 在长距离行军、跑步后造成右足第 2、3 跖骨骨折，此骨折称为（　　）。

A. 病理性骨折　　B. 疲劳性骨折　　C. 裂缝骨折
D. 青枝骨折　　E. 嵌插骨折

2. 下列不属于骨折早期并发症的是（　　）。

A. 休克　　B. 关节僵硬　　C. 脊髓损伤
D. 血管、神经损伤　　E. 脂肪栓塞

3. 下列哪项骨折形态多见于儿童？（　　）

A. 青枝骨折　B. 横行骨折　C. 斜行骨折　D. 嵌插骨折　E. 压缩骨折

4. 骨折临床愈合后，骨痂改造塑形，取决于（　　）。

A. 外固定的牢固性　　B. 肢体活动和负重所形成的应力
C. 局部血液供应情况　　D. 骨痂的多少
E. 是否配合治疗

5. 骨筋膜室综合征，最主要的治疗措施是(　　)。
A. 给予血管舒张剂，消除血管痉挛　B. 抬高患肢，以利于消肿
C. 被动按摩，以利于消肿　D. 做臂从麻醉，解除血管痉挛
E. 解除包扎，固定物，经观察不见好转，切开筋膜减压
6. 骨牵引时悬吊不宜过高或过低，一般离地面距离为(　　)。
A. 10～20 cm　B. 30～35 cm　C. 45～50 cm　D. 80 cm　E. 90 cm
7. 皮牵引重量一般不超过(　　)。
A. 1～2 kg　B. 2～3 kg　C. 3～4 kg　D. 4～5 kg　E. 5～6 kg
8. 行牵引后床尾应抬高高度为(　　)。
A. 10 cm　B. 20 cm　C. 30 cm　D. 50 cm　E. 40 cm
9. 肱骨髁上骨折可伤及的动脉是(　　)。
A. 腋动脉　B. 股动脉　C. 肱动脉　D. 腘动脉　E. 小动脉
10. "垂足"说明损伤的神经是(　　)。
A. 胫神经　B. 腓总神经　C. 腓深神经　D. 腓浅神经　E. 腋神经
11. 肱骨中段骨折最易引起损伤的神经是 (　　)。
A. 腋神经　B. 正中神经　C. 尺神经　D. 桡神经　E. 肌皮神经
12. 脊髓损伤可造成的表现是(　　)。
A. 损伤平面以下偏瘫　B. 损伤平面以下肢体感觉、运动障碍
C. 截瘫　D. 肢体感觉障碍
E. 神经损伤
13. 颈椎骨折合并脱位的患者出现高热时，应如何降温？(　　)
A. 物理降温同时调整室温　B. 多饮水排汗降温
C. 药物降温　D. 及时应用有效的抗生素
E. 以上都对
14. 颈椎骨折致颈脊髓损伤时早期可能发生(　　)。
A. 脂肪栓塞　B. 四肢肌萎缩　C. 四肢畸形　D. 呼吸困难　E. 心动过速
15. 肘后三角关系失常应考虑为(　　)。
A. 肱骨髁上骨折　B. 肘关节脱位　C. 肩关节脱位
D. 桡骨小头半脱位　E. 尺桡骨双骨折
16. 关节脱位特有的体征是(　　)。
A. 肿胀、压痛、瘀斑　B. 畸形、肿胀、骨擦音
C. 畸形、肿胀、活动障碍　D. 肿胀、畸形、反常活动
E. 畸形、弹性固定、关节盂空虚
17. 骨折和脱位共有的特殊体征是(　　)。
A. 异常活动　B. 弹性固定　C. 骨擦音　D. 畸形　E. 关节盂空虚
18. 急性血源性骨髓炎最常见的致病菌为(　　)。
A. 大肠杆菌　B. 乙型链球菌　C. 金黄色葡萄球菌
D. 肺炎球菌　E. 绿脓杆菌
19. 急性骨髓炎行开窗引流冲洗术后 3 天内最主要的护理是(　　)。
A. 鼓励患者早期活动　B. 保持引流通畅、快速冲洗

C. 观察体温变化　　D. 加强饮食护理
E. 患肢制动

20. 急性骨髓炎早期的基本病理变化是(　　)。
A. 骨质破坏　　B. 死骨、无效腔形成　　C. 反应性骨增生
D. 偏心性溶骨性破坏　　E. 出现窦道

21. 全身骨结核发病居首位的部位是(　　)。
A. 脊柱　　B. 髋关节　　C. 膝关节　　D. 肩关节　　E. 肘关节

22. 下列哪型颈椎病发病率最高?(　　)
A. 神经根型　　B. 脊髓型　　C. 椎动脉型　　D. 交感神经型　　E. 复合型

23. 颈椎病前路手术后最危急的并发症是(　　)。
A. 伤口出血　　B. 颈部肿胀　　C. 呼吸困难　　D. 尿潴留　　E. 便秘

24. 椎动脉型颈椎病的主要临床表现是(　　)。
A. 旋转性眩晕　　B. 头偏向患侧　　C. 四肢无力
D. 血压增高　　E. 出汗异常

25. 腰椎间盘突出症出现鞍区麻木,二便功能障碍,系突出间盘压迫(　　)。
A. 脊髓　　B. 脊髓圆锥　　C. 马尾神经
D. 骶 1 神经根　　E. 骶 2 神经根

26. 出现上肢放射痛是下列哪些颈椎病的典型表现?(　　)
A. 神经根型　　B. 脊髓型　　C. 椎动脉型
D. 交感神经型　　E. 以上均可

27. 腰椎间盘突出症术后患者进行直腿抬高练习的主要目的是(　　)。
A. 防止肌萎缩　　B. 防止关节僵硬　　C. 提高肌力
D. 防止神经根粘连　　E. 早日下床活动

28. 腰椎间盘突出症术后患者第七天应开始下列哪项锻炼?(　　)
A. 腰背肌锻炼　　B. 直腿抬高练习　　C. 股四头肌等长收缩
D. 深吸气　　E. 下床活动

29. 最常见的恶性原发性骨肿瘤是(　　)。
A. 软骨肉瘤　　B. 骨肉瘤　　C. 纤维肉瘤　　D. 尤文肉瘤　　E. 骨髓瘤

30. 最常见的良性骨肿瘤为(　　)。
A. 骨软骨瘤　　B. 骨巨细胞瘤　　C. 软骨瘤
D. 骨瘤　　E. 骨化性纤维瘤

31. “Codman 三角”或“日光放射”现象多见于(　　)。
A. 脂肪肉瘤　　B. 骨肉瘤　　C. 皮质旁肉瘤
D. 骨髓瘤　　E. 骨巨细胞瘤

32. 断离下肢(指、趾)的保存哪一项是禁忌的?(　　)
A. 干燥冷藏法
B. 用无菌敷料包裹
C. 用生理盐水或 75%酒浸泡
D. 用干净的毛巾包裹的放入 4 ℃冰箱内
E. 运送距离较近者可用清洁布类包好,无须任何处理

33. 以下关于断肢再植术后护理叙述错误的是(　　)。
A. 皮肤颜色呈暗紫色提示静脉栓塞　B. 患侧肢体温度应稍微低于正常
C. 再植肢体高于心脏水平　D. 遵医嘱使用低分子右旋糖酐
E. 保持再植肢体血管扩张

34. 根据断肢损伤的性质,断肢一般可分为(　　)。
A. 切割性和撕裂性两大类　B. 完全性与不完全性断肢两大类
C. 撕裂性和碾压性两大类　D. 切割性和碾压性两大类
E. 部分离断和完全离断

35. 断肢再植术后,血管吻合通畅,患肢(指)的皮温应比健侧(　　)。
A. 高 1～2 ℃　B. 高 2～3 ℃　C. 高 3～4 ℃　D. 低 1～2 ℃　E. 一致

第十八章　皮肤病患者的护理

第一节　皮肤病概述

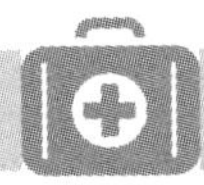

案例导入

张先生，35岁，3个月前开始出现下腹部和会阴处剧烈瘙痒，出汗或洗热水澡后瘙痒加剧，下腹部、大腿根部内侧和会阴处可见片状不规则多角形扁平丘疹，表面覆有少量鳞屑。

请思考：

1. 为减轻张先生的症状应采取哪些预防措施？
2. 张先生可能罹患什么疾病？应对张先生进行哪些健康指导？

一、解剖生理概要

皮肤(skin)是人体最大的器官，覆盖于整个体表，由表皮、真皮和皮下组织构成，并含有附属器官(汗腺、皮脂腺、指甲、趾甲)以及血管、淋巴管、神经和肌肉等。

成年人，皮肤约占总体重的16%，总面积1.5～2.0 m^2，新生儿大约0.21 m^2，皮肤的厚度随年龄、部位不同而异，平均为0.5～4 mm(不包括皮下组织)，其中眼睑、乳晕(头)、四肢屈侧皮肤较薄，掌跖及四肢伸侧等处皮肤较厚。

皮肤表面有许多致密的各种走向的沟纹，称为皮沟或皮纹，皮沟间大小不等的菱形或多角开的隆起部分称为皮嵴，皮沟因部位不同而表现粗细不一。指(趾)末端屈面的皮沟、皮嵴明显平行且呈涡纹状，特称指纹(finger print)，其形态受遗传因素决定，除同卵孪生者外，个体之间均有差异，且终生不变，故常用于鉴别个体。皮肤的颜色因人而异，与种族、个体及外界环境等因素有密切关系。

【皮肤的结构】

(一) 表皮

表皮(epidermis)是皮肤最外面的一层,属角化复层鳞状上皮,平均厚度为 0.2 mm,借助真皮和皮下组织相连,主要由角质形成细胞和树枝状细胞组成(图 18-1)。

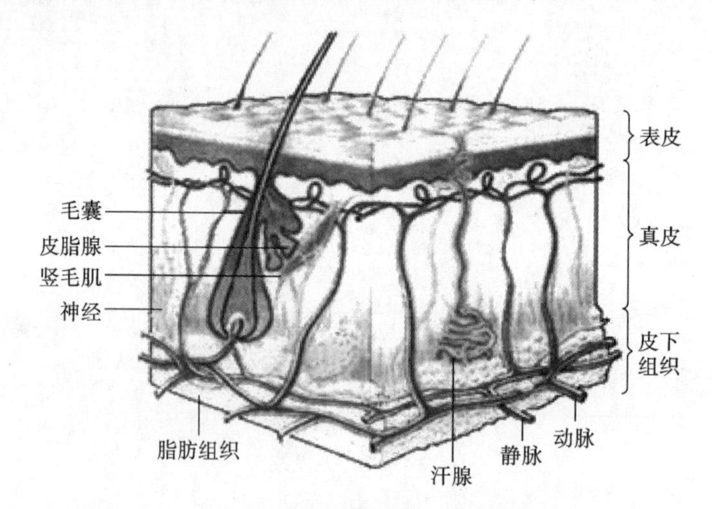

图 18-1　皮肤解剖结构模式图

1. 角质形成细胞　根据细胞的不同发展阶段和形态特点,由外向内可分为 5 层。

(1) 角质层(stratum corneum):由数层角化细胞组成,含有角蛋白。它能抵抗摩擦,防止体液外渗和化学物质内侵。角蛋白吸水力较强,一般含水量不低于 10%,以维持皮肤的柔润。如低于此值,皮肤则干燥,出现鳞屑或皲裂。由于部位不同,其厚度差异甚大,如眼睑、包皮、额部、腹部、肘窝等部位较薄,掌、跖部位最厚。角质层的细胞无细胞核,若有核残存,称为角化不全。

(2) 透明层(stratum lucidum):由 2～3 层核已死亡的扁平透明细胞组成,含有角母蛋白,能防止水分、电解质、化学物质的通过,故又称屏障带。此层于掌、跖部位最明显。

(3) 颗粒层(stratum granulosum):由 2～4 层扁平梭形细胞组成,含有大量嗜碱性透明角质颗粒,称为颗粒层肥厚,并常伴有角化过度。颗粒层消失,常伴有角化不全。

(4) 棘细胞层(stratum spinosum,spinous layer):由 4～8 层多角形的棘细胞组成,由下向上渐趋扁平,细胞间借桥粒互相连接,形成所谓细胞间桥。

(5) 基底层(stratum basale,basal layer):又称生发层,由一层排列呈栅状的圆柱细胞组成。此层细胞不断分裂(经常有 3%～5%的细胞进行分裂),逐渐向上推移、角化、变形,形成表皮其他各层,最后角化脱落。基底细胞分裂后至脱落的时间,一般认为是 28 日,称为更替时间,其中自基底细胞分裂后到颗粒层最上层为 14 日,形成角质层到最后脱落为 14 日。

2. 树枝状细胞　包括黑素细胞、朗格汉斯细胞及梅克尔细胞。

(1) 黑素细胞(melanocyte):位于基底细胞层,约占基底细胞的 10%,此外也见于毛发、黏膜、视网膜色素上皮和软脑膜等处,功能是产生黑素。黑素颗粒进入角质形成细胞后呈伞样聚集于细胞核顶部上方,起到遮挡和反射光线的作用,保护细胞核免受辐射损伤。

(2) 朗格汉斯细胞(Langerhans cell):主要分布于表皮中上部,占表皮细胞的 3%～5%,平均为 4%。亦见于真皮、口腔、扁桃体、咽部、食管、阴道、直肠黏膜、淋巴结及胸腺等处。朗格汉斯细胞有识别、处理、递呈抗原的功能，能介导T细胞依赖的免疫反应。

(3) 梅克尔细胞(Merkel cell)：可能是一种经过修饰的具有神经内分泌特征的角质形成细胞。

（二）真皮

真皮(dermis)来源于中胚叶，由纤维、基质、细胞构成。接近于表皮的真皮乳头称为乳头层，又称真皮浅层，其下称为网状层，又称真皮深层，两者无严格界限。

1. 纤维　有胶原纤维、弹力纤维、网状纤维三种。

(1) 胶原纤维(collagen fibers)：为真皮的主要成分，约占95%，集合组成束状。在乳头层纤维束较细，排列紧密，走行方向不一，亦不互相交织。

(2) 弹力纤维(elastic fibers)：在网状层下部较多，多盘绕在胶原纤维束下及皮肤附属器官周围。除赋予皮肤弹性外，也构成皮肤及其附属器的支架。

(3) 网状纤维(reticular fibers)：被认为是未成熟的胶原纤维，它环绕于皮肤附属器及血管周围。在网状层，纤维束较粗，排列较疏松，交织成网状，与皮肤表面平行者较多。由于纤维束呈螺旋状，故有一定伸缩性。

2. 基质(ground substance)　一种无定形的、均匀的胶样物质，充塞于纤维束间及细胞间，为皮肤各种成分提供物质支持，并为物质代谢提供场所。

3. 细胞　主要有以下几种。

(1) 成纤维细胞：能产生胶原纤维，弹力纤维和基质。

(2) 组织细胞：网状内皮系统的一个组成部分，具有吞噬微生物、代谢产物、色素颗粒和异物的能力，起着有效的清除作用。

(3) 肥大细胞：存在于真皮和皮下组织中，以真皮乳头层为最多。其胞浆内的颗粒，能贮存和释放组胺及肝素等。

表皮和真皮区分：如痤疮之类的如果用手去抓，就容易继发感染。一般来说，皮肤感染，感染局限在表皮层，是不留瘢痕的，但如果感染到真皮层，就必然要留下瘢痕。

（三）皮下组织(subcutaneous tissue)

来源于中胚叶，在真皮的下部，由疏松结缔组织和脂肪小叶组成，其下紧临肌膜。皮下组织的厚薄依年龄、性别、部位及营养状态而异。有防止散热、储备能量和抵御外来机械性冲击的功能。

（四）附属器官(cutaneous appendages)

1. 汗腺

(1) 小汗腺(eccrine glands)：即一般所说的汗腺。位于皮下组织的真皮网状层。除唇部、龟头、包皮内面和阴蒂外，分布全身。而以掌、跖、腋窝、腹股沟等处较多。汗腺可以分泌汗液，调节体温。

(2) 顶泌汗腺(apocrine sweat glands)：主要位于腋窝、乳晕、脐窝、肛周和外生殖器等部位。青春期后分泌旺盛，其分泌物经细菌分解后产生特殊臭味，是臭汗症的原因之一。

2. 皮脂腺(sebaceous glands)　位于真皮内，靠近毛囊。除掌、跖外，分布全身，以头皮、面部、胸部、肩胛间和阴阜等处较多。唇部、乳头、龟头、小阴唇等处的皮脂腺直接开口于皮肤表面，其余开口于毛囊上1/3处。皮脂腺可以分泌皮脂，润滑皮肤和毛发，防止皮肤干燥，青春期以后分泌旺盛。

(1) 皮脂腺的分布：除掌部外几乎遍及全身，所以到冬季，手部皮肤会特别干燥，需要护手霜的特别护理。皮脂腺在眼周分布也很少，所以眼部也需要特别颐养，更何况，眼部周围的皮肤极薄，很容易产生细纹。

(2) 酸性皮脂膜的形成：皮脂腺分泌的皮脂，会在皮肤上形成一层膜，这层膜呈弱酸性，对皮肤来说是天然的面霜，具有很好的保护作用。油性肤质的人较干性肤质的人不容易衰老，就是因为这个原因。

(3) 皮脂膜的抗菌作用：弱酸性膜(pH5.2 左右)可抑制皮肤上的微生物生长。正常皮肤上常寄生各种细菌等微生物，但不致病。依靠机体的抵抗力及皮肤的完整结构和酸性膜等因素来维持。当这些因素破坏时，细菌等微生物可侵入机体致病。所以，在我们给皮肤做完清洁工作之后，要使用爽肤水的目的就是要恢复皮肤的 pH 值，让它保持在一个弱酸性的状态。

(4) 酸性皮脂膜防止水分流失：皮脂膜有锁住水分的作用，不使皮肤中水分流失到空气中。而对于皮脂膜不完整的干性皮肤来说，要特别给它补充一些油脂，比如晚霜等。

3. 毛发(hair) 分长毛、短毛、毫毛三种。毛发在皮肤表面以上的部分称为毛干，在毛囊内部分称为毛根，毛根下段膨大的部分称为毛球，突入毛球底部的部分称为毛乳头。毛乳头含丰富的血管和神经，以维持毛发的营养和生成，如发生萎缩，则发生毛发脱落。毛发呈周期性地生长与休止，但全部毛发并不处在同一周期，故人体的头发是随时脱落和生长的。不同类型毛发的周期长短不一，头发的生长期为 5～7 年，接着进入退行期，为 2～4 周，再进入休止期，约为数个月，最后毛发脱落。此后再过渡到新的生长期，长出新发。故平时洗头或梳发时，发现有少量头发脱落，乃是正常的生理现象。

4. 甲(nail) 指甲，是人和猿猴类指(趾)端背面扁平的甲状结构，属于结缔组织。其主要成分是角蛋白，是指(趾)端表皮角质化的产物，起保护指(趾)端作用。

5. 血管，淋巴管，神经和肌肉

(1) 血管：表皮无血管。真皮层及以下有。动脉进入皮下组织后分支，上行至皮下组织与真皮交界处形成深部血管网，给毛乳头、汗腺、神经和肌肉供给营养。

(2) 淋巴管：起于真皮乳头层内的毛细淋巴管盲端，沿血管走行，在浅部和深部血管网处形成淋巴管网，逐渐汇合成较粗的淋巴管，流入所属的淋巴结。淋巴管是辅助循环系统，可阻止微生物和异物的入侵。

【皮肤的生理功能】 外来物质作用于机体，首先通过皮肤。皮肤是人体第一道防线，具有多种重要的生理功能。

(一) 保护作用

由于皮肤的组织结构特点，表皮具有柔韧性，真皮富有弹性，皮下组织直衬垫作用，故可缓冲外界机械性冲击。皮肤表面形成的脂膜，能防止皮肤水分过度蒸发，并能阻止外界水分的渗入。表皮层中的角化细胞及黑素细胞有吸收紫外线的作用，使机体免受光线损伤，此外，干燥的皮肤表面以及它的弱酸性对微生物的生长有一定的抑制作用。

(二) 感觉作用

皮肤中有极丰富的神经末梢，可将外界对皮肤的各种刺激通过各自的神经末梢传入中枢神经系统，使大脑皮质产生冷、温、痛、触、压觉等单一感觉。此外，还有许多复合感觉，如干、湿、光滑、粗糙、坚硬、柔软等，使机体能感受外界的多种变化，保护机体免受进一步伤害。

（三）调节体温

皮肤是在体温调节中枢的控制下，通过皮肤血管的收缩与舒张，以及体表的血流量及热量的扩散，以调节体温。体表热量的扩散主要通过辐射、传导、对流和汗液蒸发等方式达到散热的作用。

（四）分泌和排泄作用

主要通过大、小汗腺和皮脂腺完成。小汗腺的分泌主要受体内外温度影响，出汗的作用在于发散热量，调节体温，柔化角质层。汗液中水分约占99.5%，其余为氯化钠、氰化钾等，在大量出汗时可使钠、钾排出，造成电解质紊乱，应适当给予补充。皮脂腺分泌不受神经支配而直接受内分泌系统调控，并受人种、年龄、性别、营养代谢等因素影响。皮脂腺排泄的皮脂，具有润泽毛发、防止皮肤干裂，并在一定程度上起到抑菌的作用。

（五）吸收作用

完整的皮肤吸收作用较差，但薄嫩、潮湿或损伤的皮肤则易吸收。其吸收的途径主要通过角质层细胞以及毛囊、皮脂腺及汗管，外外用药物疗法中有重要意义。此外皮肤吸收作用强弱与药物性质、浓度、剂型、使用范围、部位和年龄等因素有关。

（六）代谢作用

皮肤中含有大量水分、糖、蛋白质、电解质和脂类物质，这些物质均参与整个机体的代谢活动。所以当机体的代谢发生障碍时，可影响到皮肤的正常代谢，导致某些皮肤病的发生。反之，皮肤代谢障碍，同样影响到整个机体的代谢。

二、皮肤病的症状

皮肤病的症状（symptom）是认识和诊断皮肤病的重要依据。一般可分为自觉症状和皮肤损害两类。

（一）自觉症状

指患者主观感觉的症状，主要有瘙痒、疼痛、灼烧及麻木等。自觉症状的轻重与皮肤病的性质、严重程度及病人个体的感受性不同有关。如瘙痒可轻可重，可阵发性或持续性，亦可局限性或泛发全身。神经性皮炎、变态反应性皮肤病常伴有较重瘙痒症状。此外瘙痒也常为某些恶性肿瘤、糖尿病、黄疸及肾功能不全等疾病的伴发症状。疼痛多见于带状疱疹、疖、丹毒及结节性红斑等。接触性皮炎除瘙痒外，还可伴有烧灼感。麻风病人由于神经末梢受损，致感觉减退或丧失而有麻木感。另外，某些皮肤病还可伴有畏寒、发热、乏力、食欲不振及关节痛等症状。

（二）皮肤损害

皮肤损害亦称皮损或皮疹，是客观检查出来的皮肤及黏膜病变。由于皮肤病理改变不同，常表现为不同的皮疹形态，但其基本损害主要为原发性损害和继发性损害，前者是皮肤病理变化直接产生的结果，后者是由原发性损害转变而来或由于治疗及机械性损伤所致。这些损害的性质和特点，对诊断皮肤病有着重要的价值。

1. 原发性损害　原发性损害是皮肤病理变化直接产生的最早损害。

（1）斑疹（macule）：局限性皮肤颜色的改变，损害与周围皮肤平齐，能看见但摸不到。直径大于3 cm的斑疹称斑片（patch）。根据颜色及性质的不同，可分为四种：

①红斑：毛细血管扩张或充血所致，压之褪色。包括炎症性红斑，如蜂窝织炎、丹毒，非炎症性红斑，如鲜红斑痣。

②色素沉着斑：为皮肤内色素增多所致，如黄褐斑。

③色素减退（脱失）斑：为皮肤内色素减少或脱失所致，如白色糠疹、白癜风。

④出血斑：血液外渗到周围组织所致，压之不褪色，呈鲜红、暗红、紫红、紫蓝或黄褐色，分为淤点（小于 2 mm）、紫癜（2～5 mm）和淤斑（大于 5 mm）。

(2) 丘疹(papule)：为高起皮肤表面的局限性、实质性损害。直径小于 1 cm，病变通常位于表皮或真皮浅层。丘疹的形态及颜色可因病变性质的不同而表现不一，在诊断上有重要意义。另外，有的皮疹介于斑疹和丘疹之间，称为斑丘疹。丘疹顶端有水疱或脓疱者，称为丘疱疹或丘脓疱疹。

(3) 斑块(plaque)：直径大于 1 cm 的扁平、隆起性的浅表性损害，多为丘疹扩大或融合而成。

(4) 结节(nodule)：为局限性、暂时性、深在性损害，病变常深达真皮或皮下组织，呈圆形或类圆形，可高出皮面或位于皮下仅能扪及。结节可由皮下组织炎性浸润、代谢产物沉积、肿瘤等引起。结节直径大于 2 cm 称为肿块。

(5) 水疱(vesicle)：内含液体高出皮面的局限性腔隙性损害，直径小于 1 cm 者为水疱，直径大于 1 cm 者为大疱(bulla)。疱液为血性时称血疱。

(6) 风团(wheal)：为真皮浅层局限性、暂时性、水肿性隆起的皮肤损害。风团呈淡红或苍白色，大小不等，形态不一，边缘不规则，持续时间短暂，消退后不留任何痕迹，常伴有剧痒。

(7) 脓疱(pustule)：含有脓液的疱。疱液混浊，可稀薄或黏稠，疱周常有红晕，可原发，也可由水疱转变而成。

(8) 囊肿(cyst)：含有液体或黏稠分泌物以及细胞成分的囊性损害，触之有弹性，一般位于真皮或皮下组织。如皮脂腺囊肿。

2. 继发性损害　由原发性损害演变或因治疗、搔抓、感染所产生的损害。

(1) 鳞屑(scale)：为脱落或即将脱落的角质层细胞，常由表皮角化过度或角化不全等引起。鳞屑的大小、厚薄及形态不一，可呈糠皮样、叶片样、蛎壳样或手套、袜套样。

(2) 浸渍(maceration)：由于长时间浸水或处于潮湿状态引起皮肤变软、变白甚至起皱。常发生在指(趾)缝皱褶处。浸渍处表皮容易脱落，形成糜烂或继发感染。

(3) 糜烂(erosion)：表皮或黏膜的缺损而露出的红色湿润面，由水疱、脓疱破裂或浸渍处表皮脱落所致，损害浅表，愈后不留瘢痕。

(4) 溃疡(ulcer)：为皮肤或黏膜的局限性缺损，深达真皮深层或皮下组织。其形态、大小及深浅随病变性质而异。多由炎症、肿瘤、血流循环障碍或外伤等引起，愈后遗留瘢痕。

(5) 裂隙(fissure)：也称皲裂，为线条状的皮肤裂口，通常深达真皮，裂口常与皮纹方向一致。多见于关节、掌跖、口角等处。皮肤干燥、增厚或慢性炎症，使皮肤弹性降低，加上外力的作用，导致皲裂形成。

(6) 抓痕(excoriation)：搔抓或摩擦所致的表皮或达到真皮深层的缺损，损伤表面可有浆液性痂或血痂。常见于瘙痒性皮肤病，愈合后一般不遗留瘢痕，若缺损达到真皮则愈后留下瘢痕。

(7) 痂(crust)：创面上浆液、脓液、血液、药物、上皮细胞、鳞屑、杂物及细菌等混合干涸而成的附着物，痂的颜色和厚薄与病变性质有关。如浆液性痂呈黄色，脓痂呈黄绿色，血痂呈棕色。

(8) 瘢痕(scar):真皮或深部组织缺损或破坏后由新生结缔组织修复而成。患处完全失去皮肤正常的组织结构,表面光滑,无皮嵴、皮沟及皮肤附属器。分为萎缩性瘢痕和增生性瘢痕。

(9) 苔藓样变(lichenification):也称苔藓化,为经常搔抓或摩擦引起皮肤局限性浸润肥厚,皮沟加深,皮嵴隆起,表面粗糙,状如皮革。常见于神经性皮炎、慢性湿疹等疾病。

(10) 萎缩(atrophy):为皮肤退行性改变。表皮萎缩为局部表皮菲薄,正常皮沟变浅或消失。真皮萎缩为局部皮肤凹陷。皮下组织萎缩为皮下脂肪组织减少所致的明显凹陷。

三、皮肤病的治疗

皮肤病的治疗方法包括全身疗法、局部疗法和物理疗法等。

(一) 全身疗法

也称内用药物疗法。可用的药物种类甚多,现介绍常用药物。

1. 抗组胺药物(antihistaminics)　本组药物可分为 H_1 受体阻断剂和 H_2 受体阻断剂,常用药如下:

(1) H_1 受体阻断剂:此类药物大都有与组胺相同的乙基胺结构,因而能与组胺争夺受体,使组胺不能与相应受体结合,从而达到收缩血管、减少渗出、减轻炎症、解除平滑肌痉挛等治疗作用,此外,H_1 受体阻断剂还有多少不等的抗胆碱及抗 5-羟色胺作用。主要用于变态反应性和瘙痒性皮肤的治疗。常见副作用有嗜睡、头晕、口干、乏力等,故驾驶员、高空作业者、肝肾功能不全者慎用。第二代 H_1 受体阻断剂,如阿司咪唑、特非那定等,嗜睡作用较轻。

(2) H_2 受体阻断剂:因与 H_2 受体亲和力强,从而有对抗组胺的血管扩张、血压下降和胃液分泌增加等作用。常与 H_1 受体阻断剂合用治疗慢性荨麻疹、人工性荨麻疹和血管性水肿等。长期或大量应用引起阳痿、精子减少、转氨酶升高等,停药后可恢复。

2. 糖皮质激素(glucocorticoid)　糖皮质激素具有抗炎、抗过敏、免疫抑制、抗毒和抗休克等作用,适用于各种变态反应及自身免疫性疾病。糖皮质激素有多种制剂,长期大剂量使用可产生许多副作用,如诱发或加重感染、胃十二指肠溃疡病情加重或穿孔或消化道出血、血压升高、诱发糖尿病、骨质疏松、精神障碍等。因此,在治疗及护理时必须予以重视。

3. 抗生素类　如青霉素类、头孢菌素类、氨基糖苷类、喹诺酮类、大环内酯类、抗结核药等。

4. 抗病毒药物　如核苷类抗病毒药(阿昔洛韦、伐昔洛韦等)、利巴韦林、干扰素等。

5. 抗真菌药物　如灰黄霉素、多烯类药物(两性霉素、制霉菌素)、5-氟胞嘧啶、唑类药物(酮康唑、伊曲康唑)、丙烯类药物(特比萘芬)、碘化钾等。

6. 维 A 酸类　能调节细胞的生长和分化,对恶性细胞生长有抑制作用,可调节免疫和炎症过程。

7. 免疫抑制剂　对机体的免疫系统有非特异的抑制,既可抑制免疫反应,又可抑制肿瘤细胞的分裂,还有非特异性抗炎作用。一般用于结缔组织病、免疫性大疱性皮肤病及皮肤肿瘤的治疗。

8. 免疫调节剂　能增强机体的非特异性和特异性免疫反应,使不平衡的免疫反应趋于正常,主要用于病毒性皮肤病、自身免疫性疾病和皮肤肿瘤的治疗。(卡介苗、左旋咪唑、转移因子)

9. 维生素类药物 如维生素A、维生素C、维生素E、维生素K、维生素B_6、维生素B_{12}等。

10. 其他药物 如钙剂、硫代硫酸钠、氯喹、氨苯砜、沙利度胺、甲硝唑、雷公藤多苷、普鲁卡因等。

(二) 局部疗法

也称外用药物疗法，在皮肤科治疗中占有极为重要的地位。外用药物作用取决于药物的性能和剂型。

1. 外用药物性能

(1) 清洁剂：主要用于清除皮损处的渗出物、鳞屑、痂皮或残留物等。常用2%～4%硼酸溶液、生理盐水、植物油和液体石蜡等。

(2) 保护剂：具有保护皮肤、减少摩擦、防止外来刺激的作用。这类药物作用温和，无刺激性。常用滑石粉、炉甘石、氧化锌、植物油等。

(3) 止痒剂：主要是对感觉神经末梢起麻醉作用，或对皮肤表面起清凉作用而达到止痒目的。常用5%苯唑卡因、1%～2%盐酸达克罗宁、2%樟脑、0.5%～2%薄荷脑、1%石炭酸等。

(4) 抗菌剂：对细菌有抑制或杀灭作用。常用3%硼酸、1∶2000苯扎溴胺、0.1%依沙吖啶(利凡诺)、1∶5000高锰酸钾、1%～2%甲紫、0.5%～1%新霉素、2%莫司罗星等。

(5) 抗真菌剂：对真菌有抑制或杀灭作用。常用5%～10%水杨酸、6%～12%苯甲酸、5%～10%硫黄、10%～30%冰醋酸、2.5%硫化硒、2%～3%克霉素、1%益康唑、2%咪康唑、2%酮康唑、1%联苯苄唑等。

(6) 杀虫剂：具有杀灭疥螨、虱、蠕形螨等寄生虫的作用。常用5%～10%硫黄、1%丙体666、2%甲硝唑、25%苯甲酸苄酯、10%克罗他米通、50%百部酊等。

(7) 角质促成剂：有轻度兴奋作用，可促进小血管收缩，减轻炎性渗出和浸润，使表皮恢复正常角化。常用2%～5%焦油类药物、3%水杨酸、3%～5%硫黄、0.1%～0.5%蒽林等。

(8) 角质松解剂：能使角化过度的角质层细胞松解脱落。常用5%～10%水杨酸、10%雷锁辛、20%～40%尿素、5%～10%乳酸等。

(9) 收敛剂：能使皮损的渗液减少，炎症消退，以及有抑制皮脂和汗液分泌的作用。常用3%～5%醋酸铝、0.5%硫酸铜等；5%甲醛溶液可抑制汗液分泌。

(10) 腐蚀剂：用于去除增生的肉芽组织或赘生物。常用30%～50%三氯醋酸、纯石炭酸、硝酸银棒、20%水杨酸等。

(11) 外用糖皮质激素：能降低毛细血管的通透性，减少渗出和细胞浸润，具有抗变态反应炎症和止痒作用。常用0.5%～2.5%氢化可的松、0.05%～0.1%地塞米松、0.1%曲安西龙、0.025%氟轻松等。长期外用糖皮质激素有较多副作用，如局部皮肤萎缩、毛细血管扩张、痤疮以及诱发或加重感染，因此，对感染性皮肤病不宜使用，面部及婴儿也不宜长期外用。

2. 外用药物的剂型 外用药物可以配制成各种剂型，不同的药物剂型具有不同的药理作用。因此，在治疗皮肤病时，应根据不同的病因，皮损特点，选用不同的药物剂型，以达到预期的目的。

(1) 溶液：药物溶解于水中而成，主要用于清洁创面或开放性冷湿敷。具有散热、消炎、止痒和清除分泌物，减少炎性渗出的作用。适用于急性皮炎、湿疹有糜烂渗液时。常用3%硼酸溶液、生理盐水、3%醋酸铝、1∶5000高锰酸钾溶液等。

(2) 粉剂：为干燥粉末状药物。具有散热、保护、吸收水分、止痒等作用。适用于急性皮炎、湿疹无糜烂渗液时。常用炉甘石粉、氧化锌粉、滑石粉。

（3）洗剂：又称振荡剂，由不溶性药粉与水混合而成。具有收敛、止痒、保护、散热等作用。适用症同粉剂。常用炉甘石洗剂、复方硫黄洗剂。

（4）酊剂和醑剂：药物溶解或浸泡在乙醇溶液中而成。其中不挥发性药物的乙醇溶液为酊剂，挥发性药物的乙醇溶液为醑剂。根据所含药物，具有消炎、杀菌、止痒等作用。适用于慢性皮炎、真菌性及瘙痒性疾病。常用樟脑醑、水杨酸醑、碘酊、百部酊等。

（5）油剂：不溶性药粉与植物油混合而成。有清洁、保护、润滑的作用。适用于急性、亚急性皮炎，湿疹有少量渗液者。常用40%氧化锌油剂。

（6）乳剂：为油和水经乳化配制而成。有2种类型：一是油包水型（称为脂），如尿素脂；二是水包油型（称为霜），如皮炎平霜。乳剂具有保护和润泽皮肤的作用，渗透性能较好，适用于亚急性、慢性皮炎，湿疹。

（7）软膏：药物与油脂基质混合而成。具有保护、润滑、软化痂皮的作用，渗透性强，适用于慢性皮肤炎症性疾病。软膏吸水性能差，故不适用于急性期有渗液者。

（8）糊剂：为软膏的基质中加入25%～50%粉剂而成，作用与软膏类似。但糊剂有吸收水分和收敛作用，故适用于轻度渗出的亚急性皮炎及湿疹者，常用氧化锌糊剂。

（9）硬膏：药物溶于或混合于黏着性基质中并涂布在裱褙材料如纸、布或有孔塑料薄膜上而成。使用简便、清洁，药物作用持久深入。硬膏粘贴于皮肤表面，可防止水分蒸发，软化角质，利于药物的渗透吸收，适用于慢性、局限性皮损，特别是浸润肥厚、苔藓样变皮损。常用肤疾宁硬膏等。

（10）涂膜：成膜材料、药物溶于挥发性溶剂中制成的剂型，外用后溶剂迅速挥发，在皮肤表面形成一均匀薄膜，有保护、减少摩擦、防止感染的作用，常用于慢性皮炎，也可用于职业病防护。

3. 外用药物的治疗原则

（1）选择药物种类：根据病因、病理变化、自觉症状，选择合适的药物。如化脓性皮肤病选择抗生素，角化不全者选用角质促成剂，瘙痒性皮肤病选用止痒剂。

（2）选择药物剂型：剂型选择非常重要，主要根据临床症状和皮损性质而定。

①急性炎症性皮损，仅有红斑、丘疹和水疱时，可选用粉剂、洗剂；如有大量渗出、糜烂时选用溶液湿敷；有糜烂、渗出不多时用糊剂。

②亚急性皮炎，渗出不多者选用糊剂、油剂；如无糜烂选用乳剂或糊剂。

③慢性炎症性皮损，选用软膏、乳剂、硬膏、酊剂、涂膜剂等。

④单纯性瘙痒无者，可选用乳剂、酊剂等。

（3）注意事项：外用药物的浓度要适宜，一般情况下，从低浓度开始，然后根据病人的耐受情况，逐渐提高药物浓度；用药要考虑病人性别、年龄及患病部位，如妇女、婴幼儿皮肤，面部，皮肤与黏膜交界处，不宜使用刺激性强的外用药；根据皮损特点选择合适的药物剂型，正确掌握外用药的使用方法、用药次数及范围；用药期间注意药物不良反应的发生，如有刺激、过敏或中毒现象，立即停药并作适当处理。

（三）物理疗法

1. 激光疗法　为20世纪60年代初发展起来的一门新技术。其特点是方向性强，能量密度高，单色性和相干性好，因而在临床上得到广泛应用。常用的有CO_2激光器、氦氖激光器、氩离子激光器、YAG激光器等。激光对机体的作用主要与激光功率大小和机体组织对激光的吸收、反射和热传导有关。大功率激光可引起组织凝固性坏死、炭化和气化，适用于皮肤小肿瘤及各种疣、赘等；小功率激光可改善局部皮肤血液循环和代谢，促进组织再生，适用于带状疱疹、皮肤黏膜溃疡、斑秃等。

2. 冷冻疗法 利用制冷产生的低温，作用于病变组织使之发生坏死，达到治疗目的。液氮（−196 ℃）制冷温度低，使用安全、价廉、效果好，是目前最常用的制冷剂。适用于体表各种疣、化脓性肉芽肿、血管瘤、黏膜白斑等的治疗。

3. 光化学疗法 通过内服或外用光敏剂后照射长波紫外线，引起光毒反应以达到治疗皮肤病的目的。常用光敏性为8-甲氧补骨脂素，适用于银屑病、白癜风、蕈样肉芽肿等。

四、常见的皮肤病

（一）病毒性皮肤病

病毒性皮肤病是由病毒感染所引起的皮肤黏膜病变。病毒可分为脱氧核糖核酸（DNA）病毒和核糖核酸（RNA）病毒两大类。根据病毒性皮肤病的临床特点，可将其分为三型：①新生物型：皮肤呈疣状增生，多由乳头多瘤空泡病毒引起，少数由痘病毒引起。如寻常疣、跖疣、扁平疣及传染性软疣等。②疱疹型：皮损以疱疹为主，多由疱疹病毒引起，少数由痘病毒及小RNA病毒引起。如带状疱疹、单纯疱疹、水痘、牛痘样湿疹等。③红斑发疹型：多由RNA病毒引起，皮损以红斑、斑丘疹为主。如风疹、麻疹、传染性红斑等。

疣

疣（verruca）是由病毒感染所引起的表皮良性赘生物。临床上常见的有四型：寻常疣、跖疣、扁平疣、尖锐湿疣等。单纯疱疹（herpes simplex）是由人类单纯疱疹病毒所致病毒性皮肤病，中医称“热疮”。带状疱疹（herpes zoster）是由水痘—带状疱疹病毒感染引起的，以某一神经痛及该神经支配区域皮肤上群集疱疹为特征的病毒性皮肤病，中医称“缠腰火丹”。

疣由人类乳头状瘤样病毒（human papilloma virus，HPV）感染皮肤黏膜所引起的良性赘生物。疣主要由直接接触传染，亦可经接触污染物而间接传染。免疫功能低下及外伤者易患此病。

【临床表现】 根据疣的部位、形态分为寻常疣、扁平疣、跖疣、尖锐湿疣。

（1）寻常疣：俗称“刺瘊”。皮疹为黄豆大或更大的半圆形或多角形的角质隆起，表面干燥，呈灰白色、灰褐色或正常肤色，顶端呈花蕊或刺状。好发于手背、指背、甲周、甲缘及甲下。发生于颈部、眼睑者，可为柔软细长的丝状突起，顶端呈角质状，称丝状疣。发生于头皮颜面者，疣体表面呈参差不齐的指状突起，称为指状疣。

（2）扁平疣：好发于面部、手背和前臂，多骤然发生，皮损帽针头至绿豆大小正常肤色或淡褐色的圆形、椭圆形或多角形扁平丘疹，表面光滑或稍硬，散在或密集分布。如搔抓可引起自身接种，出现数个丘脊沿抓痕呈串珠状排列，即Koebner现象。

（3）跖疣：发生于足跖部的寻常疣。初起为角质小丘疹，逐渐增至黄豆大小，因在足底受压而形成角化性淡黄色或褐黄色胼胝样斑块，表面粗糙不平，中央稍凹，边缘绕以稍高的角质环，触痛明显。削去角质层，其下方有疏松的角质软芯，可见毛细血管破裂出血而形成的小黑点。多为单侧发生，数目不定。

（4）尖锐湿疣：见性传播疾病。

【治疗原则】 以局部治疗为主。

单纯疱疹

单纯疱疹系DNA病毒中的单纯疱疹病毒（herpes simplex virus，HSV）所致，根据其抗原性质不同，人类单纯疱疹病毒可分为HSV-1和HSV-2。HSV-1主要引起腰部以上口、眼皮肤黏膜感染；HSV-2主要引起腰部以下部位，如外生殖器及新生儿的感染。人是人类单纯疱疹病毒唯一的自然宿主，病毒经皮肤黏膜破损处进入体内，潜伏在感染的神经节中，当各种诱因引起机体抵抗力低下时，如发热、过度劳累、胃肠功能紊乱、月经期等，体体内潜伏的HSV被激活而发病。

【临床表现】

(1) 原发性单纯疱疹：①隐性或亚临床感染：约90%感染者缺乏临床表现，其中40%～50%感染者的血清中可检出相应抗体。②唇疱疹：多见于成人，好发于嘴唇和口周皮肤，初始皮肤发红、发痒，有烧灼感，随即出现成簇水疱，后结黄痂皮脱落而愈合。③生殖器疱疹：多由性交感染。男性在阴茎、龟头处出现小水疱，小水疱迅速变糜烂面；女性于外阴、阴道发生同样损害，在生殖器附近可有散在性水疱。④疱疹性口龈炎：多见于6岁以下儿童，好发于口腔、牙龈、舌、硬腭和咽等部位。皮损表现为迅速发生的群集性小水疱，易破溃形成浅表性溃疡，口腔疼痛较明显，可伴有高热、咽痛和局部淋巴结肿痛。

(2) 复发型单纯疱疹：成人最常见。好发于口周、鼻腔周围及外阴，也可见于面部口腔黏膜等部位。初期局部先有灼痒及轻度紧张感，随之在红斑的基础上发生簇集性米粒大小水疱，很快破裂、干燥结痂，愈后遗留暂时性色素沉着。病程自限性1～2周可消退，常易在同一部位复发。同时伴有局部淋巴结大或低热等，如果累及眼，可引起树杈状角膜炎、角膜溃疡。

【治疗】　原则是缩短病程，抗病毒、防止继发感染，减少复发。

带状疱疹

带状疱疹的病原体是水痘一带状疱疹病毒(herpes zoster virus，VZV)，有亲神经和亲皮肤的特性。该病毒在免疫功能低下或无免疫力的人群被感染后，经呼吸道黏膜侵入体内，经血行传播，首先发生水痘或隐性感染。病毒沿神经纤维向中心移动，长期潜伏于脊髓神经后根或神经节的神经元内。当机体抵抗力降低时，病毒被激活，受累的神经节发炎或坏死，产生神经痛。同时在该神经支配区域内发生特有的节段性疱疹。

【临床表现】　本病好发于成人，春秋季节多见，具有自限性。

(1) 典型表现：发疹前部分病人可有轻度乏力、低热、食欲缺乏等症状，皮肤有灼热感或神经痛，持续1～3日。好发部位依次为肋间神经、颈神经、三叉神经和腰骶神经支配区域。患部皮肤常先出现潮红斑，继而出现簇集性且不融合的粟粒至黄豆大小红色丘疹，再迅速变为水疱，疱液澄清，疱壁紧张发亮如珍珠状，周围有红晕，严重者可有血疱、皮疹陆续出现，常沿神经支配区域单列分布呈带状排列，常不超过体表正中线，各簇水疱群之间皮肤正常。数日后水疱干涸、结痂，愈后遗留暂时性淡红色斑或色素沉着。全病程2～3周，老年人需3～4周，治愈后可获终身免疫。神经痛为本病的特征之一，老年病人疼痛较为剧烈。

(2) 特殊表现：①眼带状疱疹：老年人多见，疼痛剧烈，可累及角膜形成溃疡性角膜炎。②耳带状疱疹：系病毒侵犯面神经及听神经所致，表现为外耳道或鼓膜疱疹。膝状神经节受累同时侵犯面神经的运动和感觉神经纤维时可出现面瘫、耳痛及外耳道疱疹三联症。③疱疹后神经痛：带状疱疹常伴有神经痛，但多在皮损消退后或1个月内消失，少数病人可持续超过1个月或更长。

【治疗】　治疗是抗病毒、抗感染、止痛、预防继发感染。

(二) 细菌性皮肤病

主要的致病菌有化脓性球菌和杆菌。具有染污性，通过接触方式传染。感染后症状可因病原菌侵入的数量、侵犯部位不同，菌种及其毒力强弱的差异和机体免疫能力高低而有所不同。细菌性皮肤病是较常见的皮肤病。

脓疱疮(impetigo)

脓疱疮亦称脓痂疹，俗称黄水疮。传染性强，以夏秋季节多见，常见于儿童，好发于暴露部位。病原菌主要为金黄色葡萄球菌，其次是乙型溶血型链球菌，或二者混合感染。在高温、潮湿季节，患瘙痒性皮肤病如丘疹性荨麻疹、痱子、疥疮等可因搔抓、摩擦使皮肤屏障受损而诱发本病。毒力较强的菌株可引起暴发流行，由乙型溶血型链球菌所致者，可诱发急性肾小球肾炎。

【临床表现】 本病多见于2～8岁儿童，以夏秋季节多见，好发于暴露部位，尤以面部、四肢常见，病程长短不定，蔓延迅速，临床上分四型。

(1) 寻常型脓疱疮：多由金黄色葡萄球菌和(或)乙型溶血型链球菌感染引起。传染性很强，可在学龄前儿童中流行。皮损好发于颜面、口鼻周围等部位，初期为点状红斑或丘疹，迅速发展成脓疱，脓液浑浊，疱壁薄易破，周围绕有明显红晕，脓疱破后露出糜烂面，脓液干涸形成蜜黄色或黄褐色厚痂，常因搔抓传染或自身接种使皮损蔓延。自觉瘙痒，病程约1周，痂皮脱落而愈。如不及时治疗，可迁延甚久，严重者高热39～40 ℃，伴有淋巴结炎，甚至引起败血症或急性肾小球肾炎。

(2) 大疱型脓疱疮：主要由金黄色葡萄球菌引起。好发于儿童，青年人亦可受累，夏季多见。皮损初起为米粒大水疱或脓疱，1～2天后迅速扩展为大疱，疱内容物为黄色，迅速变浑浊，疱壁薄，先紧张后松弛，不易破，周围红晕多不明显，脓液沉积于疱底呈半月形，是本病的特征，数天后脓疱破溃，流出稀薄脓液，干涸结痂，痂脱即愈，可留有色素沉着。亦有痂下脓液向周围蔓延，形成环形脓疱疮。本病好发于面部、四肢及躯干，偶见掌跖部。常有瘙痒，一般无全身症状。

(3) 新生儿脓疱疮：大疱型脓疱疮的一种异型。系由凝固酶阳性金黄色葡萄球菌引起。发病新生儿皮肤娇嫩、功能不健全，初次接触细菌对细菌特别敏感及多汗有关，起病急，传染性强。多在出生后4～10天发病，开始为豌豆至蚕豆大的水疱或脓疱，疱壁紧张，后松弛易破裂，疱液初起清亮，后迅速变浑浊，疱破后形成红色糜烂面。皮损好发于面部、胸部、背部、腹部及四肢，很快蔓延至全身。体温可高达39 ℃以上，患儿精神不振可伴呕吐，腹泻。如不及时治疗常出现毒血症、败血症、脑膜炎或肺炎而危及生命。

(4) 深脓疱疮(臁疮)：多见于营养不良的儿童或老年人，多由乙型溶血型链球菌引起，或与金黄色葡萄球菌混合感染。好发于下肢，初起为水疱或脓疱，均有明显炎症，脓疱破溃后形成深溃疡，炎症不断向深部和周围扩展，溃疡边缘陡峭，基底有坏死组织及增生的肉芽组织，表面为蛎壳状褐色痂皮，自觉疼痛，溃疡附近淋巴结肿大，愈后留有瘢痕。

【治疗原则】 局部以杀菌、消炎、收敛、干燥为原则。全身加强支持疗法，根据药敏试验选择相应的抗生素，同时注意预防继发感染。病人如无发热及淋巴结炎，皮损局部用0.1%依沙吖啶溶液湿敷，脓痂用抗生素软膏外涂。较大脓疱疮用灭菌注射器先抽吸脓液，再涂抗生素软膏。对新生儿脓疱疮患部保持干燥、暴露方法，可外涂1%甲紫溶液或外敷紫草纱布，促进愈合。

皮肤结核病

皮肤结核病是由结核杆菌引起的慢性炎症性皮肤病，少数伴有内脏结核，病程缓慢，可多年不愈。感染途径分为外感染和内感染两种。前者是病原菌经皮肤或黏膜的伤口侵入而感染，后者则是体内感染病灶内的病原菌经由血行、淋巴或直接蔓延到皮肤而致病。有1/3的皮肤结核病病人伴有体内器官结核，其中以肺结核最为常见。营养不良、卫生条件差、机体对结核杆菌的抵抗力、侵入数量及其毒性强弱与发病轻重有关。

【临床表现】 常见的皮肤结核有以下几种表现。

(1) 寻常狼疮：占皮肤结核的50%～70%。病原菌多由外界侵入皮肤，常见于儿童和青少年，80%发生于20岁以前，易侵犯面部，尤以鼻、颊部为常见，其次是颈、臀部和四肢。初起为红褐色或棕褐色粟粒大到豌豆大结节，称狼疮结节，结节逐渐长大，数目增多，基底浸润显著，略隆起呈半透明状，表面柔软菲薄如纸，用探针按压易穿破，称探针贯通现象。用玻片压诊，结节呈淡黄色或褐黄色，似苹果酱，称苹果酱结节。结节可自行吸收而消退，但易破溃形成溃疡，溃疡边缘不齐，呈潜行性，表面有暗红色肉芽组织及少许稀薄脓液，溃疡结痂而愈，在瘢痕上又可发生新的结节，再破溃形成溃疡。本病亦可侵犯黏膜，以口唇和鼻腔黏膜多见，常因瘢痕挛缩发生畸形和功能障碍。发生于颊部时，可毁坏面容。发生于鼻部时毁坏软骨和鼻翼，而形成钩状鼻。发生于耳廓时，耳廓可大部被破坏。本病病程缓慢，易复发，可迁延数年或数十年，多无自觉症状。除上述典型损害外，尚可见扁平型、增殖型、溃疡型、播散型。皮损长期不愈可并发鳞状细胞癌。

(2) 疣状皮肤结核：系典型外源感染引起的皮肤结核，多发于男性成年人，常见于暴露部位，以指背、手背、前臂及臀部等处多见。最初在感染处出现暗红色坚硬的丘疹，逐渐增多、增大发展成小结节，融合成斑块，表面角化，粗糙不平，周围轻度炎性红晕，发展缓慢，逐渐隆起形成疣状或乳头状外观，表面有灰白色黏着性鳞屑或痂皮，挤压时排出脓液，涂片可查到结核杆菌。结节向周围扩展，中央形成萎缩性瘢痕，边缘呈疣状隆起，外围有红晕，称"三廓现象"。本病病程缓慢，多限于局部，附近淋巴结肿大，自觉微痒。

(3) 瘰疬性皮肤结核：多见于儿童，好发于颈部、腋下、腹股沟等处，初为黄豆至花生米大、质硬、无痛，与皮肤不粘连的皮下结节，逐渐增大增多，经数周或数月与皮肤粘连，结节软化破溃形成边缘不整齐较深的溃疡或瘘管，排出干酪样稀薄的脓液，经数月后痊愈，愈后留有条索状或桥状瘢痕。该型多由淋巴结核、骨或关节结核病灶侵犯局部皮肤或经淋巴结蔓延至附近皮肤而引起。

(4) 硬红斑：本病临床上有两种，一种是Bazin硬红斑，系属结核疹；另一种是Whitfield硬红斑，目前认为属于血管炎。Bazin硬红斑又称硬结性皮肤结核，是皮肤深部血管炎，常有干酪样坏死和内脏结核结构，好发于青年女性小腿屈侧的中下部。初为皮下指头大坚硬结节，有微痛，数目不定，结节逐渐增大，与皮肤粘连，表面呈暗红色或紫红色，边界不清，浸润明显，局部有触痛、胀痛及烧灼感，结节经数月自行吸收而消失，或软化破溃形成溃疡，排出稀薄淡黄色脓液，溃疡久不愈合或愈后再发。愈后留有萎缩性瘢痕和色素沉着。常有内脏结核，病程缓慢，无全身症状，结核菌素试验可阳性。

(5) 丘疹坏死性结核疹：多见于青年人，常见于四肢伸侧，对称分布，初为粟粒大、淡红色丘疹，逐渐发展至绿豆至黄豆大暗红色丘疹，丘疹中央坏死，表面结有干涸的黑痂，去闸后可见小溃疡，愈后留有萎缩性瘢痕。无明显自觉症状。皮肤疹可成批出现，春秋季多见，结核菌素试验阳性。该型多由体内结核经血行播散至皮肤引起或由结核感染所致的免疫复合物引起的变态反应，也有人认为应归于血管炎。

【治疗原则】 适当休息，增加营养，积极治疗原发病灶和皮损。

1. 局部治疗　局部涂擦抗结核药物，亦可行抗结核药物病灶局部封闭；损害较小的病灶行外科手术切除，也可行冷冻、电灼、激光等方法。

2. 全身治疗　抗结核同结核病的内科治疗。

(三) 真菌性皮肤病

真菌性皮肤病是由真菌感染引起的疾病。真菌广泛存在于自然界中，已知真菌至少有10万种以上，但对人类致病的真菌只有几十种。临床可分为浅部真菌病和深部真菌病两大类，以浅部真菌病发病最为常见；深部真菌病较少见，但较难治，病情严重可危及生命。

浅部真菌病

浅部真菌病是由皮肤癣菌侵犯表皮、毛发和甲板的一种传染性皮肤病。

【分类】　根据发病部位不同，浅部真菌病可分为头癣、体癣和股癣、手癣和足癣、甲真菌病和甲癣等。

(1) 头癣：指毛发和头皮的癣菌感染。临床又可分为黄癣、白癣和黑点癣三种。

(2) 体癣和股癣：真菌在平滑皮肤上引起的感染称体癣。发生在股部、阴部的真菌感染为股癣。

(3) 手癣和足癣：皮肤癣菌侵犯掌、足跖和指(趾)间平滑皮肤引起的感染分别称手癣和足癣。

(4) 甲真菌病和甲癣：指甲板或甲下组织的真菌感染，甲癣特指皮肤癣菌所致的甲感染。

【病因】

(1) 头癣：可通过直接接触传染或接触被污染的衣被、理发用具间接传染。头癣中黄癣的病原菌为许兰毛癣菌；白癣主要为铁锈色小孢子菌和羊毛状小孢子菌等；黑点癣主要为紫色毛癣菌和断发毛癣菌引起。

(2) 体癣和股癣：主要通过直接接触病人或间接接触被病人污染的衣物而传染。夏季多汗、皮肤潮湿、糖尿病、长期应用皮质类固醇激素或免疫抑制剂等易诱发本病。常见的真菌为红色毛癣菌、石膏样毛癣菌、羊毛状小孢子菌和紫色毛癣菌等。

(3) 手癣和足癣：可通过接触传染，与手足癣病人共用浴具、拖鞋和毛巾易感染本病。手足多汗和气候温暖有利于发病；手足癣可以相互传染。致病菌主要为红色毛癣菌，其次是石膏样毛癣菌、絮状表皮癣菌等。

(4) 甲真菌病和甲癣：甲真菌病常常继发于手足癣的病人；近年来发现念珠菌性甲癣。主要由毛癣菌引起，其次为石膏样小孢子菌。

【临床表现】

(1) 头癣：

①黄癣：主要发生于卫生条件差的农村地区。以儿童多见，皮损初起为毛囊口周围发红，随之出现小脓疱，脓疱干涸后形成蝶状淡黄色的厚痂，称黄癣痂。嗅之有鼠尿臭味。去除黄癣痂可显露红色的糜烂面。自觉剧烈瘙痒。皮损愈合后形成萎缩性瘢痕，由于毛囊受累，毛发脱落，晚期出现永久性瘢痕性秃发。

②白癣：城市儿童多见。皮损初起为围绕毛干的红色小丘疹，逐渐向周围离心性扩大，其上方覆有灰白色鳞屑，患部头发为灰白色，无光泽，常在离头皮2～4 mm处折断，毛干有灰白色的菌鞘包绕。自觉有轻度瘙痒。至青春期由于皮脂分泌增多(内含有不饱和脂肪酸，能抑制致病真菌)而自愈，不留瘢痕。

③黑点癣：较少见。儿童和成人都可发病。皮损初起为散在的点状或小片状鳞屑斑，轻微瘙痒，病发出皮即断，其残留端留在毛囊口，呈小黑点状。本病至青春期也可自愈，愈后留有局

灶性脱发和点状瘢痕。

（2）体癣和股癣：皮肤初起为红色丘疹或小水疱，继之形成有鳞屑的斑片，边界清楚，但不断向外扩展，中央趋于消退，形成环状。边缘呈堤状隆起，在病变活动区可有拓疹、水疱和鳞屑等，排列成狭窄的圈。皮损大小不等，可单发亦可多发，不对称。股癣主要发生于男性青壮年，临床表现与体癣基本相同，以腹股沟部位多见，但皮肤发展较快，特别下缘更为明显，多对称性，瘙痒较剧。

（3）手癣和足癣：常见于成年人，临床可分为三种类型，三种可同时或交替出现，亦可以某一型为主。

①水疱鳞屑型：常见于指（趾）间、掌心、足跖和足侧。皮肤为反复出现的针头大小丘疱疹和深在水疱，散在或集群分布，瘙痒明显。数日后水疱干涸，出现领圈状或片状脱屑。

②浸渍糜烂型：好发于指（趾）缝，特别是第3～4趾、第4～5趾及趾下方屈侧，再现为局部浸渍发白，表皮易剥脱并露出潮红的糜烂面。有异臭，瘙痒，易继发细菌感染并发淋巴管炎、淋巴结炎、丹毒和蜂窝织炎。

③角化过度型：好发于掌、跖及其侧缘。皮损处皮肤变厚、干燥、粗糙，以冬季为甚。由于皮肤的弹性降低，易发生皲裂而致出血、疼痛；一般无瘙痒。

（4）甲真菌病和甲癣：初起为1～2个指（趾）甲受感染，以后可累及其他甲，甚至全部指（趾）甲。损害表现为甲变色，可有白色、黄色、灰色和褐色等，甲板混浊呈云雾状，失去光泽，甲板与甲床分离，甲前缘残缺不齐。

【治疗原则】　消除传染源，杀灭或抑制真菌生长，局部和全身综合治疗。

（1）局部治疗：

①头癣：采用剃、洗、搽、煮、服综合治疗。剃：每周剃头1次；洗：每日用热水、肥皂洗头；搽：外用抗真菌制剂；煮：衣服、床上用品经常煮沸消毒；服：口服药物参见全身治疗。

②体癣和股癣：可用咪唑类（如酮康唑、咪康唑）药物外用，也可用特比萘芬等外用杀菌。对腹股沟的股癣尽量少用酊剂，避免刺激皮肤。

③手癣和足癣：外用药基本同体癣与股癣，若为浸渍糜烂型应选用比较温和（或）浓度较低的抗真菌外用制剂；角化过度型一般宜用抗真菌软膏或与尿素软膏合用，以促进角质脱落。

④甲真菌病和甲癣：外涂30％冰醋酸，每日2次；也可用40％尿素软膏或复方水杨酸溶甲软膏封包使病甲软化剥离，再外用抗真菌制剂。

（2）全身治疗：

①头癣：口服抗真菌药。灰黄霉素，每日0.5～1.0 g，连续4～8周。伊曲康唑，每日100 mg，顿服，连续6周。

②体癣和股癣：皮损广泛者在局部治疗的基础上口服酮康唑每日50 mg，伊曲康唑每日100 mg，或特比萘芬每日250 mg，连续1～2周。

③手癣和足癣：一般不采用全身抗真菌治疗，如影响工作必须用药可同体癣与股癣。

④甲真菌病和甲癣：多个甲癣可采用伊曲康唑每日400 mg，分2次口服，服1周停3周为1个疗程，指甲癣需2～3个疗程，趾甲癣需3～4个疗程。或口服特比萘芬每日250 mg，服1～2周，以后改为每日125 mg，服6～8周。

念珠菌病

念珠菌病是由念珠菌属中的一些致病菌种引起的感染，可累及皮肤、黏膜、指（趾）甲及内脏器官。念珠菌广泛存在于自然界及正常人口腔、消化道、上呼吸道、阴道和皮肤表面。念珠菌与人体处于共生状态，当抵抗力下降、全身应用大剂量抗菌药物、器官移植、放疗、化疗、长期使用皮质类固醇时易发生本病。致病菌主要是白色念珠菌，其次是光滑念珠菌、克柔念珠菌和热带念珠菌等。

【临床表现】 根据念珠菌病感染的部位，临床有皮肤、黏膜和内脏念珠菌病之分，其临床表现各异。

(1) 皮肤念珠菌病：

①念珠菌性间擦疹：又名擦烂红斑，好发于腋窝、乳房下、会阴等处，本病多见于婴儿及肥胖多汗者。皮损为局部潮红、浸渍、糜烂，界限清楚，其周围有丘疹、水疱、脓疱或脱屑。念珠菌亦可引起指(趾)间糜烂，以 3～4 指(趾)间最为常见，表现为浸渍发白，局部表皮脱落形成糜烂面。自觉瘙痒或疼痛。

②念珠菌性甲沟炎或甲念珠菌病：病人多为从事双手浸泡于水中的职业。损害为甲沟红肿，甲板混浊呈淡褐色、变形增厚，甲面有横嵴和沟纹，大部分仍保持光泽。自觉疼痛。

③婴儿泛发性皮肤念珠菌病：多见于营养不良、长期腹泻的婴儿。开始表现尿布皮炎，皮损始于阴股及臀部，为大片红斑，边缘清楚，有浸软的白色膜状鳞屑附着，可糜烂渗出，周围有散在的斑丘疹、水疱或丘疱疹。皮损可向周围蔓延到下腹部、腰部、下肢、躯干、腋及颈部。常伴有鹅口疮、舌炎和口角炎。

(2) 黏膜念珠菌病：

①鹅口疮：多见于婴幼儿。发生于口腔黏膜，损害处可见大小不等的乳白色薄膜，其周围有轻度红晕，界限清楚，擦去白膜则出现潮红色湿润面。

②生殖器念珠菌病：包括外阴阴道念珠菌病和念珠菌性包皮龟头炎。本病可经性接触传染。外阴阴道念珠菌病表现为外阴及阴道黏膜红肿，其上有乳白色薄膜，白带增多，有白色或黄色凝乳样物，带有腥臭味，有剧烈瘙痒或灼痛。念珠菌性包皮龟头炎表现为包皮内侧及龟头潮红、散在性小丘疹，可附着乳白色斑片。可有瘙痒。

(3) 内脏念珠菌病：

①肠道念珠菌病：最常见，表现为消化不良、腹泻，每日大便可达 10～20 次，呈黄绿色水样，其中混有泡沫样黏液或乳酪样物。

②肺念珠菌病：常表现为支气管或肺炎。有发热、咳嗽、胸痛，痰多呈黏稠胶质样，偶带血丝。重者双肺有湿啰音。

【治疗原则】 去除促发因素、保持皮肤清洁干燥、积极治疗基础疾病，必要时加强支持疗法。

(1) 外用药物治疗：口腔念珠菌病可用 1%甲紫或 1%克霉唑液含漱；皮肤间擦疹和念珠菌性龟头炎可选用咪唑类抗真菌乳剂，如 2%咪康唑霜；阴道念珠菌病选用制霉菌素或益康唑栓剂。

(2) 内用药物治疗：主要用于大面积和深部皮肤念珠菌病、复发性生殖器念珠菌病、甲沟炎和甲念珠菌病。甲沟炎可给予氟康唑 150 mg，每周 1 次，共 3～4 次；生殖器念珠菌病可用氟康唑 150 mg，单剂口服；肠道念珠菌病首选制霉菌素口服；呼吸道念珠菌病则选用氟康唑每日 200～400 mg，疗程 4 周。

(四) 变态反应性皮肤病

接触性皮炎

接触性皮炎是由于皮肤、黏膜接触某些刺激物或过敏后，在接触部位所发生的皮肤炎症反应。临床可分为原发刺激性接触性皮炎、慢性累积性接触性皮炎和变应性接触性皮炎。根据引起接触性皮炎的刺激物或过敏物可分原发性刺激物和接触性致敏物两类。

【病因和发病机制】

(1) 原发性刺激物:指具有强烈刺激性(强酸、强碱)或毒性的物质,任何人接触该物质均可发病。某些物质(如肥皂水、去污剂)虽然刺激性小,但如果人体皮肤长期反复暴露在该类物质中,在接触部位也可发生皮炎。

(2) 接触性致敏物:通常为低分子的化学物质(如染料、生漆、塑料、汞或外用药),多数人接触后不发病,只有少数过敏体质的人接触该物质后,经过一段潜伏期,接触性致敏物由半抗原演变为全抗原时使机体致敏,此时,若再次接触同一种致敏物,接触部位 12～48 h 即发生变态反应性皮炎(多属于Ⅳ型变态反应)。

【临床表现】 因接触性皮炎的类型不同而各异。

(1) 原发性刺激性接触性皮炎:

①急性型:为接触强烈刺激物(强酸、强碱)后,接触部位即出现红肿、水疱甚至大疱,表皮坏死。

②慢性累积性接触性皮炎:为长期反复接触较弱刺激物(肥皂水等清洁剂)引起,表现为皮肤干燥发红,继之皮肤红肿、发热、并出现白天疹、水疱、糜烂和苔藓样变。

(2) 变应性接触性皮炎:在接触致敏原后,经过一定潜伏期,在接触部位发生边缘清楚的皮损,轻者为红斑、丘疹和丘疱疹,重者局部红肿明显并有水疱、大疱、糜烂和渗出,皮损仅局限于被接触部位,其大小、形态与接触物相一致,但亦可因搔抓或其他原因将接触物带至身体其他部位而发病,甚至可泛发至全身。自觉症状有瘙痒、灼热感或腹痛感。少数严重病人可有全身反应,如发热、畏寒、恶心及呕吐等。该病有自限性,去除病因并经适当处理后 1～2 周痊愈。但如再次接触过敏原可再发。若反复接触或处理不当,可转为亚急性或慢性皮炎。

【治疗原则】 寻找病因、脱离接触、积极对症处理。

(1) 局部治疗:皮损早期用炉甘石洗剂、皮质类固醇糊剂或霜剂,有糜烂者应用 3%硼酸溶液湿敷,若有大疱者需抽除疱液后再作湿敷。

(2) 全身治疗:根据病情可选用抗组胺药,严重者可短期应用类固醇皮质激素。

湿疹(eczema)

一种常见的过敏性炎症性皮肤病,可累及表皮及真皮浅层。

【病因】 比较复杂,不易查清,可能与以下因素有关:

(1) 内因:个体的过敏体质为主要因素,神经精神因素(如精神紧张、情绪激动、劳累)、内分泌及代谢改变(如月经紊乱、妊娠)、肠道寄生虫、慢性感染病灶(如扁桃体炎、慢性胆囊炎)也可使湿疹加重。

(2) 外因:包括生活环境(如日光、炎热、干燥等)、食物(如鱼、蛋等)、吸入物(如花粉、屋尘螨、微生物等)、动物皮毛和某些化学物(化妆品、肥皂、染料、人造纤维等)。

【临床表现】 湿疹可分为急性、亚急性和慢性三种类型。

(1) 急性湿疹:好发于四肢屈侧、手部、面部、外阴及乳房等处,呈对称分布。皮疹为多形性改变,在红斑基础上有针头大小的丘疹、丘疱疹或小水疱,集簇成片状,皮损边缘不清楚,水疱破后出现糜烂,渗出明显,干燥后形成痂屑,如继发感染可形成脓疱、脓液和脓痂;区域淋巴结可肿大,并伴有发热等全身症状。自觉剧烈瘙痒,呈阵发性加剧,影响睡眠。病程一般为1～2 个月,若未痊愈则进入亚急性期。

(2) 亚急性湿疹:由急性期演变而来,表现为红斑、丘疹、水疱。糜烂渗出等逐渐消退或好转后局部呈暗红色,可有少许鳞屑及轻度浸润,皮损边缘清楚。自觉瘙痒较明显。病程较长,为3～6个月,可因新的刺激或处理不当又可引起急性发作,如经久不愈,则发展为慢性湿疹。

(3) 慢性湿疹:由急性或亚急性湿疹迁延而来,也可因轻微刺激而反复搔抓一开始就表现为慢性湿疹。皮损局限、对称、境界清楚,呈暗红色,浸润肥厚,表面粗糙呈苔藓化,可有抓痕、血痂、色素沉着。自觉瘙痒更为剧烈。病程缓慢,可迁延数月或数年。

【治疗原则】 努力寻找发病原因,去除致敏因素,避免过度搔抓和其他有害因素的刺激。通过外用和内服药物治疗,达到抗炎、止痒的目的。

(1) 局部治疗:急性期仅有红肿、丘疹水疱者,用炉甘石洗剂。有红肿渗液者,用3%硼酸溶液冷湿敷,渗液减少后换用氧化锌油和皮质类固醇霜。亚急性期选用皮质类固醇乳剂、糊剂;慢性期可选用软膏、硬膏或涂膜剂。

(2) 全身治疗:可选用抗组胺药(如氯雷他定、西替利嗪),影响睡眠时可加用镇静安定药(如地西泮、异丙嗪),亦可用非特异性脱敏疗法(10%葡萄糖酸钙10 mL加维生素C 1 g静脉注射,每日一次,或普鲁卡因静脉封闭)。一般不主张使用皮质类固醇,只有经多种疗法疗效仍不佳的急性泛发性湿疹病人,可短期使用。

药疹(drug eruption)

药疹又称药物性皮炎,是指药物通过不同途径进入人体后,引起的皮肤、黏膜的炎症反应。轻者仅表现为皮肤的局部症状,重者可累及人体各个系统,甚至危及生命。

【病因】 常见的过敏药物有以下几类。

(1) 抗生素类,以青霉素及头孢类抗生素最多见。

(2) 解热镇痛类,以吡唑酮类、水杨酸类较常见。

(3) 镇静、安眠类药及抗精神病类药,如苯巴比妥钠、苯妥英钠和卡马西平等。

(4) 血清制剂及疫苗,如破伤风抗毒素。

(5) 磺胺类,多见于长效磺胺。

(6) 中药,如板蓝根和丹参等。

【发病机制】 药疹的发病机制一般分为变态反应和非变态反应两大类,其中主要是变态反应。

(1) 变态反应:大多数药疹的发生由变态反应引起,包括IgE依赖型、细胞毒型、免疫复合物型及迟发型变态反应。变态反应所致的药疹的特点有:

①潜伏期:一般首次用药后4～20天,再用该药则在数分钟至24 h内发病。

②皮损与药物的药理作用无关,与用药量无一定相关性。

③皮肭的形态多样,一个人对一种药物在不同时期可发生不同或相同的药疹。

④当机体被某一药物致敏后,可引起交叉致敏或多元致敏。

⑤抗过敏药(如糖皮质激素)治疗有效。

(2) 毒性作用:药物用量过大、持续用药时间过久或因肝肾功能障碍可致药物蓄积、产生毒性作用。如碘化物、溴化物等引起的痤疮。

(3) 光感作用:当某些药物,如磺胺类、四环素类、酚塞嗪类、氯丙嗪、口服避孕药或中药补骨脂等进入人体后,皮肤经紫外线照射后可引起药疹,其发病原理可分为光变态反应和光毒反应。

【临床表现】 病人在用药过程中如出现原因不明的红斑、丘疹、风团或全身瘙痒等症状,应考虑药疹的可能。药疹的临床表现多种多样，常见有以下几种类型。

(1) 固定性红斑型：较常见，好发于口唇、口周、龟头等皮肤-黏膜交界处，肢端及躯干也可发生。皮疹为圆形或椭圆形的水肿性紫红斑，单个或数个，境界清楚，分布不对称，重者在红斑上可发生水疱或大疱、糜烂和渗出。停药后1～2周皮损痊愈，有色素沉着斑。若再用同类药物，在原皮损处发生同样皮损，但范围可扩大，数目可增加。局部有灼热、刺痛、瘙痒等感觉。一般无全身症状。

(2) 麻疹样或猩红热样型：最为常见，约占全部药疹的3/4。麻疹样药疹为针头至米粒大小的斑疹或斑丘疹，分布对称，可泛发全身。猩红热样型药疹为面、颈部的小红斑，并迅速向下扩展至全身。本型药疹的皮损酷似麻疹或猩红热，有畏寒、发热等全身症状，但没有麻疹或猩红热的其他表现。

(3) 荨麻疹型：较常见。皮损表现为大小不等的风团，部分病人有血清病样症状，如发热、关节疼痛、淋巴结肿大、血管性水肿等。

(4) 大疱性表皮松解型：属重型药疹之一，发病急骤。皮损为弥漫性紫红色或暗红色斑片，继之在红斑处出现大小不等的松弛性水疱、糜烂面，或形成大面积表皮松解坏死。坏死表面呈灰红色，坏死的表皮稍经摩擦即可脱落，留下疼痛的剥露面，似浅Ⅱ度烫伤。尼氏征阳性。口腔颊黏膜、眼结膜、呼吸道黏膜或胃肠道黏膜亦可糜烂、溃疡。可伴有全身中毒症状，病人常表现为畏寒、高热、恶心呕吐和腹泻等症状。严重者可因感染、肝肾衰竭、电解质紊乱或内脏出血而死亡。

(5) 剥脱性皮炎型：亦属重型药疹。首次发病者潜伏期约20天。发病呈进行性加剧，皮损为全身皮肤弥漫性潮红、肿胀，伴有糜烂、渗出和结痂等。经10天左右皮肤红肿消退，全身开始出现片状脱屑，手足部位呈手套或袜套样剥脱，重者可有毛发和指(趾)甲脱落，可累及口腔黏膜和眼结膜，甚至可出现内脏损害。病人常伴有高热、畏寒等全身症状。可伴有支气管肺炎、中毒性肝炎，也可因全身衰竭或继发感染而死亡。

(6) 多形红斑型：皮损为黄豆至蚕豆大小、圆形或椭圆形的红斑、丘疹，中心颜色加深，呈虹膜状损害，常出现水疱。皮损多发生于四肢屈侧，呈对称性分布，也可累及躯干。自觉有多形性红斑的皮损可泛发全身，在红斑上可出现大疱、糜烂及渗出，常伴有口眼、肛门等黏膜部位的糜烂，可有剧烈疼痛；并伴有高热以及肝、肾功能损害和继发感染。

除上述类型药疹外，临床还可见因长期服用碘剂、溴剂或皮质类固醇等引起的痤疮样药疹，服用异丙嗪、四环素或灰黄霉素等药引起的光感性药疹。

【治疗原则】 停用一切可疑药物，促进体内药物排泄，对症支持治疗，防治并发症。

(1) 局部治疗：

①面积广泛、无糜烂的药疹，可用大量单纯扑粉或5%硼酸扑粉撒于皮损与床单上。

②有糜烂、渗液者，用3%硼酸溶液或生理盐水湿敷。

③剥脱性皮炎型药疹者，可外涂乳剂，以保护皮肤。

④大疱性表皮松解型药疹者，应抽去疱液，尽量采用干燥、暴露疗法。

(2) 全身治疗：

①轻型药疹：皮损少见者，可停药观察，皮损多可自行消退。皮损较多、瘙痒明显者，可给予抗组胺药、维生素C、10%葡萄糖酸钙等。

②重症药疹：应及时抢救，以降低死亡率，减少并发症。

a. 糖皮质激素：应早期、足量使用，待临床症状控制抽3～5天开始逐渐减量直至停药。

b. 防治感染：发并发感染，应选用与致敏药物结构不同的抗生素或较少发生过敏的抗生素。

c. 支持疗法。

荨麻疹

荨麻疹(uricaria)俗称"风疹块"，是由皮肤黏膜的小血管扩张及渗透性增强而产生的局部消肿，主要表现为边缘清楚的红色或苍白色的瘙痒性皮损——风团。为常见病，15%～20%的人一生中至少发生一次。

【病因及发病机制】

(1) 常见病因：①食物：以鱼、虾、蟹、蛋类最常见，其次是某些肉类和某些植物性食品如草莓、花生、大蒜、番茄等。②吸入物：如药粉、动物皮屑、真菌孢子、羽毛、灰尘，某些气体(如甲醛)。③药物：能引起变态反应的药物，常见的有青霉素、血清制剂、疫苗等，另一些为组胺释放药物如阿司匹林、吗啡、阿托品等。④感染：包括病毒、细菌、真菌、寄生虫等感染。⑤昆虫叮咬：如虱子、跳蚤叮咬皮肤，黄蜂、毛虫毒刺刺入皮肤而引起变态反应。⑥物理及化学因素：如冷、热、日光和机械刺激、摩擦压迫和某些化学物质的刺激。⑦精神因素：如精神紧张、情绪波动等。⑧全身疾病：如胃肠道疾病、肿瘤、结缔组织疾病、内分泌紊乱、代谢障碍、风湿、类风湿等可诱发慢性荨麻疹。⑨遗传因素：如家族性冷性荨麻疹、遗传性血管性水肿等。

(2) 发病机制：

①变态反应性：多数属1型变态反应，少数为2、3型变态反应。

②非变态反应性：某些物质进入人体内使补体C3及C5分解，产生等过敏毒素或直接刺激肥大细胞释放组胺、激肽等所引起。

【临床表现】

(1) 急性荨麻疹：骤然发病，先有皮肤瘙痒，随即出现大小不一、数量不等、形状各异的风团，呈淡红色、苍白色或皮色。孤立散在或相互融合成环状、地图状、不规则型，伴瘙痒。风团可局限在某些部位或泛发全身，数分钟至数小时后消退不留痕迹。以后可陆续出疹或断续反复发作，持续1～2周或更长时间。少数患者消化道黏膜受累可有恶心、呕吐、腹痛、腹泻等。极少数患者累及喉头及支气管黏膜可发生喉头水肿，出现胸闷、气喘、呼吸困难甚至窒息。

(2) 慢性荨麻疹：病程超过6～8周。皮疹局限，数时多时少，没有规律。也有部分患者可规律性每日晨起后晚临睡前出现风团。多数患者难以找到病因或诱因。部分患者用药后不出疹或少出疹，停药后易复发，病程长，治疗困难。

(3) 特殊类型的荨麻疹：

①皮肤划痕症(dermatographism)：亦称人工荨麻疹。用手搔抓或用钝器划过皮肤后，沿划痕发生条状隆起，伴瘙痒，不久即消退。可单独发生或与荨麻疹伴发。

②寒冷性荨麻疹(cold urticaria)：可分为两种：一种为家族性，为常染色体显性遗传，较罕见，于出生后不久或早年发病，终生反复不止。另一种为获得性，较常见。接触冷风、冷水或冷物后，暴露或接触冷物部位产生风团或斑状水肿。

③胆碱能性荨麻疹(cholinergic urticaria)：多见于青年，由于运动、受热、情绪紧张、进食热饮或乙醇饮料使躯体深部温度上升，促使乙酰胆碱作用于肥大细胞而发生。风团在受刺激后数分钟即出现，直径为2～3 mm，周围有红晕1～2 cm。常散发于躯干上部和上肢，互不融合，可于半小时至1 h内消退，自觉剧痒。

④日光性荨麻疹(solar urticaria)：较少见。

⑤压迫性荨麻疹(pressure urticaria)。

⑥血管性水肿(angioedema):一种发生于皮下组织较疏松部位或黏膜的局限性水肿,分获得性及遗传性两种,后者罕见。获得性血管性水肿,常伴其他遗传过敏性疾病。主要发生于组织疏松的部位,如眼睑、口唇、外生殖器、手、足等处。多为单发,偶发于两处以上。损害为突然发生的局限性肿胀,累及皮下组织,边界不清。肤色正常或淡红,表面光亮,触之有弹性感。持续1～3日可渐行消退,亦可在同一部位反复发作。发生于喉黏膜者,可引起呼吸困难,甚至导致窒息死亡。

【诊断】 根据皮疹为风团,发生及消退迅速,消退后不留痕迹及各型的特点,不难诊断。但病因诊断较为困难,应详细询问病史,做认真细致的体格检查,全面综合分析病情。

【治疗原则】 抗组胺、降低血管通透性、对症处理为基本原则,力求做到对因治疗。

(1) 全身治疗:

①急性荨麻疹:一般可选用氯苯那敏、赛庚啶、酮替芬等第一代抗组胺药;一些对抗组胺药嗜睡作用较敏感者、驾驶员、高空作业人员、工作及学习要求高度集中精力者选第二代抗组胺药,如盐酸西替利嗪、特非那定、阿司咪唑、氯雷他定等。通常2～3种抗组胺药合用。维生素C及钙剂可降低血管通透性,与抗组胺药有协同作用。伴腹痛者可给予解痉药物,如普鲁本辛、654-2、阿托品等。对脓毒血症或败血症引起者,应立即使用抗生素控制感染,并处理感染病灶。

病情严重、伴有休克或喉头水肿及呼吸困难者,应立即皮下注射0.1%肾上腺素0.5 mL,迅速吸氧,肌内注射盐酸异丙嗪25～50 mg,并以氢化可的松0.2～0.3 g、维生素C 2 g加入500 mL 5%～10%葡萄糖溶液中静滴。15 min后可重复注射肾上腺素0.5 mL。有心血管疾病者,肾上腺素需慎用。支气管痉挛者可缓慢静脉滴注氨茶碱0.2 g(加入5%～10%葡萄糖液中)。喉头水肿,一般不主张气管切开,理由是其对肾上腺素反应甚快,且气管切开不能解决伴发的支气管痉挛。

②慢性荨麻疹:应积极寻找病因,不宜使用糖皮质激素,一般以抗组胺药物为主。

③特殊类型荨麻疹:常选用兼有抗5-羟色胺、抗乙酰胆碱药物。如羟嗪、去氯羟嗪,对物理性荨麻疹有较好效果,赛庚啶对寒冷性荨麻疹效果较为突出。胆碱能性荨麻疹可选654-2等。

(2) 外用药物夏季可选用止痒液、炉甘石洗剂、锌氧洗剂等,冬季则选有止痒作用的乳剂,如苯海拉明霜。

银屑病

银屑病是一种常见的慢性复发性炎症性皮肤病。自然人群的发病率为0.1%～3%,我国的发病率为0.123%,一般好发于青壮年。临床表现为红斑、丘疹、斑丘疹、斑块,表面覆有多层银白色鳞屑,严重时出现全身皮肤弥漫性潮红、肿胀、大量脱屑、起脓疱、高热及关节红肿、疼痛和畸形。

【病因与发病机制】 目前认为,银屑病是遗传因素与环境因素等多种因素相互作用引起的一种免疫介导性疾病。银屑病病理生理上的一个重要特点是表皮基底层的角质形成细胞增殖加速,丝状分裂周期(仅为37.5 h)和表皮更替时间(仅为3～4天)明显缩短。

(1) 遗传因素:包括流行病学、HLA分析和全基因扫描分析资料。流行病学研究发现,20%左右的银屑病患者有家族史,且有家族史者发病早于无家族史者,父母同患银屑病的患者发病年龄早于双亲正常的患者。不同种族的人群发病率差异较大。

(2) 环境因素:双生子研究显示,同卵双生子同患银屑病的发病一致率为70%(100对双生子中有70对同时患病)，提示除遗传因素外，环境因素在诱发银屑病中起重要作用。

银屑病常见的诱发因素有气候的变化、感染、精神紧张、应急事件、外伤、手术、妊娠、饮酒、吸烟和某些药物(系统应用糖皮质激素、免疫抑制剂和非甾体抗炎药)。

(3) 免疫因素：组织病理显示，寻常型银屑病皮损中淋巴细胞、单核细胞浸润明显，尤其是T淋巴细胞真皮浸润。

【临床分型】

(1) 寻常型银屑病。

(2) 脓疱型银屑病。

(3) 关节型银屑病。

(4) 红皮病型银屑病。

【临床表现】

(1) 寻常型银屑病：皮损通常好发于头皮、四肢伸侧，严重泛发全身，对称分布。皮损一般为绿豆至钱币大小的红色斑疹、斑丘疹、丘疹，表面覆有厚层银白色鳞屑，刮除鳞屑可见特征性蜡滴现象、薄膜现象和点状出血现象。

银白色鳞屑：银屑病角化不全的角质层中有空隙进入空气，由于反光作用使鳞屑呈现银白色。蜡滴现象：刮除多层鳞屑，犹如轻刮蜡滴。薄膜现象：刮除角质层，露出棘层，呈淡红色发光半透明薄膜。点状出血现象：即Auspitz征，皮损处真皮乳头顶部迂曲扩张的毛细血管被刮破所致。

其他类型的皮损：

①点滴状：皮损为泛发全身的针帽至绿豆大小的红色丘疹、斑丘疹。

②斑块状：皮损为直径3～4 cm至20～30 cm或更大的红色斑块。

③砺壳状：红色斑片或斑块的表面覆有厚层犹如砺壳状的痂屑。

④湿疹样：在银屑病皮损基础上经过不适当治疗所致。

⑤黏膜损害：常见于龟头，为针帽至黄豆大小的斑丘疹、丘疹，表面覆有银白色鳞屑，刮除鳞屑可见典型的三联征。

⑥指(趾)甲损害：甲板上出现顶针样点状凹陷、变色、粗糙不平、增厚、横沟、纵嵴、甲下痂屑堆积。

⑦头发的表现：束状发，厚积的鳞屑使头发紧连成毛刷样，不引起脱发。

寻常型银屑病的病程可分为进行期、稳定期和消退期三期。

①进行期表现：皮损不断地增多、扩大、炎症明显、鳞屑厚积和同形反应。同形反应即Koebner现象，指外观正常的皮肤在各种搔抓、针刺、注射、外伤和手术后发生与原发皮损相同的皮损，扁平苔藓和红斑狼疮亦可出现类似现象。

②稳定期：病情相对稳定，基本上无新发皮损，原皮损逐渐扩大，有较厚鳞屑。

③消退期：皮损炎症逐渐减轻，数目减少，鳞屑减少，皮损逐渐缩小变平，愈后遗留色素沉着或色素减退。

(2) 脓疱型银屑病：分为泛发型和局限型。泛发型脓疱型银屑病可以是原发，亦可是在寻常型银屑病的基础上不适当治疗包括系统应用糖皮质激素、免疫抑制剂、外用强烈刺激性药物或感染所致。病情呈周期性发作。

①皮肤黏膜表现：发病急骤，在红斑基础上突然泛发密集针帽至绿豆大小的黄白色无菌性脓疱，可相互融合成脓湖。舌面常有较深的沟纹，称为沟纹舌。

②全身表现：与皮损相平行的持续发热、全身不适、关节酸痛、血象升高、血沉增快、低蛋白血症。

局限型脓疱型银屑病又称掌跖脓疱病，皮损手掌和足跖，对称分布，为反复发作的针帽至绿豆大小的角质层下脓疱，1～2 周脓疱干涸、结痂和脱屑。

(3) 红皮病型银屑病：通常在寻常型银屑病的基础上治疗不当或由泛发型脓疱型银屑病转化所致。皮肤表现：全身皮肤弥漫性潮红、浸润、肿胀、大量脱屑，可见小片正常皮岛，指趾甲浑浊、增厚、变形和脱落。全身表现：不同程度的持续发热、全身浅表淋巴结肿大、低蛋白血症、血象升高。

(4) 关节病型银屑病：在其他类型银屑病的基础上并发关节损害，出现关节红肿、疼痛、压痛和畸形，X 线见软骨消失、关节边缘被侵蚀、破坏，类风湿因子常阴性，血沉加快。

损害通常为非对称性外周多关节炎，主要累及远端小关节，踝、膝、髋、腕、肘、肩、脊柱等大关节亦可受累。此外，常出现持续发热。发热、皮损、关节症状及血沉变化相平行。

【治疗原则】 控制症状，尽量减少复发。避免随意治疗，特别是系统应用糖皮质激素、免疫抑制剂和抗肿瘤化疗药物以及外用强烈刺激性药物。寻常型银屑病治疗上应以外用药物为主，通常可选用糖皮质激素的外用制剂、维甲酸制剂、维生素 D_3 的衍生物、焦油制剂等，亦可结合光疗包括 PUVA、UVB。严重者可行普鲁卡因静脉封闭疗法和口服维甲酸类药物。对于脓疱型、关节病型和红皮病型银屑病等重症临床类型需住院治疗。脓疱型银屑病治疗上应以防治感染、支持对症治疗为主，上述治疗 2～3 周无效可考虑加用第二代芳香维甲酸（依曲替酯或依曲替酸）或氨甲蝶呤或雷公藤制剂。红皮病型银屑病治疗上应在积极抗感染、支持对症治疗基础上应用氨甲蝶呤或第二代维甲酸。关节病型银屑病治疗上如果在疾病活动期应及早系统应用足量糖皮质激素尽快控制关节炎症，避免受累关节发生畸形、破坏及丧失功能。联合应用免疫抑制剂。治疗注意事项：严格掌握药物的适应证和禁忌证，认真观察药物的临床疗效和不良反应，适时减量和停用药物。

第二节　皮肤病的护理

皮肤病在治疗过程中应特别重视皮肤病病人的护理，因为良好的护理措施可缩短病程，加速疾病的痊愈。反之，可使病情加重可迁延不愈。

【护理诊断】

1. 焦虑 与疾病顽固、疗效差、缺乏治疗信心有关。

2. 舒适的改变：皮肤瘙痒 与皮肤炎症反应有关。

3. 自我形象紊乱 与皮肤在暴露部位影响美观有关。

4. 有感染的危险 与皮肤损害有关。

5. 知识缺乏 缺乏皮肤病治疗和预防知识。

【护理目标】

(1) 情绪稳定，治疗的信心增强，焦虑程度减轻或消失。

(2) 能采取适当的措施,自感瘙痒程度减轻。

(3) 能正确地对待皮损和采取相应的修饰措施,表现出较好的心理状态,社会交往增加。

(4) 皮肤清洁卫生,感染的危险因素减少,未发生感染。

(5) 对皮肤病的防治知识有所了解,能积极主动配合治疗。

【护理措施】

1. 创面护理 皮肤的护理是皮肤病中不可缺少的重要环节。外搽药物前,如皮损表面有分泌物或污物等,应先将其清除;有大疱或脓疱时,可用消毒空针抽吸疱内容物,并注意保护疱壁的完整和周围皮肤;有毛发的部位,应剪去毛发,洗净患处,然后遵医嘱使用外用药物。要注意保持皮肤的清洁卫生,尤其是肛门周围、会阴等皱襞部位和眼、耳、鼻、口腔等处,防止皮肤继发感染。避免搔抓、摩擦、热水洗烫等各种不良刺激。对传染性皮肤病,应做好消毒隔离措施,严格执行无菌操作规程,避免感染。

大多数皮肤病人虽然病变性质及个体耐受性不同,且都可伴有不同程度的瘙痒,如接触性皮炎、湿疹、疥疮、神经性皮炎等。病人常因皮肤瘙痒而搔抓不止,晚间尤甚,瘙痒剧烈而难以忍受,结果越痒越抓,越抓越痒,形成恶性循环。有的病人为了达到止痒目的,而将皮肤抓得皮破血流,严重影响了病人的休息及身心健康。护理时,一方面遵医嘱给予抗组胺药及镇静安眠类药物治疗,使瘙痒减轻;另一方面应将瘙痒的特点、搔抓的弊端给病人讲清楚,常能起到事半功倍的效果。其次,还要告诫病人避免皮肤受到其他不良刺激,以利于疾病的痊愈。

2. 饮食护理 对变态反应性和瘙痒性皮肤病人,食物宜清淡富含营养,尽量忌食易致敏及辛辣刺激性食物,如鱼、虾、蟹、蛋、牛奶、酒、浓茶等;重症药疹病人应给予高蛋白、高热量、高维生素饮食;感染性皮肤病如脓疱疮、毛囊炎等应限制多糖类饮食;脂溢性皮炎、痤疮等应少吃脂肪及甜食,多吃新鲜蔬菜及水果。

3. 心理护理 在皮肤科疾病中,慢性复发性皮肤病,如银屑病、天疱疮、红斑狼疮、皮肌炎等,病情复杂、顽固,缺乏有效的治疗方法,导致病程迁延而难以治愈,给病人的身心健康带来很大影响。病人因此对治疗缺乏信心,表现为情绪低沉、精神抑郁、焦虑、烦躁,甚至悲观失望,年轻女性尤为突出。其次,某些皮肤病如雀斑、白癜风、色素痣、血管瘤等,尽管对身体健康不产生影响,但因皮损发生在暴露部位,影响外观,病人在社交过程中常常因此怕受他人的歧视,增添了无形压力,而采取回避或自我封闭的态度。因此护理在护理过程中,要有良好的服务态度和同情心,关心和体贴病人,针对病人的心理状态,做耐心细致的解释工作,消除病人的思想顾虑,使病人能正确对待自己的疾病,转变一些错误偏见,鼓励病人树立信心,积极配合治疗,达到疾病缓解和康复的目的。

4. 健康指导 向病人及家属介绍有关皮肤病的基本知识,告诉病人正确对待疾病,阐明避免接触过敏原和预防诱发因素的重要性,提高病人防病治病意识,指导病人进行正确治疗。告诫病人有病应到医院就诊,不能轻信游医的甜言蜜语而乱投医,也不能凭自己的主观臆断乱用药或自行增减药物剂量,治疗要正规,有耐心,克服随意性,以利早日康复。

(杜　江)

课后练习

A1 型题

1. 表皮细胞的更替时间是(　　)。

A. 7 天　B. 14 天　C. 21 天　D. 28 天

2. 表皮与真皮主要靠哪种结构彼此连接?(　　)

A. 半桥粒　B. 透明层　C. 细胞间质　D. 桥粒

3. 哪种细胞在表皮迟发型超敏变态反应中起主要作用?(　　)

A. 角朊细胞　B. 朗格罕氏细胞

C. 黑素细胞　D. 成纤维细胞

4. 皮肤及毛发的润泽主要依赖于(　　)。

A. 大汗腺　B. 皮脂腺　C. 小汗腺　D. 真皮内血管

5. 皮肤病中最常见的症状是(　　)。

A. 瘙痒　B. 疼痛　C. 灼烧感　D. 麻木或蚁行感

6. 由多数丘疹融合而成的面积大于 2 cm 的扁平、隆起的浸润性损害是(　　)。

A. 风团　B. 斑疹　C. 斑块　D. 结节

7. 下列哪项是皮肤的原发性损害?(　　)

A. 风团　B. 瘢痕　C. 苔藓样变　D. 糜烂

8. 洗剂是(　　)。

A. 药物溶于水形成的混合物

B. 30%～50%的不溶性粉剂与水的混合物

C. 油和水经乳化后加入药物

D. 几种干燥粉末状药物混合物

9. 急性皮炎糜烂渗出期宜选用下列哪种剂型?(　　)

A. 溶液　B. 粉剂　C. 软膏　D. 洗剂

10. 下列哪项不是组胺的作用?(　　)

A. 毛细血管扩张　B. 血管通透性增高

C. 平滑肌收缩　D. 血压升高

11. 带状疱疹典型的皮损是(　　)。

A. 全身散在分布的浆液性小水疱　B. 沿单侧神经分布的集簇性小水疱

C. 皮肤-黏膜交界处的集簇性小水疱　D. 散在分布的乳头瘤样增生

12. 单纯疱疹典型的皮损是(　　)。

A. 全身散在分布的浆液性小水疱　B. 沿单侧神经分布的集簇性小水疱

C. 皮肤-黏膜交界处的集簇性小水疱　D. 散在分布的乳头瘤样增生

13. 最常见的银屑病临床类型是(　　)。

A. 寻常型　B. 关节病型　C. 红皮病型　D. 脓疱型

14. 急性荨麻疹的典型皮损为(　　)。

A. 丘疱疹　B. 风团　C. 水疱　D. 结节

15. 起病急骤,红斑迅速弥漫全身,尼氏征阳性的药疹为(　　)。

A. 麻疹型药疹　　B. 猩红热型药疹
C. 大疱性表皮松解型药疹　　D. 剥脱性皮炎型
16. 诊断变态反应性接触性皮炎最可靠的方法是(　　)。
A. 斑贴试验　　B. 血清 IgE 测定
C. 血清 IgG 测定　　D. 血清免疫复合物测定
17. 以下哪项不是药物性皮炎的特点？(　　)
A. 只发生于少数对药物过敏的用药者,对多数人则不发生反应
B. 皮疹的发生与药物剂量的大小及药理作用有关
C. 有一定的潜伏期
D. 药疹治愈后,如再用与致敏药物化学结构近似的药物常能再发
18. 以下哪项不是固定型药疹的特点？(　　)
A. 是最常见的一型药疹
B. 常由磺胺和解热止痛药引起
C. 多见于口唇、口周、龟头和肛门部位
D. 红斑消退后,色素沉着斑随之较快消退
19. 下列关于湿疹的描述哪项是错误的？(　　)
A. 皮疹为多形性,有渗出倾向　B. 常反复发作,容易慢性化
C. 多单侧发生　　D. 剧烈瘙痒
20. 带状疱疹是由(　　)引起。
A. 单纯疱疹病毒　　B. 水痘-带状疱疹病毒
C. 人类乳头瘤病毒　　D. 柯萨奇病毒
21. 下列哪项不是真菌性皮肤病？(　　)
A. 牛皮癣　　B. 股癣　　C. 体癣　　D. 头癣
22. 黄癣的特征性损害除了典型的黄癣痂外,还可见(　　)。
A. 断发现象　　B. 萎缩性瘢痕
C. 菌鞘　　D. 灰白色鳞屑斑
23. 男性,40 岁。腰围沿扎裤带处皮肤发生多处环形损害,境界清楚,边有丘疹、丘疱疹、鳞屑,中心消退,瘙痒。最可能的诊断是(　　)。
A. 带状疱疹　　B. 体癣
C. 脂溢性皮炎　　D. 玫瑰糠疹
24. 中年女性,受凉后前臂出现风团,6 h 后消失,最可能的诊断是(　　)。
A. 玫瑰糠疹　　B. 荨麻疹　　C. 痒疹　　D. 结节性红斑

A2 型题

病例 1:患儿,女性,7 岁,皮肤发生“水疱”伴低热 3 天,自觉瘙痒。查体:躯干可见较多粟粒至绿豆大小红色丘疹,水疱,水疱周围有红晕,可见少数结痂,头面部少数类似皮损,四肢皮损稀疏,掌跖未见皮损。

25. 本病最可能的临床诊断是(　　)。
A. 脓疱疮　　B. 水痘　　C. 单纯疱疹　　D. 手足口病　　E. 传染性软疣
26. 本病的护理不包括下列哪项？(　　)
A. 患儿应进行隔离　　B. 遵医嘱给予阿昔洛韦口服

C. 外用炉甘石洗剂止痒　　D. 高热时应用阿司匹林退热

E. 注意休息，清淡饮食，多饮水

病例 2：患者，男性，36 岁，四肢反复出现“红疹”伴瘙痒 2 个月，加重 1 天。患者反复于四肢出现红斑、水肿，伴针头到粟粒大小的丘疹，严重时出现丘疱疹，外用糖皮质激素类药膏后可减轻，但易复发。1 天前因进食鱼虾后皮疹再次加重，剧烈瘙痒。查体：四肢、双手等部位可见对称分布的水肿性红斑、丘疹、丘疱疹。双手糜烂并伴有大量渗出。

27. 该患者可能罹患(　　)。

A. 特应性皮炎　　B. 脂溢性皮炎

C. 急性湿疹　　D. 传染性湿疹样皮炎

28. 患者糜烂渗出部位应取的外用药剂型为(　　)。

A. 乳膏　　B. 溶液　　C. 软膏　　D. 洗剂

第十九章　性传播疾病患者的护理

第一节　常见性传播疾病简介

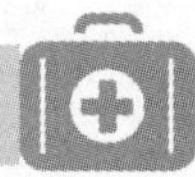

案例导入

李先生，28岁，两周来全身出现散在玫瑰色甲盖大的红斑，累及躯干、四肢掌跖，不痒。肛门附近有半环形排列的湿性丘疹，表面浸渍状。全身淋巴结肿大。

请问：

1. 该病人的护理诊断/问题有哪些？
2. 如何做好该病人的心理护理？

一、梅毒

梅毒是由梅毒螺旋体（TP）引起的一种慢性传染病，主要通过性接触和血液传播。本病危害性极大，可侵犯全身各组织器官或通过胎盘传播引起流产、早产、死产或新生儿的垂直感染。

【病因与发病机制】　TP又称苍白螺旋体，其对皮肤、主动脉、眼、胎盘、脐带等富含黏多糖的组织有较高的亲和力，可借助黏多糖酶吸附到上述组织细胞表面，分解黏多糖造成组织血管塌陷、血供受阻，继而导致管腔闭塞性动脉内膜炎、动脉周围炎，出现坏死、溃疡等病变。

【传播途径】　梅毒的唯一传染源是梅毒病人，病人的皮损、血液、精液、乳汁和唾液中均有螺旋体存在。常见传播途径有：①性接触传染：约95%。感染后1～2年内具有强传染性，感染4年以上的病人基本无传染性。②垂直传播：妊娠4个月后TP可通过胎盘及脐静脉由母体传染给胎儿，或分娩过程中因头部、肩部擦伤处发生接触性感染。③其他途径：少数病人可经医源性途径、接吻、握手、哺乳或接触污染衣物、用具而感染。

【临床表现】

(一) 获得性梅毒

1. 一期梅毒　主要表现为硬下疳和硬化性淋巴结炎,一般无全身症状。①硬下疳:为 TP 在侵入部位引起的无痛性炎症反应。好发于外生殖器(90%)。初起为小片红斑,迅速发展为无痛性炎性丘疹,数天内丘疹扩大形成硬结,表面发生坏死形成单个直径为 1～2 cm,圆形或椭圆形的无痛性溃疡,境界清楚,周边水肿并隆起,基底呈肉红色,触之具有软骨样硬度,表面有浆液性分泌物,内含大量的 TP,传染性极强。②硬化性淋巴结炎:发生于硬下疳出现 1～2 周后。常累及单侧腹股沟或患处附近淋巴结,呈质地较硬的隆起,表面无红肿破溃,一般不痛。消退常需要数月。淋巴结穿刺检查可见大量的 TP。

2. 二期梅毒　一期梅毒未经治疗或治疗不彻底,TP 由淋巴系统进入血液循环形成菌血症播散全身,引起皮肤黏膜及系统性损害,称二期梅毒。常发生于硬下疳消退 3～4 周后(感染 9～12 周后),少数可与硬下疳同时出现。可表现为皮肤黏膜损害,包括梅毒疹、扁平湿疣、梅毒性秃发和黏膜损害。其次还包括:骨关节损害、眼损害、神经损害、多发性硬化性淋巴结炎及内脏梅毒等。

3. 三期梅毒　早期梅毒未经治疗或治疗不充分,经过 3～4 年,40%病人发生三期梅毒。皮肤黏膜损害主要为结节性梅毒疹和梅毒性树胶肿,近关节结节少见。其次还包括骨梅毒、眼梅毒、心血管梅毒、神经梅毒等。

(二) 先天性梅毒

先天性梅毒分为早期先天梅毒、晚期先天梅毒和先天潜伏梅毒,特点是不发生硬下疳,早期病变较后天性梅毒重,骨骼及感觉器官受累多而心血管受累少。

1. 早期先天梅毒　患儿常早产,发育营养差、消瘦、脱水、皮肤松弛,貌似老人,哭声低弱嘶哑,躁动不安。可见皮肤黏膜损害、梅毒性鼻炎和骨梅毒。常伴有全身淋巴结肿大、肝脾大、肾病综合征、脑膜炎、血液系统损害等表现。

2. 晚期先天梅毒　一般 5～8 岁发病,13～14 岁相继出现多种表现,以角膜炎、骨损害和神经系统损害常见,心血管梅毒罕见。

(三) 潜伏梅毒

凡有梅毒感染史,无临床症状或临床症状已消失,除梅毒血清学阳性外无任何阳性体征,并且脑脊液检查正常者称为潜伏梅毒,其发生与机体免疫力较强或治疗暂时抑制 TP 有关。

可分为 TP 直接检查、梅毒血清试验和脑脊液检查。脑脊液检查主要用于神经梅毒的诊断,包括白细胞计数、蛋白定量、性病研究室玻片试验(VDRL)、多聚酶链式反应(PCR)和胶体金试验。病情活动时脑脊液白细胞计数常增高,因此脑脊液白细胞计数也常作为判断疗效的敏感指标。

【处理原则】

1. 常用的驱梅药物　青霉素类为首选药物。常用苄星青霉素 G、普鲁卡因水剂青霉素 G、水剂青霉素 G。头孢曲松钠为高效的抗 TP 药物,可作为青霉素过敏者优先选择的替代治疗药物。四环素类和红霉素类疗效较青霉素差,通常作为青霉素过敏者的替代治疗药物。

2. 治疗方案　①早期梅毒:苄星青霉素 G 240 万 U,1 次/周,连续 2～3 次。青霉素过敏者可选用头孢曲松钠 1.0 g/d 静脉滴注,连续 10～14 日;米诺环素 200 mg/d,15 日;或连续口服红霉素类药物(红霉素 2.0 g/d)15 日。②晚期梅毒:苄星青霉素 G 240 万 U,分两侧臀部肌内注射，1 次/周，连续 3～4 次。青霉素过敏者可用四环素类或红霉素类药物。此外，心血管梅毒、神经梅毒、妊娠梅毒及先天梅毒依据病情选择相应的治疗方案。

二、淋病

淋病是由淋病奈瑟菌引起的泌尿生殖系统的化脓性感染，也可包括眼、咽、直肠、盆腔淋病奈瑟菌感染和播散性淋病奈瑟菌感染，前者最常见。淋病潜伏期短，传染性强，可导致多种并发症和后遗症。

【病因与发病机制】 淋病奈瑟菌，又称淋病双球菌，简称淋球菌，主要通过性交直接传染侵犯泌尿生殖系统，也可通过间接接触传染，新生儿可通过淋病产妇的产道被感染。淋病双球菌借助菌毛黏附于生殖道黏膜的柱状上皮细胞表面，生长繁殖，亦可被柱状上皮细胞吞噬入细胞内繁殖，造成细胞溶解破裂。淋病双球菌内毒素及淋病双球菌表面外膜产生的脂多糖与补体结合可产生一种化学毒素，能诱导中性粒细胞聚集和吞噬，引起局部急性炎症从而产生临床症状。

【临床表现】 多发于性活跃的中青年。潜伏期 2～10 日，平均 3～5 日，潜伏期病人同样具有传染性。

1. 无并发症淋病

(1) 男性急性淋病：早期症状有尿频、尿急、尿痛，尿道口红肿，稀薄黏液流出，24 h 后变为黄色脓性，量增多。可有尿道刺激症状，伴发腹股沟淋巴结炎。包皮过长者可引起包皮炎、包皮龟头炎或并发嵌顿性包茎；后尿道受累时可出现终末血尿、血精、会阴部轻度坠胀等，夜间常有阴茎痛性勃起。一般全身症状较轻，少数可有发热、全身不适、食欲缺乏等。

(2) 女性急性淋病：60%的妇女无症状或症状轻微，好发于宫颈、尿道。分泌物初为黏液性，后转为脓性，体检可见宫颈口红肿、触痛、脓性分泌物。①淋菌性尿道炎、尿道旁腺炎表现为尿道口红肿，有压痛及脓性分泌物，主要症状有尿频、尿急、尿痛，尿道口潮红，黏膜水肿，尿道口脓性分泌物，挤压尿道旁腺可有脓液渗出；②淋菌性前庭大腺炎表现为单侧前庭大腺红肿、疼痛，严重时形成脓肿，可有全身症状和发热等。

(3) 淋菌性肛门直肠炎：多见男性同性恋者，女性可由淋菌性宫颈炎的分泌物直接感染肛门直肠所致。轻者仅有肛门瘙痒、烧灼感，排出黏液和脓性分泌物，重者有里急后重，可排出大量脓性和血性分泌物。

(4) 淋菌性咽炎：多见于口交者，表现为急性咽炎或急性扁桃体炎，偶伴发热和颈淋巴结肿大，有咽干、咽痛和吞咽痛等表现。

(5) 淋菌性结膜炎：成人多因自我接种或接触被分泌物污染的物品所感染，多为单侧；新生儿多为母亲产道传染，多为双侧，表现为眼结膜充血水肿，脓性分泌物较多，体检可见角膜呈云雾状，严重时引起角膜溃疡，甚至穿孔、失明。

2. 淋病并发症 男性常见的有淋菌性前列腺炎、淋菌性精囊炎及淋菌性附睾炎；女性常见的有淋菌性盆腔炎(包括急性输卵管炎、子宫内膜炎、继发性盆腔脓肿、腹膜炎等)，延误治疗者易发展为盆腔及附件感染，反复发作可造成输卵管狭窄或闭塞，引起宫外孕、不孕或慢性下腹痛等。

3. 播散性淋病奈瑟菌感染 少见，多为月经期妇女。临床表现有发热、寒战、全身不适，常在四肢关节附近出现皮损，开始为红斑，以后发展为脓疱、血疱或中心坏死，散在分布，数目常不多；还可发生关节炎、腱鞘炎、心内膜炎、心包炎、胸膜炎、肝周炎及肺炎等。

【处理原则】 早诊断,早治疗,及时、足量、规则用药。无并发症淋病使用大剂量、单剂量给药方案,确保有足够的血药浓度以杀死淋病奈瑟菌;有并发症淋病病人连续每日给药,保持有足够的治疗时间;配偶及性伴侣同时检查、治疗。一般首选头孢曲松或大观霉素。

三、非淋菌性尿道炎

非淋菌性尿道炎(NGU)是一种以衣原体和支原体为主要致病微生物导致的泌尿生殖道系统感染。主要通过性接触传染。

【病因与发病机制】 沙眼衣原体(CT)是非淋菌性尿道炎最常见的病原微生物,其次是生殖支原体和解脲支原体等。沙眼衣原体的致病机制尚不清楚。此外,阴道毛滴虫、白色念珠菌、大肠埃希菌、单纯疱疹病毒等也可引起。当进行性接触时,病原体可通过皮肤黏膜侵入健康人体内而感染发病。另外,健康人接触病人分泌物污染的用具、衣物以及共用浴池等也可能发生间接感染。

【临床表现】 主要经性接触感染,新生儿可经产道分娩时感染,潜伏期为1～3周。

1. 男性非淋菌性尿道炎 常见症状为尿道痒、痛或烧灼感,少数有尿频、尿痛。体检尿道口轻度红肿,尿道分泌物多呈浆液性,量少,晨起可发现尿道口有少量分泌物结成的脓膜封住尿道口或内裤被污染。部分病人无明显症状,易被忽略或误诊,有10%～20%的病人同时合并淋病奈瑟菌感染。常伴并发症有:附睾炎、前列腺炎、Reiter综合征及其他如直肠炎、眼虹膜炎、强直性脊柱炎等。

2. 女性非淋菌性泌尿生殖道炎 主要累及宫颈;近半数病人无症状,有症状者亦缺乏特异性,仅表现为白带增多,体检时可见宫颈水肿、糜烂等。尿道炎可表现为尿道口充血、尿频,甚至排尿困难等泌尿系症状。沙眼衣原体可由口,生殖器接触导致咽部感染,还可引起前庭大腺炎、输卵管炎、子宫内膜炎、宫外孕、不育症,甚至肝周围炎。

3. 新生儿 感染新生儿经母亲产道分娩时可感染沙眼衣原体或解脲支原体,引起结膜炎或肺炎。

【处理原则】 早诊断、早治疗、规则用药、治疗方案个体化。常用多西环素或阿奇霉素口服。妊娠期非淋菌性尿道炎用红霉素或阿奇霉素口服。新生儿衣原体眼结膜炎用红霉素干糖浆粉剂口服。新生儿出生后立即用0.5%红霉素眼膏或1%四环素眼膏滴入眼中对衣原体感染有一定预防作用。

四、尖锐湿疣

尖锐湿疣(CA)是由人类乳头瘤病毒(HPV)所致,常发生在肛门及外生殖器等部位,主要通过性行为传染。

【病因与发病机制】 人类乳头瘤病毒(HPV)可分为100多种亚型,引起尖锐湿疣的病毒主要是HPV-6、HPV-11、HPV-16、HPV-18等型。HPV主要感染上皮组织,临床研究已证实HPV在肛门生殖器癌发生中的致病作用,如HPV-16、HPV-18、HPV-45、HPV-56型为最常见的致宫颈癌高危型。

【临床表现】 好发生于性活跃的中青年。潜伏期1～8个月,平均为3个月。好发于外生殖器及肛门周围的皮肤黏膜湿润区,少数可见于肛门生殖器以外部位。皮损初起为单个或多个散在的淡红色小丘疹,质地柔软,顶端尖锐,逐渐增多增大,依疣体形态可分为无柄型(即丘疹样皮损)和有柄型,后者可呈乳头状、菜花状、鸡冠状及蕈样状;疣体常呈白色、粉红色或污灰色，表面易糜烂、渗液、浸渍及破溃，尚可合并出血及感染。少数病人疣体过度增生成为巨大型尖锐湿疣，常与 HPV-6 型感染有关，部分可发生恶变。

少数病人表现为潜伏感染或亚临床感染。前者局部皮肤黏膜外观正常且醋酸白试验阴性，但通过分子生物学方法可检测到 HPV，目前认为 HPV 潜伏感染是尖锐湿疣复发的主要原因之一。后者表现为肉眼不能辨认的皮损，醋酸白试验阳性，亚临床感染的存在和再活动也与本病复发有关。

【处理原则】

1. 外用药物治疗 ①0.5%足叶草毒素酊治愈率较高。本药有致畸作用，孕妇禁用。②10% N25%足叶草酯酊，药物刺激性较大，注意保护正常组织。本药有致畸作用，孕妇禁用。③50%三氯醋酸或二氯醋酸液每周或隔周使用 1 次，连续用药不宜超过 6 周。本药有腐蚀性，注意保护正常组织。④其他：5%5-氟尿嘧啶霜，多次治疗，每周 1 次。使用时注意保护正常的皮肤黏膜。

2. 物理治疗 酌情选用激光、冷冻、电灼、微波等，巨大疣体手术切除。

3. 内用药物治疗 配合使用干扰素。

五、艾滋病

艾滋病是获得性免疫缺陷综合征(ADS)的简称，是由人类免疫缺陷病毒(HIV)引起的一种以人体免疫功能严重损害为特征的高度传染性的性传播疾病。

【病因与感染途径】 艾滋病病原体为人类免疫缺陷病毒。传播途径主要经性接触直接传播，也可由血液、血制品和母婴传染。病毒侵犯 CD_4^+ T 淋巴细胞，引起机体细胞免疫系统的严重缺陷，导致各种顽固感染和恶性肿瘤的发生，造成机体致命损害。

【临床表现】 潜伏期长，一般 6 个月到 8 年不等。临床表现多种多样。早期无明显症状或有原因不明的淋巴结肿大。逐渐出现不明原因的体重减轻，且持续性发热或持续腹泻；发生卡氏肺囊虫肺炎；或卡波济肉瘤；或明显的霉菌或其他条件致病菌感染等。从感染 HIV 到患者抗体形成需 2～8 周，此期称为“窗口期”，在对供血者进行血液抗体检测时，难以检出。

【治疗要点】 主要采用综合性防治措施。

第二节 性传播疾病患者的护理

【护理评估】

1. 健康史 了解患者的性别、年龄、婚姻和职业等；重点了解患者发病的相关因素，如有无不洁性交史、有否输血、有无共用注射器吸毒史、有无与性病患者接触史等；诊疗与护理经过；家庭中有无性病患者等。

2. 身体状况 着重了解外生殖器有无异常；性病对全身生理功能的影响以及辅助检查结果。

3. 心理-社会状况 评估病人是否有羞耻、恐惧、负罪感等。

【常见护理诊断/问题】

1. 自尊失常　与对自己的行为、疾病感到羞愧和自卑有关。

2. 知识缺乏　缺乏性传播疾病的传播与防治知识。

【护理措施】

(一) 帮助患者重塑自我,建立自尊

(1) 尊重患者人格,注意保护其隐私。

(2) 关心、体贴患者,消除其思想顾虑,增加其对医护人员的信任,积极配合治疗。

(3) 鼓励患者说出自己的心理感受,有目的地进行心理疏导,帮助其树立正确的人生观和价值观。

(4) 促进和改善患者家庭成员的信任关系,帮助其家庭适应因疾病而带来的变化。

(5) 鼓励患者参加一些有利于身心健康的社会活动,避免负面评说。

(二) 提供性传播疾病防治的相关知识

(1) 向患者及家属讲解性传播疾病的传播途径及预防措施,并强调疾病正规治疗的重要性,鼓励其动员性伴侣同时检查和治疗,在治疗期间禁止性生活。

(2) 告诫患者忌饮酒、浓茶、咖啡及辛辣等刺激性饮食。

(3) 鼓励患者多饮水,以促进尿道内病原体及分泌物的排出。

(4) 加强个人卫生,浴巾、浴盆不要共用,衣物、被褥、便具等应及时消毒。

(5) 远离毒品,不共用注射器。

(6) 尽量减少输血及血液制品。

(三) 防治用药不良反应

(1) 嘱咐患者正规用药,应按疗程、按时、按量用药。遵医嘱停药。

(2) 注意观察用药后反应,及时防治药物的不良反应。

【健康教育】

(1) 洁身自好,树立正确的性道德。

(2) 固定性伴侣。

(3) 提倡使用避孕套。

(刘丹阳)

课后练习

A1 型题

1. 引起非淋菌性尿道炎最常见的病原体是(　　)。

A. 解脲支原体　　B. 阴道毛滴虫　　C. 白色念珠菌

D. 单纯疱疹病毒　　E. 沙眼衣原体

2. 艾滋病是由下列哪种病毒引起的?(　　)

A. HPV　　B. HSV　　C. HIV

D. 柯萨奇 A_{16} 病毒　　E. 水痘-带状疱疹病毒

3. 下列哪个途径不传染艾滋病?(　　)

A. 吸食母乳　　B. 器官移植传播　　C. 共用食具传播
D. 人工授精　　E. 共用剃刀、牙刷，可经破损处传染

4. 引起尖锐湿疣的病原体是(　　)。
A. 杜克雷嗜血杆菌　　B. 人类乳头瘤病毒　　C. 肉芽肿荚膜杆菌
D. 沙眼衣原体　　E. 人巨细胞病毒

5. 人类乳头瘤病毒的宿主是(　　)。
A. 猿　　B. 猴　　C. 人　　D. 大白鼠　　E. 小白鼠

6. 后天梅毒早期与晚期的分界时间(　　)。
A. 4 年　　B. 2 年　　C. 5 年以上　　D. 1 年以上　　E. 根据症状出现计算

7. 关于非淋菌性尿道炎不正确的是(　　)。
A. 目前在欧美国家已超过淋病，跃居性病首位
B. 60%的非淋病性尿道炎是由支原体引起
C. 患者有非婚性接触史或配偶感染史
D. 有相当数量的病人症状轻微或无任何临床症状
E. 本病尿道症状比淋病轻

8. 下列疾病属于经典性病的是？(　　)
A. 梅毒　　B. 雅司　　C. 腹股沟肉芽肿
D. 急性女阴溃疡　　E. 尖锐湿疣

9. 目前性传播疾病范围扩大，由衣原体感染的疾病中包括(　　)。
A. 衣原体引起的沙眼　　B. 性病性淋巴肉芽肿　　C. 腹股沟肉芽肿
D. 硬下疳　　E. 非特异性阴道炎

10. 下列哪些疾病属性传播疾病？(　　)
A. 阴茎结核疹　　B. 阴部疱疹　　C. 口腔皮肤结核
D. 假性湿疣　　E. 鲍文样丘疹病

11. 男性，28 岁。尿痛排尿困难，龟头红肿，尿道口流脓 4 天，7 天前有不洁性接触史。检查：包皮龟头红肿，尿道口肿胀外翻，有大量黄色脓液自尿道口溢出。最可能的诊断是(　　)。
A. 非淋菌性尿道炎　　B. 非特异性尿道炎　　C. 淋病
D. 生殖器念珠菌病　　E. 滴虫性尿道炎

12. 经典性病不包括(　　)。
A. 梅毒　　B. 淋病　　C. 软下疳
D. 性病性淋巴肉芽肿　　E. 雅司

参考答案

Answers

第二章

A1 型题:1. D　2. E　3. C　4. D　5. C　6. D　7. A　8. B　9. D
10. E　11. B　12. E　13. B
A2 型题:14. D　15. A　16. D　17. A　18. D
A3 型题:19. D　20. B　21. C　22. D

第三章

A1 型题:1. E　2. C　3. D　4. E　5. B

第四章

A1 型题:1. A　2. D　3. C　4. D　5. E　6. E　7. D　8. B　9. D
10. C
A2 型题:11. C　12. C　13. C
A3 型题:14. D　15. B　16. E　17. D

第五章

A1 型题:1. E　2. D　3. E　4. C　5. A　6. B　7. A　8. E
A3 型题:9. B　10. D　11. D　12. E　13. A

第六章

A1 型题:1. D　2. B　3. A　4. E　5. C　6. E　7. A　8. B　9. B
10. B

第七章

A1 型题:1. E　2. D　3. A　4. E　5. D　6. B　7. B　8. C　9. D
10. B

A3 型题:1. B　2. E　3. E

第八章

A1 型题:1. C　2. E　3. A　4. D　5. D　6. A　7. C　8. A　9. A

A2 型题:10. D　11. B　12. D　13. C　14. D

A3 型题:15. C　16. A　17. E　18. B　19. E　20. A　21. D　22. D

第九章

A1 型题:1. B　2. A　3. D　4. D　5. C　6. E

A2 型题:7. C　8. D　9. B　10. E　11. C

第十章

A1 型题:1. D　2. D　3. A　4. E　5. A　6. E　7. A　8. E　9. C

A2 型题:10. C　11. B　12. A　13. D

第十一章

A1 型题:1. C　2. D　3. C　4. D　5. B　6. D　7. B　8. C　9. B
10. D　11. D　12. D　13. A　14. E　15. C

A2 型题:16. B　17. D　18. B

A3 型题:19. C　20. A　21. A　22. D　23. A　24. B　25. A

第十二章

A1 型题:1. C　2. E　3. B　4. A　5. B

A2 型题:6. D　7. A　8. B

A3 型题:9. B　10. C　11. D　12. A　13. C

第十三章

A1 型题:1. B　2. A　3. C　4. B　5. B　6. A　7. D　8. E　9. B
10. C　11. A　12. C　13. A　14. A　15. A

A2 型题：16. C 17. D 18. E 19. D 20. A 21. B 22. E 23. B 24. D 25. D
A3 型题：26. A 27. D 28. A 29. A 30. C

第十四章

A1 型题:1. E 2. A 3. D 4. D 5. E 6. C 7. B 8. B 9. E 10. E 11. B 12. C 13. D 14. C 15. A 16. D 17. D 18. D 19. D 20. C
A3 型题:21. A 22. A 23. C 24. C 25. E 26. D 27. C 28. D 29. E 30. A 31. B

第十五章

一、单项选择题
A1 型题：1. E 2. D 3. E 4. B 5. C 6. D 7. C 8. D 9. B 10. C 11. E 12. A 13. B 14. C 15. C
A2 型题:16. A 17. B 18. E 19. D 20. A 21. C 22. D 23. C 24. A 25. C
A3 型题:26. A 27. D 28. B 29. A 30. D 31. A 32. B 33. D 34. C 35. E
二、思考题
略。

第十六章

A1 型题:1. A 2. E 3. E 4. A 5. A 6. D 7. C 8. D
A2 型题:9. D 10. C 11. E
A3 型题:12. A 13. D

第十七章

A1 型题:1. B 2. B 3. D 4. B 5. E 6. B 7. D 8. C 9. C 10. B 11. D 12. B 13. A 14. D 15. B 16. D 17. D 18. C 19. B 20. A 21. A 22. A 23. C 24. A 25. C 26. A 27. D 28. A 29. B 30. A 31. B 32. C 33. B 34. B 35. A

第十八章

A1 型题:1. D 2. A 3. B 4. B 5. A 6. C 7. A 8. B 9. A

10. D　11. B　12. C　13. A　14. B　15. C　16. A　17. B　18. D
19. C　20. B　21. A　22. B　23. B　24. B
A2 型题：25. B　26. D　27. C　28. B

第十九章

A1 型题：1. E　2. C　3. C　4. B　5. C　6. B　7. B　8. A　9. B
10. B　11. C　12. E

参考文献

References

[1]　王前新.外科护理学［M］.北京:高等教育出版社,2010.

[2]　曹伟新,李乐之.外科护理学［M］.北京:人民卫生出版社,1987.

[3]　成建初,张茂生 冯文超.外科护理学［M］.武汉:华中科技大学出版社,2010.

[4]　盛振文,李少鹏.外科护理学［M］.北京:北京理工大学出版社,2014.

[5]　熊云新,叶国英.外科护理学［M］.北京:人民卫生出版社,2001.

[6]　祝水英,高国丽,林彦涛.外科护理学［M］.武汉:华中科技大学出版社,2015.

[7]　罗先武,王冉.2018 全国护士执业资格考试轻松过［M］.北京:人民卫生出版社,2018.

[8]　余晓齐,赖健新.外科护理学［M］.北京:人民卫生出版社,2017.

[9]　岑晓勇,叶宝霞,阎国钢.外科护理学［M］.西安:第四军医大学出版社,2012.

[10]　陈孝平.外科学［M］.2 版.北京:人民卫生出版社,2011.

[11]　吴在德,吴肇汉.外科学［M］.6 版.北京:人民卫生出版社,2006.